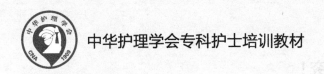

中华护理学会专科护士培训教材

产科专科护理

总主编　吴欣娟

主　编　姜　梅　罗碧如

副主编　卢　娶　刘　军

人民卫生出版社

·北京·

图书在版编目（CIP）数据

产科专科护理 / 姜梅，罗碧如主编 . —北京：人民卫生出版社，2021.3（2024.9 重印）

中华护理学会专科护士培训教材

ISBN 978-7-117-31318-6

Ⅰ.①产…　Ⅱ.①姜…　②罗…　Ⅲ.①产科学-护理学-技术培训-教材　Ⅳ.①R473.71

中国版本图书馆 CIP 数据核字（2021）第 037302 号

人卫智网	www.ipmph.com	医学教育、学术、考试、健康，购书智慧智能综合服务平台
人卫官网	www.pmph.com	人卫官方资讯发布平台

中华护理学会专科护士培训教材
——产科专科护理

Zhonghua Huli Xuehui Zhuanke Hushi Peixun Jiaocai
——Chanke Zhuanke Huli

主　　编：姜　梅　罗碧如
出版发行：人民卫生出版社（中继线 010-59780011）
地　　址：北京市朝阳区潘家园南里 19 号
邮　　编：100021
E - mail：pmph @ pmph.com
购书热线：010-59787592　010-59787584　010-65264830
印　　刷：北京铭成印刷有限公司
经　　销：新华书店
开　　本：787×1092　1/16　　印张：28
字　　数：681 千字
版　　次：2021 年 3 月第 1 版
印　　次：2024 年 9 月第 3 次印刷
标准书号：ISBN 978-7-117-31318-6
定　　价：85.00 元

打击盗版举报电话：010-59787491　E-mail：WQ @ pmph.com
质量问题联系电话：010-59787234　E-mail：zhiliang @ pmph.com

编 者

（按姓氏笔画排序）

万　宾（山西省儿童医院 / 山西省妇幼保健院）

王　苓（山西省儿童医院 / 山西省妇幼保健院）

王　颖（成都市妇女儿童中心医院）

王晓娟（首都医科大学附属北京地坛医院）

卢　契（北京大学第三医院）

冯世萍（南京医科大学附属苏州医院 / 苏州市立医院）

朱　玮（上海交通大学医学院附属国际和平妇幼保健院）

朱　珠（南京医科大学附属妇产医院）

刘　军（北京大学第一医院）

刘　欣（首都医科大学附属北京朝阳医院）

刘悦新（中山大学附属第一医院）

江　会（同济大学附属第一妇婴保健院）

江秀敏（福建省妇幼保健院）

杨　捷（首都医科大学附属北京友谊医院）

宋　耕（北京大学第一医院）

宋丽莉（首都医科大学附属北京妇产医院）

张宏玉（海南医学院）

陈美芳（广西壮族自治区人民医院）

罗碧如（四川大学华西第二医院）

赵更力（北京大学第一医院）

钟逸锋（北京协和医院）

姜　梅（首都医科大学附属北京妇产医院）

秦　瑛（北京协和医院）

顾春怡（复旦大学附属妇产科医院）

徐　杨（中日友好医院）

徐　敏（中山大学附属第一医院）

徐鑫芬（浙江大学医学院附属妇产科医院 / 海宁市妇幼保健院）

黄　群（上海交通大学医学院附属国际和平妇幼保健院）

黄美凌（广州医科大学附属第三医院）

葛　军［河北医科大学附属妇产医院（石家庄妇产医院 / 石家庄市第四医院）］

蒙莉萍（海南省医学院第一附属医院）

熊永芳（湖北省妇幼保健院）

序 言

　　健康是促进人类全面发展的必然要求，是社会经济发展的基础条件。2016年中共中央、国务院印发了《"健康中国2030"规划纲要》，要把健康融入所有政策，全方位、全周期保障人民健康，大幅提高健康水平。近年来，我国健康领域成就显著，人民健康水平不断提高，在"共建共享、全民健康"的背景下，护理学科发展面临着前所未有的机遇与挑战。

　　护理工作是医疗卫生事业的重要组成部分。护士作为呵护人民群众全生命周期健康的主力军，在协助诊疗、救治生命、减轻痛苦、促进康复等方面都发挥着不可替代的作用。《全国护理事业发展规划（2016—2020年）》中明确指出，要加强护士队伍建设，建立护士培训机制，发展专科护士队伍，提高专科护理水平，提升专业素质能力。随着医药卫生体制改革的不断深化和人民群众对健康服务需求的日益提高，护理专科化已成为临床护理实践发展的必然方向，专科护士在适应医学发展、满足人民健康需求等方面起到举足轻重的作用。

　　中华护理学会在国家卫生健康委员会的领导下，致力于推进中国护理领域知识的传播与实践，加强和推动护理学科发展，为国家和人民群众培养各专科护理人才，提升护理人员专业水平和服务能力。专科护士培训教材体系建设，是专科护理人才同质化培养的重要保证。本套教材由我国护理专业领域多位知名专家共同编写，内容紧密结合护理专业发展的需要，涵盖了各专科护理领域的新理念、新知识、新技能，突出实用性、系统性和可操作性。教材编写过程中得到了各级领导和专家的高度重视和鼎力支持，在此表示诚挚的感谢！

　　功以才成，业由才广。我们衷心期望本套教材能为我国专科护士培养提供有力的指导，为切实加强护理人才队伍建设和提升专科护理质量做出积极的贡献。

中华护理学会理事长　吴欣娟

2020年12月

前 言

妇女儿童健康一直是国家在健康领域中的重要工作,《"健康中国 2030"规划纲要》明确指出要做好妇女儿童健康工作,使妇女在整个生命周期中享有良好的基本医疗卫生服务。虽然大多数妇女孕育生命的过程是正常的生理过程,但随着二孩政策的实施,生育人口特征发生了变化,高龄、高危孕产妇比例增加,孕产妇及其家庭方面的需求增加,满足这些需求,提供母婴安全保障,是产科医护人员面临的挑战和肩负的重任。

在妇女孕前、孕期和产褥期等阶段,产科护士是与她们接触最多的人。产科护士通过健康教育、母婴护理操作,帮助孕产妇和家庭成员了解疾病相关预防与康复知识、母婴护理技能、母乳喂养方法等;在疾病的救治中,产科护士配合医生治疗重症患者,促进母婴身体康复,使她们在整个围产阶段更安全、更健康。为了使参加产科专科护士培训的护理工作者能够有专用的学习用书,中华护理学会第 27 届产科护理专委会组织编写了《产科专科护理》培训教材。在编写时,我们根据全国产科护理现状,将新的产科护理理念、护理模式、临床热点问题等纳入了编写的内容当中,目的是让参加专科培训的护士能够学到最新的产科护理知识和技能。同时将临床中需要改进和提高的部分纳入其中,如新生儿母亲床旁护理、产科危重症患者的护理、母婴急救等。本书除了作为中华护理学会产科专科护理的培训用书外,对临床上的产科护理人员也有指导作用。参加本书编写的人员均是在全国各省具有影响力的产科医疗专家、护理专家,希望能把产科医疗和护理临床最前沿的知识和技能带给读者,愿她们能够学有所用,更好地为母婴健康服务。

本书共十三章,主要包括女性生殖系统及乳房解剖与生理、妊娠期妇女的护理、高危妊娠妇女的观察与护理、分娩期妇女的护理、母婴急救、产褥期妇女的护理、新生儿护理、母婴同室病室管理、爱婴医院管理及母乳喂养、产科常用护理技术、案例及分析、围生期科研基础知识等。

本书编写内容还存在着局限性,如有不妥之处请读者指正。

感谢中华护理学会领导对本书的指导,感谢对本书编写给予支持的所有医疗和护理专家。

姜 梅 罗碧如

2020 年 6 月

目 录

第一章　绪　论

学习目标

完成本内容学习后,学生将能:
1. 复述专科护士的概念。
2. 列出专科护士的国内外发展现状。
3. 描述培养产科专科护士的必要性和重要意义。

一、专科护士的概述

护理学于 19 世纪末从西方传入中国,距今已有 130 多年的历史,我国护理学科从无到有,至今已取得令人瞩目的成就,为国家和社会培养了大量的护理专门人才,为国家卫生事业发展作出了重大贡献。

专科护士是指在某一特殊或专门的护理领域具有较高水平和专长的专家型临床护士。通过理论与实践相结合的短期培训来培养专科护士,适合我国国情,可为临床输送专科护理人才,提高临床专科护理水平。有研究表明,专科护士在减少患者住院时间、减少医疗并发症、降低住院费用、提高患者对护理的满意度等方面发挥着重要作用。

二、专科护士培训的国内外发展现状

美国最先提出专科护士一词。国外专科护士的培养和实践有完善的体系,资格认证也有全国性的标准。他们有特定的角色功能,在使用方面也有明确的工作范围。专科护士在医院、社区等专科领域承担着重要的职能作用,他们具备丰富的专业知识和技能,可为患者提供高质量的专业护理服务。

进入 21 世纪后,我国开始重视专科护理方面的研究。2007 年卫生部颁布《专科护理领域护士培训大纲》,对重症、急诊、手术室、器官移植、肿瘤五个专业的专科护士培训的目标、内容、时间及考核进行了规范,标志着我国专科护士培训开始进入了规模化的探索阶段。经过 10 多年的发展,中华护理学会的专科护士培训专业已经达到 22 个。近年来,多数省、市、自治区已经开展专科护士培训班,积极探索培养专业护理人员;各大医院也已经意识到专科护士的临床作用,大力培养和发展专科护士。但是,我国地域辽阔,各地区经济及医疗水平参差不齐,未形成统一的专科护士选拔标准和准入制度,对他们的学历、专科工作经历、英语水平等要求不统一。目前,临床上培养的大多数是省级专科护士,一般由省护理学会负责招生,各省自行确定培训方案,各培训基地根据省级要求制订准入标准、培训细则,通常采取脱产分阶段理论学习与临床护理实践相结合的方式,时间 3~6 个月,最后经考核合格发放资格证书。

我国专科护士担任着临床专家、教育者、研究者、管理者、协调者的角色,在临床护理实践中发挥着重要的作用。然而,由于护理人力资源不足,专科护士的岗位设置和角色职责不明确,他们在提供专科护理的同时,承担了大量普通护士的职责,临床专科实践的时间往往不足。有些医院重培养、轻使用,甚至存在培养和使用脱节的现象,使得专科护士的临床作用未得到充分发挥。

我国可借鉴国外专科护理发展的成熟经验,根据国内的临床实际,构建规范的专科护士培养体系,加强专科护士培训基地建设,完善资格考核认证系统。对于专科护士的岗位设置、工作内容、工作职责等应形成完善体系和标准,从而促进专科护理的发展,提高我国专科护理水平。

三、培养产科专科护士的必要性

产科护理工作任务重、抢救患者多、突发状况多、工作压力大,对产科护士所具备的知识和技能提出了更高的要求。产科护士需具备更高的核心胜任力,如更强的专业实践能力、专业发展能力、沟通协调能力、评判性思维能力、管理能力等,能够在众多的评估资料中快速确定患者的主要问题,预知潜在风险,准确实施护理计划,及时救治患者,保障孕产妇、新生儿的生命安全。

中华护理学会于2009年开始举办助产士专科培训,10多年培训了1 000多名专科助产士,对规范全国助产工作起到了重要作用。但是,产科专科护士培训至今仍然仅在部分省份开展,存在准入条件、培训时间、培训内容、培训教材及考核方式不同等问题。为规范全国产科护理工作,保证同质化护理,在中华护理学会及省级层面开展产科专科护士培训是非常必要的,也是非常重要的。

(罗碧如)

第二章　女性生殖系统及乳房解剖与生理

第一节　女性生殖系统解剖

学习目标

完成本内容学习后,学生将能:
1. 复述女性内外生殖器及相关组织与邻近器官的构成。
2. 列出女性骨盆的组成与分界,内外生殖器的功能。
3. 描述女性骨盆及骨盆底的解剖特点及临床意义。
4. 应用女性生殖系统解剖知识了解生殖系统组成等。

女性生殖系统包括内外生殖器官及其相关组织与邻近器官。骨盆为生殖器官的所在地,且与分娩有密切关系。

一、外生殖器

女性外生殖器又称外阴(图 2-1),指生殖器官的外露部分,位于两股内侧间,前为耻骨联合,后为会阴。

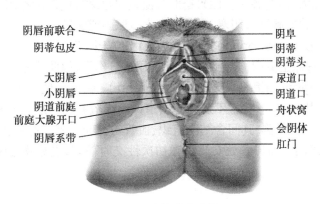

图 2-1　女性外生殖器

（一）阴阜

阴阜（mons pubis）为耻骨联合前面隆起的脂肪垫。青春期该部皮肤开始生长阴毛，分布呈尖端向下的三角形。阴毛疏密、粗细、色泽可因人或种族而异。

（二）大阴唇

大阴唇（labium majus）为邻近两股内侧的一对隆起的皮肤皱襞。起自阴阜，止于会阴。两侧大阴唇前端为子宫圆韧带终点。后端在会阴体前相融合，形成大阴唇的后联合。大阴唇外侧面为皮肤，内有皮脂腺和汗腺，青春期长出阴毛；其内侧面皮肤湿润似黏膜。大阴唇皮下脂肪层含丰富的血管、淋巴管和神经，当局部受伤、出血，易形成大阴唇血肿。未产妇女的两侧大阴唇自然合拢；经产妇大阴唇由于分娩影响向两侧分开；绝经后大阴唇呈萎缩状，阴毛稀少。

（三）小阴唇

小阴唇（labium minus）为位于大阴唇内侧的一对薄皱襞。无毛，富含神经末梢，故敏感。两侧小阴唇前端相互融合，再分为两叶包绕阴蒂，前叶形成阴蒂包皮，后叶形成阴蒂系带。小阴唇后端与大阴唇后端相会合，在正中线形成横皱襞称阴唇系带，此系带经产妇受分娩影响已不明显。

（四）阴蒂

阴蒂（clitoris）位于两小阴唇顶端的联合处，它与男性阴茎海绵体相似，具有勃起性。它分为三部分，前为阴蒂头，富含神经末梢，极敏感；中为阴蒂体；后部分为两个阴蒂脚，附着于两侧的耻骨支上。

（五）阴道前庭

阴道前庭（vaginal vestibule）为两小阴唇之间的裂隙。其前为阴蒂，后为阴唇系带。在此区域内，前方有尿道外口，后方有阴道口，阴道口与阴唇系带之间有一浅窝，称舟状窝（又称阴道前庭窝）。此窝经产妇受分娩影响不复见。在此裂隙内有以下结构：

1. 前庭球（vestibular bulb） 又称球海绵体，位于前庭两侧，由具有勃起性的静脉丛构成。其前部与阴蒂相接，后部与前庭大腺相邻，浅层为球海绵体肌覆盖。

2. 前庭大腺（major vestibular gland） 又称巴氏腺，位于大阴唇后部，亦为球海绵体肌所覆盖，如黄豆大，左右各一。性兴奋时分泌黄白色黏液起润滑作用。正常情况检查时不能触及此腺，若因感染腺管口闭塞，形成前庭大腺脓肿或囊肿。

3. 尿道外口（external orifice of urethra） 位于阴蒂头的后下方，呈圆形。其后壁上有一对并列腺体称尿道旁腺，其分泌物有润滑尿道口作用，但此腺亦常为细菌潜伏所在。

4. 阴道口（vaginal orifice）及处女膜（hymen） 阴道口位于尿道口后方、前庭的后部，为阴道的开口，其大小、形状常不规则。阴道口周缘覆有的一层较薄黏膜称处女膜。膜的两面均为鳞状上皮所覆盖，其间含结缔组织、血管与神经末梢。有一孔多在中央，孔的形状、大小及膜的厚薄因人而异。处女膜多在初次性交时破裂，受分娩影响产后仅留有处女膜痕。

二、内生殖器

女性内生殖器包括阴道、子宫、输卵管及卵巢（图 2-2）。

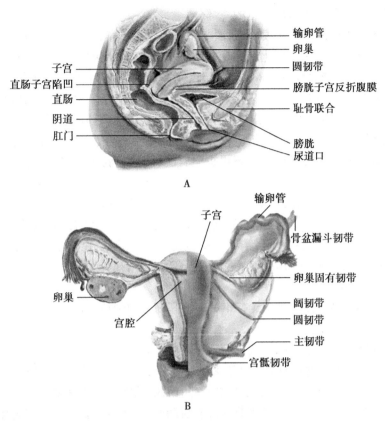

图 2-2　女性内生殖器

（一）阴道

阴道（vagina）位于真骨盆下部中央，呈上宽下窄的管道，为性交器官、月经血排出及胎儿娩出的通道。阴道前后壁长度各不相同，前壁长 7~9cm，与膀胱和尿道相邻；后壁长 10~12cm，与直肠贴近。上端包围宫颈，下端开口于阴道前庭后部。环绕宫颈周围的部分称阴道穹窿。阴道壁由黏膜、肌层和纤维组织膜构成，有很多横纹皱襞，故有较大伸展性。阴道黏膜呈淡红色，由复层鳞状上皮细胞覆盖，无腺体。阴道肌层由两层平滑肌纤维构成，外层纵行，内层环行，在肌层的外面有一层纤维组织膜，含多量弹力纤维及少量平滑肌纤维。阴道壁因富有静脉丛，故局部受损伤后易出血或形成血肿。

（二）子宫

子宫（uterus）是有腔壁厚的肌性器官。腔内覆盖的黏膜称子宫内膜，青春期后受性激素影响发生周期性改变并产生月经；性交后，子宫为精子到达输卵管的通道；孕期为胎儿发育、成长的部位；分娩时子宫收缩使胎儿及其附属物娩出。

成年人子宫呈前后略扁的倒置梨形，重约 50g，长 7~8cm，宽 4~5cm，厚 2~3cm，容量约 5ml。子宫上部较宽称子宫体，其上端隆突部分称子宫底，宫底两侧为宫角，与输卵管相通。子宫下部较窄，呈圆柱状，称之为宫颈。

宫腔为上宽下窄的三角形，在宫体与宫颈之间形成最狭窄的部分称子宫峡部，在非孕期长约 1cm，其上端因解剖上较狭窄，称解剖学内口；其下端因黏膜组织在此处由宫腔内膜转变为宫颈黏膜，称组织学内口。此部分在妊娠期逐渐伸展变长，至妊娠末期长度可达

7~10cm,形成子宫下段并成为软产道的一部分。

（1）子宫体：由外向内为浆膜层、肌层与子宫内膜层。子宫内膜中从青春期开始受卵巢激素影响,其表面发生周期性变化者称功能层;靠近子宫肌层的内膜无周期性变化,称之为基底层。子宫肌层非孕时厚约0.8cm。肌层由平滑肌束及弹力纤维所组成,肌束纵横交错如网状,大致分3层:外层多纵行,内层环行,中层多各方交叉。肌层中含血管,子宫收缩时血管被压缩,能有效制止产后子宫出血。子宫浆膜层为覆盖宫体的腹膜。在近子宫峡部处,腹膜与子宫壁结合较疏松,向前反折以覆盖膀胱,形成膀胱子宫陷凹。在子宫后面,腹膜沿子宫壁向下,至宫颈后方及阴道后穹隆再折向直肠,形成直肠子宫陷凹,此凹亦称道格拉斯陷凹。

（2）宫颈：主要由结缔组织构成,亦含有平滑肌纤维、血管及弹力纤维。宫颈管黏膜上皮细胞呈单层高柱状,黏膜层有许多腺体能分泌碱性黏液,形成宫颈管内的黏液栓,将宫颈管与外界隔开。宫颈阴道部为复层鳞状上皮覆盖,表面光滑。在宫颈外口柱状上皮与鳞状上皮交界处是宫颈癌的好发部位。宫颈黏膜受性激素影响也有周期性变化。

（三）子宫的韧带

子宫的韧带主要为结缔组织,共有4对。子宫韧带的牵拉与盆底组织的支托作用,使子宫维持在轻度前倾前屈位。

（1）圆韧带（round ligament）：呈圆索形,长12~14cm。起于子宫双角的前面,穿行于阔韧带内并弯向盆壁,再穿过腹股沟管终于大阴唇前端。其功能为维持子宫前倾。

（2）阔韧带（broad ligament）：覆盖在子宫前后壁的腹膜自子宫侧缘向两侧延伸达到骨盆壁,形成一对双层腹膜皱襞。阔韧带分为前后两叶,其上缘游离,内2/3部包围输卵管,外1/3部移行为骨盆漏斗韧带（或称卵巢悬韧带）,卵巢动静脉由此穿过。在输卵管以下、卵巢附着处以上的阔韧带称输卵管系膜,其中有结缔组织及中肾管遗迹。阔韧带中有丰富的血管、神经、淋巴管及大量疏松结缔组织,称之为宫旁组织。子宫动静脉和输尿管均从阔韧带基底部穿过。阔韧带限制子宫向两侧方移动。

（3）主韧带（cardinal ligament）：在阔韧带的下部,横行于宫颈阴道上部与子宫体下部侧缘达盆壁之间,又称宫颈横韧带,起固定宫颈位置的作用。

（4）宫骶韧带（uterosacral ligament）：从宫颈后面的上侧方（相当于组织学内口水平）,向两侧绕过直肠到达第2、3骶椎前面的筋膜。韧带含平滑肌和结缔组织,外有腹膜遮盖,将宫颈向后向上牵引,维持子宫处于前倾位置。

（四）输卵管

输卵管（fallopian tube）位于子宫阔韧带的上缘内,与子宫角相连通,外端游离,与卵巢接近,全长8~14cm。根据输卵管的形态由内向外可分为4部分。①间质部:为通入子宫壁内的部分,窄而短,长1cm。②峡部:在间质部外侧,管腔较窄,长2~3cm。③壶腹部:在峡部外侧,管腔较宽大,长5~8cm。④伞部:为输卵管的末端,开口于腹腔,游离端呈漏斗状,有许多须状组织。伞部的长度不一,多为1~1.5cm,有"拾卵"作用。输卵管为卵子与精子相遇的场所,也是向宫腔运送受精卵的管道。

（五）卵巢

卵巢（ovary）为一对扁椭圆形的性腺,具有生殖和内分泌功能,产生和排出卵细胞以及分泌性激素。卵巢位于输卵管的后下方,以卵巢系膜连接于阔韧带后叶的部位称卵巢门,卵巢血管与神经经此处出入卵巢。卵巢外侧以骨盆漏斗韧带连于骨盆壁,内侧以卵巢固有韧带与子宫连接。

三、骨盆

女性骨盆(pelvis)是分娩时胎儿必经的骨性产道。其大小、形状对分娩有直接影响。

(一)骨盆的组成

(1)骨盆的骨骼:骨盆由骶骨、尾骨及左右两块髋骨组成。每块髋骨又由髂骨、坐骨及耻骨融合而成;骶骨由5~6块骶椎合成;尾骨由4~5块尾椎合成。

(2)骨盆的关节:包括耻骨联合、骶髂关节和骶尾关节。两耻骨之间有纤维软骨,形成耻骨联合,位于骨盆的前方。骶髂关节位于骶骨和髂骨之间,在骨盆后方。骶尾关节为骶骨与尾骨的联合处。

(3)骨盆的韧带:骨盆各部之间的韧带中有两对重要的韧带,一对是骶骨、尾骨与坐骨结节之间的骶结节韧带,另一对是骶骨、尾骨与坐骨棘之间的骶棘韧带。骶棘韧带宽度即坐骨切迹宽度,是判断中骨盆是否狭窄的重要指标。妊娠期受激素影响,韧带较松弛,各关节的活动性稍有增加,有利于分娩时胎儿通过骨产道(bony birth canal)。

(二)骨盆的分界

以耻骨联合上缘、髂耻缘及骶岬上缘的连线为界,将骨盆分为假骨盆和真骨盆两部分。假骨盆又称大骨盆,位于骨盆分界线之上,为腹腔的一部分,其前为腹壁下部,两侧为髂骨翼,其后为第5腰椎。真骨盆又称小骨盆,位于骨盆分界线之下,又称骨产道,是胎儿娩出的通道。真骨盆有上、下两口,上口为骨盆入口(pelvic inlet),下口为骨盆出口(pelvic outlet)。骨盆腔的后壁是骶骨与尾骨;两侧为坐骨、坐骨棘、骶棘韧带;前壁为耻骨联合和耻骨支。骨盆腔呈前浅后深的形态。

四、骨盆底

骨盆底(pelvic floor)由多层肌肉和筋膜所组成,封闭骨盆出口(pelvic out),承载并保持盆腔脏器于正常位置。若骨盆底结构和功能发生异常,可影响盆腔脏器位置与功能,甚至引起分娩障碍;而分娩处理不当,亦可损伤骨盆底。

骨盆底的前方为耻骨联合下缘,后方为尾骨尖,两侧为耻骨降支、坐骨升支及坐骨结节。两侧坐骨结节前缘的连线将骨盆底分为前、后两个三角区:前三角区为尿生殖三角,有尿道和阴道通过;后三角区为肛门三角,有肛管通过。骨盆底有三层组织。

(一)外层

位于外生殖器、会阴皮肤及皮下组织的下面,由会阴浅筋膜及其深面的球海绵体肌、会阴浅横肌与肛门外括约肌组成。

(二)中层

即泌尿生殖膈,由上、下两层坚韧筋膜及会阴深横肌、尿道括约肌组成,覆盖于由耻骨弓与两坐骨结节所形成的骨盆出口前部三角形平面上,又称三角韧带,其上有尿道与阴道穿过。

（三）内层

即盆膈，为骨盆底最里面最坚韧层，由肛提肌、尾骨肌及其内、外筋膜所组成，有尿道、阴道及直肠贯通其中。肛提肌是位于骨盆底的成对扁肌，向下向内合成漏斗形。肛提肌有加强盆底托力的作用，又因部分肌纤维在阴道及直肠周围密切交织，还有加强肛门与阴道括约肌的作用。

（四）会阴

广义的会阴是指封闭骨盆出口的所有软组织，前为耻骨联合下缘，后为尾骨尖，两侧为耻骨降支、坐骨升支、坐骨结节和骶结节韧带。狭义的会阴是指阴道口与肛门之间的软组织，厚3~4cm，由外向内逐渐变窄呈楔状，表面为皮肤及皮下脂肪，内层为会阴中心腱，又称会阴体。妊娠期会阴组织变软有利于分娩。分娩时要保护此区，以免造成会阴裂伤。

五、邻近器官

女性生殖器官与骨盆腔其他器官不仅在位置上互相邻接，而且血管、淋巴及神经也相互有着密切联系。

（一）尿道

尿道（urethra）位于耻骨联合和阴道前壁之间，长4~5cm，直径约0.6cm，从膀胱三角尖端开始，穿过泌尿生殖膈，终止于阴道前庭部的尿道外口。由于女性尿道短而直，又接近阴道，易引起泌尿系统感染。

（二）膀胱

膀胱（urinary bladder）为一囊状肌性器官。排空的膀胱为锥体形，位于耻骨联合之后、子宫之前。其大小、形状可因其盈虚及邻近器官的情况而变化。由于膀胱充盈可影响子宫及阴道，故妇科检查及手术前必须排空膀胱。

（三）输尿管

输尿管（ureter）为一对肌性圆索状长管，起自肾盂，终于膀胱，全长约30cm，粗细不一。女性输尿管位于卵巢后下方，下行进入骨盆入口时与骨盆漏斗韧带相邻，在阔韧带基底部潜行至宫颈外侧约2cm处，在子宫动脉的后方与之交叉，又经阴道侧穹窿顶端绕向前方而入膀胱壁。在施行子宫切除结扎子宫动脉时，要避免损伤输尿管。

（四）直肠

直肠（rectum）位于盆腔后部，其上端在第3骶椎平面与乙状结肠相接，向下穿过盆膈；下端与肛管相连。成人从左侧骶髂关节至肛门，全长10~20cm。其前为子宫及阴道，后为骶骨。直肠上段有腹膜遮盖，至直肠中段腹膜折向前上方，覆于宫颈及子宫后壁，形成直肠子宫陷凹。直肠下部无腹膜覆盖。肛管长2~3cm，在其周围有肛门内外括约肌及肛提肌，分娩时应注意避免损伤肛管、直肠。

（五）阑尾

阑尾（vermiform appendix）根部连于盲肠的后内侧壁，远端游离，长7~9cm，通常位于右髂窝内。其位置、长短、粗细变化颇大，妊娠期阑尾位置可随妊娠月份增加而逐渐向上外方移位。因此，妇女患阑尾炎时有可能累及子宫附件。

（朱玮）

第二节　女性生殖系统生理

学习目标

完成本内容学习后,学生将能:
1. 复述妇女一生各阶段的生理特点。
2. 列出卵巢分泌的激素。
3. 描述卵巢的周期性变化及其内分泌功能。
4. 应用下丘脑－垂体－卵巢轴的周期变化说明神经内分泌系统的调节作用。

一、妇女一生各阶段的生理特点

女性一生按年龄和生理特点分为七个时期,但并无截然界限,可因遗传、环境、营养等因素影响而有个体差异。

（一）胎儿期

受精卵是由父系和母系来源的23对（46条）染色体组成的新个体,其中1对染色体在性发育中起确定性作用,称之为性染色体。性染色体X与Y决定胎儿的性别,即XX合子发育为女性,XY合子发育为男性。

（二）新生儿期

新生儿期（neonatal period）是指出生后4周内这段时期。女性胎儿在母体内受到胎盘及母体性腺所产生的女性激素影响,出生的新生儿常见外阴较丰满,乳房略隆起或少许泌乳。出生后脱离胎盘循环,血中女性激素水平迅速下降,可出现少量阴道流血。这些生理变化短期内均能自然消退。

（三）儿童期

儿童期（childhood）为从出生后4周至12岁左右。10岁前生殖器为幼稚型,10岁后卵巢内有卵泡发育,但不成熟也不排卵。

（四）青春期

青春期（adolescence or puberty）即从月经初潮至生殖器官发育成熟的时期,世界卫生组织规定为10~19岁。这一时期是个体生长发育最重要时期,是从儿童向成年阶段的转变期。生殖器官由幼稚型变为成人型,月经初潮是青春期的重要标志,女性第二性征发育明显,如声调较高、乳房丰满、阴毛和腋毛的出现、骨盆宽大、皮下脂肪增多并出现女性分布。此阶段女孩心理变化较大,出现性意识,情绪和智力发生明显变化,容易激动,想象力和判断力明显增强。

青春期按照顺序先后经历以下四个不同阶段,各阶段有重叠,共需约4.5年的时间。

1. **乳房萌发（thelarche）** 是女性第二性征的最初特征。一般女性接近 10 岁时乳房开始发育，约经过 3.5 年时间发育为成熟型。

2. **肾上腺功能初现（adrenarche）** 青春期肾上腺雄激素分泌增加引起阴毛和腋毛的生长，称为肾上腺功能初现。阴毛首先生长，约 2 年后腋毛开始生长。肾上腺功能初现提示下丘脑 – 垂体 – 肾上腺雄激素轴功能近趋完善。

3. **生长加速（growth spurt）** 11~12 岁青春期少女体格生长呈直线加速，平均每年生长 9cm，月经初潮后生长减缓。青春期生长加速是由于雌激素、生长激素和胰岛素样生长因子 – I 分泌增加所致。

4. **月经初潮（menarche）** 女性第一次月经来潮称月经初潮，平均晚于乳房发育 2.5 年时间。月经来潮提示卵巢产生的雌激素足以使子宫内膜增殖，雌激素达到一定水平且有明显波动时，引起子宫内膜脱落即出现月经。由于此时中枢对雌激素的正反馈机制尚未成熟，卵泡发育成熟也不能排卵，故月经周期不规律，5~7 年建立规律排卵后月经才逐渐正常。

（五）性成熟期

性成熟期（sexual maturity）又称生育期，约从 18 岁开始，持续 30 年左右。特征为卵巢功能成熟并分泌性激素，引起周期性排卵及行经，是生育功能最旺盛时期。

（六）绝经过渡期

绝经过渡期（menopausal transition period）是指卵巢功能开始衰退至最后一次月经的时期。可始于 40 岁，历时短至 1~2 年，长至 10 余年。此期卵巢功能减退，卵泡不能发育成熟及排卵，月经不规则，生殖器官开始萎缩。最终由于卵巢内卵泡自然消耗，导致卵巢功能衰竭，月经永久性停止，称绝经（menopause）。1994 年 WHO 将卵巢功能开始衰退至绝经后 1 年内的时期定义为围绝经期（perimenopausal period）。围绝经期妇女由于卵巢功能逐渐减退，此激素水平降低，容易出现潮热、出汗、失眠、抑郁或烦躁等，称为绝经综合征（menopausal syndrome，MPS）。

（七）绝经后期

绝经后期（postmenopausal period）是指绝经后的生命时期。女性 60 岁以后进入老年期。卵巢功能进一步衰退、卵巢缩小、变硬，生殖器官进一步萎缩，性激素减少。主要表现为雌激素水平降低，不能维持女性第二性征；容易出现感染，发生萎缩性阴道炎；骨代谢异常出现骨质疏松等。

二、卵巢的周期性变化及其内分泌功能

卵巢具有产生卵子并排卵的生殖功能和产生性激素的内分泌功能。

（一）卵巢的周期性变化

1. **卵泡的发育和成熟** 女性自青春期开始，卵巢在形态和功能上发生周期性变化。临近青春期，原始卵泡开始发育，在腺垂体促卵泡素的作用下，卵巢中的原始卵泡发育成生长卵泡。在许多生长卵泡中，每一月经周期一般只有一个卵泡发育成熟，称之为成熟卵泡。

2. **排卵** 随着卵泡发育成熟，其逐渐向卵巢表面移行并向外突出，当成熟的卵泡破裂，卵细胞和它周围的一些细胞一起被排入腹腔的过程称排卵。排卵多发生在下次月经来潮前 14d 左右。卵子排到腹腔后，经输卵管伞部拾获至输卵管。一般两侧卵巢轮流排卵，也可一

侧卵巢连续排卵。

3. 黄体的形成和萎缩 排卵后，卵泡膜血液流入卵泡腔凝成血块，称之为血体。在黄体生成素的作用下，卵泡颗粒细胞和内膜细胞向内侵入，周围有结缔组织的卵泡外膜包围，共同形成黄体。排出的卵子若未受精，黄体在排卵后9~10d开始萎缩而形成纤维化的白体。黄体平均寿命为14d。排出的卵子若受精，黄体继续发育成为妊娠黄体至排卵后约12周开始萎缩。

（二）卵巢分泌的激素

除了产生卵子外，卵巢还可合成及分泌雌激素、孕激素和少量的雄激素。随着卵泡的生长发育，雌激素的合成增加，于排卵前达到高峰。排卵后雌激素暂时下降，随着黄体的生成与发育又逐渐上升，大约在黄体成熟时再次达到高峰。随后黄体萎缩，雌激素水平急剧下降，在月经期最低。排卵后孕激素分泌也逐渐增加，黄体成熟时分泌量达到最高峰，之后逐渐下降，在月经来潮时下降至卵泡期水平。

1. 雌激素的生理作用

（1）对子宫的作用

1）促进子宫肌细胞增殖和肥大，使肌层增厚；增进血运，促使和维持子宫发育；提高子宫平滑肌对缩宫素的敏感性。

2）使子宫内膜腺体和间质增生、修复。

3）使宫颈口松弛、扩张，宫颈黏液分泌增多，形状变稀薄，富有弹性，易拉成丝状。

（2）对卵巢的作用：促进卵泡发育。

（3）对输卵管的作用：促进输卵管的发育，增强蠕动，有利于受精卵向宫腔输送。

（4）对阴道上皮的作用：促进阴道上皮细胞增殖、角化、糖原增多，阴道酸度增强。

（5）对乳房的作用：使乳腺管增生，乳头、乳晕着色，大量雌激素可抑制乳汁分泌。

（6）对下丘脑和垂体产生正、负反馈调节。

（7）促进水钠潴留和骨中钙盐沉着。

2. 孕激素的生理作用

（1）对子宫的作用：使子宫肌纤维松弛，降低妊娠子宫对缩宫素的敏感性；使子宫内膜由增生期转变为分泌期；使宫颈口闭合，黏液减少变稠，拉丝度降低。

（2）对输卵管的作用：抑制输卵管的蠕动。

（3）对阴道上皮的作用：使阴道上皮细胞脱落加快。

（4）对乳房的作用：在雌激素作用的基础上促进乳房的腺泡发育。

（5）对下丘脑和垂体产生负反馈调节。

（6）促进水钠排泄。

（7）升温作用：兴奋下丘脑体温调节中枢，使排卵后的基础体温升高0.3~0.5℃。

3. 雄激素的生理作用 适量雄激素与雌激素协同作用，促进阴蒂、阴唇和阴阜发育，但过多可致多毛症及男性化特征。雄激素也是合成雌激素的前体。

三、子宫内膜的周期性变化

随着卵巢的周期性变化，各生殖器官和乳房也发生周期性变化，其中以子宫内膜的变化最为典型（图 2-3）。子宫内膜分为功能层和基底层，功能层呈周期性增殖、分泌和脱落；基底层在功能层脱落后再生并修复子宫内膜创面。以月经周期 28d 为例，子宫内膜的功能层的周期性变化可分为三期：

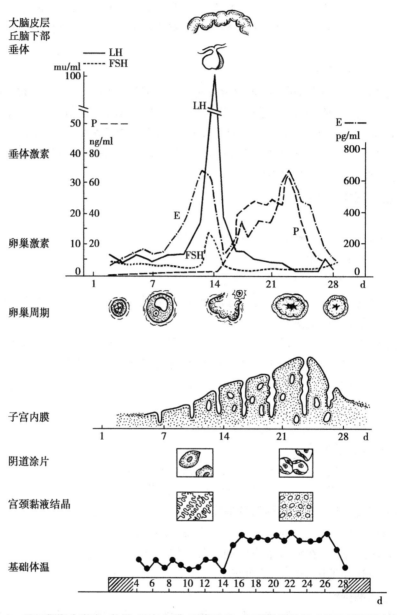

图 2-3　月经周期中激素、卵巢、子宫内膜、阴道涂片、宫颈黏液及基础体温的周期性变化

（一）增殖期

对应于卵巢周期的卵泡发育成熟阶段，相当于月经周期的第 5~14d。在雌激素作用下，子宫内膜增生、增厚，腺体增多，血管增生延长弯曲，呈螺旋状，内膜厚度由 0.5mm 增生至 3~5mm。

（二）分泌期

对应于卵巢周期的黄体期，相当于月经周期的第 15~28d。月经周期的第 15~24d，子宫内膜继续增厚,腺体增大弯曲,子宫内膜供血充足,适宜受精卵的植入和发育。月经周期的第25~28d,即月经前期,子宫内膜腺体萎缩,螺旋小动脉痉挛、收缩,子宫内膜组织缺血、坏死,血管破裂、出血。

（三）月经期

相当于月经周期的第1~4d,此时雌孕激素骤然下降,内膜螺旋动脉节律性收缩及舒张,继而出现动脉持续痉挛性收缩,导致内膜组织变性、坏死,坏死的内膜组织剥脱与血液混合排出,形成月经。

四、月经

随着卵巢的周期性变化,子宫内膜周期性的脱落及出血称月经(menstruation)。第一次月经来潮称月经初潮,年龄多在13~15岁。随着生活水平的提高,有提前倾向。

1. **正常月经的临床表现**　两次月经第1日的间隔时间为一个月经周期,一般为28~30d。月经持续流血的天数称经期,一般为2~7d。月经量为一次月经的总失血量,正常月经量为20~60ml,超过80ml为月经过多。经期一般无特殊症状,少数妇女可出现下腹坠胀、腰酸、头痛、失眠、疲倦、精神不振、乳房胀痛、易激动、鼻黏膜出血、恶心、腹泻或便秘等。

2. **月经血的特点**　月经血呈暗红色,碱性、黏稠、不凝固。

五、其他生殖器官的周期性变化

在卵巢性激素周期性作用下,阴道黏膜、宫颈黏液、输卵管以及乳房组织也发生相应性变化。

排卵前,阴道上皮在雌激素作用下逐渐增厚,表层细胞角化;排卵后,在孕激素作用下,表层甚至中层细胞脱落。临床上检查阴道脱落细胞变化,可以了解雌孕激素水平及有无排卵。

雌激素可以刺激宫颈分泌细胞的分泌功能,随着雌激素水平升高,宫颈黏液分泌量增加,黏液变稀薄、透明,宫颈黏液涂片检查,镜下可见羊齿植物叶状结晶。排卵后,孕激素水平不断升高,黏液分泌量减少,质地变黏稠且浑浊,涂片检查结晶逐渐模糊消失。临床通过宫颈黏液检查,可了解卵巢功能。

雌激素促进乳腺管增生,孕激素可促进乳腺小叶及腺泡生长。部分女性在经前期有乳房肿胀及疼痛感,可能与乳腺管扩张、充血及乳房间质水肿有关,月经来潮后上述症状大多消退。

六、下丘脑－垂体－卵巢轴的相互关系

周期性变化是女性生殖器官特殊而重要的生理特点,女性生殖系统的周期性变化称为性周期,性周期的调节是通过下丘脑－垂体－卵巢三者之间作用的结果,这一完整而协调的神经内分泌系统称为下丘脑－垂体－卵巢轴(图2-4)。

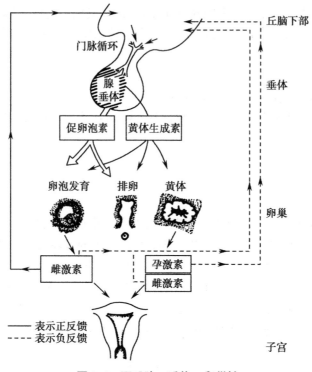

图 2-4 下丘脑 – 垂体 – 卵巢轴

（一）下丘脑对脑垂体的调节作用

下丘脑是下丘脑 – 垂体 – 卵巢轴的启动中心,下丘脑脉冲式分泌促性腺激素释放激素（Gn-RH）,通过垂体门脉系统进入腺垂体,促使腺垂体产生促性腺激素,即促卵泡素（FSH）和黄体生成素（LH）。Gn-RH 的脉冲式释放可调节 LH/FSH 的比值,脉冲频率减慢,血液中 FSH 水平升高,LH 降低,LH/FSH 比值降低;频率增加时,LH/FSH 比值升高。

（二）脑垂体对卵巢的调节作用

在 Gn-RH 作用下,腺垂体分泌的 FSH 和 LH 协同作用,促使卵泡发育及成熟、排卵和黄体形成,并分泌孕激素及雌激素。腺垂体还可分泌催乳素（PRL）,PRL 具有促进乳汁合成的功能。

（三）卵巢激素的反馈调节

下丘脑分泌 Gn-RH,作用于脑垂体,促使垂体分泌 FSH 和 LH,二者直接控制卵巢的周期性变化,分泌孕激素和雌激素,使子宫内膜发生周期性变化。雌孕激素在体内达到一定水平后,也对下丘脑 – 垂体产生负反馈作用,抑制下丘脑分泌 FSH-RH 和 LH-RH,进而垂体分泌 FSH 和 LH 减少,黄体萎缩,孕激素和雌激素明显减少,子宫内膜萎缩、坏死、出血、剥脱,月经来潮。因孕激素和雌激素的减少解除了对下丘脑的抑制,Gn-RH 的分泌又开始增多,卵泡开始发育,进入了下一个周期。

（朱 玮）

第三节　女性乳房的解剖与生理

学习目标

完成本内容学习后,学生将能:
1. 复述女性乳房的形态。
2. 列出妊娠期乳房的生理变化。
3. 描述女性乳房的结构。
4. 应用哺乳期泌乳变化做健康宣教。

乳房(breast)是由皮肤特殊分化的器官,为人类和哺乳动物特有的结构。

一、女性乳房的解剖

1. 形态　女性一生中乳房的大小和形态变化较大。成年未孕女性的乳房呈半球形或悬垂形,紧张而富有弹性,重150~200g。其大小、形状个体差异较大,主要因所含纤维组织和脂肪的多少不同所致。在妊娠和哺乳期,由于激素影响使腺体组织增殖、发育,乳房胀大呈球形。停止哺乳后,激素迅速撤退,腺体组织和结缔组织逐渐分解、减少,乳腺萎缩,乳房变小,开始下垂。围绝经期后,由于性激素的分泌急剧减少,致乳腺小叶萎缩,脂肪消退,乳房体积显著缩小,松弛下垂。乳房表面中央有乳头,通常位于第4肋间隙或第5肋与锁骨中线相交处。乳头表面有许多小窝,内有输乳孔。乳头周围有颜色较深的环形皮肤区,称为乳晕。乳晕表面有许多小隆起的乳晕腺,可分泌脂性物质以滑润乳头,防止皮肤较薄的乳头和乳晕受损伤而感染。妊娠和哺乳期的乳头、乳晕有色素沉着而颜色变深。

2. 位置　乳房位于胸大肌和胸肌筋膜的表面,向上起自第2~3肋,向下至第6~7肋,内侧至胸骨旁线,外侧可达腋中线。乳房与胸肌筋膜之间的间隙,称为乳房后间隙,内有疏松结缔组织和淋巴管,但无大血管,使乳房可轻度移动。患乳腺癌时,乳房可被固定在胸大肌上。

3. 结构　乳房由皮肤、脂肪组织、纤维组织和乳腺构成。乳腺被结缔组织分隔成15~20个乳腺叶,每个乳腺叶又分为若干个乳腺小叶,腺小叶由小乳管和腺泡组成,是乳腺的基本单位。每一腺叶有其单独的导管(乳管),腺叶和乳管均以乳头为中心呈放射状排列。小乳管汇至乳管,乳管开口于乳头,乳管靠近开口的1/3段略为膨大,是乳管内乳头状瘤的好发部位。腺叶、小叶和腺泡间有结缔组织间隔,腺叶间还有与皮肤垂直的纤维束,上连浅筋膜浅层,下连浅筋膜深层,称Cooper韧带(图2-5)。

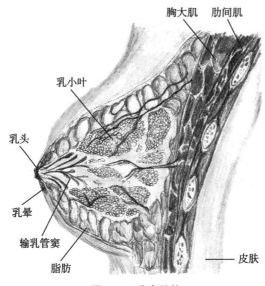

图 2-5 乳房结构

二、女性乳房的生理

1. 乳房的发育 女性乳房在青春期开始发育生长,妊娠和哺乳期有分泌活动,该分泌功能与女性激素相关。乳腺是许多内分泌腺的靶器官,其生理活动受腺垂体、卵巢及肾上腺皮质等激素影响。妊娠及哺乳时乳腺明显增生,腺管延长,腺泡分泌乳汁。哺乳期后,乳腺又处于相对静止状态。平时,育龄期妇女在月经周期的不同阶段,乳腺的生理状态在各激素影响下呈周期性变化。绝经后腺体逐渐萎缩,为脂肪组织所替代。

2. 妊娠期乳房的变化 乳房在妊娠后开始发生变化,在胎盘分泌的大量雌孕激素的作用下,乳房内 15~20 个乳腺小叶的腺泡发育增大,腺泡与乳头之间的乳腺管增粗,管壁增厚。妊娠早期乳房开始增大,充血明显,孕妇自觉乳房发胀、触痛和麻刺感。乳头增大、着色、易勃起,乳晕着色,乳晕上的皮脂腺肥大所形成散在的小隆起,称蒙氏结节。妊娠中期,腺泡开始分泌形成初乳,但无脂肪。经产妇初乳排放时间要比初产妇早。在妊娠后期,尤其是近分娩期,挤压乳房时可能有少量乳汁溢出。当胎盘娩出后,孕激素、雌激素水平突然下降,从而解除对垂体生乳素的抑制作用,使乳腺开始分泌乳汁。产后 1~2d 内乳腺分泌较少,色黄,但其内含有丰富的蛋白质,尤其是球蛋白量多,容易消化,并含有初乳小体及大量抗体。3~4d后,腺体开始大量分泌,乳汁开始增多,色变白,质浓厚,内含丰富的蛋白质,脂肪、糖类和维生素、矿物质等。

3. 哺乳期的乳房变化 胎盘娩出后,孕激素、雌激素水平突然下降,从而解除对垂体生乳素的抑制作用,使乳腺开始分泌乳汁。产后 1~2d 内乳腺分泌较少,色黄,但其内含有丰富的蛋白质,尤其是球蛋白量多,容易消化,并含有初乳小体及大量抗体,脂肪含量少。3~4d后,腺体开始大量分泌,乳汁开始增多,色变白,质浓稠,内含丰富的蛋白质、脂肪、糖类和维生素、矿物质等。

乳汁的排出需要喷乳反射的作用。乳头乳晕区敏感的神经末梢在触觉刺激下非常活跃,通过神经通路反射,刺激神经垂体释放催产素,作用于乳腺腺泡和导管的肌上皮细胞,使其收缩,将乳汁从腺泡排入输乳管。乳腺排空有助于乳腺分泌活动的维持和增强,一方面吸吮活动所产生的神经冲动抑制下丘脑分泌催乳素抑制激素,另一方面排空的生物信息使乳腺分泌更多的乳汁。

如果有规律地给婴儿哺乳,并能使乳腺排空,乳腺的分泌活动可维持数月甚至几年。当停止哺乳或断乳后,乳腺逐渐停止分泌,乳腺的结构也逐渐恢复到妊娠前状态。

4. 绝经期的乳房变化　绝经后,乳腺的结构发生明显变化,上皮组织和结缔组织萎缩退化,细胞间质发生透明样变。极少数绝经后的妇女,乳腺发生退行性变的同时,出现部分导管上皮增生,部分导管扩大成囊肿并出现分泌活动。绝经后雌激素和孕激素的减退是引起乳腺萎缩的主要原因。

（朱　玮）

第三章　妊娠期妇女的护理

第一节　妊娠期妇女的心理保健

学习目标

完成本内容学习后,学生将能:
1. 复述孕产期心理障碍对母婴健康的影响。
2. 列出孕产期心理障碍可能的原因和影响因素。
3. 描述常见心理障碍的特点。
4. 应用学会测评工具的使用。

世界卫生组织(WHO)早在 20 世纪 40 年代就将良好的心理状态纳入健康的基本定义中,指出"健康不仅为疾病或羸弱之消除,而系体格、精神与社会之完全健康状态"。从 20 世纪 60 年代初发达国家开始关注孕产期心理健康问题,至今国内外的大量研究发现孕产妇的焦虑、抑郁情绪及精神疾病多与妊娠、分娩、流产、死胎死产、出生缺陷、不孕症、绝经、子宫或乳腺切除和性暴力有关。目前已明确精神疾病的分类与人类生殖有关,并已将精神卫生作为生殖健康的一部分加以关注。

世界上任何一个国家和地区,无论有着什么样的个人和文化背景,妊娠分娩都是妇女和家庭生活中的重大事件,并且要经历一段十分脆弱的时期。母亲安全的概念不能只限于身体安全,预防严重并发症和死亡,还要涵盖尊重妇女的基本人权,包括妇女的自主权、尊严、心理感受、选择和偏好等。2017 年 WHO 在《孕产期并发症管理指南》中,用一整章介绍了"产科和新生儿紧急事件中情感和心理支持"。2018 年中华医学会妇产科分会发布的《孕前和孕期保健指南》中也提出要在孕前和孕期关注心理健康。

一、孕产期常见的心理障碍

(一)对不良妊娠结局的心理反应

虽然妊娠分娩是人类自然的生理过程,但有 10%~20% 的孕产妇会出现程度不等的并发症和不良妊娠结局,如死胎、死产、出生缺陷、新生儿患病或死亡,此时大多数孕产妇会出现以下心理反应:

1. **拒绝或不相信**　感觉"它不是真的",不愿接受现实。
2. **内疚**　感觉自己做得不好,对不良结局应负主要责任。

3. **愤怒** 经常针对医护人员,认为其没能提供良好的诊治。

4. 指责、恐惧、焦虑、懊悔、悲伤和失败感。

5. **犹豫不决** 特别是在胎儿 / 新生儿徘徊在生与死之间的一段时间时。

6. 抑郁和丧失自尊,这可能是长期的。

7. **孤立感** 感觉与他人不同(别人都能顺利妊娠、分娩)或感到医护人员在躲避她。

在这些心理反应中以焦虑和抑郁情绪对孕产妇身心健康影响最大。WHO 2012 年发布的一项研究结果显示,在中低收入国家孕产妇心理异常(主要是焦虑和抑郁)的平均患病率孕期为 15.6%、产后为 19.8%;而在高收入国家孕妇心理异常的患病率孕期为 10%、产后是 13%,前者明显高于后者。国内的研究报道孕期抑郁的发生率为 5%~52%,孕期焦虑的发生率为 10%~30%,产后抑郁的发生率为 10%~25%。

(二)精神疾病

1. **产后郁闷(postpartum blues)** 十分常见,发生率约 80%。表现为悲伤、哭泣、易怒和焦虑、失眠、注意力不集中。这些症状会在产后 2~3d 出现,几天后达高峰,两周内消失。产后郁闷妇女会增加发展为产后轻度或重度抑郁的风险。

2. **产后抑郁(postpartum depression)** WHO 报告产后抑郁的发生率达 34%。国内研究报告称产后抑郁的发生率为 10%~25%。通常发生在产后早期几周或几个月,可能会持续一年或更长。抑郁是其必不可少的主要症状,其他症状包括疲劳、易怒、虚弱、低能量和无动机,感觉无助和绝望、性欲、食欲缺乏和睡眠障碍,还有头痛、哮喘、腰痛、阴道分泌物异常和腹痛等主诉;有的还出现强迫思维,害怕伤害到婴儿或者自我,有自杀的意念。产后抑郁的早期诊断和治疗会有较好的预后。三分之二以上的妇女会在一年内康复。虽然产前和产后抑郁有较好的治疗效果,但如果未治疗,可能会持续很多年,有不良的负性影响,不仅影响母亲,也影响其家庭成员,特别是婴幼儿。再次分娩产后抑郁的复发率达 30%。

3. **产后精神病** 产褥期精神病常急性发作,以精神抑郁、躁狂或不典型的精神病为特征。在产后妇女中有 1‰~2‰ 的发生率。躁狂的患者会表现出兴奋和高度活动。孕前有精神病史的人在孕期、产时和产后很容易诱发或加重,如精神分裂症和双相障碍,有些妇女会增加对自己或他人的危险。

二、孕产期心理障碍的影响因素

到目前为止导致孕产妇心理障碍的病因尚未确定,但研究表明与神经内分泌变化和社会心理因素的影响有关。

(一)生物因素

1. **神经内分泌变化** 研究发现 5- 羟色胺(5-HT)直接或间接地参与人的情绪调节。当 5-HT 浓度降低或活性下降时,可表现出抑郁、失眠、焦虑、性功能障碍、活动减少、不能对付应激等症状,而雌激素可维持多巴胺、5-HT、乙酰胆碱等神经介质的活性,有助于促进积极的情绪、思维、记忆、性欲和增加情绪的稳定性。由于孕激素可以降低雌激素受体的数量,从而可能诱发抑郁情绪。分娩后大多数产妇出现的情绪不稳、易冲动、焦虑、抑郁可能与体内的催乳素水平上升、雌孕激素下降有关。

2. **孕产期并发症或不良妊娠结局** 妊娠期高血压疾病、妊娠期糖尿病、滞产、难产、剖宫产、产钳及产后乳头皲裂、乳腺炎、新生儿患病以及对妊娠的消极态度和对分娩的焦虑紧张均易引发孕产期心理问题或异常。非意愿妊娠和不良妊娠结局,如胎停育、自然流产、死胎、死产,也会增加心理问题的发生率。

（二）社会经济因素

1. **经济因素** 大多数研究发现社会经济水平低下是影响孕产期心理问题发生的相对危险因素,如没有充足的食物,没有基本的医疗保险,低收入或经济困难,配偶无收入,居住环境拥挤、嘈杂或在农村等,但由于经济水平定义或概念的不同,这种影响不是绝对的。

2. **家庭和社会关系** 国内外的研究显示孕产妇与配偶关系紧张或困难,缺少亲人关心和支持,经常被批评指责、争吵,甚至遭受身体暴力,丈夫不愿做父亲并有酗酒行为等都是孕产妇发生心理问题的危险因素。而生活在大家庭（与公婆或兄弟姐妹同住）、自己的母亲生活在农村、缺少父母（公婆）的信任、多子女等也是危险因素。遭受性伴侣暴力的孕产妇发生心理异常的比例是没有遭受暴力的3~5倍。

3. **人格特征** 有研究发现人格特征与产后抑郁的发生有关,那些以自我为中心、情绪不稳定、好强求全、固执、认真、保守、严守纪律、人际关系紧张的人易发生产后抑郁。心理分析学者认为,所有妇女在孕期及产后第一个月均有心理"退化",即她的行为变得更原始或具有孩子气,这可引起早期冲突,特别是当母亲所扮演的角色不适合时更易发生。抑郁是由于冲突未解决或刚做母亲不适应所造成。在妇女做母亲前,她如同又变成了孩子,每一件事情都要学,而这些压力易造成抑郁、焦虑情绪和睡眠障碍。

（三）保护因素

目前研究发现较高的受教育年限,稳定的工作和收入,丈夫也有稳定的工作,传统的产褥保健（"坐月子"）,产后有信任的亲人或保姆照顾等均可减少孕产期心理问题发生的风险。

三、孕产妇心理障碍对母婴健康的不良影响

孕产妇心理障碍不仅对孕产妇本人的健康有影响,而且对胎儿发育和婴儿的健康也将产生重大的影响。

（一）对母亲心身健康的影响

英国孕产妇死亡保密调查发现,如果将孕产妇死亡期限延长至产后一年,在精神因素中最常见的是自杀,它所占的死因构成比与妊娠期高血压疾病相似。孕产期存在的焦虑、抑郁等不良心境常会增加产科并发症,如妊娠剧吐、子痫前期、早产、产力异常或难产、产后出血等的发生率。孕产妇因有较多的主诉而增加产前检查和住院的次数,增加分娩时镇痛药物的使用,会留下负性分娩经历（痛苦的经历）。孕妇长期处在抑郁、焦虑和食欲缺乏状态时,会导致胎儿营养不良,发生胎儿生长受限的可能性增加,因此增加了成人疾病,如糖尿病、心血管疾病、骨质疏松、精神行为异常等慢性非传染性疾病的风险。

（二）对胎婴儿健康的影响

发生孕产期的心理问题和精神疾病不仅增加婴儿死亡率也增加婴儿患病住院率。孕期存在焦虑、抑郁的孕妇其子代在生后18个月和30个月时发生持续睡眠障碍的比例增高。目前的一些研究还发现,如果母亲在孕期有较严重的焦虑,其婴儿常常出现胃肠疾患影响

生长发育,并对婴儿的行为和情绪有远期影响,如 4 岁时还有注意力不集中、疏忽、多动等现象。母亲在围产期的焦虑可以影响婴儿的注意力和反应力,并且婴儿在 2 岁时有较低的心理发育评分。目前 WHO 对中低收入国家的研究报告指出,围产期的心理问题,尤其是抑郁,在控制了母亲的 BMI、社会经济状态和子女数目影响因素后,与低出生体重、6 个月婴儿低体重和发育迟缓等营养状态有关。另外,围产期的心理问题还增加了新生儿的住院率和腹泻患病率,减少计划免疫接种次数以及儿童期的身体、认知、社会、行为和情绪的发育等。

四、孕产期心理保健主要内容

开展孕产妇心理保健服务不仅可减少孕产妇并发症的发生和减轻疾病痛苦,改善孕产妇心身健康状态,还可以提高或改善胎婴儿和儿童的健康水平。

（一）健康教育和保健指导

产科医师、助产士或围产保健专业人员可利用产前检查、产后访视、42d 产后检查或孕妇学校对孕产妇及其家人进行有关心理保健的健康教育和咨询指导。主要内容:①孕产期心理问题对胎婴儿健康和孕产妇健康的不良影响,以引起孕产妇和家人的关注和支持。②对产前检查项目和结果给予认真解释,减少不必要的紧张和焦虑。③对有不良妊娠结局（死胎、死产、早产和出生缺陷）、孕期合并症/并发症的孕产妇要给予更多的关注和咨询指导。④在孕晚期要介绍自然分娩、母乳喂养的相关知识和技能,使其做好充分的心理准备等。⑤要告知大多数产妇在产后早期都会出现委屈、爱哭泣、焦虑、郁闷、抑郁等情绪,需要丈夫和家人特别的呵护和关照。

（二）识别高危孕产妇

在孕前和常规孕产期保健、产后访视和 42d 产后检查时要认真询问病史,筛查和识别高危孕产妇。大量国内外研究发现,如果孕产妇具有以下特点,则容易发生心理问题:①青少年妊娠、未婚妊娠。②非意愿妊娠或初产妇。③婚姻关系不和谐或分居,对丈夫/性伴侣不信任。④有死胎死产史、习惯性流产史等不良产史。⑤精神病史或家族史。⑥孕期合并症/并发症、剖宫产和不良结局,如早产、出生缺陷、新生儿窒息等。⑦婴儿生病、虚弱或住院。⑧贫穷或无经济来源,住房拥挤和缺乏私人空间。⑨配偶或家庭暴力,或丈夫不良行为（躯体/性暴力、语言虐待、酗酒、很少帮助妻子、反对妊娠等）、文盲、失业。⑩在重男轻女的地区,分娩了女婴。⑪产后缺乏信任的人的支持、照顾和护理。

（三）心理健康状况测评

常用的自评量表包括爱丁堡产后抑郁量表（EPDS）、患者健康问卷（PHQ-9）、广泛性焦虑量表（GAD-7）等。

1. 爱丁堡产后抑郁量表（EPDS） 爱丁堡产后抑郁量表（Edinburgh postnatal depression scale, EPDS）由 Cox 等于 1987 年编制,属于疾病专属量表,为自评量表,专门用于评估产后妇女的抑郁情绪。评定时间框架为最近一周。其内容包含内疚感、睡眠紊乱、精力下降、快感缺失和自杀观念等 10 个条目。按 1~4 级评分。10 个项目分值的总和为总分。目前国内多将总分为 9 分作为筛查产后抑郁症患者的临界值,总分≥13 分者可诊断为产后抑郁症。该量表在国内外妇产科有广泛使用。虽为产后抑郁量表,也可用于评估产前抑郁及预测产后抑郁（表 3-1）。

表 3-1 爱丁堡产后抑郁量表(EPDS)

请圈出近 7d 来您最接近的感觉,而不只是您今天的感觉。

E1	我能够笑得起来和看到事情有趣的一面	0	像过去一样多
		1	不那么多
		2	肯定没那么多
		3	根本没有了
E2	我看待事物的乐趣与过去一样多	0	像过去一样多
		1	不那么多
		2	肯定没那么多
		3	几乎没有了
E3	当事情做错时,我过分责备自己	3	多数时间是这样
		2	有时是这样
		1	很少是这样
		0	从来不这样
E4	我无缘无故地焦虑和担心	0	从来没有
		1	几乎没有
		2	有时是这样
		3	经常是这样
E5	我感到无原因的害怕和恐惧	3	经常是这样
		2	有时是这样
		1	很少是这样
		0	从来没有
E6	事情压在我头上	3	绝大多数时候我不能应付
		2	有时不能像平时那样处理好
		1	多数时候能处理好
		0	和平时一样处理得很好
E7	我很不愉快而睡眠困难	3	多数时间是这样
		2	有时是这样
		1	很少是这样
		0	从来没有
E8	我感到伤心悲惨	3	绝大多数时候
		2	经常
		1	有时
		0	从来没有
E9	我不愉快而哭泣	3	绝大多数时候
		2	经常
		1	偶然有
		0	从来没有
E10	我有伤害自己的想法	3	是的,非常普遍
		2	有时候有
		1	几乎没有
		0	从来没有

E 合计 _____(可交给工作人员合计)

2. **患者健康问卷（PHQ-9）**　患者健康问卷（primary health questionnaire，PHQ-9）主要用于评估是否存在抑郁症状及其严重程度，了解患者在过去两星期，有多少时间受到包括兴趣缺乏、心情低落等9个问题所困扰。这9个问题完全根据DSM-IV关于抑郁障碍的诊断标准制订。患者的回答选项"完全不会""几天""一半以上的日子"和"几乎每天"分别相对应0、1、2、3分值。PHQ-9总分值范围为0~27分（表3-2）。

表3-2　患者健康问卷（PHQ-9）

最近2个星期里，您有多少时间受到以下任何问题的困扰？	完全不会	几天	一半以上的日子	几乎每天
1. 做事时提不起劲或只有少许乐趣	0	1	2	3
2. 感到心情低落、沮丧或绝望	0	1	2	3
3. 入睡困难、很难熟睡或睡太多	0	1	2	3
4. 感觉疲劳或无精打采	0	1	2	3
5. 胃口不好或吃太多	0	1	2	3
6. 觉得自己很糟，或觉得自己很失败，或让自己或家人失望	0	1	2	3
7. 很难集中精神做事，例如看报纸或看电视	0	1	2	3
8. 动作或说话速度缓慢到别人可察觉到的程度或正好相反——您烦躁或坐立不安，动来动去的情况远比平常多	0	1	2	3
9. 有不如死掉或用某种方式伤害自己的念头	0	1	2	3
如果存在以上任何一个问题，这些问题在您工作、照顾家庭事务，或与他人相处上造成了多大的困难？	毫无困难 0	有点困难 1	非常困难	极度困难 3

如表3-2所列，分值5、10、15、20分别相对应代表"轻度""中度""中重度""重度抑郁"分界值。中文版在中医和综合医院门诊患者、社区卫生服务中心对象和农村社区老年人中获得很好的内部一致性和重测信度，筛查抑郁的敏感度和特异度非常好，也有在高危儿父母中的应用报告。

3. **广泛性焦虑量表（GAD-7）**　广泛性焦虑量表（general anxiety disorder，GAD-7）主要用于筛查焦虑症状，并可判断焦虑的严重程度。它有7个条目，了解患者在过去2星期，有多少时候受到包括感觉紧张、担忧等7个问题的困扰。患者的回答选项"完全不会""几天""一半以上的日子"和"几乎每天"分别相对应0、1、2、3分值（表3-3）。

GAD-7总分值范围为0~21分。分值5、10、15分别相对应代表"轻度""中度""重度"焦虑程度分界值。同PHQ-9一样，中文版在中医和综合医院门诊患者中表现出良好的心理学测量性能，也有应用于高危儿父母评估的报告（表3-4）。

对发现孕产妇EPDS评分为9~12分或PHQ-9和GAD-7评分为5~9分时，妇产科医师/护士、助产士可进行一般的心理咨询和指导，如果症状没有减轻要及时转诊至精神卫生专科医生进行汉密尔顿抑郁量表（HAMD17）、汉密尔顿焦虑量表（HAMA）、临床总体印象指数（CGI-SI）他评。

表 3-3　广泛性焦虑量表（GAD-7）

最近 2 个星期里,您有多少时间受到以下任何问题的困扰?	完全不会	几天	一半以上的日子	几乎每天
1. 感觉紧张,焦虑或急切	0	1	2	3
2. 不能够停止或控制担忧	0	1	2	3
3. 对各种各样的事情担忧过多	0	1	2	3
4. 很难放松下来	0	1	2	3
5. 由于不安而无法静坐	0	1	2	3
6. 变得容易烦恼或急躁	0	1	2	3
7. 感到害怕,似乎将有可怕的事情发生	0	1	2	3
如果存在以上任何一个问题,这些问题在您工作、照顾家庭事务,或与他人相处上造成了多大的困难?	毫无困难 0	有点困难 1	非常困难 2	极度困难 3

表 3-4　根据 PHQ-9 和 GAD-7 判断焦虑抑郁的严重程度

PHQ-9 计分	抑郁严重度	GAD-7 计分	焦虑严重度
0~4	无或轻微	0~4	无或轻微
5~9	轻度	5~9	轻度
10~14	中度	10~14	中度
15~19	中重度	15~21	重度
20~27	重度		

（四）心理咨询和保健指导

1. **轻度焦虑、抑郁的孕产妇**　由于孕产妇的心理问题大多是一些心理应激反应,紧张焦虑多与妊娠分娩有关,对识别出的高危孕产妇或量表测评分值为轻度者,要根据不同孕周和不同问题给予咨询指导,提高孕产妇的认知能力和水平,并指导孕产妇学习自我调整心态的方法,如转移情绪、释放烦恼、与好友或与有妊娠分娩经历的人交流、改变形象、放松训练（如练瑜伽、冥想等）。

2. **产后抑郁**　对于 EPDS 评分≥13 分或 PHQ-9 和 GAD-7 评分 10 分以上的产妇,妇产科医护人员要及时转诊至精神心理专科医生,接受专科治疗和连续的随访保健,最好能持续一年。在治疗和随访时要注意如下事项。

（1）孕期和哺乳期抑郁妇女首选心理干预,尽可能避免抗抑郁药物治疗。

（2）倾听和鼓励。

（3）整体的保健原则:对妇女和她的家人提供共情的、清晰的交流,动员社会支持。

（4）让妇女相信她目前的体验很常见,许多妇女会有相同的经历,绝大多数会康复。

（5）提供心理教育,避免过度用药,要使用容易理解的词汇,如压力和负担来替代抑郁或疾病。

（6）帮助母亲认识母亲的形象,帮助夫妇想清楚他们作为父母的各自角色。他们需要调整他们各自的期待和行为。

（7）提供辅助治疗，如有组织的体育活动、放松训练，如果可能将这些活动整合到妇女的日常生活中。

（8）在对妇女的干预中要始终促进家庭及社会支持。

（9）在关注妇女的幸福感时，不仅关注身体还要注意心理，要强调此时母婴关系的重要性。

（10）提供有实用性的帮助，如婴儿喂养、护理。

（11）如果抑郁严重，服用抗抑郁药物治疗对妇女是有益的。要意识到药物可以通过乳汁，决定治疗时要根据喂养情况，咨询儿科/儿童保健医生。

（赵更力）

第二节　妊娠期妇女的生理保健

学习目标

完成本内容学习后，学生将能：

1. 复述遗传病、产前筛查、新生儿筛查和携带者筛查的定义。
2. 描述孕期用药的原则及药物的妊娠分类。
3. 列出人类遗传病的类型。
4. 运用所学知识对不同孕期妇女提供营养指导。

一、妊娠期营养

（一）妊娠期营养的重要性

为了适应妊娠期间增大的子宫、乳房以及胎盘、胎儿生长发育等需要，妊娠期所需的营养必须高于非妊娠期。研究表明，营养作为最重要的因素之一，将对母亲与子代的近期和远期健康产生至关重要的影响。营养不良的孕妇通过改善营养从而能明显地改善妊娠结局，并维持母亲健康。因此，指导孕妇合理摄入蛋白质、脂肪、碳水化合物、维生素和矿物质等，摄入由多样化食物组成的营养均衡膳食，对改善母儿结局十分重要。

（二）妊娠期的营养需求

1. 热能　妊娠早期不需要额外增加能量，妊娠4个月后至分娩，在原基础上每日增加能量200kcal。热能的主要来源是主食，孕妇每日应摄入主食200~450g，其中蛋白质占15%，脂肪占20%，糖类占65%。

2. 蛋白质　妊娠早期不需要额外增加蛋白质。妊娠4~6个月期间，增加蛋白质15g/d，妊娠7~9个月期间，增加蛋白质25g/d。其中优质蛋白质主要来源是动物性食品，如鱼、禽、蛋、瘦肉和奶制品等。

3. **脂肪**　脂肪占总能量的 25%~30%。过多摄入会导致超重,易引起妊娠并发症。长链不饱和脂肪酸对胎儿大脑和视网膜发育有利,可适当多食鱼类等水产品和坚果类等食物。

4. **微量元素**　微量元素是胎儿生长发育所必需的营养物质,缺乏易导致胎儿发育不良,早期缺乏还易发生胎儿畸形。

（1）铁:妊娠 4 个月后,约有 300mg 铁进入胎儿体内和胎盘,500mg 铁储存在孕妇体内,有需要时将合成血红蛋白。

（2）钙:妊娠晚期孕妇体内 30g 钙存在胎儿体内,其余大部分钙则在孕妇骨骼中储存,可随时参与胎儿生长发育。

（3）碘:妊娠期碘缺乏,易发生胎儿甲状腺功能减退和神经系统发育不良。

（4）锌:锌缺乏,易导致胎儿生长受限、矮小症、母亲流产等。

5. **维生素**　维生素是生命活动不可缺少物质,是胎儿生长发育所必需,整个孕期都需要增加维生素的摄入。维生素主要从食物中获取,主要分为水溶性(如维生素 B 族、维生素 C)和脂溶性(如维生素 A、维生素 D、维生素 E、维生素 K)两大类。

（1）维生素 A:维生素 A 主要存在于动物性食物中,如牛奶,肝脏等。我国推荐每日膳食中,孕妇维生素 A 需要量为 1 000μg。

（2）维生素 B 族:妊娠期维生素 B 族中的叶酸供给量应增加。妊娠早期叶酸缺乏,容易发生胎儿神经管缺陷畸形。

（3）维生素 C:维生素 C 是形成骨骼,牙齿,结缔组织的必需营养。维生素 C 主要存在于新鲜蔬菜与水果中。

（4）维生素 D:包括维生素 D_2 和维生素 D_3,主要存在于鱼肝油、肝、蛋黄、鱼中。我国推荐孕妇每日膳食中维生素 D 的供给量为 10μg。

（三）妊娠期的膳食指南

根据 2016 年中国营养学会发布的《孕期妇女膳食指南》,建议孕妇在一般人群膳食指南的基础上增加以下 5 条内容:①补充叶酸,常吃含铁丰富的食物,选用碘盐。②妊娠呕吐严重者,可少量多餐,保证摄入含必要量碳水化合物的食物。③妊娠中晚期适量增加奶、鱼、禽、蛋、瘦肉的摄入。④适量身体活动,维持孕期适宜增重。⑤禁烟酒,积极准备母乳喂养。

1. **妊娠早期妇女的膳食指南**　妊娠早期胎儿生长发育速度相对缓慢,多数妇女早期出现恶心、呕吐、食欲缺乏等症状,因此妊娠早期的膳食应富有营养,少油腻,易消化及适口。

（1）膳食清淡适口:饮食易于消化,利于减轻妊娠反应。包括各种新鲜蔬菜和水果、大豆制品、鱼、禽、蛋及各种谷类制品,可少食多餐,保证进食量。

（2）保证足够的富有碳水化合物的食物:妊娠早期每日摄入碳水化合物 130g 以上(约合谷类 200g)。妊娠反应严重而不能正常进食的孕妇,应及时就医,以避免因脂肪分解产生酮体,对胎儿早期脑发育造成不良影响。

（3）摄入富含叶酸的食物并补充叶酸:妇女应从计划妊娠开始,多摄取富含叶酸的动物肝脏、深绿色蔬菜及豆类,另外每日额外补充叶酸 400~800μg。

（4）戒烟、禁酒:烟草中的尼古丁和烟雾中的氰化物、一氧化碳可导致胎儿缺氧、营养不良以及发育迟缓。乙醇亦可通过胎盘进入胎儿体内造成胎儿宫内发育不良、中枢神经系统发育异常等。

2. 妊娠中晚期妇女的膳食指南　妊娠中晚期胎儿开始进入快速生长发育期,直至分娩。母亲还需为产后泌乳储备能量及营养素。

（1）适当增加优质蛋白的摄入：鱼、禽、蛋、瘦肉是优质蛋白的良好来源,其中鱼类还可提供二十二碳六烯酸（DHA）。DHA 对孕 20 周后胎儿脑和视功能发育极为重要。蛋类中蛋黄是卵磷脂、维生素 A 和维生素 B_2 的良好来源。孕中期每日增加 50g,孕晚期再增加 75g 左右,每周摄入 2~3 次鱼类。

（2）适当增加奶类摄入：奶类富含蛋白质,也是钙的良好来源。孕中期每日应摄入 250~500g 的奶制品及补充 600mg 的钙。

（3）适当增加碘的摄入：孕期碘的推荐摄入量 230μg/d,孕妇除选用碘盐外,每周还应摄入 1~2 次含碘丰富的海产品。

（4）补充含铁丰富的食物：孕中期开始,多摄入含铁丰富的食物,如动物血、肝脏、瘦肉等,必要时可在医生指导下补充铁剂,同时注意多摄入富含维生素 C 的蔬菜、水果。

（5）禁烟、戒酒,少吃刺激性食物：孕期须禁烟、戒酒,远离吸烟环境。浓茶、咖啡等尽量避免。

（四）妊娠期体重管理

1. 孕妇体重增长　妊娠期需要监测孕妇体重变化。孕妇体重增长过多增加了发生妊娠期糖尿病、巨大儿和产伤等的风险；孕妇体重增长不足,与胎儿生长受限、早产儿等不良妊娠结局有关。较理想的体重增长速度为妊娠早期共增长 1~2kg,妊娠中晚期,每周增长 0.3~0.5kg（肥胖者每周增长 0.3kg）,总共增长 10~12kg（肥胖者增长 7~9kg）,见表 3-5。

表 3-5　依据不同孕前体重 BMI 的体重增长推荐

	孕前 BMI/（ kg/m^2 ）	总体体重增长范围 /kg	孕中晚期的体重增长率（平均 / 范围）/%
体重不足	<18.5	12.5~18	0.51（0.44~0.58）
标准体重	18.5~24.9	11.5~16	0.42（0.35~0.50）
超重	25.0~29.9	7~11.5	0.28（0.23~0.33）
肥胖	≥30.0	5~9	0.22（0.17~0.27）

注：双胎孕妇孕期总增重推荐值：孕前体重正常者为 16.7~24.3kg,孕前超重者为 13.9~22.5kg,孕前肥胖者为 11.3~18.9kg。

2. 运动指导　若无医学禁忌,适当活动和运动对孕妇都是安全的。通过运动能增加肌肉力量和促进机体新陈代谢；促进血液循环和胃肠蠕动,减少便秘；增强腹肌、腰背肌、盆底肌的能力；锻炼心肺功能,释放压力,促进睡眠。孕中晚期每天应进行 30min 中等强度的身体活动。常见的中等强度运动包括散步、快走、游泳、跳舞、孕妇瑜伽、各种家务劳动等。孕期不适宜开展跳跃、登高（海拔 2 500m 以上）、潜水、滑雪等活动。

二、妊娠期用药

早期人们认为胎盘是天然屏障,药物不会通过胎盘危及胎儿。20 世纪 50 年代,发生了新药"反应停"事件（肢体缺陷）,促进美国于 1962 年颁布了《药物条例》。根据这项条例,每种药物必须在说明书上标明其使用的安全性、有效性、应用指征和相关研究情况等。

胎儿处于发育过程，各器官发育未完善，孕妇用药可直接或间接地影响胎儿，大多数药物可通过胎盘直接作用于胎儿，因此妊娠期用药要十分慎重。孕妇如用药不当，对孕妇与胎儿均可能产生不良影响，孕期应尽量减少药物应用。临床上应遵循"妊娠期没有特殊原因不要用药"的原则，尤其在妊娠早期。准备妊娠的生育期妇女用药也应慎重；另外，孕妇健康有利于胎儿的正常生长发育，患有急慢性疾病者应在孕前进行治疗。

如孕妇已用了某种可能致畸的药物，应根据用药种类、用药时的胎龄、时间长度和暴露剂量等因素，综合评估危害程度，提出咨询建议。在对药物暴露的妊娠期和哺乳期妇女进行咨询或选择药物时，需要查阅动物实验和人体试验的结果。

（一）孕妇用药的基本原则

孕期用药需遵循以下原则：①用药必须有明确的指征，避免不必要的用药。②根据病情在医师指导下选用有效且对胎儿相对安全的药物。③应选择单独用药、避免联合用药。④应选用结论比较肯定的药物，避免使用较新的、尚未明确对胎儿是否有不良影响的药物。⑤严格掌握剂量和用药持续时间，注意及时停药。⑥妊娠早期若病情允许，尽量推迟到妊娠中晚期再用药。

（二）药物分类

美国食品和药物管理局（FDA）根据药物对动物和人类具有不同程度的致畸危险，将其分为 5 类。

（1）A 类：临床对照研究中，未发现药物对妊娠早期、中期及晚期的胎儿有损害，其危险性极小。

（2）B 类：临床对照研究中，药物对妊娠早期、中期及晚期胎儿的危害证据不足或不能证实。

（3）C 类：动物实验发现药物造成胎仔畸形或死亡，但无人类对照研究，使用时必须谨慎权衡药物对胎儿的影响。

（4）D 类：药物对人类胎儿有危害，但临床非常需要，又无替代药物，应充分权衡利弊后使用。

（5）X 类：对动物和人类均具有明显的致畸作用，这类药物在妊娠期禁用。

但是该分类方法存在一定局限性：只有 40% 的药物纳入 FDA 妊娠期用药分类，其中 60% 以上分为 C 类，即不能排除有危害，需衡量潜在益处和潜在危害；同时该分类未提供根据不同孕期时的用药对胎儿是否有危害的证据，以及不同剂量药物对胎儿的不同影响；单纯分类显得较为笼统，用药咨询较为困难。因此，FDA 于 2008 年提出应该摒弃之前的药物分类法，而将其改为更详细的知情告知，包括以下内容。

第一部分：又称为"胎儿风险总结"，详细描述药物对胎儿的影响，如果存在风险，需说明这些关于风险的信息是来自动物实验还是人体试验。

第二部分：又称为"临床考虑"，包括药物的作用，特别针对在不知道自己妊娠的妇女当中使用此种药物的信息，还包括剂量、并发症等信息。

第三部分：又称为"数据"，更详细地描述相关的动物实验或人体试验方面的数据，也就是第一部分的证据。

（三）用药时的胎龄

用药时胎龄与损害性质有密切关系：①受精后 2 周内，孕卵着床前后，药物对胚胎影响为"全"或"无"。"全"表现为胚胎早期死亡导致流产,"无"则为胚胎继续发育,不出现异常。②受精后 3~8 周之间,是胚胎器官分化发育阶段,胚胎开始定向分化发育,受到有害药物作用后,即可能产生形态上的异常而出现畸形,此期为致畸高度敏感期,具体地说,如神经组织于受精后 15~25d,心脏于 21~40d,肢体和眼睛于 24~46d 易受药物影响。③受精后 9 周~足月是胎儿生长、器官发育、功能完善阶段,仅有神经系统、生殖器和牙齿仍在继续分化,特别是神经系统分化、发育和增生在妊娠晚期和新生儿期达最高峰。在此期间受到药物作用后,由于转氨酶结合功能差及血-脑脊液通透性高,易使胎儿受损,还可表现为胎儿生长受限、低出生体重和功能行为异常。

在致畸剂量相同的情况下,短暂暴露很少致畸,而长期、慢性暴露导致致畸风险显著增加,因此妊娠期用药尽可能缩短用药时间。通常暴露剂量越大,对胚胎和胎儿的危害越大。由于胚胎对有害因子较成人敏感,当暴露剂量尚未对母体有明显影响时,可能已经对胚胎产生不良影响。因此,用药咨询需要考虑用药的时间长短和暴露剂量的大小,综合分析。

三、遗传咨询

(一)遗传咨询的定义

因遗传因素而罹患的疾病称为遗传性疾病或简称遗传病。遗传因素可以是生殖细胞或受精卵内遗传物质的结构和功能的改变,也可以是体细胞内遗传物质结构和功能的改变。

遗传咨询是由临床医生和遗传学工作者解答遗传病患者及其亲属提出的有关遗传性疾病的病因、遗传方式、诊断、治疗及预防等问题,估计患者的子女再患某病的概率,并提出建议及指导,以供患者及其亲属参考。遗传咨询的意义在于:减轻患者身体和精神上的痛苦,减轻患者及其亲属的心理压力,帮助他们正确对待遗传病、了解发病概率,采取正确的预防、治疗措施;降低人群遗传病的发生率,降低有害基因的频率及减少传递机会。

(二)遗传咨询的对象

咨询对象为遗传病的高风险人群,通常包括以下几类:①遗传筛查阳性者。②高龄孕妇,孕妇年龄达到或超过 35 岁。③有反复发生的自发性流产或不孕不育病史的夫妇。④曾怀有遗传病的胎儿或生育过有遗传病的孩子。⑤父母之一是遗传病患者。⑥父母是遗传病基因携带者。⑦夫妇之一有遗传病家族史。⑧近亲婚配。⑨有环境致畸物接触史。⑩肿瘤和遗传因素明显的常见病。

(三)遗传咨询的步骤

遗传咨询过程中,咨询医师是起主导作用的,对咨询者来说,是一个解疑求助的简短的教育过程。遗传咨询原则上贯彻非指令性遗传咨询的原则。另外,咨询医师要根据患者或患儿父母心理学上的变化进行必要的开导,使他们理智地面对现实,才能使咨询达到良好的效果。遗传咨询可遵循下列程序:

1. **填写病历** 填写详细的遗传咨询病历,并妥为保存,以备后续咨询用。

2. **对患者做必要的体检,做出诊断** 根据患者的症状和体征,建议患者做辅助性检查及必要的、有针对性的实验室检查。有时这类检查还需扩展到其一级亲属。在判定是否为遗传病时,咨询医师要排除一些干扰性因素,以明确诊断。

3. **对再发风险的估计** 即患者所患的遗传性疾病在家系亲属中再发生的风险率。再发风险的估计是遗传咨询的核心。

4. 与咨询者商讨对策　包括结婚、避孕、绝育、人工流产、产前诊断、积极改善症状等方面的措施。此时应由咨询者选择由咨询医师提出的方案。

5. 随访和扩大咨询　为了明确咨询者提供信息的可靠性,观察遗传咨询的效果和总结经验教训,有时需要对咨询者进行随访,以便改进工作。

（四）人类遗传病的类型

人类遗传性疾病可分为 6 类:染色体疾病、基因组疾病、单基因遗传病、多基因遗传病、线粒体遗传病、体细胞遗传病。

1. 染色体疾病　是导致新生儿出生缺陷最多的一类遗传学疾病。染色体异常包括染色体数目异常和结构异常两类。染色体数目异常包括整倍体(如三倍体、四倍体)异常和非整倍体(如 21- 三体、18- 三体等)异常;结构异常包括染色体部分缺失、重复、易位等。染色体病一般均为散发性,其畸变主要发生在亲代生殖细胞的形成过程中,因此再发风险率实际上就是经验危险率或称群体发病率,较少见到一个家庭中同时出现 2 个或 2 个以上染色体病患者。然而,也有一些例外情况,如双亲之一为平衡易位携带者或嵌合体,子代就有较高的再发风险率。

2. 基因组疾病　是由基因组 DNA 的异常重组而导致的微缺失与微重复,或基因结构的彻底破坏而引起异常临床表现的一类疾病。

3. 单基因遗传病　是由单个位点或者等位基因变异引起的疾病,也称孟德尔遗传病。单基因病可分为常染色体显性、常染色体隐性、X- 连锁显性和 X- 连锁隐性遗传病。单基因病中若符合孟德尔遗传规律,子代的再发风险率可根据家系咨询提供的信息加以估计。

（1）常染色体显性遗传病:夫妇一方患病时,子代每胎再发风险率是 1/2;夫妇双方均为患者时,子代再发风险率为 3/4。

（2）常染色体隐性遗传病:若一对表型正常的夫妇生了一个病孩,这对夫妇子代再发风险率为 1/4,表型正常的子代杂合子的概率为 2/3(图 3-1),完全正常的概率为 1/4;若夫妇中一方为患者,一方为杂合子,子代发病概率为 1/2,携带者的概率为 1/2。

（3）X- 连锁显性遗传病:若男方患病、女方正常,则子代中的女儿全部为患者,儿子正常;若女方患病、男方正常,则他们的儿子女儿患病的概率均为 1/2;若男女双方均为患者,女儿全是患者,儿子得病的概率为 1/2。

（4）X- 连锁隐性遗传病:若女方患病、男方正常,他们子代中女儿均为杂合子,儿子为患者;若男方患病、女方正常,女儿均为杂合子,儿子都正常。

目前只有不到 1% 的单基因遗传病有治疗方法,因此单基因遗传病患者应争取尽早就诊,尽可能多地提供家族信息,做到早诊断、早治疗,做好相应的预防。

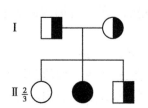

图 3-1　常染色体隐性遗传病家系表现型正常亲属的杂合子概率

4. 多基因遗传病　由遗传因素和环境因素共同作用所致,发病机制复杂,且人种间存在差异。一些人类常见病(高血压、动脉粥样硬化、糖尿病、精神分裂症等)属于多基因遗传。多基因病的再发风险率为经验风险率,只能通过群体发病率和家系中受累者的多少加以估计。曾生育过多基因相关出生缺陷患儿的夫妇其再发风险为 3%~5%。

5. 线粒体遗传病 是由于线粒体环 DNA 异常引起的遗传疾病,其遗传模式为母系遗传,一般发病较晚。

6. 体细胞遗传病 是除生殖细胞外的体细胞内的基因发生变异,由于该变异的累加效应导致疾病发生。该变异不会遗传给子代,最典型病例是各种散发性癌症。

四、遗传筛查

遗传筛查是在人群中对某种特定的基因进行的一项普查,以确定携带此基因型的个体,这种基因型可能是致病基因或疾病易感基因,包括对胎儿、新生儿及成人遗传性疾病筛查,即产前筛查、新生儿筛查和携带者筛查。

（一）产前筛查

产前筛查,又称出生前筛查,是通过可行的方法,对一般低风险孕妇进行一系列的检查,发现子代具有患遗传性疾病高风险的可疑人群。

产前筛查试验不是确诊试验,筛查阳性结果意味着患病的风险升高,并非诊断疾病;同样,阴性结果提示低风险,并非正常。经过筛查得到的高风险病例必须通过其他综合诊断方法做出正确的诊断。目前广泛应用的产前筛查的疾病和方法如下。

1. 非整倍体染色体异常 筛查方法:①血清学检测（如 AFP、HCG、β-HCG 等）。②超声遗传学标志物筛查（如 NT、鼻骨、肠管、肱骨等值的测定）。③无创产前检测技术（主要针对 21、18、13 号染色体三体的筛查）。

2. 神经管畸形 可通过血清学检测（如 AFP 水平）和超声来进行筛查。

3. 胎儿结构畸形 在妊娠 20~24 周期间,通过超声对胎儿各器官进行系统的筛查。

（二）新生儿筛查

新生儿筛查是筛查出生后的症状前患者,以便早期诊断、早期治疗,最大限度地减少遗传病对患儿机体的危害,同时也为父母提供有关疾病知识的教育和遗传咨询服务。开展新生儿筛查的疾病主要是针对那些对机体危害大,出生时临床症状不明显,早期治疗收效明显且可防止不可逆性损伤的疾病。目前,国际上将苯丙酮酸尿症、半乳糖血症、先天性甲状腺功能减退症和先天性肾上腺皮质增生症等遗传病作为新生儿筛查的首选病种。我国大多数城市也已建立了新生儿筛查中心与网络,新生儿常规筛查的疾病有苯丙酮酸尿症、先天性甲状腺功能减退症、肾上腺皮质增生和葡萄糖 -6- 磷酸脱氢酶（G-6-PD）缺乏症（南方地区）等。新生儿筛查一般采用脐血、足跟血作为材料,而 Guthrie 细菌抑制法是普遍采用的筛查方法。

近年来开展的串联质谱技术是遗传代谢病筛查领域中重要突破之一。利用一种样品并且只需通过一种实验程序,串联质谱技术可以在短时间鉴别出 20 种甚至更多的不同的遗传性代谢病,实现"一次试验检测多种疾病"。

在新生儿筛查工作中应强调的是:必须有完善的遗传病登记;有敏感、准确的筛查方法;筛查出的新生儿应送到遗传咨询中心,经有经验的临床遗传代谢专家进一步确定诊断;对确诊的患儿提出治疗方案并定期随访。

（三）携带者筛查

遗传携带者指表型正常,但带有致病遗传物质（致病基因或染色体畸变）,能传递给后代使之患病的个体。一般包括带有隐性致病基因的个体（杂合子）、带有平衡易位染色体的个体、带有显性致病基因而暂时表达正常的顿挫型或迟发外显者。

携带者筛查是指当某种遗传病在某一群体中有高发病率，为了预防该病在群体中的发生，采用经济实用、准确可靠的方法在群体中进行筛查，筛出携带者后则进行婚育指导，即可达到预期目标。国外杂合子筛查常见的疾病有黑人中的镰状细胞贫血，犹太人中的 Tay-Sachs 病以及北欧、北美白种人的囊性纤维变性。我国南方地区地中海贫血和 G-6-PD 缺乏症的发病率较高，也是杂合子筛查的重点疾病。可见杂合子筛查具有较强的种族性和地区性。染色体平衡易位者可有较大比例出生死胎或染色体异常胎儿，应及时检出携带者，进行遗传咨询和生育指导，减少死胎和异常胎儿的出生。针对迟发型显性遗传病的症状前筛查，目前开展的疾病有成人多囊肾、亨廷顿舞蹈病、遗传性乳腺癌等。

知识拓展

中国孕产妇及婴幼儿补充 DHA 的专家共识

专家组总结评估了国内外关于 DHA 研究的各项证据，参考目前国内外权威组织相关推荐，对中国孕产妇和婴幼儿 DHA 摄入和补充形成如下共识：①维持机体适宜的 DHA 水平，有益于改善妊娠结局、婴儿早期神经和视觉功能发育，也可能有益于改善产后抑郁以及婴儿免疫功能和睡眠模式等。②孕妇和乳母需合理膳食，维持 DHA 水平，以利于母婴健康。建议孕妇和乳母每日摄入 DHA 不少于 200mg。可通过每周食鱼 2~3 餐且有一餐以上为富脂海产鱼，每日食鸡蛋 1 个，来加强 DHA 摄入。食用富脂海产鱼，亦需考虑可能的污染物情况。中国地域较广，DHA 摄入量因地而异，宜适时评价孕期妇女 DHA 摄入量。

（冯世萍）

第三节　妊娠期妇女的健康教育

学习目标

完成本内容学习后，学生将能：
1. 复述健康教育的定义。
2. 描述妊娠期健康教育的形式。
3. 列出以家庭为中心产科监护的十项运行原则。
4. 应用所学知识为孕妇制订孕期健康教育计划。

随着医学模式的转变,健康教育越来越受到人们的关注。护士在健康服务体系中不仅仅是一个治疗者、照护者,更重要的是健康维护者和教育者。母婴护理健康教育,主要由护士、助产士完成,针对孕产妇及婴儿和她们的家庭这一特殊人群开展的具有特色的健康教育活动;在开展母婴护理健康教育过程中,应因时而异,因人而异,系统地教给孕产妇孕期、分娩期、哺乳期知识,使她们得到科学、通俗易懂、实用,又有针对性的围生期保健知识。

一、妊娠期健康教育的定义

健康教育是通过有计划、有组织、有系统的教育活动,促使人们自觉地采纳有益于健康的生活方式,达到预防及控制疾病、促进健康的目的。

健康教育应贯穿于人们生老病死和生产生活的全过程,且带给人们终生的好处。而妊娠期健康教育的主要对象是孕妇及其家庭成员,目的是帮助他们改善不健康行为,促使他们采取有利于孕妇及其胎儿的健康行为和生活方式,保障母婴安全,促进优生。

二、妊娠期健康教育的常用理论

近几十年来,行为科学理论发展迅速,对解释和预测健康相关行为并指导健康教育计划的制订、实施和评价起着重要作用。由于我国孕妇的行为受传统文化与习俗影响较深,在妊娠期健康教育中可选择应用认为解释态度和主观行为规范是行为的主要决定因素的"理性行为理论"。但是,因为并不能直接干预孕妇的态度、主观行为规范和行为意向,所以可选择揭示某种健康相关行为意向的产生所必需认知调教的"健康信念模式"用于指导妊娠期健康教育。

1. 理性行为理论(the Theory of Reasoned Action,TRA) TRA 由著名美国学者 Fishbein 于 1967 年首次提出,它把个人动机因素作为某种行为的决定性因素,是目前指导健康教育实践的重要理论。该理论的两项假设:①人们的大部分行为表现是在自己的意志控制之下,而且合乎理性。②人们的某一行为意向是某一行为是否发生的直接决定性因素。TRA 假定人总是理性的,在开始某个行为之前总会考虑到行为本身及其后果。TRA 认为,决定某行为是否发生的心理过程中,最直接的因素是人们是否打算实施这个行为,即有无行为意向。而决定行为意向的最重要因素是个人对此行为的态度和主观行为规范,其中态度是由个人对预期行为结果的相信程度以及对这种结果的价值判断来决定的。当个人对行为结果有正向评价时,就会产生积极的态度去实施这种行为。主观行为规范由个人的信仰决定,如根据某些重要人物对这件事是赞成还是反对,再结合个人对这些重要人物的依从性来决定。当在一个人心目中占有非常重要位置的人希望他去做某件事情,而他又愿意满足这个人的愿望时,他对做这件事就有了正向的看法。TRA 建立了动机、态度、信仰、主观行为规范、行为意向等各种因素和行为之间的联系框架。这个理论充分地说明了动机和信息对行为的影响,认为个体倾向于按照能够使自己获得有利的结果并且也能够符合他人期望的方式来行为。理性行为理论各要素和行为之间的联系见图 3-2。

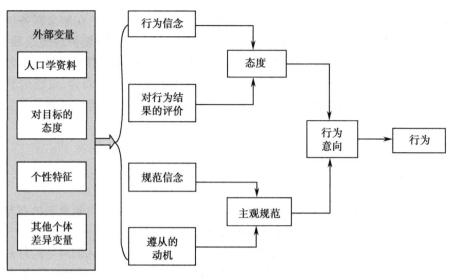

图 3-2　理性行为理论示意图

2. **健康信念模式**（Health Belief Model，HBM）**以及应用**　HBM 是由霍克巴姆于 1958 年在研究了人的健康行为与其健康信念之间的关系后提出的，其后经贝克等社会心理学家的修订逐步完善而形成。它以心理学为基础，由需要动机理论、认知理论和价值期望理论综合而成，是国际上广泛使用的健康教育和健康促进的理论模式。它遵循认知理论原则，强调个体的主观心理过程，即期望、思维、推理、信念等对行为的主导作用。该模式认为，人们要接受医护人员的建议而采取某种有益于健康的行为或放弃某种危害健康的行为，需要具有以下几方面的认识：①知觉到某种疾病或危险因素的威胁，并进一步认识到问题的严重性，如死亡、伤残、疼痛等，即知觉到危害性。②对自己罹患某种疾病或陷入某种疾病状态的可能性的认识，包括对医生判断的接受程度和自己对疾病发生、复发可能性的判断，即知觉到易感性。③对采取某种行为或放弃某种行为结果的估计，相信这种行为与上述疾病或危险因素有密切联系，包括认识到该行为可能带来的好处，如减轻病痛、减少疾病产生的社会影响等。只有当人们认识到自己的行为有效时才会自觉地采取行动，即知觉到效益。同时，也认识到采取行动可能遇到的困难，如花费太大、可能带来痛苦、影响日常生活等，对这些困难的足够认识是行为能够持久和巩固的必要前提，即知觉到障碍。④对自己的行为能力有正确的评价和判断，相信自己一定能通过努力成功地采取一个导致期望结果的行为，即自我效能。自我效能的作用在于当认识到采取某种行动会面临障碍时，需要有克服障碍的信心和意志，这样才能完成行动。此外，该模式还重视行为者的年龄、性别、民族、教育水平、个性特征、社会经济状况等因素对行为的影响。

健康信念模式用社会心理学方法，从人们健康信念形成的角度，解释影响人们采取健康行为的认知因素。人们在决定是否采纳健康行为时，首先要对疾病的威胁进行判断，然后对预防疾病的价值、采纳健康行为对改善健康状况的期望和克服行动障碍的能力做出判断，最后才会做出是否采纳健康行为的决定。健康信念模式见图 3-3。

以上两种理论都存在着广泛的使用领域，在解释和预测行为方面有着非常重要的意义。但是，每一种理论都只是从某一角度来阐明行为改变的规律，不可能解决行为干预的所有问题，在行为预测和预防干预上均存在着一定的不足和局限。理性行为理论是在美国文化中

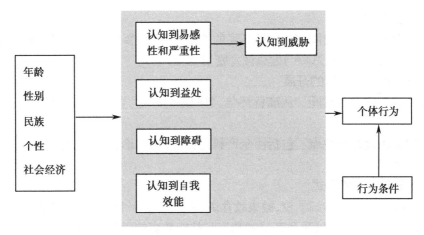

图 3-3 健康信念模式

发展起来的,它的一个明显缺陷是由于健康教育干预不能直接针对信念、态度、动机和主观行为规范,因此 TRA 不便于指导健康教育干预。健康信念模式假设所有的个体都有自由选择采纳和实现医生推荐行为的可能,但这一假设应有一定的适用条件。因此,通常可利用理性行为理论指导了解相关态度和主观行为规范对孕妇目标行为的影响,利用健康信念模式指导健康教育干预。

三、妊娠期健康教育

现代产科服务要求护士不仅要为产妇及家属提供孕产期的一般诊疗护理,更重要的是能够使产妇维持健康,而且要增强护理对象的自我保健能力,"健康的产妇、健康分娩",促进自然分娩,达到最大限度的分娩安全、幸福感。美国教育博士西莱斯特·菲利普斯(Celeste R. Phillips)女士是国际公认的家庭化产科监护的创始人、专家和导师,是《以家庭化为中心的产科监护(FCMC)》一书的作者。在 FCMC 长期的实施和推广工作中她总结了 10 项运行原则。

原则一:分娩应视为生理过程,而不是疾病,涉及情感、社会和身体的动态变化。

原则二:产前监护是个体化的,要根据每个孕妇及其家庭在社会心理、教育、身体、精神和文化上的个别需求。

原则三:全面开展围产期教育项目,使家庭为积极参与孕前、妊娠、分娩和养育的全过程做好准备。

原则四:帮助家庭对于妊娠、待产、分娩、产后的监护和新生儿监护做出知情的选择,并努力向家庭提供他们需要的经验。

原则五:孕妇的丈夫和孕妇选择的其他支持人员,积极地参与教育过程,以及待产、分娩、产后和新生儿的监护。

原则六:无论何时鼓励家庭和朋友在整个住院期间陪伴她。

原则七:为每个妇女在同一房间提供待产和分娩监护,除非必须做剖宫产。如有可能,产后和新生儿的监护也在同一房间由同一医护人员提供。

原则八:母亲是首选的婴儿监护提供者。护士提供监护时,重点在于起教育和示范作用。

原则九:在进行母-婴监护时,由同一人将母亲和婴儿作为一个家庭单元进行监护,将全家整合在监护之中。

原则十：父母在所有时间均可接近其高危的新生儿，并参与病情许可的新生儿监护。

以上原则中三、四、五、八项与健康教育密切相关。

（一）妊娠期健康教育的开展

1. 提供健康教育的时间 从准备怀孕、孕期咨询开始，直至产褥期结束，护士、助产士全程介入。

2. 提供健康教育的地点 包括医院产科门诊、咨询门诊、优生优育门诊、孕妇学校、产科病房、社区和家庭。

3. 提供健康教育的形式

（1）群体教育：包括孕妇学校、健康教育讲座、报告会、社区教育、大型活动。

1）孕妇学校：是孕妇接受孕育分娩知识和技能教育的学堂，也是健康教育的场所。准备妊娠、已经妊娠和即将分娩的孕妇是孕妇学校教育的主要对象。孕妇学校是各级各类医疗机构产科必备的功能单元，已经纳入助产机构、爱婴医院、专科培训基地、产科质量等管理评审体系中。孕妇学校基本配置如下：

①教室：是用于讲解妊娠分娩知识的课堂，要求桌椅舒适、安全。除有固定教室（大于20m^2）外，还有可供使用的不同规格的报告厅和会议室，用于开展不同类型的活动。

②训练场地：用于自然分娩模拟训练、母乳喂养技巧训练和新生儿护理技能训练。

③咨询室：用于个性化指导和咨询，要求环境温馨、舒适、可保护隐私。

④教材资料：包括孕妇学校专门教材、分娩相关健康教育资料、课程安排、上课登记表、宣传册和折页、各种知识图册和图片等。

⑤教学设备：视频教学工具包括电视机、碟机、多媒体、音响、电脑、投影仪等。根据需要配置讲台、桌椅、地垫、助行车及分娩球、分娩凳等分娩辅助工具。

⑥模拟模型：骨盆模型、乳房模型、新生儿模型及各种教学小工具。

2）孕期健康教育：培训班一般人数为6~10对夫妇，即12~20人，最多不能超过24人；需要实际操作的课程则需要增加授课老师。根据成人学习原理，在进行产前教育授课过程中，每隔8~10min就转移一次听课者的注意力。

3）小组教育与个别指导相结合：可提高孕妇的学习兴趣和学习效果；采取讨论、模型练习、实际操作、实地参观等多种方式，使孕妇及其家属轻松愉快地度过1h或更长时间的产前学习。授课人员还可根据授课内容创新性地采取其他授课方式，提高听课者的学习兴趣；使用多种教辅工具，如色彩鲜艳、图文并茂的文字资料，乳房、胎盘、子宫、骨盆、婴儿等模型，胎儿在宫内的成长过程、剖宫产指征、分娩机转等各种各样的挂图，分娩的3个产程、减轻分娩疼痛的各种药物和非药物方法、母乳喂养、预防产后抑郁等多种录像，以新生儿的生理特点及异常现象等内容制作的幻灯片和投影等。

4）孕期健康教育分白天班、晚上班、周末班。根据孕妇及其家属的需求安排孕期健康教育的次数和时间，以便让更多的上班族孕妇及其丈夫能接受产前教育。

（2）个体教育：可采用面对面、母婴健康咨询门诊、电话咨询、家庭访视、互联网、短信、宣传资料、健康处方等形式。母婴护理专科护士坐诊母婴健康咨询门诊咨询内容如下。

1）初次建卡（建立健康档案）评估分析、制订个性化指导方案。

2）孕早期干预：帮助孕妇树立科学的分娩理念。分娩属正常的生理现象，是女性生命中的特殊阶段。

3）孕中期干预：包括合理营养、适量运动、异常情况的应对等内容。

4）孕晚期干预：包括分娩前准备、产时与医护的配合、产褥期的护理、母乳喂养的指导、新生儿护理等内容。

5）产后延伸服务：包括产后随访、康复训练、婴儿抚触等内容。

（二）妊娠期健康教育评估

妊娠期健康教育评估的目的是了解孕妇及其家庭成员的背景资料，并进一步分析这些信息对健康教育内容和方式的影响。

1. **社会人口学资料**　询问孕妇及其家庭成员的年龄、住址、职业、信仰和文化程度，以初步判断孕妇健康教育的需求。

2. **目前健康状况**　评估孕妇的目前健康状况，判断她们是否面临与妊娠和分娩相关的健康问题，了解她们对这些问题及其严重性的认知度。评估孕妇有无焦虑、恐惧和服用药物的情况，因为这些问题可能导致她们在参加学习时不能集中注意力，从而影响健康教育效果。通过评估孕妇目前的健康状况，可有针对性地制订健康教育计划，满足孕妇的优先需求，更有效地帮助她们满足近期和远期的学习需求。

3. **既往史**　通过询问孕妇的既往史，明确她们的学习能力、新的学习需求、需要纠正的错误理念等。

4. **家族史**　评估家族史可帮助判断孕妇的健康风险，明确学习需求，帮助判断有无遗传性或家族性疾病的风险，从而指导制订健康教育计划。

（三）妊娠期健康教育计划的制订与实施

在全面评估孕妇及其家庭成员健康教育需求的基础上，制订个性化的健康教育计划，可提高健康教育效果，促进孕妇采取利于自身和胎儿健康的行为和生活方式。

1. **硬件设施**　产前教育的硬件设施是医院开展产前教育的基础条件。各医院应增加对硬件设施的投入，从孕妇的角度出发，尽量提供较好的硬件设施，将产前教育的房间布置得温馨、舒适，采用现代化的教学设备，提高产前教育的效果。产前教育的房间应清洁宽敞，家具舒适，灯光明亮、图画漂亮，音乐悦耳，房间内准备产床、舒适的座椅、气垫床、枕头等，孕妇及其家属会立即愉快地投入学习。

2. **健康教育人员**　20世纪90年代以后，北美、欧洲、日本等国的孕期健康教育工作均由产科护士承担，他们都具备医学基础知识和产科专业知识，且具有一定的临床经验；在获得国家认可的产前教育上岗证书后，方可从事孕期健康教育工作。而我国则有的由医生授课，有的由护士授课，也有的由医生和护士共同承担产前教育工作。孕期健康教育人员需要具有高素质，并具备高质量的授课技巧和专业知识水平，才能提高孕期健康教育质量。

（四）妊娠期健康教育内容

健康教育发展很快，其内容已经由孕期、分娩、产褥期扩展到孕前准备、父母角色适应、祖父母角色适应、婴儿早期教育等。

1. **孕前健康教育**　健康的妊娠始于受孕之前，妇女在孕前和妊娠时的行为，对于其本人和孩子的健康都有很大的影响，故理想的围产保健应始于孕前。评估健康情况和危险因素，为育龄男女提供孕前教育和保健，设计减少风险和促进健康的干预，这些干预有助于改善妊娠的结果。告知家庭成员要参与孕育的全过程并取得社区及社会的支持。

2. 孕期健康教育

1）产前检查指导,做好早期筛查,按时完成孕期产检。

2）提供各种高危妊娠的教育指导;帮助孕妇和家庭成员学会保健与自我监护的方法。

3）孕期营养和运动的健康教育。

4）帮助家庭制订分娩计划,并提前熟悉。

5）促进自然分娩的健康教育。

6）分娩准备及分娩镇痛知识的宣教。

7）导乐陪伴及陪伴人员的健康教育。

8）新生儿观察及护理的指导。

9）促进母乳喂养的健康教育。

10）帮助父母角色的过渡与适应。

3. 产时健康教育

1）鼓励家属陪伴以减轻孕妇的紧张心理。

2）协助孕妇及时进食、休息及排泄,指导体能储备。

3）指导孕妇运用非药物镇痛的方法减轻宫缩疼痛。

4）密切观察产程进展情况,给予孕妇分娩知识和信心。

5）指导孕妇正确使用腹压,有利于安全分娩。

6）对需要剖宫产手术者,做好术前指导准备。

7）做好早吸吮、早接触,尽早建立泌乳反射的指导。

4. 产后健康教育

1）产后排尿、活动及促进子宫收缩的指导。

2）母乳喂养的方法、技巧指导。

3）营养、饮食指导。

4）产后康复及家庭自我护理能力的训练指导。

5）产后心理疏导。

6）新生儿异常情况的观察与护理指导。

7）指导父母学习观察孩子的行为语言,"看懂"孩子的行为,以做出适当的回应。

5. 产褥期健康教育

1）指导产褥期及新生儿护理。

2）指导婴儿保健相关事宜。

3）鼓励坚持母乳喂养。

4）指导产后康复的方法及技能。

5）指导计划生育及产后随访。

6. 产后访视　有条件的医院可对出院产妇进行家庭访视,以了解产妇康复和婴儿生长发育情况,指导家庭护理技能,帮助解决家庭护理中出现的健康问题。

四、孕期健康教育效果评价

建立孕期健康教育的评价和考核制度,科学研究、努力探索出切实可行的产前教育工作评价指标。每次或一系列课后,对孕妇及其家庭成员进行问卷调查,认真分析其意见和建议,对授课人员、授课方法及授课内容进行不断调整,持续改进。

知识拓展

孕前和孕期保健指南(2018)

内容	孕前保健 (孕前3个月)	第1次检查 (孕6~13周$^{+6}$)	第2次检查 (孕14~19周$^{+6}$)
健康教育及指导	1. 合理营养,控制体质量	1. 流产的认识和预防	1. 流产的认识和预防
	2. 有遗传病、慢性疾病和传染病而准备妊娠的妇女,应予以评估并指导	2. 营养和生活方式的指导	2. 妊娠生理知识
	3. 合理用药	3. 避免接触有毒有害物质和宠物	3. 营养和生活方式的指导
	4. 避免接触有毒有害物质和宠物	4. 慎用药物	4. 孕中期胎儿染色体非整倍体筛查的意义
	5. 改变不良生活方式;避免高强度的工作、高噪声环境和家庭暴力	5. 改变不良生活方式;避免高强度的工作、高噪声环境和家庭暴力	5. 非贫血孕妇,如血清铁蛋白<30μg/L,应补充元素铁60mg/d;诊断明确的缺铁性贫血孕妇,应补充元素铁100~200mg/d
	6. 保持心理健康	6. 保持心理健康	6. 开始常规补充钙剂0.6~1.5g/d
	7. 合理选择运动方式	7. 继续补充叶酸0.4~0.8mg/d至3个月,有条件者可继续服用含叶酸的复合维生素	
	8. 补充叶酸0.4~0.8mg/d或经循证医学验证的含叶酸的复合维生素		

内容	第3次检查 (孕20~24周)	第4次检查 (孕25~28周)	第5次检查 (孕29~32周)	第6次检查 (孕33~36周)	第7~11次检查 (孕37~41周)
健康教育及指导	1. 早产的认识和预防	1. 早产的认识和预防	1. 分娩方式指导	1. 分娩前生活方式的指导	1. 分娩相关知识
	2. 营养和生活方式的指导	2. 妊娠期糖尿病筛查的意义	2. 开始注意胎动	2. 分娩相关知识	2. 新生儿免疫接种
	3. 胎儿系统超声筛查的意义		3. 母乳喂养指导	3. 新生儿疾病筛查	3. 产褥期指导
			4. 新生儿护理指导	4. 抑郁症的预防	4. 胎儿宫内情况的监护
					5. 孕≥41周,住院并引产

(冯世萍)

第四节　与孕产妇的沟通交流技巧

学习目标

完成本内容学习后,学生将能:
1. 复述人际沟通的概念。
2. 列出人际沟通的要素。
3. 描述人际沟通的层次。
4. 应用人际沟通的技巧为孕产妇提供人文护理服务。

一、概述

（一）沟通的概念

1. 沟通　是指信息发送者为了设定的目标,凭借一定媒介或通道,将信息、思想和情感发送给接受者,并寻求反馈,以达到理解的过程,也就是信息的传递与反馈的过程。对沟通的定义,学者们就其主要观点达成如下共识:

（1）沟通是信息共享。

（2）沟通是有意图地向对方施加影响。

（3）沟通是双方信息交流的互动过程。

（4）沟通是社会信息系统的运行。

（5）沟通是社会关系的体现。

2. 有效沟通　指信息发送者发出的信息与信息接收者所收到的信息在意义上是一致的。

3. 人际沟通　是指人与人之间的信息交流和传递,即人与人之间交流意见、观点、情况或情感的过程。

4. 人际关系　是人们进行广泛的物质交往和精神交往的过程中产生和发展起来的人与人之间的一种关系。

（1）人际关系的内涵

1）人与人之间的相互感知和理解。

2）思想感情上的共鸣。

3）交往行为。

（2）人际关系的外延

1）类似性:表现为年龄、经历、兴趣、态度等方面,相似度越大,彼此间好感程度就越高。

2）依存性:包括利益的相关性和需求的互补性,是人际吸引力的基础。

3）认同性:即彼此认同和分享。

（二）沟通的目的与功能

沟通的目的是建立一种良性的人际关系。美国社会心理学家费斯汀格认为，人际沟通有传达信息、满足个人心理需要两个方面的功能。苏联心理学家洛莫夫则认为，人际沟通有信息、思想、情感等三方面的沟通功能。沟通是形成人际关系的手段。人际沟通在人们的工作、生活中无处不在，是人与人之间交往、合作必不可少的行为。人际沟通的作用有交流信息、联络感情、改变行为、达成共识。对个人而言，良好的人际沟通有助于提高人在认知、规范和评价等方面的能力；对组织而言，良好的人际关系能增加群体凝聚力和向心力，提高工作效率。良好的人际沟通，可以解除人们内心的紧张和恐惧，增进彼此的了解，减少冲突。沟通是一门科学，也是一门艺术，对营造和谐环境和人际关系起着至关重要的作用。

（三）沟通的构成要素及过程

1. 沟通的构成要素

（1）背景：指沟通发生的场所或环境。为了获得有效的沟通，沟通的环境应该满足沟通参与者对物理的或情绪的舒适及安全的需求。

（2）信息发出者：是指发出信息的主体，即信息源。

（3）信息接收者：是接收信息并完成解码的人，即沟通的对象或客体。

（4）信息：信息发出者发出的内容，包括思想、观点、意见、情感、态度和指令等。信息可以包含语言的、非语言的以及符号语言的信息。

（5）信息传递的途径：是指信息传递所通过的渠道，通常是与感官通路相关的，如视觉、听觉和触觉等。

2. 沟通的过程　沟通是在一定的背景中，从信息发送者发出，经过主体编码、媒体通道传输、客体译码到接收者，再反馈到信息发送者，完成交流。基本过程如下。

（1）发出信息：信息发送者将信息、思想和情感发出的过程。

（2）信息编码：即将所要发出的信息转变成适当的语言、非语言信息符号的过程。

（3）信息传输：发出者将要发出的信息通过一定的通道传输给信息接收者的过程。

（4）信息译码：信息接收者理解及感受信息发出者所发出的信息的过程。

（5）信息反馈：是指信息接收者对信息发出者的反应，是了解信息传递结果的过程。

（四）沟通的分类

按沟通双方的关系，可分为外部沟通和内部沟通。按沟通的结构，可分为非正式沟通网络与正式沟通网络两种，非正式沟通网络主要有集束式、流言式、偶然式等典型形式；正式沟通网络有链式、轮式、全通道式、"Y"式等形式。按信息流动方向，可分为上行沟通、平行沟通和下行沟通三种。按沟通方式，可分为语言沟通和非语言沟通。

1. 语言沟通　语言性沟通是人类社会交往中不可缺少的组成部分。语言是把我们的思想组织起来成为有意义的符号的工具和手段。

（1）语言沟通形式

1）书面语言：以文字及符号为传递信息的工具，如报告、信函、文件、书本。书面沟通不受时空限制，具有标准性及权威性，便于查阅、核对和保存。

2）口头语言：以语言为传递信息的工具，如交谈、演讲、汇报、电话、讨论等。

（2）使用语言沟通时的注意事项

1）选择合适的词语：如果信息的接收者不能够明白信息发出者所发出信息的涵义，这个沟通就是无效的。如在与患者沟通时使用医学术语,会使患者很难理解。

2)选择合适的语速:以适当的速度表达信息内容。若语速过快、过慢或长时间的停顿,会造成混淆或误解。

3)选择合适的语调和声调:说话者的语调和声调可以表达热情、关心、愤怒、牵挂或漠不关心,并神奇般地影响信息的含义,从而影响沟通的效果。

4)保证语言的清晰和简洁:适当放慢语速,发音清晰,使用能简单、直接地表达观点的简单陈述句或词语。此外,重复信息的重要部分也可以提高沟通的清晰度。

5)适时使用幽默:恰当地使用幽默,可以缓和情绪上的紧张感,让人感觉轻松。

6)时间的选择及话题的相关性:时间的选择在沟通中十分重要。即使是一个清楚的信息,如果时间选择不当也可能阻碍有效的沟通。因此,必须敏锐地察觉对方的感受,选择适宜的交流时间。

2. 非语言沟通 非语言沟通是伴随着沟通而发生的一些非词语性的表达方式和行为,包括面部表情、声音的暗示、目光的接触、手势、身体的姿势、气味、身体的外观、着装、沉默、以及空间、时间和物的使用等。人们日常所采用的沟通形式有 60%~70% 是非语言沟通。

(1)非语言沟通的特点

1)多渠道:包括通过时间、身体、声音和环境进行传送和接收。

2)多功能:有重复、替代、驳斥、调整等补充和强化语言信息的作用。

3)无意识性:尽管有时非语言行为可以根据目的而有意识地去选择,但是大多数情况下非语言行为是无意识的。一些并不具有意义的习惯性手势以及与潜在的情绪相关的非语言沟通都能说明非语言沟通的无意识性。

4)真实性:非语言行为是无意识的,它不像语言沟通中词语的选择可以有意识地控制,所以非语言行为通常是一个人真实感情的更准确的流露和表达。在语言和非语言的信息出现不一致的情形下,有可能非语言行为能够更准确地表达说话者的真实情感。

5)情绪表现:非语言沟通是人们表达情绪的一种手段。肢体语言、语调和语言配合起来使用常常可以强调或扩大所选词语的涵义。

6)多种涵义:即对同一种非语言行为,不同的人可能有不同的解释。

7)文化的差异性:非语言行为因文化的不同而变化。在一种文化背景下视为友好的行为,在另一文化背景下可能不同。因此,个人用自己的文化标准去解释来自另一个文化背景的人所展示的非语言沟通行为就可能导致误会。

(2)使用非语言沟通时的注意事项

1)仪表和身体的外观:包括身体的特征、面部表情、着装和修饰的方式及饰品佩戴,一定要与沟通的对象、沟通的场合相符。

2)身体的姿势和步态:身体的姿势和步态是一种表达自我的形式。人们坐、站和移动可以反映其态度、情绪、自我概念和健康状况。

3)面部表情:面部表情是一种共同语言。全世界表达快乐和悲伤的面部表情基本上是一样的。通过面部表情,可以传递惊奇、害怕、生气、厌恶、快乐以及悲伤的情感。

4)目光的接触:目光的接触通常发出的是希望沟通的信号。在交谈期间保持目光的接触可以表示尊重对方以及希望听对方的讲述。目光的接触同样使人们可以彼此密切地观察。缺乏目光的接触可能显示焦虑、防御、不适或缺乏在沟通中的信心。然而,在某些文化环境中,例如亚洲文化认为,目光的接触是具有侵入性的、是一种威胁,在这种情况下,应减少或避免使用目光的接触。

5)手势:手势用来描述和加强语气,在表达思想和感情方面起了重要的作用。

6)触摸:触摸是人际沟通时最亲密的动作,是一种无声的安慰,一种很有效的沟通方式。触摸可以交流关心、体贴、理解、安慰、支持等情感。触摸也是一种非常个体化的行为,对不同的人具有不同的涵义。触摸受性别、年龄、文化及社会因素的影响,是一种易于被误解的非语言表达方式。因此,在应用触摸时,应注意双方的文化及社会背景。

（五）沟通的层次

1. 一般性沟通 沟通双方只就一些表面的、应酬性的话题进行交流,如谈论天气或简单的问候。这一层次的沟通是双方信任程度及参与程度最低的沟通层次。

2. 事务性沟通 沟通双方只就一件明确的事或具体的人进行交流,不涉及本事件之外的人或事。这一层次的沟通的基础是双方与本事件或人的相关性。

3. 分享性沟通 沟通双方除了沟通信息外,还交流个人的观点和判断。这种层次的沟通是建立在双方有一定的信任感基础上,希望达到相互理解。

4. 情感性沟通 沟通双方除了沟通信息外,还会表达及分享彼此的感觉、情感或愿望,是一种高信任度的沟通。

5. 共鸣性沟通 是一种短暂的、高度一致性的感觉。达到这种沟通层次时,沟通双方不需要任何语言就能够完全理解对方的体验和感受,也能理解对方希望表达的含义。这一层次的沟通中双方信任程度及参与程度最高。

（六）沟通的影响因素

沟通过程涉及多个环节,任何一个环节出现问题,都可能会导致信息传输和接受的偏差,使沟通不能达到预期的目的。

1. 个人因素 指信息发出者及信息接收者方面的因素。

（1）生理因素:如疲劳、生病、疼痛、失语、耳聋等,会影响信息的传递和接收。

（2）情绪因素:如生气、焦虑、兴奋、紧张、敌对和悲伤等,会导致一个人听不到信息或错误地理解信息。

（3）感知因素:每个人对事物的感觉、解释和理解是不同的,感知的不同会影响有效的沟通。

（4）价值观:价值观既影响一个人表达自己思想的方式,同时也影响其解释他人思想的方式。

（5）年龄和生长发育水平:年龄和生长发育水平是通过影响一个人的词汇量而影响沟通的。

（6）智力水平:智力水平可以影响一个人词汇量的大小,也可以影响一个人对信息的编码和译码能力,即语言组织与表达以及对所接收的信息的解释能力。因此,助产士在与孕产妇进行沟通交流前,一定要对孕产妇的基本情况进行评估,选择合适的环境、语言、时机和渠道,以增加沟通的有效性。

2. 环境因素 环境因素包括物理环境与社会环境。

（1）物理环境:主要指沟通环境的安静度、舒适度,包括光线、温湿度、噪声等。安静环境是保证语言沟通信息有效传递的必备条件,舒适度会左右人的感情。因此,助产士在与孕产妇进行沟通交流前,一定要排除噪声源,营造一个安静、舒适、温馨、良好的沟通环境,可以增强沟通的效果。

（2）社会环境:主要指环境的隐密性及安全性。人际距离是人类"防卫机制"中对个人空间的本能要求,霍尔将之归纳为四种情况。①亲密空间:小于0.45m,只有感情亲密的人才被允许进入,如情侣、亲人。②个人空间:0.45~1.2m,亲切友好,只有相当亲近的人才能进入,如亲人、熟人。③公众空间:大于3.6m,上课、讲座等均运用此距离。距离是影响暴露程度及舒适感的非语言因素,当孕产妇进入医院后,其个人空间的改变,会让她们产生不安全感、焦虑,甚至失控,助产士应通过保护隐私的承诺和行为,消除其不安和恐惧,创造良好的分娩环境,同时,还要了解孕产妇的文化背景和习俗,根据不同种族、民族、职业、信仰提供切合文化的照护。

二、沟通的基本步骤

（一）事前准备

1. **明确沟通目的** 即此次沟通的目的及要解决的问题。

2. **制订行动计划** 明确沟通对象的观念、需要及情绪;确定将要沟通的内容,使用简洁、重点明确且为接受者熟悉的语言。

3. **决定沟通的方式** 电话、面谈、会议、信函、备忘录等。

4. **决定沟通时间** 在恰当的时间开始。

5. **选择沟通的场所** 根据情况选择合适的、不受干扰的空间,创造良好的沟通环境,备齐所需材料、设备、设施等,并于事前预约,然后开始进行信息交流和沟通。

（二）了解需求

1. **有效提问** 沟通前准备好要提的问题,沟通后总结反馈,取长补短。达到收集信息和发现需求。提问过程中要注意把握谈话的开始和结束时机,控制谈话方向,积极征求意见、提出建议、处理异议。

2. **积极聆听与回应** 多使用热词、口语,并注意目光注视,保持友好气氛,促进谈话进行,以便获得更多信息,为有效发表自己的意见和处理不同意见做准备。暂时忘掉自我的思想、期待、成见和愿望,全神贯注地理解讲话者的内容,与他一起去体验,感受整个过程。

3. **确认理解** 强调重点,澄清双方的理解是否完整一致,表达对所讨论内容的重视。重要事项要做书面记录,包括涉及时间、地点、人物的重要信息。

（三）表达观点

1. **表达观点的原则** 使用简洁的语言,使用便于理解的方式和正面描述观点,帮助对方看到带来的好处。当你与别人意见相左时,应以你的表情、耐心、所言所行向他证明你是真的关心他。

2. **处理异议** 异议的形式主要表现在两个方面,一方面是我的提议被别人反对,另一方面是我不愿意接受别人的提议。出现异议对沟通而言也有一定的好处,即表明双方对话题感兴趣且想获得更多的信息。处理异议时可通过询问并确认异议种类及原因,然后根据原因发表自己的观点,达成共识。

（四）处理障碍

沟通障碍的主要表现形式包括主观臆断、不良情绪、等级观念、目标不明、时间压力等。

应通过不断学习训练,提高沟通水平,应用沟通技巧去避免和有效处理障碍。

（五）达成共识

沟通结束时应对沟通的内容进行总结,并应达成的共识确立行动计划,同时对对方的配合表示感谢。

三、与孕产妇的沟通

在产科护理实践中,应谨记用心沟通,遵循相互尊重、换位思考、交流而非对抗的沟通原则,彰显说话的艺术和智慧。产科护士的专业照护对象是孕产妇,要与孕产妇进行有效沟通必须从了解需求、建立良好的关系入手,运用语言和非语言等手段,把想传达的信息准确无误地传达给孕产妇及其家属,并且要学会站在对方的立场上进行考虑。

（一）了解需求是有效沟通的前提

1. 注意观察　通过观察,了解孕产妇的生理、心理及行为表现。妊娠期母体在胎盘产生的激素作用下,身体各系统会发生一系列解剖和生理上的变化,以适应和满足胎儿生长发育及分娩的需要,同时为产后哺乳做准备。母体这一系列特殊时期的适应性变化,从生理、心理和行为方面影响孕产妇的生活、工作及社会活动,构成特定的问题。因此,产科护士及助产士只有熟悉妊娠期妇女的生理、心理及行为变化特点,才能了解其特定需求,这也是有效沟通的前提。

（1）观察生理表现:妊娠开始后子宫体明显增大,子宫峡部逐渐被拉长变薄,形成子宫下段,子宫颈腺体分泌改变,形成宫颈黏液栓;卵巢停止排卵,黄体功能逐渐由胎盘替代;阴道及外阴组织伸展性增加。受激素变化的调节,乳房开始增大,腺体发育为泌乳做准备;循环及血液系统、泌尿系统、呼吸系统、消化系统、内分泌系统均呈现一系列适应性改变;妊娠早期会出现早孕反应等相应的临床症状,同时孕妇的外形也会发生巨大的变化。临产后,产妇会出现规律性子宫收缩,子宫收缩时,会伴有生理性疼痛,俗称"分娩痛";胎膜会在临产前或临产后的某一个时间破裂,出现阴道流液;在规律宫缩的作用下,宫口逐渐扩张和先露逐渐下降,直至宫口完全扩张,胎儿娩出。产妇的分娩过程是一个耗能的过程,由于体能的消耗,产妇会表现饥饿、口渴、出汗等。因胎头不断下降,前面压迫膀胱,后面压迫直肠,会增加排尿、排便的次数。若不能及时排空膀胱,还可能导致尿潴留,影响胎头下降,进而出现排尿功能障碍等后期影响。分娩即妊娠的结束。其后的一段时间(42d 左右),母体除乳房外的各系统及器官功能逐步恢复至非妊娠时期的状态,临床上称这一时期为产褥期。

（2）观察心理表现:孕产妇的生活环境、家庭社会关系及文化背景及每一次产检过程中的经历,均会构成心理刺激而呈现不同的担忧,甚至出现不同程度的焦虑。妊娠早期主要担心胎儿是否正常、有无畸形;妊娠中期会担心胎儿是否存在发育不良;晚期则在期待分娩和害怕分娩中纠结;分娩结束后,又将面临孩子的喂养,等等。特别是分娩期,由于分娩痛的真实存在与不恰当的渲染,产妇多因无力掌控分娩的进程与结局,而出现紧张、焦虑、羞愧甚至愤怒等情绪变化,让原本属于生理范畴的分娩痛演变成病理性的伤痛。分娩期产妇的情绪多变而剧烈。随着分娩进程的结束,分娩结局也会带来喜忧冲突。当忧喜至极或由喜而忧时,除了可能导致产后出血等分娩期并发症外,其情绪问题亦难于化解。分娩中的产妇敏感而多疑,有无力感、角色间冲突、转换不良或适应困难等,均会带来一系列的问题。绝大多产妇都害怕一个人去面对分娩,当医院的助产服务不能满足陪产需求时,产妇不得不坚强地面对或放弃自身的努力。事实上所有的产妇都需要并希望在分娩的过程中有人陪伴并得到被尊重的照护。

（3）观察行为表现:基于对新生儿出生的渴望和做妈妈的自我激励,大多数孕产妇表现良好,有很高的依从性,能按照医护人员的指引,定期进行产前检查,分娩时采取于产程有益的行为,如自由行走、进行有效呼吸和放松活动等。也有一些孕产妇因为生理的不适、疲乏和心理的不安,而呈现不同程度的情绪变化,严重者会有焦虑、抑郁的表现,甚至表现出不依从或对抗,应高度关注。

2. 注意询问 通过问询,了解孕产妇的需求。产科护士及助产士要通过沟通获取孕产妇的信息,完成各种评估和记录,应避免直来直去提问题,引起她们的反感而采取了防卫措施,从而妨碍了信息的有效沟通。首先,通过问候表示关心,拉近彼此的距离建立信任感;然后,应用开放式的提问,让孕产妇充分表达自己的感受和需求;最后,以封闭式的提问核实采集到的信息,结束谈话。

（1）开放式问题:通过聆听和分享孕产妇的感受和故事,如能告诉我你的想法和感受吗? 你现在最担心的问题是什么? 通过应用开放式的提问,让孕产妇把担心的问题都说出来,产科护士和助产士便可根据呈现出来的问题,进行有针对性的解答,避免盲目说教,同时也可通过叙事开发产妇自我生命的力量,从而变得坚强,与产科护士和助产士共同积极面对妊娠、分娩及产后的问题。

（2）封闭式问题:为了获得妊娠分娩过程中孕产妇肯定与否定的答案所采用的问询方式,如:你在妊娠期间有坚持运动吗? 你有定期测量你的体重吗? 还有分娩时可以问:你想躺着还是起来行走? 你有不由自主想用力的感觉没有? 等等。从而获得明确的行为指向。

（3）有效倾听:有效倾听是通过视觉、听觉媒介接受、吸收和理解对方信息的过程。倾听不是简单的听,而是参与。倾听的目的是真正理解所听到的内容,了解对方的立场与感受。因此,产科护士和助产士在倾听孕产妇的叙述时,除了倾听内容,同时应注意对方非语言信息、情感,并通过提问、复述、归纳和反馈来确保理解的正确性,要从倾听中获取信息,包括她内心的想法、顾虑和深刻的感受。

3. 注意查阅资料 通过查阅资料,了解孕产妇可能需要的专业帮助。在孕产妇就诊、住院及分娩过程中,可以通过查阅分娩计划书或发放调查表,了解孕产妇现存的问题,并依据获得的信息,提供相应的帮助。若孕产妇在孕期接受过良好的产前健康教育,已具备一定的分娩相关知识和正确的分娩观念,并有把握分娩主动权的愿望,或许会制订一份完整的分娩计划书,在分娩过程中,我们即可以共同探讨计划书中提及的相关问题。如果没有,我们出于改善服务的需要,也可制作产妇需求调查表,让孕产妇勾选,以了解其身心需求及所需的专业帮助。

（二）建立信任关系是有效沟通的基础

与孕产妇及其支持系统建立良好的人际关系,取得其信任是做好产科护理及助产工作的前提。就妊娠分娩而言,产科护士和助产士于孕产妇是一种专业的依赖和支持。建立信任感是优化和提升关系质量的前提,也是提高依从性的基础。产科护士和助产士在首次接触孕产妇时,即应运用良好的沟通技巧和训练有素的专业行为去赢得孕产妇的信任,通过专业照护,让孕产妇获得满意的体验。所有的孕产妇都需要并希望在妊娠及分娩前、中、后得到被尊重的照护。因此,创造支持性沟通氛围,能减轻孕产妇对新环境、新关系的焦虑,愿意相信护士/助产士,说出自己的想法和期许。如能设身处地地理解孕产妇的感受,照顾其隐私和尊严,并应用专业知识,使"孕产妇在妊娠分娩过程中得到被尊重的照护",将有助于建立起一种基于专业的信任。

(1)提供满足诊疗需求的照护:在妊娠期,能获得系统的产前检查的指导;在分娩开始时可以得到安全的、自行选择的助产服务,找到由可胜任的助产士提供的受尊重的、支持性的、预防性的照顾;如果有需要也能接受到急诊产科服务和产后延伸服务,以保障母婴安全。同时,应用所掌握的专业知识,力陈各项检查、治疗及产时干预的利弊,并提供充分的依据,促进孕产妇理性选择。即使是在危急情况,孕产妇也想医护人员稍停片刻和她沟通,要保持眼神接触及解释医疗干预的原因,让她有机会思考、决定,减少她的无助感。

(2)提供满足身体功能需求的照护:孕产妇在整个妊娠分娩及产褥期,均是一个心力消耗的过程,在这一过程中,孕产妇常表现得比非妊娠分娩状态下更为活跃的生理及心理活动。她们需要吃东西、喝水;需要排尿、排便;需要了解胎儿的成长状况;分娩时可能需要借助一些工具让身体处于相对舒适状态,以应对分娩痛;需要了解新生儿的特点及获得正确的护理知识及母乳喂养指导……而这一切能否便捷地获取,是服务中人文体现的最为基本的要求。

(3)提供满足情感需求的照护:妊娠分娩,于女性而言,是人生中一次意义重大的改变;于家庭而言,是夫妻双方乃至一个家族的大事;于社会而言,是关乎种族繁衍和人类未来的重大事件。任何理由下,妊娠分娩中的妇女都希望获得尊重、关爱、陪伴和保护,包括尊重隐私、感受关爱和支持,留下将为人母和初为人母的幸福体验与难忘经历。因此,产科护士/助产士要理解孕产妇,适当地站在她们的立场上考虑问题,在妊娠分娩及产后的照护中,适时传达对孕产妇的努力、坚持、担忧和喜悦的共鸣,同时也要保持理性,去帮助化解遇到的困难及所带来的负面感受。

四、沟通中的注意事项

与孕产妇的有效沟通,直接关系到产科护理及助产质量与母婴安康。因此,在与孕产妇的沟通中应做到如下几点:

1. **注意倾听** 收集和综合与孕产妇各种妊娠分娩相关问题的信息,并能理解其实质内容。

2. **运用沟通技巧** 在与孕产妇沟通时,不可避免要涉及作"决策"的内容,此时一定要谨慎。在就这一内容进行专业解读时,应提供两种以上的选择并充分说明利弊。陈述时,应力求通俗易懂并表达准确,确认双方的理解是一致的,让孕产妇及其家属能以平等的合作者的身份参与决策。

3. **团队的协作** 在与孕产妇沟通过程中,要注意到文化的及个人因素的敏感性,同时要顾及整个医疗团队,要有"补台"意识,切不可互相贬损。

4. **避免沟通障碍** 人际间的沟通是一个非常敏感的过程,牵涉到人与人之间的关系,所以在沟通中应避免出现有阻碍的情形。

(1)改变话题:如以直接改变主题或通过转移谈话重点的方式,阻碍孕产妇说出有意义的信息。

(2)强加观念:在某些情况下,陈述个人的观点对他人可能是有帮助的,但在涉及妊娠分娩的观念、文化倾向与价值取向方面,把个人的观点和价值观强加给孕产妇不一定是适当的,应通过健康知识传播与促进去达成共识。

（3）提供错误的或不恰当的保证：指在没有明确把握的情况下向孕产妇所做的承诺。虽然目的是想给孕产妇一些信心，但妊娠分娩充满风险，生理与病理可能会随时发生转换，谁也不能对不确定的未来给出确定的结果承诺。因此，在没有确定的循证依据和十足的把握时，这种承诺不仅是无效的，而且可能有害。正确的做法是与孕产妇一起共同面对妊娠分娩中的问题，提供专业的照护和支持，共同面对并以最好的方法处理问题。

（4）快速下结论或者提供解决问题的方法：一般情况下，孕产妇很少在谈话之初就说出自己的重点，如果快速下结论或者提供解决问题的方法就很容易导致偏差。在妊娠分娩及产后的照护过程中，可通过谈话与聆听方式，去明了自己的观察、感受和愿望，有意识地使用合适的语言。

（5）主观判断：指对自己所听到、看到的信息不做思考，急于下结论并以"说教性"的方式进行纠正。如"你不应该这么想""你应该这样做"等，这种做法通常给孕产妇传递一种信息，即她不应该有这种感觉，以及她的想法和观点是不适当的或是错误的，这样会有损其信心，阻碍她们行为的积极性和主动性。

总之，孕产妇对妊娠分娩及产后照护是否满意，主要来自控制感、参与度、支持度、疼痛缓解、分娩及服务体验等五个方面的因素。当一个人对自己的未来失去控制感后，会变得十分焦虑和不理性。因此，在临床实践中，产科护士和助产士应学会与孕产妇及其家属进行有效沟通，同时注意营造一种氛围，提供支持，让孕产妇参与照护决策，并通过知识普及、观念渗透、行为引导、非药物的方法缓解产痛等技术的应用，让孕产妇获得良好的体验。

（熊永芳）

第五节 分娩准备

学习目标

完成本内容学习后，学生将能：
1. 复述分娩准备涉及的相关内容，如分娩教育、体重管理、盆底肌功能锻炼等。
2. 描述分娩教育的形式、内容以及提供分娩教育的途径。
3. 列出分娩前准备的具体措施，包括物质准备、身体和精神准备以及先兆临产症状应对。
4. 学会根据孕妇需求和意向制订一份分娩计划。

传统上，女性的分娩准备最早来源于其母亲及具有分娩经验的亲属所提供的支持和帮助，文化和家庭的习俗引导着女性经历妊娠、临产、分娩，直至成为一名母亲。随着分娩地点由家庭逐渐转向医疗保健机构，女性分娩教育者的角色逐渐由具备专业背景的卫生保健人员承担，为孕妇提供一系列分娩准备措施，包括分娩教育、孕期体重管理、盆底肌功能锻炼、产前会阴按摩，以及帮助孕妇共同制订分娩计划等方面内容，以支持和促进女性顺利完成正常分娩，并产生积极的分娩体验。

一、分娩教育

（一）分娩教育的意义

医疗保健机构所开展的分娩教育课程是为孕妇分娩准备提供知识信息和技能支持的有效方法，使女性具备对自身分娩能力的信心，积极应对产程进展。产前必要的分娩教育有助于降低分娩恐惧的程度，改善分娩满意度。因此，助产士、产科护士等产科服务提供者应当向准父母及其家庭提供分娩教育，帮助其建立信心，顺利完成分娩并胜任新父母角色。

（二）分娩教育的形式和内容

传统的分娩教育形式以大课制授课为主，其优势在于节约医疗资源和简化管理方案，但忽视了个体需求的差异性及知识传递的互动性。在资源条件许可的情况下，可通过助产士门诊提供一对一的分娩准备教育，由高年资助产士充分评估孕妇的信息需求，保障妊娠妇女在分娩前必须掌握以下内容：临产和分娩的正常生理过程；临产的促进因素，如自发临产、自由活动、产程体位；正常分娩的阻碍因素；识别临产征兆、假临产表现；寻求医疗帮助的时机；对医疗保健机构及服务资源的期望；助产支持项目及其重要性；正确理解产痛及应对措施；产时可能的并发症及预防处理；产程进展与医疗干预；新生儿照护；母乳喂养的重要性以及如何准备母乳喂养；产后支持计划等。

组群教育是以孕妇为中心的产前分娩教育模式，由 8~10 名具有相同或类似分娩需求的妊娠妇女构成群体，由助产士、护士或产科医生作为引导者。在组群教育活动中，引导者将在评估组群成员特点的基础上开展分娩准备教育及讨论，增加组群成员的参与性，使妊娠妇女互相分享其妊娠及分娩准备的感受和经历。

在分娩教育过程中，可采用发放印刷材料（如健康教育单页、手册、绘本等）、声像制品（如幻灯片、影音资料）或实物模型（如乳房模型、新生儿模型、分娩机转模型等）等途径，帮助妊娠妇女及家属更直观地理解并建立正确的分娩观。同时，可依托网络建立各类新媒体健康教育平台（如论坛、微信、订阅号），丰富分娩教育的内容、形式和途径，确保分娩教育信息的准确性，帮助女性建立积极的分娩态度。

二、孕期体重管理

孕期体重的过度增加可能导致的母婴并发症包括巨大儿、妊娠期糖尿病、妊娠期高血压，增加会阴切开率、剖宫产率和术后并发症的发生率等。因此，产科服务提供者应当指导孕妇实施个体化体重管理。美国医学研究所（IOM）发布的《孕期体重增加指南》中，根据孕前体质指数（BMI）规范了不同的孕期增长标准，用于指导临床开展孕期体重管理（表 3-6）。

表 3-6 根据不同孕前 BMI 分类的推荐孕期体重增长范围（IOM，2009）

分类	体质指数（BMI）/（kg/m²）	推荐的孕期体重总增长范围 /kg	妊娠中晚期每周体重增长范围 /kg
体重不足	<18.5	12.5~18	0.51（0.44~0.58）
体重正常	18.5~24.9	11.5~16	0.42（0.35~0.50）
超重	25~29.9	7~11.5	0.28（0.23~0.33）
肥胖	≥30	5~9	0.22（0.17~0.27）

三、盆底肌功能锻炼

妊娠过程中胎儿的生长发育、羊水增多以及孕妇不断增长的体重,对盆底组织肌肉施加了压力;孕晚期雌孕激素和松弛素共同作用使骨盆韧带和阴道组织松弛,为分娩做准备;分娩时,胎儿通过产道,对盆底肌肉和筋膜进一步产生不同程度的损伤。因此,产科护士、助产士应当为孕妇提供孕期盆底肌功能锻炼,增强女性盆底肌力,预防产后尿失禁。从孕中期开始评估孕妇盆底肌功能状态,有无漏尿症状发生,告知孕期盆底肌功能锻炼的重要性,提供盆底肌功能锻炼指导。锻炼时,孕妇体位可以选择躺、坐、跪、站等姿势,并尽量保持姿势的舒适度,锻炼期间嘱孕妇反复进行缩紧肛门的运动,每次收缩不少于 3s,然后放松,连续做 15~30min 为一组锻炼,每日进行 2~3 组锻炼;或者不分组,自行选择时段每日做 150~200 次,6~8 周为一疗程。

四、产前会阴按摩

Beckmann 等在 Cochrane 协作网发布的"产前会阴按摩减少会阴损伤的系统评价"认为,产前会阴按摩可增加会阴弹性,减少产时会阴损伤的可能,降低会阴侧切率;并建议专业人员应告知孕妇产前会阴按摩的可能益处和按摩手法有关信息。产前会阴按摩对初产妇而言所产生的益处较为明确。该系统评价指出,从孕 35 周起,可由孕妇或其亲密伴侣帮助进行每周至少 1~2 次(一般 3~4 次/周)的产前会阴按摩。提供会阴按摩指导信息之前,应评估孕妇会阴按摩的意愿和适应证,包括孕妇的阴道分娩意愿、无剖宫产医学指征、无阴道炎症、无生殖器疱疹、胎位正常、经评估具备阴道试产可行性者。建议结合会阴模型进行示范指导,并提供书面的信息支持和后续的孕期随访评估。会阴按摩时,孕妇取舒适体位,可用拇指按摩,或由孕妇伴侣使用示指和中指进行按摩。手指 2 指关节伸入阴道内 3~4cm,分别向会阴体方向和阴道两侧后方做持续加压扩张性按摩各 2min,每天 4~10min,每周 1~2 次,持续 3 周以上。可使用按摩油(如天然无害的茶树油或橄榄油)以减轻按摩时的不适。按摩过程不可用力过大,避免按压尿道口方向以免损伤尿道,同时注意手卫生。如有阴道流血、阴道流液、剧烈宫缩等情况则停止会阴按摩。现有证据支持产前会阴按摩能够减少产时会阴损伤发生情况的这一结论;然而,产前会阴按摩对产后会阴疼痛、性生活满意度,以及尿失禁等方面的支持证据较为局限,未来需要更多的研究数据验证会阴按摩对不同生育史妇女的会阴损伤影响效应。

五、制订分娩计划

分娩计划是孕妇对妊娠和分娩行为的自我规划,以及对分娩的期望和需求。孕妇在孕35~37 周可至助产士门诊,由坐诊的高年资助产士采用《分娩计划书》形式,围绕一系列母婴分娩需求条目制订分娩计划,鼓励孕妇配偶共同参与。通过分娩计划的制订,帮助孕妇了解待产及分娩相关内容,减少产时医疗干预,提高分娩支持性服务的利用度,提升孕妇对分娩过程的满意度。分娩计划的需求条目如下:

（一）产时陪伴分娩

了解孕妇的预期分娩方式、对产时陪伴分娩的意向,鼓励孕妇表达对分娩的期待和需求。向孕妇及配偶介绍陪伴分娩的优点,鼓励产时家属陪伴。

（二）分娩镇痛

评估孕妇对分娩疼痛的认知、态度、耐受心理及对硬膜外镇痛分娩的需求。推荐采用精神预防性放松法、拉玛泽呼吸法等非药物性镇痛措施应对分娩疼痛。

（三）分娩环境

以图片或幻灯片形式展示产房环境,建议可通过听音乐、观看电视、调节室内光线等方式营造自我放松的氛围,分散对疼痛的注意力。

（四）足月引产或加速产程

了解孕妇对引产或加速产程的认知及想法,解释引产时机、指征和常用的引产方式。指导孕妇通过自由走动或刺激乳头等自然方法促进产程进展。

（五）产程自由体位

与孕妇共同探讨产程中各种体位的选择及其作用,并示范相应的体位,如蹲侧躺、反坐或配合应用分娩球等,鼓励积极采用自由体位。

（六）产程中胎心和胎动监测方式

了解孕妇胎动自我监测状况,介绍胎动监测方法、产程中采用间歇性胎心监测的意义,以及需进行持续胎心监测的情况。

（七）会阴切开

评估孕妇对会阴切开的认知和意愿。结合孕妇年龄、体重、运动情况、会阴体条件以及胎儿大小等指标,个体化综合评估孕妇本次分娩会阴切开的可能性。

（八）母乳喂养和肌肤接触

了解孕妇对母乳喂养的意向和准备情况。鼓励产后早接触早吸吮,介绍母乳喂养的优点和哺乳技巧等。

（九）剖宫产时机

询问孕妇对于剖宫产的态度。告知孕妇除绝对需要外应尽量避免剖宫产。若剖宫产指征明显时(如胎儿窘迫、胎盘早剥、巨大儿、脐带脱垂等),助产士和产科医生会充分告知孕妇,有助于孕妇及其家属做出决策。

六、分娩前准备

（一）物质准备

在孕妇入院待产之前,指导孕妇完善住院分娩用物准备,包括卫生巾、内衣裤、大小合适的胸罩及吸奶器等。新生儿物品包括:舒适柔软的衣物、透气性好的纯棉制品尿布或一次性纸尿裤、包被、毛巾等。

（二）生理和心理准备

1. 生理准备　孕晚期母体的生理准备表现在子宫及乳房的进一步发育,为分娩做准备。妊娠足月时,子宫肌壁变薄小于 1.5cm,子宫峡部可达 7~10cm,子宫由未孕时的 50~70g 增长至 1 000g,容积可达 5 000ml,宫颈在妊娠晚期逐渐变软,有利于产程进展过程中宫颈的扩张。阴道肌纤维及弹力纤维增生,有利于分娩时胎儿顺利经过产道。外阴皮肤色素沉着增加,血管增多、充血,结缔组织变软、伸展性增大,有利于分娩时胎儿娩出。此外,妊娠晚期乳腺发育完善,在接近分娩期挤压乳房,可见少量淡黄色稀薄液体自乳头流出,此为"初乳",为产后泌乳做准备。

2. 心理准备 妊娠晚期随着分娩的临近,孕妇可出现情绪不稳定、压抑感,甚至对即将到来的分娩产生恐惧、紧张和焦虑心理等。美国妇产科护理学专家 Rubin 提出妊娠期孕妇为接受新生命的诞生,维持个人及家庭的功能完整,必须完成 4 项孕期母亲心理发展任务:

(1)确保自己及胎儿能安全顺利度过妊娠分娩期:孕妇为了确保自身及胎儿的健康,会采取主被动结合的方式寻求良好的产科保健知识,包括阅读书籍、接受助产专业人员的健康教育、形成良好的生活习惯,以保障最佳健康状况。

(2)促使家庭重要成员接受新生儿:孕妇将寻求家庭重要成员对孩子的接受和认可,此过程中配偶的支持和接受度是女性孕期心理发展和形成母亲角色认同的重要因素。

(3)学习为了孩子贡献自己:孕妇需要学习并发展自我控制能力,调整自身心理状态以适应胎儿生长发育,从而顺利担负起产后照顾孩子的重任。

(4)情绪上与胎儿连成一体:随着妊娠进展,孕妇通过抚摸、胎教等行为与胎儿建立亲密感情,可为产后与新生儿建立良好情感奠定基础。

(三)先兆临产症状识别及应对

在分娩发动前,出现预示孕妇不久即将临产的症状,称之为先兆临产(threatened labor),包括假临产、胎儿下降感及见红。假临产表现为宫缩持续时间短(<30s)且不恒定,宫缩间歇不规则,夜出昼止。此现象无需特殊治疗,左侧卧位有利于疼痛缓解。

随着胎儿先露部下降入骨盆,宫底下降,孕妇胸闷感消失,呼吸轻快、进食量增加,但由于先露入盆压迫膀胱,孕妇将出现尿频症状。此现象亦无需处理。

分娩发动前 24~48h,由于胎膜与子宫壁分离,毛细血管破裂出现少量阴道流血,出血量少于月经量,称为"见红"。如若大于月经量,应考虑妊娠晚期出血性疾病,需及时处理。

女性对分娩经历的满意度取决于个人期望、得到的支持程度、医患关系质量以及在分娩决策制订中的参与程度。由助产士或产科护士等产科服务提供者为孕妇及其家庭提供充分的分娩准备支持,有助于孕妇建立对分娩的正确认识及增加个体对分娩决策的参与度,增强其产时应对能力,达到提升分娩满意度、促进自然分娩的目的。

(顾春怡)

第四章 高危妊娠妇女的观察与护理

第一节 孕产妇高危因素的评估和识别

学习目标

完成本内容学习后,学生将能:
1. 复述高危妊娠的概念。
2. 描述常见的妊娠高危因素。
3. 列出对孕产妇病情评估常用且重要的项目。
4. 应用病史采集、体格检查和辅助检查对高危因素进行评估和识别。

一、概述

高危妊娠是一个宽泛的概念,各种危及母儿健康的情况均为高危妊娠,包括母体原因和胎儿原因。具有高危妊娠因素的孕妇,称为高危孕妇。孕妇患有各种急慢性疾病和妊娠并发症,以及不良的环境、社会因素等,均可影响母儿健康,从而增加了围产期的发病率和死亡率。

为了加强高危孕产妇管理,2017 年国家卫生计生委下发了 42 号文件《关于加强母婴安全保障工作的通知》,通知中要求对孕产妇进行"红色、橙色、黄色、绿色、紫色"俗称为"五色管理"的高危分级方法,以加强各级助产机构孕产妇危重分级管理和转诊。该通知文件中不仅对不同颜色的孕妇产检医疗机构进行了规定,同时要求所有孕产妇均需动态进行高危风险评分;强调了对于高危孕产妇实时、动态评估,从而尽早识别高危因素,并及时救治和转诊。

二、常见的高危因素

1. **孕前高危因素** 常见的孕前高危因素包括年龄因素、个人不良生活习惯、不良孕产史、家族史、合并症等。随着二孩政策的放开,高龄孕妇增加,2 型糖尿病和妊娠合并慢性高血压作为妊娠期最常见的合并症,其发生率也呈现增高趋势。生活节奏的加快,静坐生活方式的孕妇比例也随之增加,随之而来的超重和肥胖的孕妇比例也增加,而超重和肥胖不仅增加 2 型糖尿病和慢性高血压的风险,同时增加妊娠期糖尿病、子痫前期、巨大儿、难产等多种妊娠和产时并发症的发生率。二孩政策的放开,同时有剖宫产史的孕妇比例增加,这些孕妇发生胎盘植入的风险较阴道分娩史的孕妇明显增加,这些都需要在产检时及时发现并加强管理。

2. 孕期高危因素　孕期常见的高危因素包括母体并发症、胎儿并发症等。母体并发症中最常见的两种疾病为妊娠期糖尿病和妊娠期高血压疾病。胎儿及胎盘相关并发症包括巨大儿、胎儿生长受限、胎儿畸形、前置胎盘、胎盘早剥等高危因素。

3. 产时和产后高危因素　产时和产后高危因素包括各种难产、胎位异常、产后出血、感染及胎儿窘迫等常见高危因素。

知识拓展

护理人员在高危孕产妇门诊管理中的作用

高危孕产妇孕期管理并非仅仅是医生的责任,护理人员在高危孕产妇管理中的作用越来越被彰显。

对于高危孕产妇,国家要求实现专案管理,具体要求为"发现一例、登记一例、报告一例、管理一例、救治一例"。达到这种要求,不仅需要产科医生及时、准确对孕产妇的高危因素进行筛查和评分,同时需要在医院管理上加强医护合作,实现医护人员的合理分工和合作,实现高危孕产妇及时、有效的追踪和管理。

孕前教育,俗称"孕妇学校",是国际上常用的提高孕妇和家属自我管理能力、降低孕产妇和胎婴儿风险的有效方法。而在孕期教育中,护士和助产士的作用越来越突出。如很多医院开始尝试产科护士和助产士出专业门诊,对孕妇和家属进行教育,起到了降低妊娠风险、改善妊娠结局的效果。妊娠期糖尿病和子痫前期作为妊娠期发生率最高的两种并发症,和孕妇孕前体质指数、孕期生活方式均有相关性。而妊娠期糖尿病和子痫前期不仅影响妊娠结局,同时还会影响子代远期健康水平,如子代远期发生 2 型糖尿病和心脏病等疾病的风险较正常孕妇的子代增加,这就是近年非常有名的 DoHad 学说,也称为"成人疾病胎儿起源学说"。生活方式干预作为降低和改善妊娠期糖尿病和子痫前期发生率的常用方法,护理人员在其中发挥了越来越大的作用。护理人员通过孕妇学校或者孕期营养门诊等多种方式对孕妇进行孕期营养、体重控制和运动等方面的宣教,目前被证明可以降低妊娠风险,改善妊娠结局。助产士通过助产士门诊,指导孕妇产程中的应对技巧等,则可以提高阴道分娩成功率。护理人员通过母乳喂养门诊发现并解决孕产妇母乳喂养存在的问题和困难,可以提高婴儿母乳喂养率。

知识拓展

成人疾病胎儿起源学说

成人疾病胎儿起源学说也称 DoHad（Developmental Origins of Health and Disease）学说,近 20 年来兴起,该学说关注胎儿期的宫内环境对于成人后的远期非传染性疾病的影响。近年来大量的研究表明,胎儿作为人类生命早期的个体,其发展过程不仅受遗传因素的影响,同时还受到宫内环境的影响,尤其是胎儿期的营养。成人期的很多非传染性疾病,如糖尿病、高血压、肥胖、不孕症等均和胎儿宫内的营养状况相关。孕期的营养不足、营养过剩和营养不均衡均会影响胎儿宫内早期的发育过程,进而影响其成人后的健康状况。

三、孕期高危因素的评估和识别

在门诊对高危孕妇进行评估时,需要通过病史采集、体格检查、辅助检查等多种手段进行综合评估。

1. **病史采集**　对高危孕妇进行病史采集时,需要评估孕妇年龄、职业、本次妊娠经过、月经史和既往孕产史、既往病史和手术史、家族史及配偶健康状况。

2. **体格检查**　每次产检均需要测量血压和体重,妊娠 14 周以后每次产检需要测量宫高和腹围。妊娠中晚期需要关注有无下肢水肿及其程度。

3. **辅助检查**　妊娠 12 周后每次产检需要听诊胎心。正常妊娠情况下,妊娠 36 周开始每周需进行电子胎心监护,高危孕妇可以早于 36 周进行电子胎心监护。妊娠 $11\sim13^{+6}$ 周进行 B 型超声检查测量胎儿颈项透明层厚度。妊娠 15~20 周进行中孕期非整倍体母体血清学筛查。妊娠 20~24 周进行胎儿系统超声筛查。有指征进行胎儿产前诊断的孕妇可以在妊娠 $10\sim13^{+6}$ 周进行绒毛活检术。妊娠 16~22 周进行羊膜腔穿刺检查胎儿染色体。常用的实验室检查包括血常规、尿常规、肝功能、肾功能、心肌酶、乙肝二对半、梅毒血清抗体筛查和 HIV 筛查等。妊娠 24~28 周进行糖耐量试验以诊断有无妊娠期糖尿病。合并内外科疾病者需进行针对性检查,如慢性高血压患者进行 24h 动态血压监测,合并结构性心脏病者需检查心电图、超声心动图等。出现妊娠并发症时需要针对并发症进行相应检查,如子痫前期孕妇进行 24h 动态血压监测,必要时需进行超声心动图和眼底检查等。

四、住院期间高危因素的评估和识别

住院期间对高危孕妇进行评估时,同样需要通过病史采集、体格检查、辅助检查等多种手段进行综合评估。本部分仅选取对孕产妇病情评估常用且重要的项目进行阐述。

生命体征和血氧饱和度监测尽管是临床最基本的监测方法,但是对于孕产妇的病情识别也至关重要。目前国际上建立了多个孕产妇早期识别评分系统,如 MEOWS 评分等,尽管对不同指标的危急值范围定义有差异,但是均把生命体征和血氧饱和度等作为孕产妇病情危急信号的重要指标。血压和脉搏/心率的测定是孕产妇病情危急信号的最重要指标之一,血压和脉搏的异常在很多产科常见疾病中均是敏感且重要的临床指标,如产后出血、失血性休克时血压下降、脉搏加快,妊娠期高血压疾病时最重要的临床数据是血压升高,而在失血性休克评估中常用的休克指数也源于这两个指标的计算。但作为护理人员而言,仅仅知道生命体征正常值范围及危急值是远远不够的,还需要了解不同产科常见疾病容易出现的敏感临床指标。如对于妊娠期高血压疾病的患者,血压升高和剧烈波动是导致孕产妇和胎儿不良结局最重要的临床指标之一;而对于未合并感染的妊娠期高血压疾病患者,体温的变化并不明显。但当妊娠期高血压疾病患者出现急性左心衰竭时,更敏感的临床指标可能表现为心率和呼吸增快,并且伴有血氧饱和度下降,而心力衰竭患者合并肺部感染的风险增加,此时体温监测又变得非常重要。

有研究表明,对于妊娠期高血压疾病的患者,收缩压升高与不良妊娠结局相关,尽管目前对于孕产妇严重高血压缺乏统一的定义,但是多个早期识别评分系统均将收缩压≥160mmHg作为红色的危急值对待,而对于舒张压不同的评分系统定义的危急值不同,有的以≥110mmHg作为红色危急值,而有的评分系统则定义以≥100mmHg作为红色危急值。2018年欧洲心脏病协会发布的妊娠合并心脏病指南中则认为对于收缩压≥170mmHg,舒张压≥110mmHg作为危急值对待。而人民卫生出版社第9版《妇产科学》中则推荐收缩压≥160mmHg,舒张压≥110mmHg,需要立即使用降压药物。对于低血压的警戒限,有的评分系统将收缩压<90mmHg作为警戒限,而有的评分系统则把收缩压<80mmHg作为警戒限;但对于舒张压出现低血压的警戒限则有些评分系统中未定义,在美国的MEWT中则将舒张压小于<45mmHg作为黄色警戒,而非红色警戒。由此可见,对于孕产妇而言,收缩压下降的临床意义更为明显。

心率和呼吸同样是多个危急评分系统中常用的指标。尽管产科常见疾病中心率增加较为多见,如心功能不全、失血性休克等,但是严重的心动过缓尽管不如心率增加常见,但同样需要引起重视,如心脏传导系统异常或镁中毒等。对于心率过快警戒限的定义,有的评分系统定义为≥120次/min,而有的则定为≥130次/min。但对于心率过缓的警戒限则为40次/min、45次/min、50次/min等。对于呼吸次数的警戒线,呼吸过快的警戒限在SOFA评分里定义为>22次/min,而在其他早期识别系统中多定义为>30次/min。呼吸过快在很多疾病中是敏感的临床指标,如左心衰竭、重症感染等,尤其对于脓毒血症的孕产妇,呼吸加快是常见的敏感指标。呼吸过缓的警戒限则在不同早期识别评分系统里定义为≤10次/min或≤12次/min。血氧饱和度的警戒限则有不同的定义,分别为未吸氧情况下<95%和<90%,该处需要特别注意,判断血氧饱和度时需要在未吸氧情况下测定的血氧饱和度。

氧合指数在临床中也很常用,适用于吸氧患者判断氧合情况,尤其适用对于感染或心脏病等情况下评估肺损伤程度。氧合指数计算方法为PO_2/FiO_2(氧分压/氧浓度),正常值为400~500,氧合指数<300时表明存在肺损伤,<200需要考虑ARDS可能性。对于严重感染可疑脓毒血症时,应测定血气并计算患者氧合指数,以判断患者肺部损伤程度。

休克指数是在产后出血时判断失血性休克的常用方法,其计算方法为脉搏/收缩压,正常值为0.5左右,当休克指数等于1时,估计出血量1 000ml左右。休克指数因在临床中经常使用,在此不过多赘述。

出入量计算是重症孕产妇经常用到的护理措施,以判断患者出入量是否平衡。临床中判断患者出入量是否平衡时需要考虑不显性失水,正常成人每日不显性失水500~800ml。对于发热的患者,还需要考虑体温升高增加的不显性失水,体温每升高1℃,不显性失水增加(0.5~1)ml/(kg·h)。如果患者进行剖宫产手术,还需要考虑术野丢失的不显性失水。

由于不同的疾病临床敏感指标存在差异,故临床中定义重要指标的警戒限虽然利于危重孕产妇的早期识别,但是,对于孕产妇病情的评估不能单纯依靠评分系统,而应该结合孕妇的病情特点进行综合判断。

（卢　契）

第二节 妊娠期并发症的护理

一、妊娠期高血压疾病

(一)概述

妊娠期高血压疾病(hypertensive disorders of pregnancy,HDP)是妊娠与血压升高并存的一组疾病,发生率为5%~12%。该组疾病包括妊娠期高血压(gestational hypertension)、子痫前期(preeclampsia)、子痫(eclampsia),以及慢性高血压并发子痫前期(chronic hypertension with superimposed preeclampsia)和妊娠合并慢性高血压(chronic hypertension),严重影响母婴健康,是孕产妇和围产儿病死率升高的主要原因。

(二)病因与发病机制

至今病因不明,该病在胎盘娩出后常很快缓解或可治愈,有学者称之为"胎盘病",但很多学者认为是母体、胎盘、胎儿等众多因素作用的结果。主要学说有:子宫螺旋小动脉重铸不足、炎症免疫过度激活、血管内皮细胞受损、遗传因素、免疫学说、营养缺乏及胰岛素抵抗等。发病机制:全身小血管痉挛和血管内皮损伤为本病的基本病理生理变化。血管通透性增高,体液和蛋白质渗漏,表现为血压升高、蛋白尿、水肿和血液浓缩等,严重时脑、心、肝、肾及胎盘均受损,导致抽搐、昏迷、脑水肿、脑出血、心肾功能衰竭、肺水肿、肝坏死、胎盘绒毛退行性变、出血和梗死、胎盘剥离和凝血功能障碍。

知识拓展

妊娠期高血压疾病易患人群

年轻的初产妇及高龄产妇(年龄<18岁或年龄>40岁);体型矮胖者;妊娠20周以后,尤其是在妊娠32周以后者最为多见;营养不良,特别是伴有严重贫血者;患有原发性高血

压、慢性肾炎、抗磷脂综合征、糖尿病者；双胎或多胎妊娠、羊水过多及葡萄胎的孕妇；有家族遗传史者发病可能性较高。

（三）临床表现

1. 妊娠期高血压　妊娠 20 周后出现收缩压≥140mmHg 和 / 或舒张压≥90mmHg，于产后 12 周内恢复正常；尿蛋白（－）；产后方可确诊。少数患者可伴上腹部不适或血小板减少。

2. 子痫前期

（1）子痫前期－子痫：是妊娠期特有的疾病，在妊娠 20 周之后发生。本病是一种动态性疾病，病情可呈持续性进展，这就是子痫前期－子痫严重程度的延续性。现将伴有严重表现（severe features）的子痫前期诊断为"重度"子痫前期，以引起临床重视。

（2）重度子痫前期：血压和尿蛋白持续升高，发生母体脏器功能不全或胎儿并发症。出现下述任一不良情况可诊断为重度子痫前期。①血压持续升高：收缩压≥160mmHg 和 / 或舒张压≥110mmHg，伴有 24h 蛋白尿≥0.3g 或随机尿蛋白（＋）。②血小板减少（血小板 <100×10^9/L）。③肝功能损害：血清转氨酶水平为正常值 2 倍以上。④肾功能损害（血肌酐水平大于 1.1mg/dl 或为正常值 2 倍以上）。⑤肺水肿。⑥新发生的中枢神经系统异常或视觉障碍。

（3）子痫：在子痫前期的基础上发生不能用其他原因解释的抽搐称为子痫。子痫发生前可有不断加重的子痫前期，但也可发生于血压升高不显著、无蛋白尿病例。通常产前子痫较多，发生于产后 48h 者约 25%。尽管产后子痫发生率相对较低，但因其不易觉察且产后监护较产前减弱，潜在的风险更高。子痫抽搐进展迅速，前驱症状短暂，表现为抽搐、面部充血、口吐白沫、深昏迷；随之深部肌肉僵硬，很快发展成全身高张阵挛惊厥、有节律的肌肉收缩和紧张，持续 1~1.5min，其间患者无呼吸动作；此后抽搐停止，呼吸恢复，但患者仍昏迷，最后意识恢复，易激惹、烦躁。

（4）慢性高血压并发子痫前期：慢性高血压孕妇妊娠前无蛋白尿，妊娠 20 周后出现尿蛋白；或妊娠前有蛋白尿，妊娠后突然出现蛋白尿明显增加，血压进一步升高，或血小板减少（<100×10^9/L），或出现肝肾功能损害、肺水肿、神经系统异常或视觉障碍等严重表现。

（5）妊娠合并慢性高血压：既往存在的高血压或在妊娠 20 周前收缩压≥140mmHg 和 / 或舒张压≥90mmHg（除外滋养细胞疾病），妊娠期无明显加重，或妊娠 20 周后首次诊断为高血压并持续到产后 12 周以后。

知识拓展

妊娠期高血压疾病的预防

规范产前检查，做好孕期保健工作。妊娠早期应测量 1 次血压，作为孕期的基础血压，以后定期检查，尤其是在妊娠 36 周以后，应每周观察血压及体重的变化、有无蛋白尿及头晕等自觉症状；加强孕期营养及休息，加强妊娠中晚期营养，尤其是蛋白质、多种维生素、叶酸、铁剂的补充，对预防妊娠期高血压疾病有一定作用；重视诱发因素，治疗原发病，对孕前患过原发性高血压、慢性肾炎及糖尿病等疾病者，加强产前检查，及早处理。

（四）处理原则

妊娠期高血压疾病的基本处理原则是降压、解痉、镇静、利尿、促胎肺成熟,密切监测母胎情况,适时终止妊娠以达到预防子痫发生,降低孕产妇及围产儿发病率、病死率及严重后遗症的目的。

1. **一般处理** 加强孕期检查,密切观察病情变化,注意休息,保证充足的蛋白质和热量,不建议限制食盐摄入,保证充足睡眠,必要时可在睡前口服地西泮 2.5~5mg,采取左侧卧位,以防发展为重度子痫前期,尽可能待产至足月。

2. **降压** 降压治疗的目的:预防子痫、心脑血管意外和胎盘早剥等严重母儿并发症。目标血压:未并发脏器功能损伤者,收缩压应控制在 130~155mmHg,舒张压应控制在 80~105mmHg;并发脏器功能损伤者,则收缩压应控制在 130~139mmHg,舒张压应控制在 80~89mmHg。降压治疗用药需调整至最小合适剂量,以避免对胎儿造成不良影响,降压过程力求血压平稳下降,避免血压波动过大,血压不可低于 130/80mmHg,以保证子宫 – 胎盘血流灌注。在出现严重高血压,或发生器官损害如急性左心室衰竭时,需要紧急降压到目标血压范围,以平均动脉压的 10%~25% 为宜,24~48h 达到稳定。常用口服降压主要药物有拉贝洛尔、硝苯地平、尼莫地平、尼卡地平、酚妥拉明、甲基多巴、硝酸甘油、硝普钠,若口服药物控制血压不理想,可静脉用药,建议根据个性化选择。

3. **解痉** 硫酸镁是治疗子痫的一线药物,也是重度子痫前期预防子痫发作的关键药物,详见用药护理。

4. **镇静** 镇静药物可缓解孕产妇精神紧张、焦虑症状,改善睡眠,当应用硫酸镁无效或有禁忌时,可使用镇静药物来预防并控制子痫。常用药物有地西泮、冬眠药物、苯巴比妥钠。由于苯巴比妥钠可致呼吸抑制,分娩前 6h 慎用。

5. **利尿** 利尿药物一般不主张常规应用,仅用于全身性水肿、肺水肿、脑水肿或肾功能不全、急性心力衰竭等。常用药物有呋塞米、甘露醇。

6. **扩容药物** 一般不主张扩容,仅用于低蛋白血症、贫血的患者。

7. **适时终止妊娠**

（1）妊娠期高血压、子痫前期的孕妇可期待至足月。

（2）重度子痫前期患者:①妊娠 <24 周经治疗后病情不稳定者建议终止妊娠。②妊娠 24~28 周根据母胎情况和当地医疗条件和医疗水平决定是否期待治疗。③妊娠 28~34 周,如病情不稳定,经积极治疗 24~48h 病情仍加重,促胎肺成熟后可终止妊娠;如病情稳定,可考虑期待疗法,并建议提前转至有早产儿救治能力的医疗机构。④妊娠≥34 周,胎儿成熟后可考虑终止妊娠。

（五）护理评估

1. **健康史** 详细询问患者妊娠前及妊娠 20 周前有无高血压征象;是否存在妊娠期高血压疾病的诱发因素,既往病史中有无原发性高血压、慢性肾炎、糖尿病等;此次妊娠后血压变化情况,是否伴有蛋白尿、水肿。注意询问孕妇有无头痛、视物模糊、上腹部不适等症状。

2. **身体状况**

（1）高血压:血压的高低与病情有密切关系,初测血压升高者应休息 1h 后再次测量,测血压时应注意与基础血压比较。

（2）水肿:观察有无水肿及水肿范围。水肿可分为 4 度,I 度水肿指足部及小腿有明显的可凹性水肿,休息后不缓解;Ⅱ度水肿指水肿延及大腿,触及大腿部位皮肤有紧绷感;Ⅲ度水肿指水肿延及外阴及腹壁,皮肤紧绷发亮;Ⅳ度指全身水肿,可伴有腹腔、胸腔积液。对水肿不明显,但体重每周增加 >0.5kg 的隐性水肿应重视。通常正常妊娠、贫血及低蛋白血症均可发生水肿,妊娠期高血压疾病的水肿无特异性,因此不能作为妊娠期高血压疾病的诊断标准及分类依据。

(3)自觉症状:询问孕妇有无出现头痛、视物模糊、胸闷、上腹部不适等自觉症状。

(4)抽搐与昏迷:是妊娠期高血压疾病最严重的表现。应特别注意发作的持续时间、间隔时间、神志状况,是否有伴随的意外创伤。

3. 心理 - 社会支持状况 孕妇及其家属缺乏对疾病的认识,病情轻时,孕妇未感到明显不适,心理上往往不予重视;病情加重时紧张、焦虑、恐惧的心理也随之加重;子痫抽搐的孕妇清醒后常感到易激惹、烦躁,此时家属会感到极为无助,求助医护人员保证母子安全。

(六)常见护理诊断 / 问题

1. 组织灌注量改变 与妊娠期高血压疾病全身小血管痉挛有关。

2. 体液过多、水肿、有皮肤完整性受损的危险 与各种因素引起水钠潴留有关。

3. 有受伤或窒息的危险 与眩晕、视力障碍或子痫发作抽搐有关。

4. 有胎儿受伤的危险 与疾病发展导致胎儿发育迟缓、早产、甚至死胎有关。

5. 有药物中毒的危险 与较长时间用硫酸镁解痉有关。

6. 恐惧与焦虑 与现实或设想对胎儿及自身健康的威胁有关。

7. 知识缺乏:缺乏相关疾病的知识。

8. 潜在并发症:可能发生胎盘早剥、凝血功能障碍、脑出血、肺水肿、急性肾衰竭、心力衰竭等并发症。

9. 有处理治疗方案不当 / 无效的危险 与知识的缺乏有关,如对饮食的限制不理解、药物治疗无效等。

(七)护理目标

1. 患者了解本疾病相关知识,积极配合治疗与护理。

2. 患者的水肿得到有效控制,低蛋白血症得以改善,皮肤无压力性损伤发生。

3. 患者未发生窒息及受伤。

4. 患者未发生药物中毒。

5. 患者未发生子痫抽搐。

6. 并发症得到及时发现与处理。

(八)护理措施

1. 妊娠期高血压疾病的护理

(1)加强孕期保健:重视孕期健康教育工作,使孕妇及其家属了解妊娠期高血压疾病的知识及其对母儿的危害,从而使孕妇早期就主动坚持定期产检,并增加门诊产前检查次数,孕妇妊娠 28 周后每日自数胎动,监测体重。

(2)保证休息:妊娠期高血压疾病和子痫前期患者可门诊治疗,重度子痫前期患者住院治疗,保证充分的睡眠,每天休息不少于 10h,睡眠和休息时以左侧卧位为主。左侧卧位可以减轻子宫对腹主动脉、下腔静脉的压迫,使回心血量增加,改善子宫胎盘的血供。此外,精神放松、心情愉悦也有助于病情的好转。

（3）饮食护理：孕妇需要摄入足够的蛋白质（100mg/d以上）、蔬菜,补充维生素、铁和钙剂。食盐不必严格限制,因为长期低盐饮食可引起低钠血症,易发生产后血液循环衰竭,对母儿均不利;但全身水肿的孕妇应限制食盐的摄入。

（4）病情观察：①观察血压的变化。子痫前期孕妇每4h测量血压一次或遵医嘱,特别注意舒张压的变化,如舒张压上升,提示病情加重;随时观察和询问孕妇有无头晕、头痛等表现。②24h尿蛋白定量检测,及时了解肾功能受损程度。③每日或隔日测体重。④定时检查眼底,直接评估眼底小动脉的痉挛程度。⑤注意并发症的发生,重症孕妇须注意有无胎盘早剥、凝血功能障碍、肺水肿、急性肾衰竭等并发症的发生。⑥加强胎儿监护:督促孕妇数胎动,注意听取胎心,及时发现胎儿窘迫,必要用电子胎心监护仪监测胎心变化有无异常。

（5）用药护理：硫酸镁为目前治疗子痫前期和子痫的首选解痉药物,护士应明确硫酸镁的用药方法、毒性反应及注意事项。①用药原则:预防和治疗子痫的硫酸镁用药方案相同;分娩前未使用硫酸镁者,分娩过程中可使用硫酸镁,并持续至产后24~48h;注意保持硫酸镁血药浓度的稳定性。②用药方法:控制子痫静脉给药:负荷剂量硫酸镁4~6g,溶于25%葡萄糖20ml静脉推注（15~20min）,或者溶于5%葡萄糖100ml快速静脉滴注（15~20min）,继而硫酸镁1~2g/h静脉滴注维持。为了夜间更好的睡眠,可在睡眠前停用静脉给药,改为肌内注射一次,用法:25%硫酸镁20ml+2%利多卡因2ml臀部深部肌内注射。24h硫酸镁总量一般不超过25g,用药时限一般不超过5日。③毒性反应:血清镁离子有效治疗浓度为1.8~3.0mmol/L,超过3.5mmol/L即可出现中毒症状。硫酸镁中毒现象首先表现为膝腱反射减弱或消失,随着血镁浓度的增加可出现全身肌张力减退及呼吸抑制,严重者,患者心搏可突然停止。④注意事项:在用药前及用药过程中均应密切监测孕妇血压,同时还应监测以下指标:膝腱反射必须存在;呼吸≥16次/min;尿量≥400ml/24h或≥17ml/h;准备好10%葡萄糖酸钙注射液,以便出现毒性反应时予以解毒。出现镁离子中毒时停用硫酸镁并静脉缓慢推注（5~10min）10%葡萄糖酸钙10ml。如果患者同时合并肾功能不全、心肌病、重症肌无力等,则硫酸镁应慎用或减量使用。

（6）子痫患者的护理：①协助医生控制抽搐。一旦患者发生抽搐,应尽快控制。硫酸镁为首选药物,必要时可加用强有力的镇静药物。②保持呼吸道通畅。子痫发生后,首先应保持呼吸道通畅,并立即给氧,使用开口器、压舌板及舌钳,避免舌咬伤或舌后坠的发生。患者取头低侧卧位,防黏液吸入呼吸道,也可避免发生仰卧位低血压综合征。必要时,用吸引器吸出喉部黏液及呕吐物,以防窒息。在患者意识不清醒时,禁止给予饮食和口服药物,以防误吸入呼吸道而发生吸入性肺炎。③减少刺激,以免诱发抽搐。患者应安置于单间暗室,保持绝对安静,避免声、光刺激,一切护理操作需轻柔及相对集中进行。④严密监护,专人护理。密切注意血压、脉搏、呼吸、体温、尿量及出入量,及早发现脑出血、肺水肿、急性肾衰竭等并发症。⑤防止受伤。备开口器或纱布包裹好的压舌板,及时置于患者上下磨牙之间,防止抽搐时舌咬伤;在患者的病床上加床栏,防止抽搐、昏迷时坠床。⑥为终止妊娠做好准备。一般抽搐控制可考虑终止妊娠。

（7）分娩期护理：妊娠期高血压疾病产妇的分娩方式应根据母儿情况而定。若决定经阴道分娩,在第一产程中,应密切监测产妇血压、脉搏、尿量、胎儿心率及宫缩情况,发现血压升高或出现头痛、上腹胀痛等征象时,应及时报告医师处理。在第二产程中,尽量缩短产程,避免产妇长时间用力,初产妇可行会阴侧切并用产钳或胎头吸引器助产。在第三产程中,应预防产后出血,在胎儿娩出后立即肌内注射缩宫素,禁用麦角新碱。及时娩出胎盘,注意观察血压变化,重视产妇的主诉,在产房观察2h,待病情稳定后方可送回病房。

（8）产褥期的护理:分娩后24h至产后10日内仍有发生子痫的可能,故不能放松治疗和护理;尽可能安排在安静的休息环境,产后24~48h内,每4h测血压一次或遵医嘱,取得产妇家属的理解和配合,限制陪护和探视人员。使用硫酸镁的产妇,产后易发生子宫收缩乏力,恶露较多,应严密观察子宫复旧情况,注意观察子宫收缩和阴道流血量;加强会阴护理,防止感染。

（9）心理护理:耐心倾听患者的倾诉,了解心理变化,并对其表示理解。向患者和家属说明本病的病理变化是可逆的,在产后多能恢复正常;理解采取治疗及护理措施的目的,鼓励家属多与患者交流,使其减轻紧张、焦虑的情绪。

（10）做好随访健康教育:告知产妇出院后要定期复查血压、尿蛋白,有异常及时到医院就诊;使产妇及家属了解妊娠期高血压疾病的知识和对母儿的危害,如欲再次妊娠者,嘱血压正常1~2年后再怀孕,孕早期到高危门诊就诊,接受产前检查和孕期保健指导。

（九）护理评价

1. 患者是否了解本病相关知识,是否积极配合治疗与护理。

2. 患者的水肿是否得到有效控制,低蛋白血症是否得以改善。

3. 患者发生子痫抽搐及并发症能否得到及时发现并处理。

二、产前出血性疾病

（一）前置胎盘

正常胎盘附着于子宫体部的后壁、前壁或侧壁。在妊娠28周以后,胎盘位置低于胎先露部,附着在子宫下段、达到下缘或覆盖宫颈内口,称为前置胎盘(placenta previa)。前置胎盘是妊娠晚期阴道流血最常见的原因,也是妊娠期严重的并发症之一。国外报道的发病率为0.3%~0.5%。我国前置胎盘的发病率从临床报道来看有上升趋势,李青等对我国部分地区前置胎盘发病率进行了调查,结果显示总体发病率约为1.2%;不同地区的发病率有所不同,其中西南地区相对较高。

1. **病因**　前置胎盘的病因目前尚不明确,可能与下述因素有关。

（1）胎盘异常:多胎妊娠时,前置胎盘的发生率高于单胎妊娠;也有胎盘位置正常,而副胎盘位于子宫下段接近宫颈内口处;或胎盘面积过大和膜状胎盘大而薄延伸至子宫下段。发生前置胎盘时,胎盘血液灌注减少,而胎盘代偿性生长能够适当增加灌注量。

（2）子宫内膜病变或损伤:多次流产或刮宫、多产、产褥期感染、剖宫产、盆腔炎等因素,为子宫内膜损伤引发前置胎盘的常见因素。当受精卵植入受损的子宫内膜时,子宫蜕膜血管形成不良导致胎盘血供不足,为了获取足够营养胎盘延伸到子宫下段以增大面积。

（3）受精卵滋养层发育迟缓:受精卵到达子宫腔后,滋养层尚未发育到着床阶段,而受精卵继续下移,着床于子宫下段而形成前置胎盘。

2. **分类**　按照胎盘下缘与宫颈内口的关系,将前置胎盘分为4类(图4-1)。

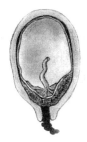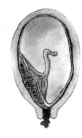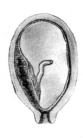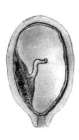

**图 4-1　前置胎盘的分类（从左至右依次为完全性前置胎盘、
部分性前置胎盘、边缘性前置胎盘、低置胎盘）**

（1）完全性前置胎盘（complete placenta previa）：又称中央型前置胎盘（central placenta previa），胎盘组织完全覆盖宫颈内口。

（2）部分性前置胎盘（partial placenta previa）：胎盘组织覆盖部分宫颈内口。

（3）边缘性前置胎盘（marginal placenta previa）：胎盘附着于子宫下段，下缘达到但未超过宫颈内口。

（4）低置胎盘（low lying placenta）：胎盘附着于子宫下段，边缘距离宫颈内口 <2cm。

由于不同孕周时，受到子宫下段的形成等因素影响，胎盘边缘与宫颈内口的关系常发生变化，目前临床上以处理前最后一次检查结果来判断其类型。

知识拓展

凶险性前置胎盘（pernicious placenta previa）

患者既往有剖宫产史或子宫肌瘤剥除术史，此次妊娠为前置胎盘，胎盘附着于原手术瘢痕部位者，发生胎盘粘连、植入和致命性大出血的风险高，称之为凶险性前置胎盘。

我国逐步施行"全面二孩"政策以后，瘢痕子宫再次妊娠孕妇增多，相应的切口瘢痕妊娠、子宫破裂等的发生率进一步上升。凶险性前置胎盘伴胎盘植入，甚至穿透性胎盘的发生率随之升高，已经取代产后出血成为围产期子宫切除的首要原因。

3. 处理原则　处理原则是抑制宫缩、纠正贫血、预防感染和适时终止妊娠。根据阴道流血量、孕周、产次、胎位、有无休克、是否临产、胎儿是否存活及前置胎盘类型进行综合判断。

4. 护理评估

（1）健康史：评估孕妇有无剖宫产史、子宫内膜炎等引起前置胎盘的常见因素。

（2）症状：典型症状是妊娠晚期或临产时，发生无诱因、无痛性反复阴道流血。初次出血量较少，血液凝固出血可停止；但不排除初次出血即发生致命性大出血进而导致休克的可能性。患者一般情况与出血量有关，大量出血者表现出面色苍白、脉搏细速、血压下降等休克表现，反复出血表现为贫血貌。

（3）相关检查：

①腹部检查：子宫软，轮廓清楚，无压痛，子宫大小与孕周相符。胎位清楚，胎先露高浮

或伴有胎位异常。

②超声检查：可清楚提示子宫壁、胎盘、胎先露及宫颈的位置，有助于确定前置胎盘的类型。阴道超声检查能更准确地确定胎盘边缘与宫颈内口的关系，准确性高于腹部超声检查。

③阴道检查：若进行超声检查确诊前置胎盘，无需再行阴道检查。若必须通过阴道检查明确诊断或选择分娩方式时，应在输液、输血及做好紧急剖宫产准备的条件下进行。禁止肛查。

5. 常见护理诊断 / 问题

（1）潜在并发症：失血性休克。

（2）有感染的危险　与前置胎盘剥离面靠近子宫颈口，细菌易经阴道上行感染有关。

（3）恐惧　与突然出血、担心母子安危有关。

6. 护理目标

（1）经过积极治疗，产妇出血得到控制，血红蛋白含量不再继续下降。

（2）住院期间无感染、产后出血发生。

7. 护理措施

（1）期待疗法：适用于妊娠不足 36 周、阴道出血量不多、孕妇全身状况较好且胎儿存活者，以期尽可能延长孕周，提高胎儿存活率。主要采取如下护理措施：

①卧床休息，减少刺激：阴道流血期间减少活动量，注意休息，宜左侧卧位；禁止肛门检查和不必要的阴道检查。定时间段吸氧，增加胎儿血氧供应。

②纠正贫血：除口服硫酸亚铁、输血外，还应加强饮食指导，建议孕妇多食用高蛋白及含铁丰富的食物，如动物肝脏、绿叶蔬菜和豆类等。

③严密观察病情变化：监护并记录产妇生命体征及胎儿宫内状况，密切观察阴道流血情况，出血量较多时采用称重方法准确评估并记录出血量；维持正常血容量，必要时输血。常规备血，做好急诊手术准备。

④止血：对于有早产风险的患者，可酌情给予宫缩抑制剂，防止因宫缩引起进一步出血。

⑤心理护理：加强对疾病的宣教，指导孕妇正确对待疾病的发生、发展，告知前置胎盘与新生儿死亡风险增加无关，并且不增加子代 18 岁以前发生并发症的风险，帮助消除恐惧心理。

（2）终止妊娠：适用于入院时发生失血性休克，或出血量较多而短时间内不能分娩者；也适用于出现胎儿窘迫等产科指征。对于无症状的前置胎盘，则应根据类型决定分娩时机和分娩方式。剖宫产是处理前置胎盘的主要手段。主要采取如下护理措施：

①积极做好术前准备：开放静脉通路，做好交叉配血试验、备皮等术前准备。

②预防产后出血：产妇术后回室，护士应严密观察生命体征、宫缩及阴道流血情况，遵医嘱及早应用宫缩剂，防止产后出血。

③预防产后感染：做好会阴护理，每天 2 次冲洗或擦洗。及时更换会阴垫，保持会阴部清洁、干燥。

④心理护理：了解产妇的心理情况，及时疏导心理问题。

（3）阴道分娩的产程管理：阴道分娩适用于边缘性前置胎盘、胎先露为头、临产后产程进展顺利并且估计能在短时间内结束分娩者。

1）第三产程处理：胎儿娩出后，由于胎盘往往不易自行剥离，或剥离不全导致出血不止，以人工剥离胎盘为宜。胎儿娩出后，应尽早使用宫缩剂，在子宫收缩的基础上进行操作，动作应轻柔，慎防损伤子宫下段，并警惕胎盘粘连和植入的可能。产后仔细检查胎盘，注意胎盘的形状、完整性、是否有副胎盘等,并逐一探查阴道穹窿、子宫颈、子宫下段有无裂伤,如有及时修补。

怀疑胎盘植入的处理

在分娩前怀疑胎盘植入,在第三产程尝试人工剥离胎盘,胎盘与子宫壁间部分或全部紧密粘连没有间隙,胎盘部分或全部不能剥离,即可诊断,应立刻按照胎盘植入处理。不要强行取出胎盘,强行人工剥离胎盘可导致大量出血,甚至威胁产妇生命。胎儿娩出后不强行剥离植入的胎盘,而行子宫切除术,这种观点被美国妇产科学会(American College of Obstetricians and Gynecologists, ACOG)及许多学者推荐,被认为是胎盘植入的标准处理方法。

2)第四产程处理:胎盘剥离后,由于子宫下段收缩不良出血较多,在宫缩剂的选择上强调帮助子宫下段收缩的制剂(如前列腺素类),同时行子宫按摩(单手或双手压迫法)。止血效果欠佳应积极协助医生进行宫腔填塞,必要时转开腹手术止血。

8. 护理评价

(1)接受期待疗法的孕妇,在胎龄接近或达到足月时终止妊娠。

(2)孕妇未发生失血性休克或感染。

(3)孕妇恐惧心理有所缓解。

(二)胎盘植入

胎盘植入是指胎盘组织不同程度地侵入子宫肌层的一组疾病,是由于子宫底部蜕膜未能正常发育,且胎盘绒毛侵入,亦或是子宫基层穿透,导致胎盘异常植入,危险性较高。胎盘植入产妇在分娩时胎盘无法自行剥离,且实施人工剥离对子宫肌层损伤较大,救治不当还可引发产时及产后大出血、子宫穿孔、休克、弥散性血管内凝血及产褥期感染等严重并发症,甚至危及产妇生命。胎盘植入目前在我国发病率为 0.4%~0.8%,随着剖宫产及人工流产手术的增多,该数据呈明显上升趋势,且发病趋于年轻化。常见的高危因素为前置胎盘、剖宫产史、子宫肌瘤剥除术史、子宫穿孔史、胎盘植入史、多次流产史、高龄妊娠等。有 1%~5% 的前置胎盘合并胎盘植入。

1. 分类 根据胎盘绒毛侵入子宫肌层深度分类如下:

(1)胎盘粘连(placenta accreta):胎盘绒毛黏附于子宫肌层表面。

(2)胎盘植入(placenta increta):胎盘绒毛深入子宫肌壁间。

(3)穿透性胎盘植入(placenta percreta):胎盘绒毛穿过子宫肌层,到达或超过子宫浆膜面。也可根据植入面积分为完全性和部分性胎盘植入。

2. 临床评估

(1)健康史:评估孕妇有无前置胎盘、剖宫产史、子宫肌瘤剥除术史、子宫穿孔史、胎盘植入史、多次流产史、高龄妊娠等高危因素。

(2)症状:主要表现为胎儿娩出后超过 30min,胎盘仍不能自行剥离,伴或不伴阴道流血;行徒手剥离胎盘时剥离困难,或发现胎盘与子宫壁粘连紧密、无缝隙;或行剖宫产时发现胎盘植入,甚至穿透子宫肌层。

(3)影像学检查:彩色多普勒超声检查是判断胎盘位置、预测胎盘植入最常用的方法。磁共振多用于评估子宫后壁的胎盘植入、胎盘侵入子宫肌层的深度、宫旁组织和膀胱受累程度,以及临床上高度怀疑胎盘植入但超声不能确诊者。

3. 处理 胎盘植入易发生严重的产科出血,需在有抢救条件的医疗机构,由有胎盘植入处置经验的产科医师、麻醉医师及有早产儿处置经验的儿科医师组成的救治团队共同处理。

(1)阴道分娩:非前置胎盘的孕妇无剖宫产指征均可经阴道试产。

(2)剖宫产:适用于合并前置胎盘或其他剖宫产指征者。术前应完善术前准备,做好充分的产后出血防治措施。在手术过程中,可根据患者情况及意愿,选择保守性手术、子宫次全切或子宫全切等手术术式。

知识拓展

胎盘附着异常患者的介入治疗

随着腹主动脉球囊阻断术在控制血管外科、骨科术中出血的技术获得满意疗效并逐步推广,以及介入技术的发展,球囊阻断术逐渐应用于妇产科领域。产科领域中球囊阻断术主要用于胎盘附着异常的患者,如前置胎盘,尤其适用于凶险性前置胎盘中胎盘植入或穿透性胎盘,术中有极严重出血风险的患者。

球囊阻断术可以减少胎盘附着异常患者的术中、术后出血量,降低子宫切除率,使凶险性前置胎盘患者受益,同时有其相应的手术风险及手术并发症。球囊阻断术在产科手术中的应用仍在探索阶段,阻断平面、阻断时机、阻断时间、球囊充盈量、取出球囊导管时机、围术期抗凝治疗仍无统一规范,需大样本研究。

另外也有研究报道了超声引导下腹主动脉阻断,可达到与血管造影下腹主动脉球囊阻断术相同的手术效果。

(3)产后胎盘植入残留宫内的治疗

1)保守治疗方法:胎盘植入常在分娩出现胎盘剥离困难时才被诊断,为救治产妇一般多采取子宫紧急切除术。近年来药物保守治疗在胎盘植入中逐渐得到应用,保守治疗不仅能实现手术治疗效果,且能满足患者保全子宫的需求,同时安全性更高。甲氨蝶呤联合米非司酮治疗是目前常用的保守治疗方案,其中米非司酮可拮抗机体孕激素,使人胎盘绒毛膜滋养层细胞代谢周期延长,并抑制孕激素受体与孕酮的结合,导致绒毛膜与蜕膜细胞变性坏死,并加快其排出。

2)相关护理要点:甲氨蝶呤是一种抗叶酸代谢药物,应注意观察药物不良反应,主要表现为造血系统抑制、胃肠道反应、肝功能损害、肾功能损害、口腔黏膜损伤等。患者服药前应检测肝肾功能,若肝肾功能不全严禁使用该药。足月妊娠患者应保持母乳畅通,由于该药可经乳汁排泄,因此服用期间严禁母乳喂养,可采取手挤奶的方法挤出乳汁,停药 3d 后可恢复母乳喂养;若为中期妊娠引产患者,应采用药物回奶。

(三)胎盘早剥

胎盘早剥(placental abruption)是指妊娠 20 周后正常位置的胎盘在胎儿娩出前,部分或全部从子宫壁剥离,发病率约为1%。属于妊娠晚期严重并发症,疾病发展迅速,若处理不及时可危及母儿生命。

1. 病因 确切发病机制尚不明确,可能与以下因素有关:

(1)血管病变:妊娠期高血压疾病、慢性高血压、慢性肾脏疾病或全身血管病变的孕妇,底蜕膜螺旋小动脉痉挛或硬化,引起远端毛细血管变形坏死甚至破裂出血,血液在底蜕膜和胎盘之间形成血肿,致使胎盘与子宫壁分离。

(2)子宫静脉压突然升高:妊娠晚期或临产后,孕妇长时间仰卧位,可发生仰卧位综合征。此时,由于巨大的妊娠子宫压迫下腔静脉,回心血量减少,血压下降,而子宫静脉淤血,静脉压升高,导致蜕膜静脉床淤血或破裂,部分或全部胎盘自子宫壁剥离。

(3)机械性因素:外伤尤其是腹部钝性创伤会导致子宫突然拉伸或收缩而诱发胎盘早剥,一般发生于外伤24h以内。此外,脐带过短或因脐带绕颈等相对较短时,分娩过程中胎儿下降牵拉脐带也可能造成胎盘早剥。

(4)宫腔内压力骤减:常见情况包括未足月胎膜早破,双胎妊娠分娩时第一胎娩出过快,羊水过多时人工破膜后羊水流出过快,均可使子宫收缩导致胎盘错位引起剥离。

(5)其他因素:高龄、多产、胎盘早剥史的孕妇发生胎盘早剥的风险较高,此外还包括吸烟、吸毒、绒毛膜羊膜炎、辅助生殖助孕、有血栓形成倾向等。

2. 病理生理变化及分类 胎盘早剥的主要病理变化是底蜕膜出血,形成血肿,使胎盘自附着处剥离。按病理生理变化特点,分为以下两种类型(图4-2):

(1)隐性剥离(concealed abruption)或内出血:如胎盘边缘或胎膜与子宫壁未剥离,或胎头进入骨盆入口压迫胎盘下缘,使血液积聚于胎盘与子宫壁之间而不能外流,既无阴道流血表现,称为隐性剥离。

(2)显性剥离(revealed abruption)或外出血:当出血量较大,胎盘剥离面逐渐扩大,形成较大的胎盘后血肿,血液可冲开胎盘边缘及胎膜,经宫颈管流出,称为显性剥离。

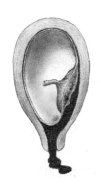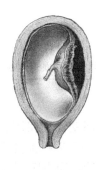

图4-2 胎盘早剥的分类:显性剥离、隐性剥离

(3)子宫胎盘卒中(uteroplacental apoplexy):当胎盘后血液积聚于胎盘与子宫壁之间,压力不断增加,血液浸入子宫肌层,引起肌纤维分离、断裂乃至变性。血液浸入浆膜层时,子宫表面呈现蓝紫色瘀斑,尤以胎盘附着处明显,称为子宫胎盘卒中,又称为库弗莱尔子宫(Couvelaire uterus)。

3. 并发症

(1)胎儿宫内死亡:如胎盘早剥面积大,出血多,胎儿可因缺血、缺氧死亡。

(2)羊水栓塞:胎盘早剥时,羊水可经剥离面进入开放的血管,引起羊水栓塞等症状。

(3)弥散性血管内凝血(DIC):大量组织凝血活酶从胎盘剥离处的绒毛和蜕膜释放进入母体血液循环,激活凝血系统并影响血供,导致多器官功能障碍。随着促凝物质不断入血,激活纤维蛋白溶解系统,产生大量的纤维蛋白原降解产物(FDP),引起继发性纤溶亢进。大量凝血因子消耗,最终导致DIC。表现为皮肤、黏膜及注射部位出血,阴道流血不凝或凝血块较软,甚至发生血尿、咯血和呕血。

（4）急性肾衰竭：大量出血使肾脏灌注严重受损，导致肾皮质或肾小管缺血坏死；且胎盘早剥多伴发妊娠期高血压疾病、慢性高血压、慢性肾脏疾病等，肾内小动脉痉挛，肾小球前小动脉极度狭窄，肾脏缺血，进而出现急性肾衰竭。

4. 护理评估

（1）健康史：孕妇在妊娠晚期或临产时突然腹部剧痛，有急性贫血或休克现象，应引起高度重视。护士需结合相关病史进行全面评估。

（2）症状评估：典型的临床表现是阴道流血、持续性腹痛，可伴子宫张力增高和子宫压痛，尤以胎盘剥离处最为明显。与前置胎盘孕妇不同，胎盘早剥的阴道流血多为有痛性；阴道流血特征为陈旧性不凝血，出血量往往与疼痛程度、胎盘剥离程度不一定符合，尤其是后壁胎盘的隐性剥离。早期表现通常以胎心率异常为首发变化，宫缩间歇期子宫呈高张状态，胎位触诊不清。严重时子宫呈板状，压痛明显，胎心率改变或消失，甚至出现恶心、呕吐、出汗、面色苍白、脉搏细弱、血压下降等休克征象。

临床上推荐按照胎盘早剥的 Page 分级标准评估病情严重程度（表 4-1）。

表 4-1　胎盘早剥的 Page 分级标准

分级	标准
0级	分娩后回顾性产后诊断
Ⅰ级	外出血，子宫软，无胎儿窘迫
Ⅱ级	胎儿宫内窘迫或胎死宫内
Ⅲ级	产妇出现休克症状，伴或不伴弥散性血管内凝血

（3）相关检查

1）产科检查：通过四步触诊判断胎方位、胎心情况、宫高变化、腹部压痛范围和程度等。

2）超声检查：可协助了解胎盘部位和胎盘早剥类型，并可明确胎儿大小及存活情况。典型的声像图显示胎盘与子宫壁之间出现边缘不清楚的液性低回声区，即为胎盘后血肿，胎盘异常增厚或边缘"圆形"裂开。

3）电子胎心监护：协助判断胎儿的宫内状况，电子胎心监护可出现胎心基线变异消失、变异减速、晚期减速、正弦波形及胎心率缓慢等。

4）实验室检查：包括全血细胞计数、血小板计数、凝血功能、肝肾功能及血电解质等检查。Ⅲ级患者应行肾功能检查及血气分析，DIC 筛选实验结果可疑者进一步行纤溶确诊试验（包括凝血酶时间、血浆鱼精蛋白副凝固试验等）。若情况紧急，可抽取肘静脉血 2ml 放入干燥试管中，7min 后若无血块形成或形成易碎的软凝血块，提示凝血功能障碍。

此外，有学者通过对胎盘早剥与正常孕妇血液样本的分析，提取胎盘早剥标识物的生化指标，提出了利用生化指标结合影像学手段的综合评价方法；该方法只需将孕妇相关参数代入 Logistic 模型中，得到的预测概率值大于阈值，即可初步诊断胎盘早剥或高危对象，从而加强重点监护。这对胎盘早剥早期预警和诊断有着重要的临床价值。

5. 护理诊断/问题

（1）潜在并发症：弥散性血管内凝血。

（2）有胎儿窒息的危险　与并发 DIC 导致胎儿供血不足有关。

（3）恐惧　与胎盘早剥起病急、进展快，危及母儿生命有关。

6. 护理目标

（1）孕妇入院后出血情况得到控制，未出现凝血功能障碍、急性肾衰竭等并发症。

（2）做好产后出血预防治疗，产妇未发生产后出血。

（3）新生儿娩出后一般情况良好。

7. 护理措施　胎盘早剥严重危及母儿生命，母儿的预后取决于处理是否及时和恰当，原则为早期识别、积极处理休克、及时终止妊娠、控制 DIC、减少并发症。

（1）纠正休克：监测产妇生命体征，迅速开放静脉，积极补充血容量，及时输血及凝血因子。应使血细胞比容超过 0.30，血红蛋白维持在 100g/L，尿量 >30ml/h。

（2）监测胎儿宫内情况：进行连续胎心监护，以判断胎儿宫内情况，尤其对于有外伤史产妇怀疑胎盘早剥者。

（3）及时终止妊娠：Ⅱ、Ⅲ级胎盘早剥应及时终止妊娠，根据孕妇病情轻重、胎儿宫内情况、产程进展、胎产式等，决定终止妊娠的方式。

①阴道分娩：适用于 0~Ⅰ级孕妇，一般情况良好，病情较轻，以外出血为主，宫口已扩张，估计短时间内可结束分娩。产程中应密切观察孕妇心率、血压、宫底高度、阴道出血量以及胎儿宫内情况，发现异常情况及时通知医师。孕 35 周前合并Ⅰ级胎盘早剥的孕妇，应用糖皮质激素促进肺成熟。

②剖宫产术：指征包括Ⅰ级胎盘早剥，出现胎儿窘迫征象者；Ⅱ级胎盘早剥，不能在短时间内结束分娩者；Ⅲ级胎盘早剥，产妇病情恶化，胎儿已死不能立即分娩者；破膜后产程无进展者；产妇病情急剧加重危及生命时，不论胎儿是否存活，都应立即行剖宫产。术中巡回护士应注意观察患者尿量，若患者尿量 <30ml/h 或无尿（<100ml/24h），提示血容量不足，应及时告知医师，补充血容量。

（4）并发症的护理：胎盘早剥的产妇分娩后易发生产后出血，因此分娩前应配血备用，分娩时开放静脉；分娩后及时给予宫缩剂，并配合按摩子宫，必要时遵医嘱做切除子宫的术前准备。未发生出血者，产后应加强生命体征观察，预防产后出血的发生。

8. 护理评价

（1）孕妇未发生并发症。

（2）胎儿生命体征正常。

三、妊娠期急性脂肪肝

（一）概述

妊娠期急性脂肪肝（acute fatty liver of pregnancy, AFLP）是妊娠晚期罕见的特发性致死性疾病，又称"产科急性假性黄色肝萎缩""妊娠特发脂肪肝""妊娠期肝脏脂肪变性"等。该病起病急骤，病情变化迅速，临床上以肝功能异常、凝血功能障碍及肾衰竭为主要特征，同时伴有急性大脑、胰腺等多系统表现，发病早期可仅表现为食欲缺乏、恶心、呕吐、上腹不适或疼痛等消化道症状及身体不适、疲劳、发热、头痛、烦渴等非特异性表现，部分患者可合并高血压、水肿、蛋白尿等妊娠期高血压疾病症状，临床检验以低血糖、高血氨及胆酶分离为特征。发病率为 1/1 万 ~1/1.5 万，如不能早期诊断和治疗预后极差，既往文献报道母儿死亡率分别为 75% 和 85%,但如能做到早期诊断、早期治疗、及时终止妊娠,可降低母体死亡率,婴儿死亡率可降至 58.3%。

（二）病因及发病机制

妊娠期脂肪肝（AFIP）的发病机制尚未明,目前多数学者认为与线粒体脂肪酸氧化（fatty acid oxidation,FAO）过程中的酶缺陷有密切相关。机体在饥饿和应激状态下主要依靠线粒体脂肪酸氧化供能。胎儿糖原储备有限,也依赖于 FAO 供能,当某种或多种原因如脂肪酸代谢关键酶相关编码基因、线粒体三功能蛋白（MTP）亚 α 单位等基因突变,导致脂肪酸氧化酶（如 LCHAD 等）缺陷,造成胎儿及胎盘组织不能有效氧化利用脂肪酸,脂肪酸产生中间代谢产物长链酰基 CoA 酯堆积,以长链酰基肉毒碱的形式进入母体血液循环,被肝脏摄取但不能被清除,造成中间代谢产物在肝细胞堆积可引起肝细胞损伤、肝脏脂肪变性、转氨酶异常,再加之妊娠晚期能量需求增加和脂肪酸氧化酶活性降低加剧了这一作用,致使本病发生。

另外,孕期体内激素异常、免疫调节、病毒感染、中毒、药物、营养不良、妊娠期高血压疾病等因素均可能参与 AFIP 的发生、发展。

（三）临床评估与判断

1. 病情评估

（1）临床表现:①可发生于妊娠 28~40 周,多在妊娠 35 周以后,不发生在产后,部分患者因临床表现不典型在产后才确诊被错认为是产后发病。初产、妊娠期高血压疾病、男胎、多胎等为其高危因素。②起病初期可仅表现为持续性恶心、呕吐,上腹部不适、疼痛、食欲缺乏、腹胀等消化道症状,部分患者仅为疲劳、发热、头痛、烦渴等非特异性表现,极易被漏诊、误诊。③在消化道症状出现数天至 1 周后可以出现巩膜、皮肤黄染,尿色深黄等黄疸表现且进行性加重,但无皮肤瘙痒（与妊娠期胆汁淤积症鉴别要点）。④部分患者可合并高血压、水肿、蛋白尿等妊娠期高血压疾病症状。⑤病情进一步发展可出现凝血障碍如全身皮肤瘀点瘀斑、牙龈出血、消化道出血等表现,进一步发展出现 DIC。⑥低血糖、低蛋白血症、肝性脑病、少尿、无尿、水肿等肝肾衰竭的表现。

（2）实验室检查

1）血细胞分析:WBC 计数增多,一般为（15~30）$\times 10^9$/L,个别患者可达（50~60）$\times 10^9$/L,中性粒细胞比例增高并有中毒性颗粒;PLT 减少,多数 $<100 \times 10^9$/L,若 $<50 \times 10^9$/L,则有血倾向。

2）血涂片:可见幼红细胞,肥大血小板及嗜碱性点彩红细胞,提示肝内髓外造血,因此特征在病毒性肝炎和重度妊娠期高血压疾病中均未见报道,故被认为是诊断 AFLP 的敏感指标。

3）血清总胆红素中度或重度升高,以直接胆红素为主,一般不超过 200μmol/L;血转氨酶轻度或中度升高,ALT 一般不超过 300U/L,有个别可达 500U/L,有胆酶分离现象,血 ALT 于发病初期升高,但不因病情恶化随胆红素增高而继续升高,有时反而下降。即转氨酶的升高与黄疸不同步（急性肝衰竭的特殊表现）;血碱性磷酸酶明显升高;血清清蛋白降低,可低至 15g/L,呈明显的低蛋白血症。

4）肾功能检查:尿酸、尿素氮及肌酐升高,其中尿酸升高程度与肾功能损害程度不成比例,甚至个别患者高尿酸血症可在 AFLP 临床发作前即存。

5）低血糖和高血氨:持续性重度低血糖是 AFLP 的一个显著特征,常可降至正常值的 1/3~1/2,可低至 0.55~2.20mmol/L;血氨在 AFLP 早期就升高,出现昏迷时高达正常值的

10倍,如血氨 >2mg/L 时,即可出现意识障碍。

6）尿液分析:尿蛋白阳性,尿胆红素阴性。其病理生理可能为本病虽以直接胆红素增高为主,直接胆红素水溶性强,可自由出入毛细血管壁,通过肾脏排出,但 AFIP 可使肾小球基底膜出现病理改变,致使直接胆红素滤过障碍,故尿胆红素多为阴性,此亦为本病另一特点,有助于诊断 AFIP。另外,需特别注意,不能因尿胆阳性而排除本病。

7）凝血功能异常:凝血酶原时间（PT）、部分凝血活酶时间（APTT）延长,纤维蛋白原（Fib）减少等凝血检查明显异常。

（3）影像学检查:①B 型超声可见肝脏大小无明显改变或稍缩小,肝内有密集光点,回声稍增强,分布不均匀,肝区前段较密集。肝区后段平坦,回声衰减,光点稀疏,弥漫性回声增强,似有一层薄雾,呈雪花状,强弱不均,远场回声衰减,脂肪肝的这种表现为“亮肝”（bright live）。②CT 检查:可见大片的肝密度降低,以脾脏为参照物,当存在肝脏脂肪变性时密度低于脾脏,当肝细胞仅有脂肪小滴浸润而无肝细胞变性时,密度高于脾脏。

有报道称 CT 准确性大于超声:超声检查的诊断率仅为 25%~50%,CT 检查为 45%~50%;部分 AFLP 患者 B 型超声检查、CT 可均无明显改变。

（4）组织病理学检查:AFIP 典型病理变化是肝细胞脂肪变性,肝脏体积缩小,肝小叶结构完整,小叶中央区充满微泡沫脂肪小滴,胞核仍位于细胞中央,并有胆汁淤积。HE 染色时可见肝细胞脂肪变性形成独特的空泡,肝细胞呈气球样变,肝血窦内出现嗜酸小体。用特殊的脂肪油红染色,细胞中脂肪小滴的阳性率高于 HE 染色。如有明显肝细胞坏死和炎症反应,表明肝脏损坏严重。

肝组织病理学检查为唯一的确诊方法,但如患者已有凝血功能障碍则禁忌该检查。

2. **诊断**　目前国内外均依据 Swansea 诊断标准诊断 AFLP:①呕吐。②腹痛。③多尿/烦渴。④肝性脑病。⑤胆红素升高（>14μmol/L）。⑥低血糖（<4mmol/L）。⑦尿酸升高（>340μmol/L）。⑧白细胞增多（>11×109/L）。⑨超声下可见腹腔积液或“亮肝”。⑩ALT或 AST 升高（>42U/L）。⑪氨升高（>47μmol/L）。⑫肾损害（肌酐 >150μmol/L）。⑬凝血异常（PT>14s 或 APTT>34s）。⑭肝活检提示微囊泡脂肪变。在无其他疾病可以解释的情况下,符合上述 6 项或 6 项以上指标即可确诊。

最近有研究表明 Swansea 诊断标准诊断 AFLP 可适当放宽至 5 项。

3. **鉴别诊断**

（1）急性重症病毒性肝炎:AFLP 与急性病毒性肝炎存在相似的临床表现和共同的实验室检查改变,鉴别有一定的困难。但病毒性肝炎血清免疫学检查阳性,血清转氨酶明显升高（1 000U/L）,胆酶分离不明显,尿三胆（尿胆红素、尿胆原、尿胆素）阳性,血尿酸不高,白细胞计数正常,肾衰竭出现比较晚,外周血涂片无幼红细胞及彩红细胞,肝细胞穿刺活检见肝细胞广泛坏死,肝小叶结构破坏。两者鉴别有困难时,肝穿活检可能是唯一可靠手段。

（2）HELLP 综合征:AFLP 和 HELLP 综合征有部分共同特点,即肝功能障碍、肾功能障碍及出血倾向,临床特征和实验室检查结果有较多相似处。HELLP 综合征是妊娠期高血压疾病发展到较严重阶段的并发症之一,且有研究认为 AFLP 与妊娠期高血压疾病有内在联系。但是 HELLP 综合征极少出现低血糖、高血氨,且这两点是评估 AFLP 并且严重的重要指标,有研究报道:低血糖本身还可提示肝衰竭和预后险恶。HELLP 综合征导致的肝功能障碍很少出现肝衰竭及肝性脑病。肝脏 B 型超声、CT 也有助于鉴别诊断,若明确诊断只能依靠肝组织活检。

（3）妊娠期肝内胆汁淤积症（intrahepatic cholestasis of pregnancy，ICP）：瘙痒为ICP的首发症状，贯穿于整个病程，且其瘙痒有自身明显特点：瘙痒起于手掌、脚掌或脐周，逐渐加剧而延及四肢、躯干、颜面部，昼轻夜重，分娩后24~48h迅速消失，少数1周内消失。在瘙痒发生后的1~2周出现黄疸，发生率15%~60%，程度较轻，有时仅为巩膜轻度黄染，瘙痒多数为轻度，分娩后1周内消失，个别可持续至产后1个月。实验室检查见血胆汁酸、甘胆酸升高，转氨酶仅轻度升高，无凝血机制异常和多脏器损害等表现。

（四）治疗与护理

治疗原则：一旦确诊或高度怀疑本病，必须迅速终止妊娠并给以最大限度的支持治疗，才能最大限度地降低孕妇的不良围产结局。

1. 迅速终止妊娠 本病早期症状不典型，但病情发展迅速，十分凶险，及时终止妊娠是治疗本病的关键措施，与患者预后关系密切。终止妊娠方式虽存争议，但多数专家均建议一般首选剖宫产，因剖宫产时间短，可减少待产过程中的体力消耗，减轻肝脏、肾脏负担；仅于宫颈条件成熟、胎儿较小、已临产、估计短期内能经阴道分娩者，可阴道试产，如进程不顺利立即转为剖宫产。护理观察与措施如下。

（1）对妊娠晚期有不明原因消化道症状的患者应高度注意，特别注意观察患者皮肤黏膜有无黄染。对疑似或确诊患者入院后要仔细询问病史，既往有无传染病史、肝病史、高血压史等，孕期有无定期产检，密切监测胎心、胎动情况，指导患者做好自我监测胎动，发现胎动减少或消失应立即通知医护人员。尽量取左侧卧位，听胎心每天8次，胎心监护每天2次，必要时持续监护。评估宫颈条件成熟、胎儿大小，并做好备皮、核查血型、配血等各项剖宫产术前准备工作。

（2）术后护理：持续生命体征监测，注意体温有无明显增高或降低（<35℃或>39℃以上）；脉搏快慢及是否伴有间歇脉、脉搏短绌现象；观察是否出现点头样呼吸或叹息样呼吸；注意血压波动（舒张压持续>95mmHg以上或收缩压持续<90mmHg以下或血压时高时低）；观察SpO_2变化时，注意其影响因素：如低体温、肢端末梢循环不良，测定部位皮肤组织厚度，有无色素沉着、指甲染料、是否使用血管收缩剂等。

（3）产科观察：严密观察宫底高度、子宫收缩及阴道出血的量、色，采用称重法及积血器等方法仔细计算出血量。注意腹部切口有无渗血，如出现不凝血应警惕弥散性血管内凝血（DIC）的发生。

（4）做好患者的心理护理：AFLP患者病情危重，病程长，治疗费用高，孕产妇极易出现抑郁、焦虑、悲哀等不良情绪，甚至对治疗失去信心。应给予患者更多的体贴关心，注意观察其情绪变化，加强沟通，了解其心理需求及渴望，及时给予正确疏导。同时对家属进行抚慰，引导家属一起给予患者更多的鼓励与关爱，促进患者尽快恢复健康。

2. 最大限度的支持治疗

（1）卧床休息，给予低脂肪、低蛋白、高碳水化合物饮食，保证足够热量，纠正低血糖和水电解质紊乱，补充血容量不足。

（2）护理观察与措施：①以进食碳水化合物为主的食物，禁止高脂肪及高蛋白饮食。昏迷患者，应静脉或鼻饲管供给营养。②出现腹腔积液者要限制钠盐和水的摄入。③保持大便通畅，减少肠内有毒物质，可给予植物蛋白饮食、高维生素饮食，有利于氨的排出，且利于排便。

3. 保肝治疗

（1）应用抗炎护肝药物、肝细胞膜保护剂、解毒保肝药物以及利胆药物，如维生素 C、ATP、门冬氨酸钾镁、谷胱甘肽多烯磷脂胆碱、S- 腺苷蛋氨酸、促肝细胞生长素等，如肝功能不全出现肝性脑病倾向者，可静脉滴注支链氨基酸，如六合氨基酸。

（2）护理观察与措施：①AFLP 患者肝衰竭时肝脏氨合成尿素的能力减退，使血氨升高，易并发肝性脑病，故尤应注意患者有无焦虑、欣快、激动、淡漠、睡眠倒错及健忘等肝性脑病前驱期症状，必要时给患者行心理智能测验以发现更早期病变。②烦躁不安者加用床栏，防止坠床。③对昏迷者保持呼吸道通畅，防止舌后坠窒息。④定时观察瞳孔的大小及对光反射，有无剧烈头痛、喷射状呕吐、血压升高等颅内压增高的表现，观察有无早期脑水肿的征象。⑤观察黄疸的分布、深浅、尿色、粪色等黄疸变化。⑥注意避免皮肤破损和继发感染。⑦观察胆红素与转氨酶的变化，注意有无胆红素明显升高、转氨酶反而下降的"胆酶分离"现象。

4. 纠正凝血功能异常

（1）输血：根据情况及时给予新鲜冷冻血浆、纤维蛋白原、冷沉淀、血小板及重组人凝血因子Ⅶa（rFⅦa）等纠正凝血功能异常。

（2）护理观察与措施：①注意观察皮肤、黏膜、牙龈、穿刺点有无出血点，有无瘀血、瘀斑，消化道有无反酸、呕血、黑便等出血症状。②尽量减少创伤性操作，使用留置针穿刺或静脉置管。③严密监测凝血时间、凝血酶原时间、部分凝血活酶时间等，及时送检标本并迅速反馈结果。

5. 纠正肾功能障碍

（1）维持水电解质及酸碱平衡，每日大致的进液量可按前日尿量加 500ml 计算，酌情使用利尿剂。

（2）护理观察与措施：①密切观察尿量、尿色，当发生无尿、少尿时应严格限制液体入量，准确记录 24h 出入量，酌情使用利尿剂，每天测量体重 1 次。②随时监测血生化、血气分析值，及时纠正电解质、酸碱失衡，注意高血钾体征，出现急性肾衰竭应给予血液透析治疗，及时排出体内有毒的代谢产物，保持机体内环境的稳定。

6. 血液净化治疗

（1）可迅速改善肝功能和肝性脑病；补充大量的凝血因子以改善凝血功能；可以部分代替肝脏功能清除肾素 - 血管紧张素等血管活性物质；改善肾功能，能及时补充血浆蛋白、免疫球蛋白等生物活性物质；促进机体尽快修复。可采用血浆置换 / 选择性血浆置换、血浆置换联合血液滤过、分子吸附再循环系统等手段。

（2）护理观察与措施：①治疗过程中随时观察体外循环的凝血情况，密切监视静脉压（PV）、跨膜压（TMP）等。②注意血液净化管路的维护查看血浆吸附静脉通路置管刻度，置管处有无红肿、渗血等，有渗血及时更换敷料。③抗生素封管减少导管相关菌血症的发生，留置导管避免其他用途（输液、采血等）以减少导管腔内污染。④导管与皮肤处缝针固定，防止导管脱出，防止导管压迫或移位，置管部位的关节（如颈部或髋关节）处禁止过度屈曲和活动，屈膝屈髋活动不超过 20°~30°，剧烈咳嗽、打喷嚏时用手按住导管，以免腹压过大导管脱出。⑤定期监测血生化血凝等各项指标，及时发现低蛋白、凝血因子异常及电解质紊乱等情况以便及时纠正。⑥正确保存和融化血液制品,如冷冻血浆应在37℃水浴中摇动融化,双人核对后尽快输注。

7. 预防性抗感染治疗

(1)抗感染:AFLP患者肝肾功能均受到影响,且分娩又造成患者抵抗力下降,产后需预防性应用抗感染药物。可选用对肝肾功能影响小的抗生素,如青霉素、第三代头孢菌素等预防感染。

(2)护理观察与措施:①观察体温及血常规情况,保持环境清洁。②做好消毒隔离,限制探视人数,严格无菌操作。③做好口腔护理、会阴护理及各管道的护理。④注意观察各种抗生素的不良反应,如胃肠道反应、过敏、肠道菌群失调等。

8. 微生态调节治疗

(1)应用肠道微生态制剂:肝衰竭患者多存在肠道微生态失衡,益生菌减少,肠道有害菌增多,而应用肠道微生态制剂可改善肝衰竭患者预后。建议应用肠道微生态调节剂、乳果糖或拉克替醇,以减少肠道细菌易位或内毒素血症。

(2)护理观察与措施:①指导患者正确服用保存微生态制剂,需冷藏保存的微生态制剂取出后即刻用温水或牛奶送服(<60℃),剩余药继续冷藏保存。②避免药物受热失活及暴露空气中厌氧菌失活。③避免将微生态制剂与抗生素、铋剂及其他能抑制、吸附或杀灭肠道有益菌的药物同时服用。④用药期间少食酸性食物,减少酸性环境对益生菌的灭活。⑤适当补充多种维生素以提供部分益生菌生长所必需的生长因子等。

9. 肝移植 肝移植是治疗各种原因导致肝衰竭的最有效方法之一,AFLP经积极内科综合治疗和/或人工肝治疗疗效欠佳可考虑肝移植。但国内受多种因素影响,目前较少被采纳。最近国外有人胎肝细胞移植成功治疗AFLP报道。

综上所述,AFLP病情凶险,起病急骤,早期诊断、及时终止妊娠,同时给予最大限度的支持治疗是改善母儿预后的关键。

知识拓展

人工肝支持系统

人工肝支持系统(artificial liver support system, ALSS)是通过一个体外的机械、理化和生物装置,清除各种有害物质,补充必需物质,改善内环境,暂时替代衰竭肝脏的部分功能,为肝细胞再生及肝功能恢复创造条件。ALSS分为非生物型、生物型和混合型三种。目前非生物型人工肝方法在临床广泛使用并被证明是确实有效的方法,经典模式包括血浆置换(plasma exchange, PE)、血液灌流(hemoperfusion, HP)、血液滤过(hemofiltration, HF)、血液透析(hemodialysis, HD)、连续性血液透析滤过(continuous hemodiafiltration, CHDF)、白蛋白透析(albumin dialysis, AD)、血浆胆红素吸附(plasma bilirubin absorption, PBA)等;组合式人工肝常用模式包括血浆透析滤过(plasma diafiltration, PDF)血浆置换联合血液滤过(plasma exchange with hemofiltration, PERT)、配对血浆置换吸附滤过(coupled plasma exchange filtration adsorption, CPEFA)、双重血浆分子吸附系统(double plasma molecules adsorption system, DPMAS),还有分子吸附再循环系统(molecular absorbent recycling system,

MARS)、连续白蛋白净化治疗(continuous albumin purification system,CAPS)、成分血浆分离吸附(fractional plasma separation and absorption,FPSA)等。推荐人工肝治疗肝衰竭方案采用联合治疗方法,选择个体化治疗,注意操作的规范化。

四、妊娠期肝内胆汁淤积症

（一）概述

妊娠期肝内胆汁淤积症(intrahepatic cholestasis of pregnancy,ICP)多发生于妊娠晚期,少数在妊娠25周前发病,主要表现为皮肤瘙痒、血清总胆汁酸(total bile acid,TBA)水平升高,伴或不伴有肝功能异常,妊娠结束后症状迅速缓解,皮肤瘙痒多在产后24~48h消退,黄疸在分娩后1~2周消退,为妊娠期特有的疾病。几乎所有患者均出现瘙痒,但部分患者可仅有瘙痒而无黄疸表现。本病可导致胎儿宫内窘迫、早产、死胎、死产等不良围产结局,但对孕产妇除产后出血率增高外,无其他不良围产结局。

（二）病因及发病机制

ICP的发病原因尚未十分明确,其发病可能与下列因素有关:

1. 雌激素　不少学者认为ICP与妊娠期血中雌激素水平升高或肝脏对妊娠期生理性增多的雌激素高敏感性有关。雌激素可能通过以下途径导致胆汁淤积。

（1）胆管的渗透性增强,胆汁流量减少。

（2）钠－钾－三磷酸腺苷(Na-K-ATP)酶活性下降,胆汁流量降低,胆盐转运受到阻碍。

（3）细胞膜的液态流动性下降,胆盐的通过发生障碍。

（4）雌激素代谢产物增多,使胆酸载体竞争性抑制物增多而导致胆酸的淤积。

（5）雌激素通过肝雌激素受体介导使胆酸载体数量及活性改变,胆盐排泄减少。

（6）通过雌激素受体的介导,使机体免疫功能下降,导致ICP的发生。

2. 孕激素代谢异常　ICP患者妊娠期孕激素水平较正常孕妇并无明显异常,但其孕酮的代谢能力下降,导致硫酸盐代谢产物生成大量增加,使肝脏相应的转运系统达到饱和,胆汁分泌硫化产物障碍,诱使易感人群发病。另外,在给予孕酮预防早产时,患者较早出现皮肤瘙痒,停药后症状自然消失,故孕激素被认为是易感妇女发生ICP的一种外源性因素。

3. 遗传　ICP的发生有明显的地域和种族差异,智利等南美国家发病率相对较高,由此提示ICP的发生可能与某种遗传因素存在联系。MDR3基因在肝毛细胆管膜上高度表达,主要负责磷脂酰胆碱的转运,而磷脂酰胆碱可保护胆管免受胆汁盐的损伤。若MDR3基因发生突变可导致胆管损伤,从而引起胆汁淤积;BSEP基因作为胆盐的主要转运器,被认为是影响胆汁流最重要的因素。如BSEP基因的杂合性突变可导致该基因所编码的氨基酸序列发生改变,造成肝毛细胆管细胞表面缺乏功能性蛋白而抑制了胆盐的输出,阻止胆酸的转运,导致ICP的发生。另外,有报道认为有机阴离子转运多肽OATP8的表达与ICP的发生也有一定关系。遗传因素在ICP的发生、发展中的作用和机制需要进一步研究。

4. 免疫因素　正常生理状态下Thl/Th2处于动态平衡,Th1分泌γ干扰素、白细胞介素(interleukin-2,IL-2)等细胞因子活化巨噬细胞、中性粒细胞,介导细胞免疫。Th2分泌IL-4、IL-5、IL-10、IL-13等,诱导B细胞增殖分化为浆细胞,产生抗体,介导体液免疫。正常妊娠时,母体趋向于 Th2 型细胞因子参与的体液免疫,而避免 Th1 型细胞因子参与的细胞免疫,从而使胎儿免受母体排斥。ICP 患者外周血中 Th1/Th2 细胞因子失衡,向 Th1 偏移,IL-18 和 IL-12、IL-10、IL-13 等分泌明显增多,刺激 NK 细胞增殖,上调 NK 细胞的毒性作用,引起肝微循环障碍,可能最终引起 ICP。另外,ICP 患者体内抗心磷脂抗体(anticardiolipin,ACA)水平明显增高,损伤肝血管细胞,影响肝脏血液循环,使肝细胞功能障碍而导致 ICP 发生。所以免疫因素也参与了 ICP 的发生、发展,其确切机制有待进一步研究。

5. 环境因素 农药污染物、菜油中的芥子酸以及饮食中的微量元素,如硒等的缺乏可能与 ICP 的发生有关。硒是谷胱甘肽过氧化物酶的活性成分,硒缺乏时,谷胱甘肽的活性减弱,细胞抗氧化防御能力减弱,导致自由基的形成,降低了排泄胆汁的能力。但是国外有研究报道,ICP 患者血清及血浆硒浓度和谷胱甘肽过氧化物酶的活性均低于正常的健康孕妇,但不能表明两者之间有确切的因果关系,也就是说,硒不是 ICP 发病机制中的直接因素,可能是胆汁形成与分泌的一些重要步骤中的辅助因素。

6. 其他因素 研究发现 ICP 患者体内氧化 – 抗氧化失调、血管内皮功能异常、甲状腺功能异常均可能参与 ICP 的发生、发展。

(三)临床评估与判断

1. 高危因素

(1)有慢性肝胆基础疾病,如丙型肝炎、非乙醇性肝硬化、胆结石或胆囊炎、非乙醇性胰腺炎,有口服避孕药诱导的肝内胆汁淤积症病史者。

(2)有 ICP 家族史者。

(3)前次妊娠有 ICP 病史,再次妊娠其 ICP 复发率为 40%~70%。

(4)双胎妊娠孕妇 ICP 发病率较单胎妊娠显著升高,而 ICP 发病与多胎妊娠的关系仍需进一步研究。

(5)人工授精妊娠的孕妇,ICP 发病危险度相对增高。

2. 临床表现

(1)皮肤瘙痒:为主要的首发症状,初起为手掌、脚掌或脐周瘙痒,可逐渐加剧而延及四肢、躯干、颜面部;瘙痒程度各有不同,昼轻夜重,严重者甚至引起失眠。70% 以上发生在妊娠晚期,平均发病孕周为 30 周。瘙痒大多在分娩后 24~48h 缓解,少数在 48h 以上。

(2)黄疸:在瘙痒发生后的 1~2 周出现黄疸,发生率 15%~60% ,多数为轻度,有时仅为巩膜轻度黄染,分娩后 1~2 周内消失,个别可持续至产后 1 个月。多数患者在黄疸发生前可因高胆红素血症而出现尿色变深。

(3)皮肤抓痕:ICP 不存在原发皮损,但因瘙痒抓挠皮肤可出现条状抓痕,皮肤组织活检无异常发现。

(4)其他表现:少数孕妇可有恶心、呕吐、食欲缺乏、腹痛、腹泻、轻微脂肪痢等非特异性症状,极少数孕妇出现体质量下降及维生素 K 相关凝血因子缺乏,而后者可能增加产后出血的风险。

3. 辅助检查

(1)血清胆汁酸水平升高,且与围产结局密切相关,可达正常值的 10~25 倍,可能是最先或唯一实验室观察到的异常情况。

(2)丙氨酸氨基转移酶(ALT)和天门冬氨酸氨基转移酶(AST):轻至中度升高,为正常水平的2~10倍,一般不超过1 000U/L, ALT较AST更敏感;血清 α- 谷胱甘肽转移酶水平上升且为反映肝细胞损伤快速而特异的指标,部分患者 γ- 谷氨酰转移酶(GGT)升高,可能与其体内编码胆汁转运的ABCB4基因突变有关。

(3)血清总胆红素水平正常或轻度升高,以直接胆红素水平升高为主,直接/总胆红素比值常超过1/2,这是胆汁淤积的重要特征之一。

(4)肝炎病毒、EB病毒、巨细胞病毒感染均无阳性发现。

(5)影像学检查:肝胆超声检查无特征性改变。但建议常规做肝胆B型超声检查以排除孕妇有无肝胆系统基础疾病。

4. 对母儿的影响

(1)对胎儿的影响

1)胎儿窘迫:可能是由于母体血中高浓度的胆汁酸通过胎盘进入胎儿体内,其细胞毒性作用使胎儿受到损害。

2)早产:其机制尚不清楚,推测与ICP母儿高水平胆汁酸刺激胎膜、子宫及蜕膜释放前列腺素(PG)有关。

3)羊水胎粪污染:多数学者认为其与胆汁酸刺激胎儿结肠机械运动有关。

4)不可预测的死亡:多发生于先兆早产、偶然宫缩或临产初期。心肌钙离子异常、心律失常及异常心肌收缩为目前较公认的ICP胎儿突然死亡的原因。

(2)对母体的影响:ICP患者伴发明显脂肪痢时,脂溶性维生素K吸收减少,可导致产后出血增加。

5. 诊断要点

(1)出现其他原因无法解释的皮肤瘙痒:瘙痒涉及手掌和脚掌具有ICP提示性。

(2)空腹血总胆汁酸水平升高:总胆汁酸水平≥10μmol/L可诊断为ICP。

(3)胆汁酸水平正常,但有其他原因无法解释的肝功能异常,主要是ALT和AST水平轻中度升高,可诊断为ICP。GGT水平也可升高,可伴血清胆红素水平升高,以直接胆红素为主。

(4)皮肤瘙痒和肝功能异常在产后恢复正常。瘙痒多在产后24~48h消退,肝功能在分娩后4~6周恢复正常。

6. 妊娠期筛查

(1)ICP高发地区:由于ICP在部分地区发病率较高,临床无特征性表现,因此有筛查的必要。具体推荐:①产前检查应常规询问有无皮肤瘙痒,有瘙痒者测定并动态监测胆汁酸水平变化。②有ICP高危因素者,孕28~30周时测定总胆汁酸水平和转氨酶水平,测定结果正常者于3~4周后复查。总胆汁酸水平正常,但存在无法解释的肝功能异常也应密切随访,每1~2周复查1次。③无瘙痒症状者及非ICP高危孕妇,孕32~34周常规测定总胆汁酸水平和转氨酶水平。

(2)非ICP高发区孕妇:如出现皮肤瘙痒、黄疸、转氨酶和胆红素水平升高,应测定血清胆汁酸水平。

7. 病情严重程度的判断

(1)轻度:①血清总胆汁酸≥(10~40)μmol/L。②临床症状以皮肤瘙痒为主,无明显其他症状。

（2）重度：①血清总胆汁酸≥40μmol/L。②临床症状瘙痒严重。③伴有其他情况,如多胎妊娠、妊娠期高血压疾病、复发性 ICP、曾因 ICP 致围产儿死亡者。④早发型 ICP。

8. 早发型 ICP

（1）ICP 孕 28 周前发病称早发型 ICP。病因仍有待进一步研究,可能为基因、环境、激素水平等多种因素共同作用的结果。

（2）临床特征：①瘙痒症状出现时间较早,多出现在孕 28 周以前,症状持续时间长且严重。②可能出现皮疹,血糖、血脂异常等其他症状。

（3）实验室检查：主要表现为妊娠中期 TBA 水平明显升高,伴或不伴有血清转氨酶等指标的升高,且明显高于晚发型 ICP 者。

（4）预后更差的原因：①高浓度胆汁酸可引起胎儿心律失常,导致胎儿死亡。②胆汁酸可引起胎盘绒毛膜静脉收缩,可造成胎盘形态学异常,影响其正常功能,导致胎儿缺氧甚至死亡。

9. 住院标准

（1）妊娠≥39 周的轻度 ICP。

（2）妊娠 >36 周的重度 ICP。

（3）ICP 伴有先兆早产者。

（4）伴有产科并发症或有其他情况需立即终止妊娠者。

（四）治疗与护理

1. 治疗

（1）目标：缓解瘙痒症状,改善肝功能,降低血胆汁酸水平,延长孕周,改善妊娠结局。

（2）监测：①每 1~2 周复查 1 次总胆汁酸和肝功能,直至分娩。对程度特别严重者可适度缩短检测间隔。②监测胎动。是评估胎儿宫内状态简便的方法。胎动减少、消失或胎动频繁、无间歇的躁动是胎儿宫内缺氧的危险信号,应立即就诊。③胎儿电子监护。推荐孕 32 周起,每周 1 次,重度者每周 2 次。产程初期缩宫素激惹试验（OCT）对围产儿预后不良的发生有良好的预测价值,因此对 ICP 孕妇行阴道分娩时建议在产程初期常规行宫缩负荷试验。④脐动脉血流分析。胎儿脐动脉血流收缩期与舒张末期最大速度比值（S/D 比值）对预测围产儿预后可能有一定意义。⑤产科超声。在胎心监护出现不可靠的图形、临床又难于做出确切判断时可选用超声生物物理评分。

（3）一般处理：①低脂、易于消化饮食。②适当休息,左侧卧位为主,以增加胎盘血流量,计数胎动。③重视其他不良产科因素的治疗,如妊娠期高血压疾病、妊娠期糖尿病的治疗。

（4）药物治疗

1）应用熊脱氧胆酸（ursodeoxycholic acid, UDCA）：该药为治疗 ICP 一线用药。常用剂量每日 1g 或 15mg/（kg·d）口服。常规剂量疗效不佳,而又未出现明显不良反应时,可加大剂量为每日 1.5~2.0g。治疗期间根据病情每 1~2 周检查一次肝功能、胆红素及其他相关生化指标。

2）应用 S- 腺苷蛋氨酸（S-adenosylmethionine, SAMe）：为 ICP 临床二线用药或联合治疗药物,可口服或静脉用药,用量为每日 1g。

3）降胆酸药物的联合治疗：对于重度、进展性、难治性 ICP 患者可考虑两者联合治疗。UDCA 250mg 每日 3 次口服,联合 SAMe 500mg 每日 2 次静脉滴注。

（5）辅助治疗：①有早产风险的患者可给予地塞米松促胎肺成熟。②给予炉甘石液、薄荷类外用药涂抹,改善瘙痒症状。③支持产前使用维生素 K 减少出血风险,转氨酶水平升高者可加用护肝药物。

（6）产科处理

1）原则:ICP 孕妇会发生无任何临床先兆的胎儿死亡,因此选择最佳的分娩时机和方式、获得良好的围产结局是对 ICP 孕期管理的最终目的。

2）终止妊娠时机:①轻度 ICP 患者孕 38~39 周终止妊娠。②重度 ICP 患者在孕 34~37 周之间终止妊娠,但需综合考虑患者的病情严重程度、治疗反应、胎儿评估结果及母体是否存在其他合并症等情况。

3）终止妊娠方式:包括阴道分娩与剖宫产。阴道分娩指征:①轻度 ICP。②无其他产科剖宫产指征者。③孕周 <40 周,分娩过程中应密切监测宫缩及胎心情况,可疑胎儿窘迫则适当放宽剖宫产指征。剖宫产指征:①重度 ICP。②既往有 ICP 病史并存在与之相关的死胎、死产、新生儿窒息或死亡史。③胎盘功能严重下降或高度怀疑胎儿窘迫。④合并双胎或多胎、重度子痫前期等。⑤存在其他阴道分娩禁忌者。

2. 护理

（1）心理护理:因担心妊娠结局及药物治疗会影响胎儿正常发育或使胎儿畸形,孕妇容易出现心情烦躁、焦虑以及恐惧的心理,对患者本身以及胎儿的生长发育都非常不利。护士应与孕妇耐心讲解 ICP 相关医学知识以及心理焦虑等可能带来的危害,认真倾听患者提出的每一个问题,并进行高效回答。需要保持和蔼、热情的态度,让患者对护士产生足够的信任。指导患者通过适当运动、阅读、听音乐等方式分散注意力来保持心情愉悦。护理人员还应多与患者家属沟通,了解患者的家庭与社会情况,提高护理效果。

（2）一般护理:患者宜进食高热量、高蛋白、高维生素、足量碳水化合物和低脂肪的清淡饮食,可多吃新鲜蔬菜、瓜果,避免辛辣刺激性食物。如皮肤瘙痒较重,影响夜间睡眠,可适当延长睡眠时间。不能擅自外出,休息时宜取左侧卧位,以减轻右旋子宫对下腔静脉的压迫,增加胎盘血流量;另外,可在休息时适当抬高下肢 15° ~30°,以增加回心血量,减轻下肢水肿。

（3）皮肤护理:穿着宽松、透气性强的衣物,尤其是内裤,避免穿化纤、易造成皮肤过敏的衣物,以免加重皮肤瘙痒。勤换洗衣物,保持皮肤干爽,温水洗浴,避免碱性较强等刺激性大的清洁液。保持生活环境清洁,温度适宜。保持手部清洁、勤剪指甲等以避免抓挠瘙痒处。瘙痒的皮肤忌拍打。若患者出现皮肤更为严重的感染,需要及时诊治。

（4）胎儿监护:加强胎动自我监测,要求孕妇早、中、晚各数胎动 1h,每天时间相对固定,先排空膀胱,安静状态下计胎动次数,然后将 3 次胎动数相加再乘 4,即得 12h 胎动数。如果胎动数 <3 次 /h,或 12h 胎动数 <10 次或在原来胎动数基础上减少或增加的次数超过30%,应报告医生处理。定期行胎心无刺激试验（none-stress test,NST）、超声检查,以及时发现胎儿异常情况。

（5）分娩期的护理:①准备行剖宫产患者,根据患者的孕周和胎儿具体情况,做好新生儿抢救准备工作。②对于准备阴道分娩者,制订产程计划,产程初期常规行缩宫素激惹试验（oxytocin challenge test,OCT）或宫缩应激试验（contration stress test,CST）检查,产程中密切监测孕妇宫缩、胎心节律变化、产程进展、破膜情况（羊水颜色变化）,避免产程过长,做好新生儿复苏准备。如出现剖宫产指征,则立即行剖宫产结束分娩。

（6）产褥期护理：部分 ICP 患者可因胆汁酸分泌不足，维生素 K 吸收减少，使肝脏合成凝血因子减少而导致产后出血增加。所以分娩前酌情预防性应用维生素可防治产后出血。胎儿娩出后及时应用缩宫素以加强宫缩，防止产后出血。

（7）用药护理：用药期间密切注意相关药物的副作用。服用腺苷蛋氨酸部分患者可有胃部灼热及上腹痛，偶见昼夜节律紊乱，注射剂不可与碱性液体或含钙离子的液体混合使用。服用熊去氧胆酸偶见便秘、过敏、头痛、头晕、胰腺炎和心动过速等的不良反应。

知识拓展

胆汁淤积与黄疸的区别和联系

胆汁淤积和黄疸不完全等同，胆汁淤积包括胆红素在内的全部胆汁成分淤积。黄疸是血液胆红素浓度增高，使巩膜、皮肤等组织发生黄染的现象。有些疾病仅有胆红素代谢障碍，而胆汁其他成分分泌和排泄正常，如遗传性高胆红素血症（Gilbert 综合征、Crigler-Najjar 综合征、Dubin-Johnson 综合征和 Rotor 综合征等）和溶血性疾病，这些患者仅有胆红素升高，而 ALP 和 GGT 及胆汁酸并不升高。胆汁淤积早期，仅有 ALP、GGT 和胆汁酸升高，可不一定出现黄疸，通常只有当胆红素超过 34.2μmol/L 临床上才显现黄疸。

五、胎儿窘迫

胎儿在子宫内因急性或慢性缺氧危及其健康和生命者，称胎儿窘迫（fetal distress），发生率为 2.7%~38.5%。胎儿窘迫分急性和慢性两种：急性常发生在分娩期，慢性多发生在妊娠晚期，但可延续至分娩期并加重。

（一）病因

母体血液含氧量不足、母胎间血氧运输或交换障碍及胎儿自身因素异常均可导致胎儿窘迫。

1. **胎儿急性缺氧** 因子宫胎盘血液循环障碍、气体交换受阻或脐带血液循环障碍所致。常见于前置胎盘、胎盘早剥、缩宫素使用不当、脐带异常（脐带脱垂、真结、扭转）、母体严重血液循环障碍。

2. **胎儿慢性缺氧** 常见于母体血液氧含量不足（妊娠合并先天性心脏病或心功能不全等）、子宫胎盘血管异常（妊娠期高血压疾病、妊娠合并慢性肾炎等）、胎盘组织细胞变性、坏死（过期妊娠、妊娠期高血压疾病等）、胎儿运输及利用氧能力降低（各种原因所致的溶血性贫血等）。

（二）临床表现

胎心率异常或胎心监护异常、羊水粪染、胎动减少或消失。

1. **急性胎儿窘迫** 多发生在分娩期。常因脐带脱垂、前置胎盘、胎盘早剥、产程延长或宫缩过强及不协调等引起。

（1）胎心率异常：缺氧早期，胎儿处于代偿期，胎心率于无宫缩时增快，胎心率 >160 次 /min，缺氧严重时，胎心率 <110 次 /min。胎儿电子监护可出现晚期减速、变异减速。

（2）羊水胎粪污染：羊水呈绿色、浑浊、稠厚、量少。根据粪染的程度不同，羊水污染可分为三度：Ⅰ度浅绿色，Ⅱ度黄绿色、浑浊，Ⅲ度稠厚、呈棕黄色。

（3）胎动异常：胎儿缺氧初期胎动频繁，继而减少至消失。

（4）代谢性酸中毒：胎儿娩出后取脐动脉血进行血氧分析，pH<7.0，碱缺失（base deficit，BD）>12mmol/L 可诊断为胎儿代谢性酸中毒。

2. 慢性胎儿窘迫 常发生在妊娠晚期，多因孕妇患妊娠期高血压疾病、慢性肾炎、糖尿病、严重贫血、妊娠期肝内胆汁淤积症及过期妊娠等所致。

（1）胎动减少或消失：胎动 <10 次 /2h 或减少 50% 提示胎动减少，是胎儿缺氧的重要表现之一。

（2）电子胎心监护异常：NST 表现为无反应型。OCT 可见频繁变异减速或晚期减速。

（3）胎儿生物物理评分低下，根据 B 型超声监测胎动、胎儿呼吸运动、胎儿肌张力、羊水量，加之胎儿电子监护 NST 结果综合评分，≤3 分提示胎儿窘迫，4~7 分为胎儿可疑缺氧。

（4）胎儿生长受限：表现为宫高、腹围低于同期妊娠第 10 百分位数，B 型超声测得双顶径、股骨长、头围、腹围等径线小于相同胎龄胎儿平均 2 个标准差。

（5）羊水胎粪污染：羊水浑浊呈浅绿色至棕黄色。

（三）治疗

1. 急性胎儿窘迫 应采取果断措施，紧急处理。

（1）积极寻找原因并予以治疗：如仰卧位低血压综合征者，应立即让孕妇取左侧卧位；若孕妇有严重摄入不足，水电解质紊乱或酸中毒时，应予以纠正；若缩宫素使用不当致宫缩过强者，应立即停用缩宫素，必要时使用抑制宫缩的药物。

（2）吸氧：取左侧卧位，面罩或鼻导管持续给氧，每分钟流量 10L，能明显提高母血含氧量，使胎儿血氧分压升高。

（3）尽快终止妊娠：根据产程进展，决定分娩方式，做好新生儿抢救准备。

2. 慢性胎儿窘迫 根据妊娠合并症或并发症特点及其严重程度，结合孕周、胎儿成熟度及胎儿窘迫的严重程度综合判断，拟定处理方案。

（1）一般处理：取左侧卧位，定时低流量吸氧，每日 2~3 次，每次 30min，积极治疗妊娠合并症及并发症。

（2）终止妊娠：妊娠近足月者胎动减少或 OCT 出现晚期减速、重度变异减速，或胎儿生物物理评分≤3 分时，需终止妊娠，分娩方式以剖宫产为宜。

（3）期待疗法：孕周小、估计胎儿娩出后存活可能性小，须根据当地医疗条件，尽量采取保守治疗，以期延长孕龄，同时促胎肺成熟，争取胎儿成熟后终止妊娠。

（四）护理

1. 分娩前

（1）护理评估

1）评估胎心：正常胎心率 >160 次 /min 或 <110 次 /min。

2）评估羊水：羊水呈浅绿色、黄绿色、进而呈浑浊棕黄色，即羊水Ⅰ度、Ⅱ度、Ⅲ度污染。破膜后羊水流出，可直接观察羊水的性状。

3）了解孕妇的年龄、生育史、内科疾病史，如高血压、慢性肾炎、心脏病等；本次妊娠经过如妊娠期高血压、胎膜早破、子宫过度膨胀等；分娩经过如产程延长、缩宫素使用不当等。了解有无胎儿畸形、胎盘功能异常等。

4）若胎心率 >180 次 /min 或 <110 次 /min 伴羊水Ⅱ度 ~Ⅲ度污染；持续胎心缓慢达 100 次 /min 以下；胎心监护反复出现晚期减速或出现重度变异减速，胎心 60 次 /min 以下持续 60s 以上等情况发生时立即行剖宫产术前准备。

5）评估胎动情况：胎动 <10 次 /2h 或减少 50% 提示有胎儿缺氧可能。

（2）协助完成各项检查：血尿常规、肝肾功能检查、心电图、超声心动图检查。

（3）心理护理：讲解胎儿窘迫的病因，实施心理干预以消除孕妇的心理因素，并教会孕妇保持心情舒畅的方法，可听轻松舒缓的音乐，尽量多与孕妇交流，同时协助孕妇消除不良因素影响，消除孕妇紧张心理，同时做好胎儿窘迫疾病知识的健康教育。

（4）分娩前准备：①完善术前各项检查，做好健康教育。②加强分娩前心理护理，避免紧张。③分娩前常规准备：备皮、洗澡、更衣。④做好新生儿抢救准备。⑤做好并发症的预防。

2. 分娩中

（1）密切监测胎心变化：如出现晚期减速等立即让孕妇采取左侧卧位，给予吸氧，提高母血氧含量。

（2）寻找原因：因缩宫素使用不当造成的胎儿窘迫，应遵医嘱立即停用缩宫素，必要时可使用抑制宫缩的药物。遵医嘱协助医生行人工破膜术，严密监测胎心变化及羊水性状。

（3）改变体位：通常以左侧卧位为好，如疑有脐带受压，可改变多种体位，无效时行阴道检查。

（4）若有胎儿窘迫，针对病因、孕周及胎儿成熟度决定。若胎儿已成熟，无明显先天异常，短期内不能阴道分娩的宜结束分娩。为避免宫缩时加重胎儿宫内缺氧，可行剖宫产。

（5）单纯的胎心变化，可取左侧卧位，吸氧，持续观察，也可应用胎心监护仪持续观察。胎心变化并有羊水改变，应尽快结束分娩。宫口未开全，应行剖宫产。宫口已开全具有阴道分娩的条件，可行阴道产钳助产，同时做好新生儿的抢救准备。

（6）孕周 <36 周者，胎儿产后生存可能性较小，应向家属讲明情况，尽量保守治疗以期延长孕周，并积极寻找原因，治疗母体合并症，如妊娠期高血压疾病、心脏病、糖尿病等，改善胎儿在宫内缺氧情况。若原因不明或原因明确但不能去除，应尽快结束分娩。

（7）胎儿娩出前做好新生儿抢救准备。通知儿科医生到场参加抢救。

3. 分娩后

（1）了解分娩过程，观察子宫复旧及阴道出血情况，如有异常及时通知医生，并准确记录出血量。

（2）每日测体温、脉搏 2 次，每日测体温 4 次，体温 ≥37.2℃以上者，通知医生处理，高热者按高热护理常规。

（3）嘱产妇多饮水，4~6h 协助排尿，必要时遵医嘱导尿。

（4）嘱产妇早期下床活动。

（5）嘱产妇早开奶，做好乳房护理。

（6）每日会阴擦洗，保持外阴清洁。

（7）观察会阴伤口愈合情况，如异常通知医生。

（8）对于新生儿转儿科继续治疗的产妇，为其讲解儿科探视制度及母乳的留存方法，耐心倾听产妇的需求，并尽量满足。

（五）健康教育

1. 分娩前心理护理　向孕妇提供相关信息，包括医疗措施的目的、操作过程、预期结果及孕妇需做的配合。对提出的疑虑给予适当解释。

2. 饮食　宜进食清淡、易消化、富含营养的食物，饮食内应有足够的蔬菜、水果及谷类，多喝汤类，少量多餐，每日 4~5 餐为宜。

3. 产后 24h 后即可下床轻微活动，产后第 2d 可在室内活动并根据产妇的情况开始做产褥期保健操直至产后 6 周。指导与婴儿同步睡眠，劳逸结合。

4. 哺乳期产妇应补充足够的钙剂及复合维生素。

5. 指导母乳喂养，提供母乳喂养知识。

6. 保持心情愉快，指导产妇心理调适，保持乐观，情绪稳定。

7. 保持外阴清洁及个人卫生，勤换内衣裤，产后可进行沐浴、刷牙。

8. 产后 42d 内禁止性生活，42d 后采取避孕措施，指导产妇选择适合的避孕方法。正常产后 3 个月，可以选择宫内节育器避孕。

9. 指导产妇将孕期保健册交地段保健部门，产后 42d 产妇及婴儿应来医院进行产后复查。

10. 指导产妇在产褥期如有异常应及时到医院检查，如阴道出血超过月经量。

11. 告知产妇母乳喂养热线电话，以便产妇遇到困难时咨询。

（六）延续护理

1. 产后 42~60d 门诊复查，如有不适随诊。

2. 积极促进社区卫生服务组织的建立，并将出院的产妇转给这些组织。

知识拓展

胎儿头皮血气与新生儿脐动脉血气

胎儿宫内缺氧与酸中毒之间关系密切，胎儿头皮血气可提示酸中毒，是诊断胎儿宫内窘迫的金标准。破膜后，检查胎儿头皮血进行血气分析，pH<7.2，PO_2<1.3kPa（10mmHg），PCO_2>8.0kPa（60mmHg）即可以诊断。

新生儿脐动脉血气代表新生儿在产程中血气变化的结局，能提示有无缺氧、酸中毒及其严重性，反应新生儿窒息的病理生理本质。中华医学会围产医学分会新生儿复苏学组在 2016 年的《新生儿窒息诊断的专家共识》中建议：脐动脉血 pH<7.00 及碱剩余 <-14~-16mmol/L，可作为诊断新生儿窒息标准。因 Apgar 评分诊断新生儿窒息的敏感性高而特异性低，脐动脉血气特异度高而敏感性较低，两者结合可增加准确性。轻度窒息：Apgar 评分 1min ≤7 分或 5min ≤7 分，伴脐动脉血 pH<7.2。重度窒息：Apgar 评分 1min ≤3 分或 5min ≤5 分，伴脐动脉血 pH<7.0。

六、胎儿及羊水异常

（一）多胎妊娠

一次妊娠宫腔内同时有两个或两个以上胎儿时称多胎妊娠。近年来,由于辅助生育技术的广泛应用,多胎妊娠发生率明显增高。多胎妊娠易引起妊娠期高血压疾病、妊娠肝内胆汁淤积症、贫血、胎膜早破及早产、胎儿发育异常等。多胎妊娠中双胎发生率最高,本节主要讨论双胎妊娠。

1. 双胎的类型及特点

（1）双卵双胎:由两个卵子分别受精形成两个受精卵,约占双胎妊娠的70%,双胎的遗传基因不完全相同,所以与两次单胎妊娠形成兄弟姐妹一样,双卵双胎两个胎儿的性别、血型可以相同或不同,而外貌、指纹等表型不同。胎盘多为分离的两个,也可以融合成一个,但胎盘内的血液循环各自独立,胎盘胎儿面见两个羊膜腔,中间隔有两层羊膜、两层绒毛膜。

（2）单卵双胎:一个卵子受精后分裂形成两个胎儿,约占双胎妊娠的30%,形成原因不明。单卵双胎的遗传基因完全相同,故两个胎儿性别、血型及其他各种表型完全相同。由于受精卵在早期发育阶段发生分裂的时间不同,可以分为双羊膜囊双绒毛膜单卵双胎、双羊膜囊单绒毛膜单卵双胎、单羊膜囊单绒毛膜单卵双胎、连体双胎。

2. 临床表现　双卵双胎多有家族史,孕前曾用过促排卵药或体外受精多个胚胎移植。恶心、呕吐等早孕反应重。中期妊娠后体重增加迅速,腹部增大明显,下肢水肿、静脉曲张等压迫症状出现早而明显。妊娠晚期常有呼吸困难,活动不便。

（1）产科检查:子宫大于停经月份,妊娠中晚期腹部可触及多个小肢体或三个胎体。

（2）产科超声检查:孕6~7周可见两个妊娠囊,孕9周时见到两个原始心管搏动。可筛查胎儿结构畸形,判断双胎类型等。

3. 护理

（1）一般护理

1）护理评估:评估孕妇对双胎妊娠的认知情况;评估孕周及宫高腹围情况;了解孕妇的相关检查;了解孕妇基本信息;评估孕妇的自理能力;评估跌倒、压疮等风险。

2）配合完成各项检查:血常规、尿常规、凝血功能、B型超声检查。

3）心理护理:讲解双胎妊娠的病因,实施心理干预消除孕妇的心理负担,并教会孕妇保持心情舒畅的方法,可听轻松舒缓的音乐,尽量多与孕妇交流,同时协助孕妇消除不良因素影响,消除孕妇紧张心理,同时做好双胎妊娠知识的健康教育。

（2）专科护理

1）自然分娩护理:①按自然分娩护理常规护理。②严密观察产程进展,注意胎心变化。③如发现孕妇有宫缩乏力或产程延长,及时通知医生处理。④第一个胎儿娩出后,应立即断脐,助手扶正第二个胎儿的胎位,使保持纵产式。等待15~20min,第二个胎儿自然娩出。如果等待15min仍无宫缩,则可人工破膜或静脉滴注缩宫素促进宫缩。⑤第二个胎儿娩出后,应立即肌内注射或静脉滴注缩宫素,以防产后出血。⑥腹部放置沙袋,以防腹压骤降引起休克。⑦胎儿娩出前做好新生儿抢救准备。⑧通知儿科医生到场参加抢救。⑨如发生早产,应加强早产儿的监护。

2）剖宫产护理：①按剖宫产患者护理常规护理。②完善术前各项检查,做好健康教育。③加强术前心理护理,避免紧张。④手术前常规准备,皮试、配血、备皮、洗澡、更衣、导尿、禁食水。⑤做好孕妇及新生儿抢救准备。⑥做好并发症的预防。⑦根据麻醉方式的不同,应采取不同的卧位。全麻产妇清醒前,应去枕平卧,头偏向一侧,防止坠床;硬膜外麻醉产妇去枕平卧 6h 后置枕,6h 后应在床上翻身活动,饮温白开水。24h 后可下床活动,以促进肠蠕动,防止下肢静脉血栓。⑧监测生命体征。手术后 3d 内,每日测体温、脉搏、血压 4 次。发现异常及时通知医生。⑨准确记录阴道出血量及子宫收缩情况,发现异常及时通知医生。⑩妥善固定尿管及引流管,观察其颜色和量并保持通畅。⑪鼓励产妇勤翻身,早下床活动,促进血液循环及子宫收缩,防产后出血、深静脉血栓等术后并发症。⑫安全护理。下床活动时注意观察产妇自觉症状,防止虚脱、跌倒。⑬观察腹部伤口有无渗血发现异常及时通知医生,术后 8~12h 取下腹部沙袋、腹带,24h 后拔尿管,拔尿管后 6h 内应自行排尿。⑭术后第二天进流质,排气前避免进食含糖、奶等产气食物,鼓励增加活动量,排气后改普食。⑮会阴护理。保持外阴清洁,嘱产妇尽可能健侧卧位,及时更换会阴垫。会阴擦洗（0.5‰碘伏洗剂）,每日 2 次,注意恶露性质、量、味及有无组织样物排出。⑯预防感染,遵医嘱给予抗生素。

4. 健康教育

（1）介绍术后注意事项,如保暖、饮食,哺乳期产妇应补充足够的钙剂及复合维生素。

（2）术后第 2 天可在室内走动并根据产妇的情况开始做产褥期保健操直至产后 6 周。指导与婴儿同步睡眠,劳逸结合。

（3）保持心情愉快,指导产妇心理调适,保持乐观,情绪稳定,注意室内空气流通。

（4）指导母乳喂养,乳房护理,提供母乳喂养知识。

（5）保持个人卫生,勤洗手,勤换内衣,指导产妇自我会阴清洗方法,预防产褥感染,产后可进行沐浴、刷牙。

（6）产后 42d 内禁止性生活,42d 后采取避孕措施,指导产妇选择适合的避孕方法。正常产后 3 个月,可以选择宫内节育器避孕。

（7）指导产妇将孕期保健册交社区保健,产后 42d 产妇及婴儿应来医院进行产后复查。

（8）指导产妇在产褥期如有异常应及时到医院检查,如阴道出血超过月经量。

（9）告知产妇母乳喂养热线电话,以便产妇遇到困难时咨询。

5. 延续护理

（1）助产士入病房访视产妇伤口情况及子宫复旧情况。

（2）产后 42~60d 门诊复查,如有不适随诊。

（3）积极促进社区卫生服务组织的建立,并将出院的产妇转给这些组织。

知识拓展

双胎输血综合征

双胎输血综合征（twin-twin transfusion syndrome, TTTS）是动 - 静脉吻合所致血流不平衡引起,而大多数单绒毛膜多胎妊娠的胎盘中都存在这种血管吻合。严重情况下若出现优势血流,双胎中的一胎会成为供血儿,另一个则成为受血儿,可能导致胎儿生长明显不一致。受血儿是双胎中较大的胎儿,其羊膜囊内羊水过多,通常脐带粗,腹围、肾脏和膀胱大。容量过多可导致心血管失代偿,表现为心脏扩大、三尖瓣反流和心室肥厚;还可能发生胎儿水肿。受血儿体内红细胞增多可导致出生后血栓形成或高胆红素血症。供血儿是双胎中较小的胎儿,其羊膜囊内羊水过少。供血儿可能有严重的生长受限,伴贫血、低血容量和肾功能不全。严重的羊水过少可导致供血儿贴于子宫壁("贴附儿"),并产生相关并发症,如肺发育不良和畸形。

(二)羊水过多

妊娠期间,羊水量超过 2 000ml 者称羊水过多(polyhydramnios)。发生率为 1%~3%。若羊水量增加缓慢、往往症状轻微,称慢性羊水过多;若羊水在数日内迅速增加、压迫症状严重,称为急性羊水过多。

1. 病因　约 1/3 羊水过多的病因不明,导致胎儿尿量增加或吞咽量减少的病症都可导致羊水量明显增加。

(1)胎儿结构异常 / 畸形:羊水过多的孕妇中,18%~40% 合并胎儿畸形。与羊水过多相关的最常见的结构异常是干扰胎儿吞咽和 / 或吸收液体的结构异常。胎儿畸形以神经管缺陷性疾病最常见,约占 50%,其中主要为开放性神经管畸形。当为无脑儿、显性脊柱裂时,脑脊膜暴露,脉络膜组织增生,渗出增加;中枢性吞咽障碍加上抗利尿激素缺乏等,使羊水形成过多,回流减少;胎儿食管、十二指肠闭锁可使胎儿吞咽羊水障碍,引起羊水过多;胎儿高心排出量状态下也可能出现尿量增加(如细小病毒感染、胎儿出血、α- 地中海贫血、继发于葡萄糖 –6– 磷酸脱氢酶缺乏的溶血)等。

(2)染色体异常:18- 三体、21- 三体、13- 三体胎儿可出现胎儿吞咽羊水障碍,引起羊水过多。当宫内生长受限合并羊水过多时,可能提示 18- 三体综合征。

(3)双胎妊娠:约 12% 的双胎妊娠合并羊水过多,是单胎妊娠羊水过多风险的 10 倍以上。单卵单绒毛膜双羊膜囊时,两个胎盘动静脉吻合,易并发双胎输血综合征;受血儿循环血量多,胎儿尿量增加,引起羊水过多。

(4)妊娠期糖尿病或糖尿病合并妊娠:机制尚不清晰。可能由于与母体高血糖致胎儿血糖增高,产生渗透性利尿,胎盘胎膜渗出增加有关。

(5)胎儿水肿:羊水过多与胎儿免疫性水肿(母儿血型不合溶血)及非免疫性水肿(多由宫内感染引起)有关。

(6)胎盘脐带病变:巨大胎盘、脐带帆状附着可导致羊水过多。当胎盘绒毛血管瘤直径大于 1cm 时,15%~30% 可合并有羊水过多。

(7)特发性羊水过多:约占 30%,不合并孕妇、胎儿及胎盘异常。原因不明。

2. 临床表现

(1)急性羊水过多:较为少见,多在妊娠 20~24 周出现。由于羊水骤然增加,数日内子宫明显增大。当子宫膨胀严重时,孕妇可能会出现持续的呼吸短促,自觉腹部胀痛不适、腰酸,因横膈抬高难以平卧。检查可见腹部高度膨隆、皮肤张力大、变薄,腹壁下静脉扩张,可伴外阴部静脉曲张及水肿;子宫大于妊娠月份、张力大,胎位不清、胎心音遥远或听不清。

(2)慢性羊水过多:较为多见。常发生在妊娠晚期。羊水在数周内缓慢增多,出现较轻微的压迫症状或无症状，孕妇仅感腹部增大较快。检查见子宫张力大、子宫大小超过孕周，液体震颤感明显，胎位尚可查清或不清、胎心音较遥远或听不清。

3. 辅助检查

（1）B型超声检查：为羊水过多的主要辅助检查方法。目前，临床广泛应用的有两种标准：一种是以脐横线与腹白线为标志，将腹部分为四个象限，各象限最大羊水暗区垂直径之和为羊水指数（amniotic fluid index, AFI），当AFI大于等于25，即可诊断羊水过多。羊水最大暗区垂直深度（amniotic fluid volume, AFV）：当AFV ≥8即可诊断羊水过多；8~11cm为轻度羊水过多，12~15cm为中度羊水过多，≥16cm为重度羊水过多。B型超声检查还可了解胎儿结构畸形，如无脑儿、显性脊柱裂、胎儿水肿及双胎等。

（2）其他检查：①羊水甲胎蛋白（AFP）测定。开放性神经管缺损时，羊水中AFP明显增高，超过同期正常妊娠平均值加3个标准差以上。②孕妇血糖检查。常出现于慢性羊水过多者，应除外糖尿病。③孕妇血型检查。如胎儿水肿者应检查孕妇Rh、ABO血型，排除母儿血型不合溶血引起的胎儿水肿。④胎儿染色体检查。羊水细胞培养或采集胎儿血培养做染色体核型分析，或应用染色体探针对羊水或胎儿血间期细胞真核直接原位杂交，了解染色体数目、结构异常。

4. 治疗要点　主要根据胎儿有无畸形及孕周、孕妇压迫症状的严重程度而定。

（1）羊水过多合并胎儿畸形：一旦确诊胎儿畸形、染色体异常，应及时终止妊娠，通常采用人工破膜引产。

（2）羊水过多合并正常胎儿：应积极寻找病因，对相关疾病进行治疗。对孕周不足37周，胎肺不成熟者，应尽可能延长孕周。必要时可进行医源性羊水量减少的相关操作。

5. 护理

（1）一般护理

1）护理评估：①评估孕妇对羊水过多的疾病认知情况。②评估孕周情况及引起羊水过多的原因。③了解孕妇的相关检查。④了解孕妇基本信息。⑤评估心理社会状况：家庭经济承受能力，支持程度，提供相应的心理支持。⑥评估孕妇的自理能力。⑦评估跌倒、压疮等风险。

2）产前一般护理常规：①监测生命体征、安置床位、为孕妇佩戴腕带，根据病历首页正确填写孕妇信息，查看入院须知及家属签字情况，通知主管医生。②保持病室整洁、舒适、安全、温湿度适宜，定时开窗通风。③遵医嘱指导孕妇饮食，嘱孕妇左侧卧位，注意休息，保持轻松愉快的心情。④嘱孕妇自数胎动，必要时吸氧。⑤每日测量体温、脉搏、血压、呼吸，4h一次，特殊情况遵医嘱增加监测频率。⑥做好孕妇的生活护理，必要时提供帮助。

3）配合完成各项检查：血尿常规、B型超声检查、相关疾病的实验室检查项目。

4）心理护理：讲解羊水过多的病因，实施心理干预消除孕妇的心理因素，并教会孕妇保持心情舒畅的方法，可听轻松舒缓的音乐，尽量多与孕妇交流，同时协助孕妇消除不良因素影响，消除孕妇紧张心理，同时做好羊水过多知识的健康教育。

（2）专科护理

1）密切观察孕妇生命体征，定期测量宫高、腹围和体重。

2）密切观察羊水量变化、孕妇有无压迫症状、下肢水肿及静脉曲张情况。

3）监测胎心、胎动及宫缩情况。

4）羊水过多合并胎儿畸形：①做好中期引产术前的准备，包括用物准备、药物作用说明，提供心理支持。②人工破膜引产术：做好高位破膜术的准备，术中监测孕妇的血压、心率变化，羊水流出后腹部放置沙袋维持腹压，以防休克。若 12h 后仍未临产，遵医嘱进行缩宫素滴注。③依沙吖啶注射引产：做好药物宣教与心理支持。④密切观察孕妇的宫缩、宫底高度、胎心变化及阴道出血情况。

5）羊水过多合并正常胎儿：①羊膜穿刺减压时，应注意放液速度，每小时不超过 500ml，一次放液不超过 1 500ml，密切监测孕妇的血压、心率、呼吸的变化；放液后应腹部加压包扎。②密切观察孕妇的胎心、宫缩、宫底变化及阴道出血情况。③对于妊娠 <34 周的孕妇，遵医嘱进行促肺成熟治疗。④孕周 <34 周使用前列腺素合成酶抑制剂的孕妇，应做好药物宣教，用药期间提醒孕妇每周行 B 型超声以检测羊水量。吲哚美辛可能致胎儿动脉导管闭合，因此不宜长期使用。

6）分娩后应及时应用宫缩剂、按摩子宫，积极预防产后出血的发生。

7）应给予孕妇及其家属心理支持。

（3）健康指导：①根据孕妇及其家属的疾病认知情况加强健康教育，使孕妇及其家属了解羊水过多的相关知识。②做好药物指导，保证用药安全、缓解孕妇压力。对于合并糖尿病患者，指导其监测血糖水平。③饮食指导：根据医嘱进食高蛋白、高维生素、易消化食物，保持大便通畅，避免便秘。对于合并糖尿病的孕妇需控制糖分摄入，避免进食糖餐。④对于未分娩的孕妇应注意卧床休息，避免诱发宫缩的活动及各种刺激。⑤破膜时应立即平卧，避免脐带脱垂。⑥对于因压迫症状而出现呼吸困难者，应指导其取半卧位，并及时就诊。⑦产后应注意卫生，避免感染。⑧合并胎儿畸形者，应建议查明原因。再次妊娠前进行孕前咨询。

（三）羊水过少

正常妊娠时羊水的产生与吸收处于动态平衡中，任何引起羊水产生与吸收失衡的因素均可造成羊水过少的病理状态。羊水过少是指羊水量低于孕龄预期。妊娠晚期羊水量少于 300ml 者称为羊水过少（oligohydramnios）。羊水过少的发病率为 0.5%~5.5%。当羊水量少于 50ml，围产儿死亡率可高达 88%。因其对围生儿预后有明显的不良影响，近年受到越来越多的重视。

1. **病因**　主要与羊水产生减少或吸收、外渗增加有关。部分羊水过少原因不明。常见原因如下。

（1）胎儿泌尿道畸形：如先天性肾缺如或尿路梗阻，胎儿无尿液生成或生成的尿液不能排入羊膜腔致妊娠中期后严重羊水过少。

（2）胎盘因素：如胎盘功能不良导致的过期妊娠、胎儿宫内生长受限、妊娠期高血压疾病等。由于胎盘功能不良，胎儿宫内慢性缺氧，血液重新分布，导致肾血管收缩，胎儿尿液形成减少，致羊水过少；胎盘早剥或者胎盘血栓形成 / 梗死也可致羊水过少。

（3）胎膜早破：在分娩前胎膜破裂，造成羊水流失。

（4）母体因素：如孕妇脱水、血容量不足、血浆渗透压增高等，可使胎儿血浆渗透压相应增高，胎盘吸收羊水增加；同时胎儿肾小管重吸收水分增加，尿液形成减少。此外，孕妇应用某些药物（如吲哚美辛、利尿剂等）亦可引起羊水过少。

2. 临床表现　羊水过少的临床表现多不典型。当子宫大小小于孕周时可首先怀疑羊水过少；也可能于 B 型超声检查偶然发现。胎盘功能不良者常有胎动减少；胎膜早破者有阴道流液。腹部检查：宫高、腹围较小，尤以胎儿宫内生长受限者明显，有子宫紧裹胎儿感。临产后阴道检查时发现前羊水囊不明显，胎膜与胎儿先露部紧贴，也可于人工破水时发现羊水少。

3. 辅助检查

（1）B 型超声检查：是羊水过少的主要辅助诊断方法。妊娠晚期最大羊水池深度≤2cm 为羊水过少，≤1cm 为严重羊水过少；或羊水指数≤5cm，可诊断为羊水过少；羊水指数<8cm 为可疑羊水过少。

（2）羊水直接测量：破膜后，直接测量羊水，总羊水量<300ml，可诊断为羊水过少。

（3）电子胎心监护：羊水过少的胎儿胎盘储备功能较差，无应激试验（NST）可呈现无反应型；分娩时由于压迫和宫缩，可出现胎心的减速。

（4）其他检查：妊娠晚期发现羊水过少，应结合胎儿生物物理评分、血尿雌三醇、胎盘生乳素检测等，了解胎盘功能及评价胎儿宫内安危，及早发现胎儿宫内缺氧。需排除胎儿染色体异常时可行羊水细胞培养等检查。

4. 治疗要点

（1）羊水过少合并胎儿畸形：对确诊胎儿畸形，或胎儿已成熟、胎盘功能严重不良者，应立即终止妊娠。

（2）羊水过少合并正常产胎儿

1）补充羊水期待治疗：若胎肺不成熟，无明显胎儿畸形者，增加补液量，改善胎盘功能，抗感染。必要时可行羊膜腔输液补充羊水，尽量延长孕周。

2）对妊娠足月、胎儿可宫外存活者，及时终止妊娠。合并胎盘功能不良、胎儿窘迫孕妇应采用剖宫产终止妊娠；储备良好、无明显宫内缺氧、破膜后羊水清亮者可进行阴道试产，在产程中需严密监测胎心变化。

5. 护理

（1）术前护理

1）护理评估：①评估孕妇对羊水过少的认知情况。②评估孕周情况及引起羊水过少的原因。③了解孕妇已进行的相关检查，辅助医生完善相关检查。④了解孕妇基本信息。⑤心理社会状况：家庭经济承受能力，以提供相应的心理支持；⑥评估孕妇的自理能力。⑦评估跌倒、压疮等风险。

2）产前一般护理常规：①测量生命体征、安置床位、为孕妇佩戴腕带，根据病历首页正确填写孕妇信息，查看入院须知及家属签字情况，通知主管医生。②保持病室整洁、舒适、安全，病室温湿度适宜，定时开窗通风。③遵医嘱指导孕妇饮食，嘱孕妇左侧卧位，注意休息，保持轻松愉快的心情。④嘱孕妇自数胎动，必要时吸氧。⑤每日测量体温、脉搏、血压、呼吸，4h 一次，特殊情况遵医嘱增加监测频率。⑥做好孕妇的生活护理，必要时提供帮助。

3）专科护理：①观察宫高、腹围增长情况。②监测胎心及胎动，破膜后观察羊水性状。③遵医嘱给予吸氧。④做好新生儿复苏准备。

4）配合完成各项检查：血、尿常规、B 型超声检查、其他实验室检查。

5）心理护理：讲解羊水过少的病因，实施心理干预消除孕妇的心理因素，并教会孕妇保持心情舒畅的方法，可听轻松舒缓的音乐，尽量多与孕妇交流，同时协助孕妇消除不良因素影响，消除孕妇紧张心理，同时做好羊水过少知识的健康教育。

6）剖宫产术前准备：①完善术前各项检查，做好健康教育。②加强术前心理护理，避免紧张。③手术前常规准备：皮试、备皮、洗澡、更衣、禁食水。④做好新生儿抢救准备。⑤做好并发症的预防。

（2）术后护理

1）按剖宫产术后护理常规护理。

2）根据麻醉方式的不同，应采取不同的卧位；全麻孕妇清醒前，应去枕平卧，头偏向一侧，防止坠床；硬膜外麻醉孕妇去枕平卧6h后置枕，6h后应在床上翻身活动，饮温白开水。12h后可下床活动，以促进肠蠕动，防止下肢静脉血栓形成。

3）监测生命体征，阴道出血及腹部伤口有无渗血，发现异常及时通知医生。手术后3d内，每日测体温、脉搏4次。

4）妥善固定尿管及引流管，观察其颜色和量并保持通畅。

5）鼓励孕妇勤翻身，早下床活动，促进血液循环及子宫收缩，以防产后出血、深静脉血栓等术后并发症。

6）安全护理：下床活动时注意观察孕妇自觉症状，防止虚脱、跌倒。

7）术后8~12h取下腹部沙袋、腹带，24h后拔尿管，拔尿管后6h内应自行排尿。

8）术后第二天进流质，排气前避免进食含糖、奶等产气食物，鼓励增加活动量，排气后改为普食。

9）会阴护理：保持外阴清洁，嘱孕妇尽可能取健侧卧位，及时更换会阴垫。会阴擦洗（0.5‰碘伏洗剂），每日2次，注意恶露性质、量、味及有无组织样物排出。

10）预防感染，遵医嘱给予抗生素

（3）健康指导：①加强健康教育，使孕妇及其家属了解羊水过少的相关知识。②增加孕妇饮水量，对于饮水较少（甚至脱水）孕妇，嘱每日1~2L口服补水，必要时遵医嘱应用去氨加压素；遵医嘱进行静脉输液，补充孕妇入量。③根据孕妇用药情况，进行药物说明和用法介绍。④介绍术后注意事项，如保暖、饮食，哺乳期孕妇应补充足够的钙剂及复合维生素。⑤术后第2天可在室内走动并根据孕妇的情况开始做产褥期保健操直至产后6周。指导与婴儿同步睡眠，劳逸结合。⑥对新生儿转儿科观察或预后不良的孕妇，提供心理支持。指导孕妇心理调适，保持乐观，情绪稳定，注意室内空气流通。⑦指导母乳喂养，乳房护理，提供母乳喂养知识。⑧保持个人卫生，勤洗手，勤换内衣，指导孕妇自我会阴清洗方法，预防产褥感染，产后可进行沐浴、刷牙。⑨产后42d禁止性生活，42d后采取避孕措施，指导孕妇选择适合的避孕方法。正常产后3个月，可以选择宫内节育器避孕。⑩指导孕妇将孕期保健册交地段保健部门，产后42d产妇及婴儿应来医院进行产后复查。⑪导产妇在产褥期如有异常应及时到医院检查，如阴道出血超过月经量。⑫告知产妇母乳喂养热线电话，以便产妇遇到困难时咨询。⑬为有问题或死亡新生儿的产妇及家庭提供心理支持。

（4）延续护理：①产后42~60d门诊复查，如有不适随诊。②积极促进社区卫生服务组织的建立，并将出院的母婴转给这些组织。

知识拓展

妊娠不足 20 周羊水量评估

对于妊娠期不足 20 周的孕妇,羊水量的评估需要一些改动。目前,关于最早在胎龄为多少时可采用超声检测来估计羊水量的信息有限。测量羊水指数(AFI)的一个问题是,当胎龄小于 20 周时,由于子宫底可能位于或低于脐部,所以仅存在 2 个象限。在一项有关妊娠期 16~44 周 AFI 的研究中,沿母体中线的假想垂直线和耻骨联合与宫底顶部连线中点的假想横线将子宫分成 4 个象限解决了这个问题。

（四）胎儿生长受限

胎儿生长受限(FGR)是产科常见并发症之一。及早诊断,合理监护以及适时分娩对于改善 FGR 预后,降低围产期发病、死亡率非常重要。

FGR 是指受母体、胎儿、胎盘等病理因素影响,胎儿生长未达到其应有的遗传潜能,多表现为胎儿超声估测体重或腹围低于相应胎龄第 10 百分位。

1. **病因** FGR 的高危因素很多,总结起来主要包括 3 个方面,即母体(包括子宫)、胎儿以及胎盘因素。胎儿和胎盘异常血管形成占绝大部分。

（1）母体因素:全身疾病,如呼吸循环系统疾病、肾功能不全、高血压、子痫前期、糖尿病、结缔组织病、贫血、发热、严重营养不良等;药物,如己烯雌酚、抗肿瘤药物、麻醉剂等;不良嗜好,如吸烟、饮酒等;子宫异常,如子宫畸形、子宫肌瘤等。

（2）胎儿因素:胎儿畸形,如心脏疾病、骨骼发育异常;染色体异常;宫内感染等。

（3）胎盘因素:胎盘蜕膜炎症,胎盘肿瘤(如绒毛膜血管瘤),前置胎盘,胎盘血栓、纤维素沉着,胎盘早剥,多胎妊娠等。

2. **筛查及诊断** 妊娠期准确诊断 FGR 并不容易,往往需要在分娩后才能诊断。密切关注胎儿发育情况是提高 FGR 诊断准确率的关键。无高危因素的孕妇应在妊娠早期明确孕周,准确地判断胎龄,并通过孕妇体重和宫高的变化,初步筛查出 FGR,进一步经 B 型超声检查确诊。有高危因素的孕妇需要从妊娠早期开始定期行 B 型超声检查,根据各项衡量胎儿生长发育指标及其动态情况,结合子宫胎盘的灌注情况及孕妇的产前检查结果,尽早诊断 FGR。

（1）临床指标:测量孕妇宫高、腹围、体重,推测胎儿大小,简单易行,可用于低危人群的筛查。

1）宫高、腹围连续 3 周测量均在第 10 百分位数以下者,为筛选 FGR 指标,预测准确率达 85% 以上。

2）计算胎儿发育指数,胎儿发育指数 =[宫高(cm)-3]×(月份 +1),指数在 -3 和 +3 之间为正常,小于 -3 提示可能为 FGR。

3）妊娠晚期孕妇每周增加体重 0.5kg。若体重增长停滞或增长缓慢时,可能为 FGR。

（2）辅助检查

1）B 型超声胎儿生长测量:①胎儿测头围和腹围比值(HC/AC),胎儿头围在妊娠 28 周后生长减慢,而胎儿体重仍按原速增长,故只测头围不能准确反映胎儿生长发育的动态变化,应同时测量胎儿腹围和头围(HC/AC),比值小于正常同孕周平均值的第 10 百分位数,应考虑为 FGR,有助于估算不匀称型 FGR。②测量胎儿双顶径(BPD)。正常孕妇妊娠早期每周一般增长 3.6~4.0mm,妊娠中期 2.4~2.8mm,妊娠晚期 2mm。若能每周连续测量胎儿双顶径,观察其动态变化,发现每周增长 <2.0mm,或每 3 周增长 <4.0mm,或每 4 周增长 <6.0mm,于妊娠晚期双顶径每周增长 <1.7mm,均应考虑有 FGR 的可能。③羊水量与胎盘成熟度。多数 FGR 出现羊水过少、胎盘老化的 B 型超声图像。

2)彩色多普勒超声检查:脐动脉舒张期血流缺失或倒置,对诊断 FGR 的意义大。妊娠晚期脐动脉 S/D 比值通常 ≤3 为正常值,脐血 S/D 比值升高时,也应考虑有 FGR 的可能。随着彩色多普勒超声的广泛应用,有学者提出测量子宫动脉的血流可以预测 FGR,尤其以子宫动脉的 PI 值及切迹的意义更大。

3)抗心磷脂抗体(ACA)的测定:近年来,有关自身抗体与不良妊娠的关系已越来越多被关注,研究表明抗心磷脂抗体与 FGR 的发生有关。

3. 预防

(1)应用阿司匹林:对于有胎盘血流灌注不足疾病史(如 FGR、子痫前期、抗磷脂综合征)的孕妇,可以从妊娠 12~16 周开始服用小剂量阿司匹林至孕 36 周。存在 1 项高危因素的孕妇,也建议于妊娠早期开始服用小剂量阿司匹林进行预防,其中高危因素包括肥胖、年龄 >40 岁、孕前高血压、孕前糖尿病(1 型或 2 型)、辅助生殖技术受孕病史、胎盘早剥病史、胎盘梗死病史等。

(2)戒烟:妊娠期应停止吸烟。

(3)应用低分子肝素:抗凝治疗能改善胎盘功能障碍疾病(如子痫前期、FGR、死产史等)的预后,对于高危孕妇预防 FGR 应该具有一定疗效,但目前缺乏有关不良反应及新生儿长期预后方面的证据支持,亦没有充分证据支持其预防应用。

(4)吸氧:虽然有研究发现吸氧可以增加胎儿体重,降低围产期病死率,但目前仍缺乏充分证据支持孕妇常规吸氧来治疗 FGR。

4. 治疗

(1)寻找病因:怀疑 FGR 时要查找有无母体方面的高危因素。FGR 胎儿因素包括结构异常、染色体异常以及宫内感染。发现可疑 FGR 时,应该进行详细的胎儿结构性超声波检查,建议进行染色体核型分析。宫内感染的相关检查应视具体情况而定。

(2)妊娠期治疗:治疗越早效果越好,妊娠 32 周前开始疗效佳,妊娠 36 周后疗效差。一般认为 FGR 的治疗原则是积极寻找病因、补充营养、改善胎盘循环,加强胎儿监测、适时终止妊娠。常见的改善胎盘循环及补充营养的方法包括卧床休息、静脉营养等,但治疗效果欠佳。

1)一般治疗:孕妇卧床休息,均衡膳食,吸氧,一般建议孕妇取左侧卧位,增加母体心排出量的同时,可能会使胎盘血流达到最大量。

2)母体静脉营养:临床上通常通过静脉营养给予母体补充氨基酸、能量合剂及葡萄糖,但实际治疗效果并不理想。可能的原因是,在胎儿生长受限时,胎盘功能减退,胎盘绒毛内血管床减少,间质纤维增加,出现绒毛间血栓,胎盘梗死等一系列胎盘老化现象,子宫 - 胎盘供血不足,导致物质转换能力下降。

3)药物治疗:β- 肾上腺素激动剂能舒张血管、松弛子宫,改善子宫胎盘血流,促进胎儿生长发育。硫酸镁能恢复胎盘正常的血流灌注。丹参能促进细胞代谢、改善微循环、降低毛细血管通透性,有助于维持胎盘功能。低分子肝素钠、阿司匹林用于抗磷脂抗体综合征,对 FGR 有效。

（3）胎儿监测

1）脐动脉多普勒:脐动脉多普勒是 FGR 最重要的监测方法,监测指标包括最大峰值血流速度 / 舒张末期血流速度、阻力指数和搏动指数。正常妊娠时,脐动脉舒张末期压力随孕周逐渐增加,但在 FGR 胎儿中,上述指标均会不同程度地升高。目前证据认为,对于高危妊娠而言,脐动脉多普勒超声监测可降低围产儿病死率。脐动脉多普勒结果正常时,需每 1~2 周复查,但对严重的 FGR 需适当增加监测频率。脐动脉血流指数异常(如搏动指数或阻力指数 > 孕龄平均值 2 个标准差)时,若舒张末期血流存在,每周监测 2 次;若舒张末期血流消失或反向,需每日监测。

2）大脑中动脉多普勒:监测大脑中动脉(MCA)的搏动指数或阻力指数 / 脐动脉搏动指数(大脑 – 胎盘血流比)。若 MCA 舒张期血流速度增加,则该值降低,反映了 FGR 中的"大脑保护效应",是 FGR 胎儿宫内缺氧的征兆。脐动脉多普勒正常的足月 FGR 胎儿,MCA 多普勒异常(搏动指数 < 第 5 百分位数),提示酸中毒的可能,应及时终止妊娠。此外,MCA 多普勒也可用于评估胎儿贫血。

3）静脉导管多普勒:静脉导管是连接腹腔内脐静脉和下腔静脉的一支小静脉,通常有三相血流特征,直接反映胎儿右心房的压力。大部分 FGR 胎儿中,静脉导管多普勒的恶化发生在生物物理评分恶化之前。若 FGR 胎儿静脉导管多普勒在心房收缩时血流速度消失或反向,1 周内胎死宫内的风险显著增加,预测 1 周后胎死宫内的敏感性和特异性分别高达 100% 和 80%,围产结局更差。

4）羊水量监测:超声可通过最大羊水池深度或羊水指数评价羊水量,但两者均与实际羊水量有所差异。超声测量羊水量有助于 FGR 的鉴别诊断及发现胎盘血流灌注不足。

5）胎儿电子监护:目前尚无明确证据证实产前胎儿电子监护可降低 FGR 的围产儿病死率。因此,虽然无应激试验可以反映胎儿健康状况,但不应该作为监测 FGR 胎儿宫内状况的唯一手段。

6）生物物理评分:生物物理评分正常,则 1 周内胎死宫内的发生率较低,但生物物理评分对于预测妊娠 <32 周、胎儿体重 <1 000g 的 FGR 的效果并不理想。FGR 一经确诊,应立即开始严密监测。目前较为理想的 FGR 监测方案是联合评估,即综合多普勒超声、羊水量、生物物理评分、胎儿电子监护和胎儿生长情况。FGR 的具体监测方案为每周 2 次无应激试验和羊水测定或基于胎龄的生物物理评分测定,每周检测脐动脉血流,每 2~3 周超声评估胎儿生长发育情况,间隔时间太短易导致假阳性。在此期间注意监测孕妇有无子痫前期,并且依据孕妇病情程度增加监测频率,甚至建议住院或制订分娩计划。如果脐动脉多普勒血流异常,应该进一步检查 MCA 和静脉导管多普勒。若脐动脉舒张末期血流消失或反向,提示需要及时干预,应当住院观察甚至终止妊娠。住院观察期间胎心监护应至少每 8h 1 次,生物物理评分应至少每天 1 次。

（4）产时处理与分娩方式:FGR 终止妊娠时机,必须综合考虑 FGR 的病因、监测指标异常情况、孕周和当地新生儿重症监护的技术水平。妊娠 34 周前终止妊娠者,需要糖皮质激素促胎肺成熟治疗,必要时考虑宫内转院。FGR 的多普勒监测结果和其他产前监测结果均异常,考虑到胎儿宫内缺氧严重,应及时终止妊娠。但对于 FGR 来说,单次多普勒异常结果并不足以决策分娩。FGR 的胎儿监测无明显异常,仅出现脐动脉舒张末期血流反向可期待至≥32 周终止妊娠,仅出现脐动脉舒张末期血流消失可期待至≥34 周终止妊娠,仅出现脐动脉最大峰值血流速度 / 舒张末期血流速度升高或 MCA 多普勒异常可期待至≥37 周终止妊娠。期待治疗期间,需要加强胎心监护。

单纯的 FGR 并不是剖宫产的绝对指征。若 FGR 伴有脐动脉舒张末期血流消失或反向,须行剖宫产尽快终止妊娠。FGR 的孕妇自然临产后,应尽快入院,行持续胎儿电子监护。FGR 若脐动脉多普勒正常,或搏动指数异常但舒张末期血流存在,仍可以考虑引产,但剖宫产率明显升高。若 FGR 已足月,引产与否主要取决于分娩时的监测情况,而剖宫产与否也应主要根据产科指征而定。

5. 护理措施

(1)一般护理:保持病房环境温馨、安静,减少噪声等不良刺激,鼓励孕妇卧床休息,采取左侧卧位。尊重孕妇饮食习惯和口味偏好的基础上,尽量完善膳食的营养结构,引导孕妇配合饮食管理,保证孕妇充分的营养供应,膳食均衡。每日遵医嘱给予孕妇低流量吸氧,改善胎盘血供情况。

(2)病情监测:密切观察病情,注意胎心、胎动、体重、宫高等变化,定期行 B 型超声检查、无应激试验(NST)、胎儿生物物理评分(BPP)、胎儿血流监测(如脐动脉彩色多普勒、大脑中动脉血流、静脉导管血流等),发现异常及时报告医生。胎儿多普勒血流改变往往早于电子胎心监护或生物物理评分。电子胎儿监护应从确诊为 FGR 开始或在妊娠 28 周以后。若多普勒血流正常,胎心监护的频率可以每周一次;若多普勒血流发生异常,则需要更加严密的监护。

(3)用药监测:丹参具有扩张血管作用,用药过程中要注意滴数不要太快,同时要留意孕妇是否有面色潮红、心悸等不适,发现异常及时汇报给医生以便妥善处理。若使用硫酸镁,定时做膝腱反射检查,测定呼吸次数,观察排尿量,抽血查血镁浓度,防止硫酸镁中毒,如出现膝腱反射明显减弱或消失,或呼吸次数少于 16 次 /min,每小时尿量少于 25~30ml 或 24h 少于 600ml,应及时停药。如出现急性镁中毒现象,可用钙剂静注解救,常用的为 10% 葡萄糖酸钙注射液 10ml 缓慢注射。

(4)分娩期护理:FGR 的胎儿与适于胎龄儿相比,一般存在胎盘功能不全,多数不能耐受产程与宫缩,引产或临产后整个产程均应加强胎心监护,并且要适当放宽剖宫产指征;注意预防和治疗新生儿窒息,做好新生儿抢救准备。胎儿娩出后注意预防低血糖、低血钙、体温过低等。

(5)心理护理:护理人员配合医生找寻相应病因,积极帮助采取对应的治疗方式,使孕妇保持乐观的心态,树立战胜疾病的信心。孕妇得知胎儿生长受限后容易出现焦虑、烦躁或抑郁等心理问题,易加重病情。护理人员应充分意识到孕妇的脆弱,经常与其交谈,针对孕妇及其家属的疑问、焦虑与恐惧,给予心理疏导,对孕妇的心理变化进行评估,并进行心理干预。

(6)延续护理:为孕产妇建立完善的健康档案,尤其是对于胎儿生长受限的孕妇需在孕产保健手册面上标注"高危"字样,建立高危孕产档案,并按高危妊娠进行管理,定期追踪检查,并做好记录。分娩后,做好母乳喂养指导,为 FGR 的新生儿建立相应的健康档案,进行随访追踪。

知识拓展

体质性小胎儿

胎儿体重小于第10百分位数这一定义具有临床实用性,但仅靠此指标不能区分体质性小胎儿和与其相似的病理性生长受限的小胎儿,前者能够实现其正常生长潜能且不良结局风险没有增加,而后者生长潜能受限且围生期并发症发病和死亡风险增加。这种定义也没有考虑到并非小于胎龄儿但因固有或环境因素限制其正常生长而没能实现其生长潜能的胎儿。区分体质性小胎儿与病理性生长受限胎儿是临床医生面临的首要挑战。这有助于避免对体质性小胎儿的妊娠进行不必要的干预,同时也有助于对生长受限胎儿进行恰当监测并确定分娩时机。

提示体质性小胎儿的特征包括稍小(估计体重介于第5至第10百分位数)、整个妊娠期胎儿生长速度正常、生理学指标正常(羊水量正常和脐动脉多普勒检查结果正常)、腹围生长速度在最低十分位数以上,以及相对于母亲特征(身高、体重、种族/族群)而言大小合适,因为母亲特征对胎儿的生长潜能有重大影响。

(五)早产

早产指妊娠满28周至不足37周(196~258d)间分娩者。此时娩出的新生儿称为早产儿,体重为1 000~2 499g。早产儿器官发育尚不够健全,出生孕周越小,体重越轻,其预后越差。早产占分娩总数的5%~15%,近年,由于早产儿及低体重儿治疗学的进步,使其生存率明显提高,伤残率下降。

1. 病因和高危因素

(1)有晚期流产及/或早产史者:有早产史孕妇其早产的再发风险是普通孕妇的2倍,前次早产孕周越小,再次早产风险越高。如果早产后有过足月分娩,再次单胎妊娠者不属于高危人群。对于前次双胎妊娠,在30周前早产,即使此次是单胎妊娠,也有较高的早产风险。

(2)孕中期阴道超声检查发现子宫颈长度(cervical length,CL)<25mm的孕妇。

(3)有子宫颈手术史者:如宫颈锥切术、环形电极切除术(LEEP)治疗后发生早产的风险增加,子宫发育异常者早产风险也会增加。

(4)孕妇年龄过小或过大者:孕妇≤17岁或>35岁。

(5)妊娠间隔过短的孕妇:两次妊娠间隔如控制在18~23个月,早产风险相对较低。

(6)过度消瘦的孕妇:体质指数<19kg/m²,或孕前体质量<50kg,营养状况差,易发生早产。

(7)多胎妊娠者:双胎的早产率近50%,三胎的早产率高达90%。

(8)辅助生殖技术助孕者:采用辅助生殖技术妊娠者其早产发生风险较高。

(9)胎儿及羊水量异常者:胎儿结构畸形和/或染色体异常、羊水过多或过少者,早产风险增加。

(10)有妊娠并发症或合并症者:如并发重度子痫前期、子痫、产前出血、妊娠期肝内胆汁淤积症、妊娠期糖尿病,合并甲状腺疾病,严重心肺疾病,急性传染病等,早产风险增加。

（11）异常嗜好者：有烟酒嗜好或吸毒的孕妇,早产风险增加。

2. 预测　目前,有两个早产预测指标被推荐用于确定孕妇是否需要预防性应用特殊类型的孕酮或者宫颈环扎术。

（1）前次晚期自然流产或早产史,但不包括治疗性晚期流产或早产。

（2）妊娠 24 周前阴道超声测量 CL<25mm。强调标准化测量 CL 的方法：①排空膀胱后经阴道超声检查。②探头置于阴道前穹隆,避免过度用力。③标准矢状面,将图像放大到全屏的 75% 以上,测量宫颈内口至外口的直线距离,连续测量 3 次后取其最短值,宫颈漏斗的发现并不能增加预测敏感性。

3. 临床表现及诊断　早产的主要临床表现是子宫收缩,最初为不规则宫缩,常伴少许阴道流血或血性分泌物,以后可发展为规律宫缩,其过程与足月临产相似,胎膜早破较足月临产多。宫颈管先逐渐消退,然后扩张。临床上,早产可分为先兆早产和早产临产两个阶段。

（1）早产临产：凡妊娠满 28 周至不满 37 周,出现规律宫缩（指每 20min 4 次或每 60min 内 8 次）,同时宫颈管进行性缩短（宫颈缩短≥80%）,伴有宫口扩张。

（2）先兆早产：凡妊娠满 28 周至不满 37 周,孕妇虽有上述规律宫缩,但宫颈尚未扩张,而经阴道超声测量 CL ≤20mm 则诊断为先兆早产。

4. 预防　积极预防早产是降低围产儿死亡率的重要措施之一,主要预防措施如下。

（1）一般预防

1）孕前宣教：避免低龄（≤17 岁）或高龄（>35 岁）妊娠;提倡合理的妊娠间隔（至少 18 个月）;避免多胎妊娠;提倡平衡营养摄入,避免体质量过低妊娠;戒烟酒;控制好原发病如高血压、糖尿病、甲状腺功能亢进症、红斑狼疮等;停止服用可能致畸的药物。对计划妊娠妇女注意其早产的高危因素,对有高危因素者进行针对性处理。

2）孕期注意事项：早孕期超声检查确定胎龄,排除多胎妊娠,如果是双胎应了解绒毛膜性质,如果有条件应测量胎儿颈部透明层厚度,以了解胎儿非整倍体染色体异常及部分重要器官畸形的风险。第一次产检时应详细了解早产高危因素,以便尽可能针对性预防。提倡平衡饮食,合理增加妊娠期体质量。避免吸烟饮酒。

（2）特殊类型孕酮的应用：目前研究证明,能预防早产的特殊类型孕酮有 3 种：微粒化孕酮胶囊、阴道孕酮凝胶、17α 羟己酸孕酮酯。3 种药物各自的适应证略有不同：①对有晚期流产或早产史的无早产症状者,不论宫颈长短,均可推荐使用 17α 羟己酸孕酮酯。②对有前次早产史,此次孕 24 周前宫颈缩短,CL<25mm,可经阴道给予微粒化孕酮胶囊 200mg/d 或孕酮凝胶 90mg/d,至妊娠 34 周,能减少孕 33 周前早产及围产儿病死率。③对无早产史,但孕 24 周前阴道超声发现宫颈缩短,CL<20mm,推荐使用微粒化孕酮胶囊 200mg/d 阴道给药,或阴道孕酮凝胶 90mg/d,至妊娠 36 周。

（3）宫颈环扎术：有循证证据支持,通过宫颈环扎术能减少早产发生率的适应证仅有如下 2 种：①宫颈功能不全,既往有宫颈功能不全妊娠丢失病史,此次妊娠 12~14 周行宫颈环扎术对预防早产有效。②对有前次早产或晚期流产史,此次为单胎妊娠,妊娠 24 周前 CL<25mm,无早产临产症状,也无绒毛膜羊膜炎、持续阴道流血、胎膜早破、胎儿窘迫、胎儿严重畸形或死胎等。若为子宫发育异常、宫颈锥切术后,宫颈环扎术无预防早产作用;若为双胎妊娠,宫颈环扎术可能增加早产和胎膜早破风险。上述情况均不推荐使用宫

颈环扎术。

5. 治疗

（1）宫缩抑制剂的应用：宫缩抑制剂只应用于延长孕周对母儿有益者，故死胎、严重胎儿畸形、重度子痫前期、子痫、绒毛膜羊膜炎等不使用宫缩抑制剂。因 90% 有先兆早产症状的孕妇不会在 7d 内分娩，其中 75% 的孕妇会足月分娩，因此，在有监测条件的医疗机构，对有规律宫缩的孕妇可根据宫颈长度确定是否应用宫缩抑制剂：阴道超声测量 CL<20mm，用宫缩抑制剂；否则可根据动态监测 CL 变化的结果用药。

1）钙离子通道阻滞剂：当前用于抑制宫缩的钙通道阻滞剂是硝苯吡啶，其作用机制是抑制钙离子通过平滑肌细胞膜上的钙通道重吸收，从而抑制子宫平滑肌兴奋性收缩。硝苯吡啶能降低 7d 内发生的早产、孕 34 周前发生的早产；减少呼吸窘迫综合征、坏死性小肠炎、脑室周围出血等。目前对于使用剂量尚无一致看法，英国皇家妇产科协会（ROCG）指南推荐硝苯吡啶起始剂量为 20mg，口服，然后每次 10~20mg，每天 3~4 次，根据宫缩情况调整，可持续 48h。服药中注意观察血压，防止血压过低。

2）前列腺素抑制剂：用于抑制宫缩的前列腺素抑制剂是吲哚美辛，该药是非选择性环氧合酶抑制剂，通过抑制环氧合酶，减少花生四烯酸转化为前列腺素，从而抑制子宫收缩。用法：主要用于妊娠 32 周前的早产，吲哚美辛起始剂量为 50~100mg 经阴道或直肠给药，也可口服，然后每 6h 给予 25mg，可维持 48h。副作用：在母体方面主要为恶心、胃酸反流、胃炎等。在胎儿方面，妊娠 32 周前使用或使用时间不超过 48h，则副作用较小；否则可引起胎儿动脉导管提前关闭，也可因减少胎儿肾血流量而使羊水量减少。因此，妊娠 32 周后用药，需要监测羊水量及胎儿动脉导管宽度。当发现胎儿动脉导管狭窄时立即停药。禁忌证：孕妇血小板功能不良、出血性疾病、肝功能不良、胃溃疡、有对阿司匹林过敏的哮喘病史。

3）β_2 肾上腺素能受体兴奋剂：用于抑制宫缩的 β_2 肾上腺素能受体兴奋剂主要是利托君，其能与子宫平滑肌细胞膜上的 β_2 肾上腺素能受体结合，使细胞内环磷酸腺苷（c-AMP）水平升高，抑制肌球蛋白轻链激酶活化，从而抑制平滑肌收缩。用法：利托君起始剂量 50~100μg/min，静脉滴注，每 10min 可增加剂量 50μg/min，至宫缩停止，最大剂量不超过 350μg/min，共 48h。使用过程中应密切观察心率和孕妇主诉，如心率超过 120 次/min，或孕妇诉心前区疼痛则停止使用。副作用：在母体方面主要有恶心、头痛、鼻塞、低血钾、心动过速、胸痛、气短、高血糖、肺水肿，偶有心肌缺血等；胎儿及新生儿方面主要有心动过速、低血糖、低血钾、低血压、高胆红素，偶有脑室周围出血等。用药禁忌证有心脏病、心律不齐、糖尿病控制不满意、甲状腺功能亢进者。

2012 年 ACOG 早产处理指南推荐以上 3 种药物为抑制早产宫缩的一线用药。

4）缩宫素受体拮抗剂：主要是阿托西班，是一种选择性缩宫素受体拮抗剂，作用机制是竞争性结合子宫平滑肌及蜕膜的缩宫素受体，使缩宫素兴奋子宫平滑肌的作用削弱。用法：起始剂量为 6.75mg，静脉滴注 1min，继之 18mg/h 维持 3h，接着 6mg/h，持续 45h。该药物副作用轻微，无明确禁忌，但价格较昂贵。

5）硫酸镁：推荐妊娠 32 周前早产者常规应用硫酸镁作为胎儿中枢神经系统保护剂治疗。循证研究指出，硫酸镁不但能降低早产儿的脑瘫风险，而且能减轻妊娠 32 周早产儿的脑瘫严重程度。但最近美国食品与药品管理局（FDA）警告，长期应用硫酸镁可引起胎儿骨骼脱钙,造成新生儿骨折,故将硫酸镁从妊娠期用药安全性分类中的 A 类降为 D 类;但 ACOG 及其母胎医学协会最近发表的共识,仍然推荐对产前子痫和子痫孕妇、<32 孕周的早产应用硫酸镁。硫酸镁使用时机和使用剂量尚无一致意见:加拿大妇产科协会(SOGC)指南推荐孕 32 周前的早产临产,宫口扩张后用药,负荷剂量 4.0g,静脉滴注,30min 滴完,然后以 1g/h 维持至分娩;ACOG 指南无明确剂量推荐,但建议应用硫酸镁时间不超过 48h。禁忌证:孕妇患肌无力、肾衰竭。我国 2014 年《早产临床诊断与治疗指南》荐硫酸镁应用前及使用过程中应监测呼吸、膝反射、尿量(同妊娠期高血压疾病),24h 总量不超过 30g。

宫缩抑制剂持续应用 48h。因超过 48h 的维持用药不能明显降低早产率,但明显增加药物不良反应,故不推荐 48h 后的持续宫缩抑制剂治疗。因 2 种或以上宫缩抑制剂联合使用可能增加不良反应的发生,应尽量避免联合使用。

(2)糖皮质激素的应用:促胎肺成熟主要药物是倍他米松和地塞米松,两者效果相当。所有妊娠 28~34^{+6} 周的先兆早产应当给予 1 个疗程的糖皮质激素。倍他米松 12mg 肌内注射,24h 重复 1 次,共 2 次;地塞米松 6mg 肌内注射,12h 重复 1 次,共 4 次。若早产临产,来不及完成完整疗程者,也应给药。早产孕妇产前应用糖皮质激素能降低新生儿死亡率、呼吸窘迫综合征、脑室周围出血、坏死性小肠炎的发病率,以及缩短新生儿入住 ICU 的时间。

(3)抗生素的应用:对于胎膜完整的早产,使用抗生素不能预防早产,除非分娩在即而下生殖道 B 族溶血性链球菌检测阳性,否则不推荐应用抗生素。

(4)产时处理与分娩方式的选择:早产儿尤其是 <32 孕周的极早早产儿需要良好的新生儿救治条件,故对有条件者可转到有早产儿救治能力的医院分娩;产程中加强胎心监护有利于识别胎儿窘迫,尽早处理;分娩镇痛以硬脊膜外阻滞麻醉镇痛相对安全;不提倡常规会阴侧切,也不支持没有指征的产钳应用;对臀位特别是足先露者应根据当地早产儿治疗护理条件权衡剖宫产利弊,因地制宜地选择分娩方式。早产儿出生后适当延长 30~120s 后断脐,可减少新生儿输血的需要,大约可减少 50% 的新生儿脑室内出血。

6. 护理措施

(1)分娩前

1)镇静与卧床:镇静和卧床一直是传统的保胎的辅助手段,从临床经验来看,镇静和卧床休息有一定的效果,对于减轻孕妇的不良情绪、安静休息和去除由于劳累或其他因素诱发的宫缩可能有一定的益处,对于规律宫缩不伴腹痛、宫颈改变(缩短、变软)和 fFN 检测阴性者可以首选镇静、休息和观察的处理。

2)母婴监测:严密监测胎心、子宫收缩,以及阴道流液、出血情况。对于胎膜早破的孕妇要密切观察体温、脉搏、呼吸、阴道流液的变化,及时发现感染征象。观察孕妇皮肤受压部位,防止压疮。观察排便情况,防止便秘引起宫缩增强。观察心理状况,是否有焦虑、抑郁状态。加强巡视,注意孕妇主诉及自觉症状,发现异常及时通知医生。指导孕妇自数胎动,出现胎动减少及时通知医生。

3)用药监测:急性早产的早期阶段,宫颈扩张未进展的妇女,是宫缩抑制治疗的最佳人群。当宫颈扩张 >3cm 时,抑制急性早产的可能性较小,但宫缩抑制剂仍然有效。当孕产妇 / 胎儿延长妊娠的风险或与这些药物相关的风险高于与早产相关的风险时,禁忌使用安胎药。

常用保胎药物硫酸镁中,镁离子可抑制中枢神经的活动,抑制运动神经－肌肉接头乙酰胆碱的释放,阻断神经肌肉联接处的传导,降低或解除肌肉收缩作用,对子宫平滑肌收缩有抑制作用,可用于治疗早产。因镁离子的毒副作用,每次用药前和用药过程中,定时做膝腱反射检查,测定呼吸次数,观察排尿量,抽血查血镁浓度,防止硫酸镁中毒。如出现膝腱反射明显减弱或消失,或呼吸次数每分钟少于 16 次,每小时尿量少于 17ml 或 24h 少于 400ml,应及时停药。如出现急性镁中毒现象,可用钙剂静脉注射解救,常用的为 10% 葡萄糖酸钙注射液 10ml 缓慢注射。

4)生活护理:为卧床的先兆早产孕妇提供生活上的帮助,在病情允许的情况下帮助孕妇进行正确、适当的床上运动(上下肢运动)防止深静脉血栓、压疮等情况的发生。协助孕妇每日进行会阴擦洗,保持卧床孕妇会阴部清洁,预防感染。

5)健康指导:对先兆早产的孕妇进行健康宣教,帮助其增强对自身疾病的认识。指导孕妇合理饮食,保证母婴的营养摄入充足,以清淡、易消化饮食为主,做到营养均衡,多进食新鲜蔬菜和水果,预防便秘。遵医嘱指导孕妇舒适体位,保持愉悦的心情、积极的态度,配合治疗。

(2)分娩中:若早产已不可避免,应尽早决定合理的分娩方式,如臀位、横位,估计胎儿成熟度低,而产程又需要较长时间者,可选用剖宫产术结束分娩。

经阴道分娩者,严密监测胎心、宫缩情况及产程进展,向孕妇讲解用力技巧和配合接生者的重要性,减少对孕妇和胎儿的损伤。必要时可考虑使用产钳和会阴切开术以缩短产程,从而减少分娩过程中对胎头的压迫。根据孕周及胎心的情况,分娩前预热辐射台及新生儿包被,做好早产儿抢救准备。及时通知儿科医生到场。通过孕妇言语姿态、情绪、感知水平及不适程度来评估其心理状态,及时给予心理指导。

(3)分娩后:新生儿分娩后,若无需抢救及转科,需帮助母婴充分实施早接触。若母亲和新生儿状态平稳,则不间断皮肤接触至少 90min。指导母亲开始母乳喂养,确保正确的姿势和含接方法。对于新生儿需要转科的产妇,应重点观察产妇的心理变化,积极与产妇进行沟通,给予产妇关怀,避免产生产后抑郁。

知识拓展

晚期早产儿

美国妇产科医师协会(ACOG)将晚期早产定义为在胎龄 34~36^{+6} 周分娩。现在"晚期早产"已经取代了"近足月"用于描述此类婴儿,因为"近足月"错误地暗示这些婴儿"几乎足月",因此仅需进行常规新生儿处理。在出生后住院期间,晚期早产儿比足月儿更易发生如下并发症:低体温、低血糖、呼吸窘迫、呼吸暂停、高胆红素血症、喂养困难、低阿普加评分(<4 分)。

(陈美芳　钟娜　黄群　葛军　刘军　包艾荣)

第三节 妊娠合并症的护理

一、妊娠合并心脏病

(一)概述

妊娠合并心脏病是产科严重的合并症。常见的有风湿性心脏病、先天性心脏病、妊娠期高血压疾病性心脏病及围产期心肌病等。由于妊娠和分娩加重了心脏的负担,促使心脏功能进一步减退而导致心力衰竭,严重威胁母婴生命安全,是孕产妇死亡的原因之一。

(二)妊娠与心脏病的相互影响

1. 妊娠对心脏病的影响

(1)妊娠期:母体血容量一般从妊娠第 6 周开始逐渐增加,至妊娠 32~34 周达到高峰,总血容量比未妊娠时增加 30%~45%。妊娠早期主要引起心排血量的增加,而妊娠中晚期需增加心率以适应血容量的增加。由于心排血量增加和心率加快,导致心肌轻度肥大、心脏容量增大。另外,在妊娠晚期,随着子宫增大,膈肌上升,心脏向左向上移位,大血管扭曲等改变,机械性地增加了心脏负担,容易使患心脏病的孕妇发生心力衰竭。

(2)分娩期:分娩期为心脏负担最重的时期。在第一产程中,每次子宫收缩有250~500ml 血液被挤入体循环,回心血量增加,心排血量也增加 20% 左右。每次子宫收缩使右心房压力增高,致使平均动脉压增高 10% 左右,使原来已经加重负担的左心室进一步增加负荷。进入第二产程后,除子宫收缩外,腹肌和骨骼肌也参与活动,致使周围阻力更为加重。分娩时产妇屏气用力,动静脉压力同时增加,尤其是肺循环压力极度增高,导致左心室负荷进一步加重。故第二产程心脏负担最重。第三产程胎儿娩出后,子宫迅速缩小,腹腔内压力骤减,血液淤滞于内脏,引起回心血量急剧减少。同时,产后胎盘循环停止,排空的子宫收缩,大量血液从子宫突然进入体循环,使回心血量又迅速增多。这些因素均引起血流动力学的改变,导致心脏负担增加,心脏病产妇极易发生心力衰竭。

(3)产褥期:产后子宫复旧使大量血液进入体循环,妊娠期组织间隙潴留的大量液体也开始回到体循环,故血容量显著增加,心脏负担仍未减轻。因而产后,尤其是产后 3d 内仍是心脏负担较重的时期,容易发生心力衰竭。

综上所述,妊娠 32~34 周、分娩期及产褥期的最初 3d 内,因心脏负担加重,是患心脏病孕产妇最危险的时期,务必引起重视,警惕心力衰竭的发生。

2. 心脏病对妊娠的影响 以往风湿性心脏病是最常见的心脏病类型,占 90% 左右,其次为先天性心脏病。随着抗生素的广泛应用,风湿热得到积极、有效的治疗,发病率明显下降,妊娠合并风湿性心脏病已退居第 2 位。近年来,由于心血管外科的迅速发展以及手术技术的不断提高,使许多患先天性心脏病的女性通过手术获得矫治,并存活至生育年龄。因此,妊娠合并先天性心脏病已跃居首位。

心脏病不影响受孕。心脏病病情较轻、心功能 Ⅰ~Ⅱ级、既往无心力衰竭史也无并发症者,能较好地耐受妊娠和分娩,可以妊娠。若心脏病变较重、心功能Ⅲ级以上者、既往有心力衰竭史、有肺动脉高压、右向左分流型先天性心脏病、严重心律失常、风湿热活动期、心脏病并发细菌性心内膜炎、急性心肌炎等不宜妊娠。不宜妊娠的心脏病患者一旦妊娠,均可给母儿带来不同程度的危害。胎儿因为长期宫内缺氧,造成胎儿生长受限甚至导致死胎、死产、早产等严重后果。孕产妇可发生心力衰竭,甚至危及生命。

（三）临床评估与判断

1. 评估临床表现 评估患者有无劳力性呼吸困难、经常性夜间端坐呼吸、胸闷、咳嗽等症状。尤其注意评估有无早期心力衰竭和心功能减退的临床表现。

（1）早期心力衰竭的临床表现:早期心力衰竭者常表现为轻微活动后即有胸闷、气促及心悸;休息时心率超过 110 次 /min,呼吸超过 20 次 /min;夜间常因胸闷而坐起呼吸,或需要到窗口呼吸新鲜空气;肺底部出现少量持续性湿啰音,咳嗽后不消失。

（2）心力衰竭的临床表现

1）左心衰竭:表现为夜间阵发性呼吸困难、端坐呼吸、发绀;咳嗽、咳痰、咯血、疲劳、乏力、心悸及少尿等肾功能损害症状。体征:心率加快,初期肺内可闻及哮鸣音,后出现肺部湿性啰音;有心脏病体征（除心脏病固有体征外,有心肌肥厚、心腔扩大、肺动脉瓣区第二心音亢进及舒张期奔马律等）。

2）右心衰竭:表现为食欲缺乏、上腹部胀痛、恶心等消化道症状,劳力性呼吸困难,尿少,尿中出现少量蛋白等,颈静脉征阳性,肝大,下肢水肿,唇、指端可有不同程度的发绀。心脏体征主要为原有心脏病表现。

3）全心衰竭:可同时兼有左心衰竭、右心衰竭的临床表现。

（3）评估胎儿情况:宫高、腹围、孕期体重增加（间接了解胎儿生长发育情况）、胎动等。

2. 评估心脏功能分级 根据纽约心脏病协会（NYHA）心功能分级方法,依据患者的主观感受,按其所能耐受的日常体力活动分为 4 级。

（1）心功能Ⅰ级:进行一般体力活动不受限制,运动后也不产生心悸、气短、胸痛等不适。

（2）心功能Ⅱ级:进行一般体力活动略受限制,休息时无不适,运动后感乏力、心悸、轻度气短或心绞痛。

（3）心功能Ⅲ级:一般体力活动显著受限制,休息时无不适,轻微活动即感乏力、心悸、轻度气短或心绞痛;还包括目前虽无心力衰竭症状,但过去有心力衰竭病史者。

（4）心功能Ⅳ级:不能进行任何体力活动,休息时仍有心悸、气短等不适。

这种心功能分级的优点是简单易行,不依赖任何器械检查,多年一直用于临床。其不足是主观症状和客观检查不一定一致,体力活动的能力水平受平时训练、体力强弱、感觉敏感性的影响,个体差异较大。《威廉姆斯产科学》第 24 版中介绍了世界卫生组织妊娠合并心血管疾病风险分度方法,该风险分度更强调了病变的类型及程度的客观检查情况(表 4-2)。

表 4-2 世界卫生组织妊娠合并心血管疾病风险分度

风险分级	病情描述
1 级(风险与普通人群相当)	轻到中等非复杂病变
	肺动脉狭窄
	室间隔缺损
	动脉导管未闭
	二尖瓣脱垂不伴有三尖瓣反流
	成功修复的简单缺损
	房间隔缺损
	室间隔缺损
	动脉导管未闭
	全肺静脉异位引流
	孤立的室性期前收缩和房性期前收缩
2 级(孕产妇风险较小)	未行手术治疗的房间隔缺损
	法洛四联症心脏病术后
	大多数的心律失常
2 级或 3 级(依据病情个体化判断)	中等程度的左心室受损
	肥厚型心肌病
	未达到世界卫生组织 4 级的先天性心脏瓣膜病变
	不伴有主动脉扩张的马方综合征
	心脏移植
	机械瓣
3 级(显著增加孕产妇风险或需要心脏和产科专家共同决定)	完全性大动脉转位 mustard 术后或 Senning 术后
	Fontan 手术后
	发绀性心脏病
	其他复杂先天性心脏病
4 级(极高风险,需严格避孕或终止妊娠)	肺动脉高压
	严重左心室功能障碍(心功能Ⅲ~Ⅳ级或 LVEF<30%)
	围产期心肌伴有未愈的左心室功能障碍
	严重左心室流出道梗阻性疾病
	马方综合征伴有主动脉扩张 >40mm

3. 评估辅助检查

（1）超声心动图：检查显示心腔扩大、心肌肥厚、瓣膜运动异常、心脏结构畸形等。左室射血分数（LVEF）正常值≥50%，<30% 提示风险大。

（2）心电图：心电图提示各种心律失常，如心房颤动、心房扑动、Ⅲ度房室传导阻滞、ST 段及 T 波异常改变等。

（3）X 线检查：X 线检查显示心脏明显扩大，尤其心腔扩大。必需行 X 线检查者需做好胎儿防护。

（4）胎儿评估：腹部 B 型超声检查、电子胎心监护等，评估有无胎儿窘迫及胎儿生长受限等。

4. 评估健康史

（1）孕妇初诊时，应详细询问有无心脏病史，特别是风湿性心脏病及风湿热病史，曾接受的治疗经过及心功能状况；了解既往有无心力衰竭史、心脏手术史等。

（2）评估有无诱发心力衰竭的潜在因素，如上呼吸道感染、妊娠期高血压疾病、重度贫血等。

5. 评估心理社会状况　重点评估孕妇对自己的心功能状况是否了解，以及孕妇和家庭对于妊娠结局的预期等。妊娠合并先天性心脏病孕妇的胎儿合并胎儿心脏畸形的风险较正常孕妇增高，如何使孕妇及其家属正确面对疾病又能积极配合非常重要。同时，使孕妇家人能够给孕妇提供更多的心理支持，提高孕妇的应对能力。

（四）治疗与护理措施

1. 治疗原则　加强孕期保健，积极预防和控制感染，防止心力衰竭的发生，适时终止妊娠。

（1）非妊娠期：明确心脏病类型及心功能状况，确定是否适宜妊娠。不宜妊娠者，应采取严格避孕措施或实行绝育手术。

（2）妊娠期：①不适宜妊娠者一旦受孕，应于妊娠 12 周以前行治疗性人工流产。若妊娠已超过 12 周，应在与产科医生和心内科医生共同管理下，选择适宜的终止妊娠方法。②适宜妊娠者，应在妊娠早期开始定期产前检查。动态观察心脏功能，预防及治疗各种引起心力衰竭的诱因和各种并发症，适时终止妊娠。

（3）分娩期：根据心功能情况、心脏病类型以及有无并发症等，在产科医生和心内科医生的共同管理下，选择适宜的分娩方式，实施计划分娩。对于心脏病变较轻、心功能Ⅰ~Ⅱ级、既往无心力衰竭病史和其他并发症，且符合产科阴道试产指征者，可在严密监护下阴道分娩。心功能Ⅲ~Ⅳ级或符合产科剖宫产指征者应选择剖宫产分娩。有严重肺动脉高压、严重左心室流出道梗阻，如风湿性心脏病二尖瓣狭窄以及主动脉瓣狭窄、发绀型心脏病等，由于风险较高，即使心功能Ⅰ~Ⅱ级，也应放宽剖宫产指征。

（4）产褥期：产妇需要充分休息并给予密切监护。遵医嘱预防性使用抗生素。心功能在Ⅲ级以上者，则不宜哺乳。

2. 护理措施

（1）一般护理：详细评估患者所患心脏病的类型、病变程度以及心功能的状况。为患者及家属讲解有关疾病知识，促进她们对疾病的理解，减轻焦虑心理；同时与患者和家属讨论其对自身健康状况的认识，使其理解并配合诊治和护理。

1）非妊娠期：①积极治疗原发病，如外科矫形术等；避免加重病情的因素，如减少出入人群密集之处，预防上呼吸道感染等。妊娠期血流动力学改变使心脏储备能力下降，影响心脏手术后的恢复，加之术中用药及体外循环对胎儿的影响，一般不主张在妊娠期进行外科矫形手术，尽可能在幼年、妊娠前或延至分娩后行手术治疗。②不宜妊娠的育龄妇女采取适宜的避孕措施。心脏病患者需要严格避孕，而一些避孕方法增加心脏病患者并发症的风险，如含有雌激素的避孕药增加患者高凝的风险，因而建议心脏病患者应该在专业人员指导下采取适宜的避孕措施。③有遗传倾向的先天性心脏病妇女孕前进行遗传咨询。

2）妊娠期及产褥期：①活动和休息。心功能良好的孕妇尽管不需要绝对卧床，但仍须保证充分休息，每天至少睡眠 10h，有条件者可以安排午间休息。保持良好的心情，避免过劳和情绪激动。避免长时间平卧位，宜采用侧卧位。②饮食。避免过度增加营养及过多体重增加，每月体重增加不超过 0.5kg，整个孕期体重增加不超过 12kg。进食高蛋白、高纤维素、富含铁的食物，积极预防缺铁性贫血和便秘，必要时给予铁剂和缓泻剂。适当控制食盐摄入，每天食盐量 4~5g。合理控制入量，避免暴饮暴食，由于夜间更易发生心力衰竭，故应避免晚餐和夜间过度饮食饮水。③加强产前检查。适宜继续妊娠者，应从确定妊娠开始即做产前检查，检查间隔时间和次数依据心功能状况而定。在妊娠 20 周以前，应每 2 周进行产前检查一次；妊娠 20 周以后，尤其 32 周以后，发生心力衰竭的概率增加，产前检查应每周一次。妊娠合并先天性心脏病的孕妇应重视产前胎儿心脏结构畸形的筛查和诊断。孕期经过顺利者，应在妊娠 36~38 周提前住院待产。出现早期心衰表现的患者应立即住院控制病情。

（2）预防并发症

1）妊娠期：血氧饱和度变化是评估缺氧程度的重要方法。护士应严密观察并记录生命体征及血氧饱和度变化，尤其对于发绀型心脏病及右向左分流型心脏病患者，注意有无呼吸困难，咳嗽及肺部啰音及卧位变化，及时发现早期心功能不全征象。控制入量，尤其是静脉补液量和补液速度，保持出入量平衡。监测体重和水肿情况，体重和水肿增加明显者需警惕体液潴留及心功能不全。长期缺氧者可给予持续低流量吸氧，急性心功能不全时给予高浓度面罩吸氧。静脉血栓性疾病是妊娠合并心脏病患者常见的并发症，尤其对于长期卧床的患者需注意指导患者下肢运动，预防下肢静脉血栓形成。

2）分娩期：对于妊娠合并心脏病产妇产程中可放宽使用抗生素预防感染的指征，尤其既往有过感染性心内膜炎的产妇或换瓣术后的产妇应在产程开始即应按医嘱给予抗生素，积极预防感染。剖宫产的产妇亦需要预防性使用抗生素。产程中适当给予地西泮或派替啶镇痛剂缓解疼痛，有条件者可进行硬膜外麻醉。有研究表明，硬膜外麻醉可以减少产程中宫缩时回心血量的增加。宫口开全后，应行会阴侧切术、胎头吸引术或产钳助产术以缩短第二产程，避免产妇屏气用力。行剖宫产者，术中加强出入量管理及病情监测，不宜再次妊娠者，充分知情同意后可同时行输卵管结扎术。胎儿娩出后，应在产妇腹部放置 1~2kg 重的沙袋并持续 24h，以防腹压骤降而诱发心力衰竭。准确评估出血量，按医嘱给予缩宫素，但禁止使用麦角新碱，以防静脉压升高。如果产妇产后出血过多需要输血、补液时，应注意控制输液、输血的速度。

3）产褥期：产后 3d 内，尤其是产后 24h 内仍是发生心力衰竭的危险时期，应严密观察产妇生命体征、血氧饱和度及心功能变化，适当控制入量，预防心力衰竭和感染。保证产妇安静休息,疼痛明显者可遵医嘱适当使用镇静剂。加强会阴伤口或腹部伤口的护理,预防感染。产后出血、感染和血栓栓塞是严重并发症,极易诱发心力衰竭。尤其对于剖宫产术后的产妇,由于卧床时间较长,应密切观察产妇有无咳嗽、咳痰、发热等肺部感染征象,遵医嘱使用抗生素预防。卧床期间指导下肢运动,并可穿着弹性袜或使用下肢血运仪以预防下肢静脉血栓。对于有异常流出道以及瓣膜置换术后的产妇,围术期易出现心腔内血栓的形成,需遵医嘱使用抗凝剂。心功能Ⅰ~Ⅱ级的产妇可以母乳喂养,但应避免劳累。心功能Ⅲ级以上不宜母乳喂养者,应及时给予回奶,妊娠合并心脏病的产妇不宜使用大剂量雌激素进行回奶。做好乳房护理,出现乳胀者,可采用芒硝外敷等方法帮助缓解。

（3）健康教育:护士应向孕妇及其家属讲解妊娠、分娩与心脏病之间的相互影响,早期心力衰竭的识别并教给孕妇自我监测的技术。指导孕妇选择高蛋白、高纤维、富含铁的食物,预防和治疗贫血。指导孕妇控制食盐摄入及合理控制入量的方法和重要性。指导孕妇选择合理的卧位,避免长时间平卧。指导孕妇保持充分的睡眠时间和睡眠习惯,避免情绪激动和劳累;告诉孕妇妊娠期尽量避免出入人群聚集之处,预防上呼吸道感染和感冒。对产后不宜哺乳的产妇,指导选择适宜的退奶及应对乳胀的方法。指导产妇选择适宜的避孕措施,建议不宜再次妊娠的产妇应严格避孕。

二、妊娠期糖尿病

（一）概述

妊娠期间的糖尿病包括两种情况,一种是妊娠前已有糖尿病或妊娠期首次发现且血糖升高已经达到糖尿病标准,称为孕前糖尿病(pre-gestational diabetes mellitus, PGDM);另一种是妊娠后首次发生的糖代谢异常,称为妊娠期糖尿病(gestational diabetes mellitus, GDM)。妊娠期的高血糖有 90% 为 GDM。随着 GDM 诊断标准的变更,GDM 的发病率达到 15% 以上。大多数 GDM 孕妇产后糖代谢异常可以恢复正常,但将来发生糖尿病的风险是孕期血糖正常妇女的 7 倍以上。

（二）病因与发病机制

1. **发病机制** 妊娠期糖代谢的主要特点是葡萄糖需求量增加、胰岛素抵抗增加和胰岛素分泌相对不足,导致部分孕妇发生 GDM。妊娠期母体发生适应性改变,母体对葡萄糖的利用增加、肾血流量及肾小球滤过率增加,胰岛素清除葡萄糖能力增加,夜间母体葡萄糖不断转运到胎儿体内,这些都会使孕妇空腹血糖比非孕期时偏低。胎盘合成的胎盘生乳素、雌激素、孕激素及肿瘤坏死因子、瘦素等细胞因子均具有拮抗胰岛素的功能,使孕妇组织对胰岛素敏感性下降。妊娠期胰腺 B 细胞功能代偿性增强,以促进胰岛素分泌,这种作用随孕周增加而增加。胎盘娩出后,胎盘所分泌的抗胰岛素物质迅速消失,孕期胰岛素抵抗状态逐渐恢复。

2. **GDM** 对孕妇及胎儿都存在影响。对孕妇来说,孕早期自然流产概率增加,易并发妊娠期高血压疾病,易合并感染,羊水过多,肩难产、产伤、剖宫产概率增加,糖尿病酮症酸中毒风险增高;对胎儿来说,易发生胎儿畸形、巨大儿、胎儿生长受限;对新生儿来说,发生新生儿呼吸窘迫综合征、新生儿低血糖、新生儿红细胞增多症、新生儿高胆红素血症风险增加。

3. **妊娠期糖尿病的高危因素** ①孕妇因素:年龄≥35 岁、妊娠前超重或肥胖、糖耐量异常史、多囊卵巢综合征。②家族史:糖尿病家族史。③妊娠分娩史:不明原因的死胎、死产、流产史、巨大儿分娩史、胎儿畸形和羊水过多史、GDM 史。④本次妊娠因素:妊娠期发现胎儿大于孕周、羊水过多;反复外阴阴道假丝酵母菌病者。

（三）临床评估与判断

1. 诊断标准 推荐医疗机构对所有尚未被诊断为 PGDM 或 GDM 的孕妇,在妊娠 24~28 周以及 28 周后首次就诊时行 OGTT 实验进行筛查。

75g 葡萄糖耐量试验(oral glucose tolerance test, OGTT) OGTT 方法:试验前 3d 正常饮食,即每日进食碳水化合物不少于 150g,进行 OGTT 试验前,孕妇禁食至少 8h,检查期间静坐、禁烟。检查时,5min 内口服含 75g 葡萄糖的液体 300ml。分别抽取孕妇空腹及服糖后 1h、2h 的静脉血(从开始饮用葡萄糖水计算时间),放入含有氟化钠的试管中,采用葡萄糖氧化酶法测定血糖水平。诊断标准:服糖前及服糖后 1h、2h,3 项血糖值应分别低于 5.1mmol/L、10.0mmol/L、8.5mmol/L,任何一项血糖值达到或超过上述标准即诊断为 GDM。

孕妇具有 GDM 高危因素,首次 OGTT 结果正常,必要时可在妊娠晚期重复 OGTT。妊娠早中期随孕周增加空腹血糖(fasting plasma glucose, FPG)水平逐渐下降,尤以妊娠早期 FPG 下降明显,因而妊娠早期水平不能作为 GDM 的诊断依据。未定期检查者,如果首次就诊时间在妊娠 28 周以后,建议首次就诊时或就诊后尽早行 OGTT 或 FPG 检查。

2. 妊娠期监测 血糖监测方法包括自我血糖监测和连续动态血糖监测。自我血糖监测应每日监测 7 次,包括三餐前 30min、三餐后 2h 和夜间血糖,血糖控制稳定者每周应至少行血糖轮廓试验一次。连续动态血糖监测可用于血糖控制不理想的 PGDM 孕妇或者需要加用胰岛素的 GDM 孕妇,大多数 GDM 孕妇并不需要连续动态血糖监测。GDM 的血糖控制目标是,餐前血糖≤5.3mmol/L,餐后 2h 血糖≤6.7mmol/L,夜间血糖不低于 3.3mmol/L,妊娠期 HbA1c 应 <5.5%。PGDM 患者应达到的目标为,餐前、夜间及空腹血糖 3.3~5.6mmol/L,餐后血糖峰值 5.6~7.1mmol/L,HbA1c 应 <6.0%。除血糖监测外,还应注意尿酮体监测,保证热量摄入充足。

孕妇相关并发症需注意监测有无妊娠期高血压、羊水过多、糖尿病酮症酸中毒、感染及甲状腺功能、肾功能、眼底检查等有无异常。

胎儿相关的监测应注意胎儿发育问题,妊娠早期血糖较高的孕妇应注意检查胎儿中枢神经系统和心脏的发育。妊娠晚期注意评估胎儿生长速度,注意胎儿腹围及羊水量变化。妊娠晚期孕妇应注意监测胎动,妊娠期血糖控制不满意者需要提前终止妊娠者,应提前促胎儿肺成熟。

3. 分娩时机及方式 无需胰岛素治疗的 GDM 孕妇,如孕期无母儿并发症,可严密监测至预产期。孕前糖尿病及胰岛素治疗的 GDM 孕妇,如血糖控制良好且无母儿并发症,39 周后可终止妊娠。血糖控制不满意、出现母儿并发症、糖尿病伴发微血管病变或既往有不良史者,需严密监护,根据病情决定终止妊娠时机。糖尿病本身不是剖宫产指征,如伴有严重微血管病变、胎儿体重大于 4 250g、既往不良产史者,可适当放宽剖宫产指征。

（四）治疗与护理措施

1. 治疗

（1）胰岛素治疗

1）胰岛素分类:主要分为超短效人胰岛素类似物、短效胰岛素、中效胰岛素和长效胰岛素类似物四类。超短效人胰岛素类似物包括门冬胰岛素,特点是起效迅速,药效维持时间短,可在餐前即刻注射。短效胰岛素可用于皮下、肌内和静脉注射使用,餐前30min注射。中效胰岛素只能皮下注射,起效慢,药效持续时间长。长效胰岛素类似物如门冬胰岛素,可用于控制夜间血糖和餐前血糖。

2)胰岛素治疗时机:GDM孕妇经过饮食及运动调整3~5d后,测定末梢血糖轮廓,如空腹超过5.3mmol/L,餐后超过6.7mmol/L,应及时加用胰岛素治疗。

3)胰岛素治疗方案:最符合生理需求的胰岛素治疗方案是,基础胰岛素联合餐前超短效或短效胰岛素。应根据血糖检测结果,选择个体化的胰岛素治疗方案。妊娠期一般不推荐使用预混胰岛素。

4)注意事项:胰岛素治疗初始从小剂量开始,(0.3~0.8U)/(kg·d),每天计划应用的胰岛素总量应分配到三餐前使用,早餐前最多,中餐前最少,晚餐前居中。每次调整后观察2~3d判断疗效,每次以增减2~4U或不超过每天总量的20%为宜。妊娠中晚期对胰岛素需要量有不同程度的增加,32~36周胰岛素需要量达高峰,36周后稍下降,应根据血糖监测结果不断调整胰岛素用量。

(2)口服降糖药物:孕期胰岛素用量较大或拒绝使用胰岛素的孕妇,可以考虑口服降糖药物,如二甲双胍和格列本脲。这两种药物在GDM孕妇中应用的安全性和有效性不断被证实,但目前还未列入我国妊娠期治疗糖尿病的注册适应证。因此在知情同意的基础上,部分GDM孕妇可以慎用口服降糖药。

(3)分娩期及围术期处理

1)胰岛素使用原则:手术前后、产程中、产后非正常饮食期间,应停用所有皮下注射胰岛素,改用胰岛素静脉滴注。引产前1d睡前正常使用中效胰岛素,引产当日停用早餐前胰岛素,并给予生理盐水静脉滴注;正式临产或血糖水平<3.9mmol/L,改为5%葡萄糖/乳酸林格液,以100~150ml/h速度滴注,维持血糖水平在5.6mmol/L。如血糖水平>5.6mmol/L,需要添加短效胰岛素并更改静脉输液种类,每1~2h监测末梢血糖,调整输液种类及胰岛素用量。

2)妊娠合并糖尿病酮症酸中毒(DKA)的处理:患者出现恶心、呕吐、乏力、口渴、多饮、多尿的症状,皮肤及黏膜干燥、眼球下陷,血糖>13.9mmol/L、尿酮体阳性、血pH<7.35、二氧化碳结合力<13.8mmol/L、血酮体>5mmol/L、电解质紊乱,要考虑发生DKA。血糖过高者给予静脉胰岛素,监测血糖,纠正代谢和电解质紊乱,改善循环。

3)产后处理:产后血糖控制目标参考非妊娠期标准。孕期应用胰岛素的产妇在剖宫产后未能恢复正常饮食期间,给予静脉输液,胰岛素与葡萄糖比例为1:(4~6),监测血糖及尿酮体。恢复正常饮食后根据血糖水平调整胰岛素用量,一般较妊娠期会明显减少。产后鼓励母乳喂养,产后6~12周随访,进行OGTT检查,根据非孕期标准判断血糖状态。

2. 护理措施

(1)妊娠期糖尿病健康宣教形式:个体化"一对一"健康教育、群体化"一日门诊"健康教育、网络平台宣传、微群随访群等多种形式相结合。北京大学第一医院妇产科于2011年5月,在全国范围内率先开展了"糖尿病一日门诊",患者通过参加"一日门诊"进行学习,在"一日门诊"群体教育中学会妊娠期糖尿病理论知识、快速血糖测量的方法、孕期运动的适应证与禁忌证及运动种类的选择。

（2）妊娠期血糖控制标准

1）妊娠期糖尿病血糖控制标准（表 4-3）：孕期糖化血红蛋白 <5.5%。

表 4-3 妊娠期糖尿病血糖控制标准

时间	血糖 /（mmmol/L）
空腹及餐前 30min	3.3~5.3
餐后 2h 及睡前	4.4~6.7

2）糖尿病合并妊娠应适当调整血糖范围（表 4-4）：糖化血红蛋白尽量控制 <6%。

表 4-4 糖尿病合并妊娠应适当调整血糖范围

时间	血糖 /（mmmol/L）
空腹及餐前 30min	3.3~5.4
餐后 2h 及睡前	5.4~7.1

（3）体重管理指导（表 4-5）：对于我国常见身高的患者（150~175cm）可以参考的计算方式为理想体质量（kg）= 身高（cm）-105。身材过矮或过高孕妇需要根据患者的状况调整膳食能量推荐。妊娠中晚期在上述基础上平均一次再增加约 200kcal/d；多胎妊娠者，应在单胎基础上每天适当增加 200~300kcal 能量摄入。

表 4-5 基于妊娠前体质指数推荐的能量摄入及孕期增重标准

妊娠前体质指数 /（kg/m²）	标准	平均能量 /kcal/d	妊娠期体量增长值 /kg	早孕期	妊娠期每周体量增长值 /kg
<18.5	低体重	2 000~2 300	12.7~18.2	0.5~2	0.45~0.59
18.5~24.9	正常	1 800~2 100	11.4~15.9	0.5~2	0.36~0.45
≥25.0	超重	1 500~1 800	6.8~11.4	0.5~2	0.23~0.32
≥30.0	肥胖	1 500~1 600	5.1~9.1	0.5~2	0.18~0.27

（4）孕期营养

1）主要原则：可依据《中国居民膳食指南（2016）》推荐的孕妇参考摄入量为基础，粗细合理搭配，每次粗粮占全天碳水化合物的 1/5~1/3；少量多餐，一日保证 5~6 餐（3 次正餐、2~3 次加餐）。

杨慧霞教授在《妊娠合并糖尿病实用手册》第 2 版中指出：每天能量摄入量应根据妊娠前体重和妊娠期体重增长情况而定。虽然需要控制糖尿病患者每天摄入的总能量，但应避免能量限制过度，妊娠早期应保证不低于 1 600kcal/d，妊娠晚期不低于 1 800kcal/d。碳水化合物摄入不足可能导致酮症的发生，对患者和胎儿都会产生不利影响。

2）食物交换份：食物交换份是将常见的食物按照来源和性质划分，同一类食物在一定重量内所含的蛋白质、脂肪、碳水化合物的比例相似，能够提供能量相似。一个食物交换份指能够提供 90kcal 能量的食物。在妊娠期糖尿病医学营养治疗的过程中，同类食物等量交换份可以相互替换,保证饮食多样化。例如:50g 豆腐干可以和 100g 的北豆腐或 150g 的南豆腐交换;25g 生米可以和 25g 的面粉交换。在运用食物交换份的基础上,还需关注升糖指数(GI)和血糖负荷值(GL)。GI 反映了定量食物与葡萄糖相比升高血糖的速度和能力。GL=GI×碳水化合物含量 /100,原则上,在其他条件相同的情况下,应首选低 GL 复合型碳水化合物食物。

3)食物分类:见表 4-6。

表 4-6　食 物 分 类

分类	包含类别		
油脂组	坚果类	油脂类	/
果蔬组	水果类	蔬菜类	/
优质蛋白组	肉、蛋类	奶类	大豆类
谷薯组	谷薯类	/	/

(5)孕期运动

1)运动的益处:孕期进行适量、规律的运动可以改善身体健康,有利于体重管理。运动在一定程度上增加胰岛素的敏感性,有效降低超重及肥胖女性群体患妊娠期糖尿病(GDM)的风险。适量运动也可以调节心情,促进心理健康。

2)运动的禁忌:孕期运动虽然很多益处,但是不是每一位孕妇都适合孕期运动,在孕期运动类型上也需要进行选择。孕期运动应在专业医生评估后进行,孕期运动尽量有人陪同,随身携带 3 块方糖,防止过量运动发生低血糖。根据《ACOG 委员会第 650 号文件》建议,孕期运动禁忌证包括以下几点:

①孕期有氧运动的绝对禁忌证:血流动力学明显改变的心脏病、限制性肺部疾病、宫颈功能不全或环扎术后、有早产风险的多胎妊娠、中孕或晚孕期持续出血、前置胎盘、先兆早产、胎膜早破、子痫前期或妊娠期高血压疾病、严重的贫血。

②孕期有氧运动的相对禁忌:贫血、孕妇心律失常未经评估、慢性支气管、1 型糖尿病控制不良、极度病态肥胖、极低体重(BMI<12)、极度久坐生活方式者、本次妊娠胎儿宫内生长受限、高血压控制不良、矫形外科手术受限、抽搐疾病控制不良、甲亢控制不良、频繁吸烟。

3)运动的注意事项:①应根据孕前个人运动习惯由低强度、低频次循序渐进增加运动量,运动时间应从进餐后 30min 开始,每次运动不超过 1h。②运动前、后需进行血压、心率、胎动情况监测,运动时心率要低于最大心率(最大心率 =170- 年龄)。简单判定标准:运动时可与他人进行交流,但不能正常唱歌。③按照 ACOG 委员会意见,可对孕期运动具体项目进行筛选(表 4-7)。④运动终止信号。阴道出血、规律性宫缩、羊水流出、运动前呼吸困难、头晕、头痛、胸痛、影响平衡的肌肉无力、小腿疼痛或肿胀。

(6)规律产检的 GDM 患者在落实饮食与运动方案的基础上,若血糖控制仍不理想,则需遵医嘱使用胰岛素治疗。

(7)血糖自主监测方法

1)血糖自主监测物品:使用正规厂家血糖仪、配套血糖试纸、采血针、乙醇、棉签、洗手液、纸巾。

表 4-7 孕期运动项目选择

推荐运动*	避免运动
走路	接触性运动（如冰球、拳击、足球和篮球）
游泳	跌倒高风险运动（如下坡滑雪运动、滑冰、冲浪、越野自行车
静止自行车	潜水
低强度有氧运动	跳伞
孕妇瑜伽+	热瑜伽高温平板运动
调整后平板运动	
跑步或慢跑++	
球拍运动++	
力量训练++	

注：标"*"表示无妊娠合并症孕妇可以进行，但需向产科保健人员咨询；标"+"的瑜伽因其姿势会导致静脉回流减少和低血压，应在专业人员的指导下进行；标"++"的跑步或慢跑、球拍运动和力量训练对妊娠前规律参与这些运动的孕妇应该是安全的，需向产科保健人员咨询。

2）血糖自主监测时间：根据医生要求的时间进行血糖自主监测。血糖控制较平稳者一周内至少监测一天血糖，至少需要监测 4 次血糖值，包括空腹、早餐后 2h、午餐后 2h、晚餐后 2h。血糖波动较大者应一周内至少监测两天血糖或佩戴动态血糖仪，需要监测 7 次血糖值，包括早餐前、早餐后 2h、午餐前、午餐后 2h、晚餐前、晚餐后 2h、零点。

空腹血糖要求患者禁食 8h（饮用白开水除外），餐后血糖要求患者记录进餐第一口时间，并于 2h 后监测餐后血糖。如：第一口进餐时间为 7：00，9：00 应测量餐后 2h 血糖，依此类推。

3）自主监测部位：①需要频繁监测血糖数值时，推荐使用动态血糖仪。未使用动态血糖仪者应避免选择同一部位多次穿刺取血。②取血时尽量选指腹两侧。指腹两侧末梢神经较少，痛感较轻。

4）血糖自主监测注意事项：①血糖仪第一次使用前需要校准，使用三个月需要再次校准。②糖试纸在有效期内、无潮湿，与血糖仪型号匹配。③规定时间进行血糖监测。④测血糖前避免剧烈运动，防止影响血糖结果。⑤自我监测血糖前应用洗手液或肥皂水洗净并擦干双手，避免手部残留物影响血糖结果。⑥乙醇消毒手指后需要自然待干，避免反复擦拭及甩干。⑦避免用力挤压手指，用力挤压会造成组织液混入血液，从而造成血糖偏差。⑧准确记录血糖数值，发生血糖异常及时就诊。

3. 分娩期管理

（1）进入产房后，遵医嘱进行三餐前、后及零点快速血糖监测。

（2）进入产程后，建议增加监测血糖的频次，每 2h 进行快速血糖监测。按照国际妇产科联盟（FIGO）建议，待产和分娩期血糖控制目标为 4~7mmol/L。

（3）按照血糖控制情况，遵医嘱使用胰岛素。

4. 产后管理

（1）鼓励 GDM 的产妇进行母乳喂养。

（2）产后哺乳期建议每日增加摄入量 500kcal。

（3）产后要进行规律随访，6~12周内复查75g葡萄糖OGTT，确诊糖尿病患者应至内分泌科就诊。建议所有GDM患者产后维持健康生活方式，平衡膳食，控制摄入量，保持规律运动，逐步接近正常体重。

（4）第一次怀孕为GDM的患者，再次妊娠发生GDM的风险增高，建议计划再次妊娠前做好孕前咨询。

三、病毒性肝炎

（一）概述

病毒性肝炎是由多种肝炎病毒感染引起，以肝细胞变性坏死为主要病变的传染性疾病。根据病毒类型分为甲型肝炎病毒（HAV）、乙型肝炎病毒（HBV）、丙型肝炎病毒（HCV）、丁型肝炎病毒（HDV）、戊型肝炎病毒（HEV）等。甲型肝炎和戊型肝炎多为散发；我国是乙型肝炎的高发国家，人群中约8%是慢性乙型肝炎病毒（HBV）携带者；丙型肝炎是欧美及日本等国家终末期肝病的主要原因。

妊娠使肝脏负担加重，肝炎病情易出现波动，妊娠合并病毒性肝炎有重症化倾向，而重型肝炎是我国孕产妇死亡的重要原因之一。

（二）病毒性肝炎的流行病学与母婴传播

1. 甲型肝炎

（1）甲型肝炎主要的传染源为甲型肝炎患者及亚临床感染者。传播途径是粪-口途径，人对甲型肝炎病毒普遍易感。甲型肝炎的流行情况与经济状况和卫生水平密切相关，多为散发，如食物和水源被甲型肝炎病毒污染，可引起暴发流行。

（2）甲型肝炎病毒（HAV）一般不能通过胎盘屏障传给胎儿，故孕期不必终止妊娠，但妊娠晚期患急性甲肝可通过接触母血或粪便污染致新生儿感染。

2. 乙型肝炎

（1）乙型肝炎的传染源是乙型肝炎病毒携带者和乙型肝炎患者，无症状慢性HBV携带者是最主要的传染源。乙型肝炎的传播途径主要有经血和血制品传播、母婴传播、经破损的皮肤和黏膜传播、性接触传播。母婴传播是主要的传播方式。人群普遍易感，新生儿和密切接触者是重点易感人群。乙型肝炎病毒感染呈世界性流行，据世界卫生组织报道，全球约20亿人曾感染过乙型肝炎病毒，其中3.5亿人为慢性乙型肝炎病毒感染者。

（2）乙型肝炎病毒（HBV）感染的孕妇极易使婴儿成为慢性乙型肝炎病毒携带者，母婴传播引起的HBV感染在我国约占婴幼儿感染的1/3，当孕妇血清中HBV-DNA高滴度时（超过10^6copies/ml）母婴传播风险高。其方式有子宫内经胎盘传播，分娩时通过软产道接触母血或阴道分泌物传播，产后接触母亲的唾液及乳汁传播。

3. 丙型肝炎

（1）丙型肝炎的传染源是丙型肝炎患者和无症状的丙型肝炎病毒感染者。传播途径主要有经血和血制品传播、母婴传播、经破损的皮肤和黏膜传播、性接触传播。大量输入血液及血制品、静脉注射时与他人共用注射器、艾滋病病毒感染者为高危人群。丙型肝炎呈世界性流行，全球丙型肝炎的感染率约为3%。

（2）丙型肝炎病毒（HCV）母婴传播率低，国外文献报道发生率为4%~7%，孕妇血清中

HCV-RNA 高滴度时（超过 10^6copies/ml）母婴传播风险高。

4. 丁型肝炎

（1）丁型肝炎病毒是一种缺陷病毒，与乙型肝炎病毒同时感染或重叠感染。感染源为重叠感染了丁型肝炎病毒的乙型肝炎患者和慢性乙型肝炎病毒携带者。主要经血途径传播。乙型肝炎病毒感染者为易感人群。

（2）丁型肝炎病毒（HDV）母婴垂直传播极少。

5. 戊型肝炎

（1）戊型肝炎主要的传染源是戊型肝炎患者和亚临床感染者。主要的传播途径为粪-口途径。人群普遍易感。

（2）戊型肝炎病毒（HEV）母婴之间传播的病例已有报道，传播途径与甲型病毒性肝炎相似。

（三）病毒性肝炎对母儿的影响

1. 对母体的影响

（1）妊娠期并发症增多：妊娠期雌激素和孕激素水平增高，增加肝脏负担，使肝炎病情出现波动，导致妊娠期高血压疾病、妊娠期糖尿病的发生率增加。由于肝功能损害，使凝血因子产生减少致凝血功能障碍，使产后出血发生率增加，甚至导致妊娠期重型肝炎的发生。

（2）孕产妇病死率升高：与非妊娠期相比，妊娠合并肝炎易发展为重型肝炎，以乙型、戊型多见。妊娠合并重型肝炎病死率可高达 60%。

2. 对围生儿的影响
妊娠早期合并急性肝炎易发生流产；妊娠晚期合并肝炎易出现胎儿窘迫、早产、死胎，新生儿死亡率增高。

（四）临床表现

1. 急性肝炎病毒感染
孕妇出现不能用早孕反应解释的身体不适及消化系统症状，如食欲缺乏、恶心、呕吐、腹胀、右上腹疼痛、乏力、畏寒、发热等。部分黄疸型患者可有皮肤、巩膜黄染，尿色加深、似浓茶样。部分患者孕早期、孕中期可触及肝脾大，并有肝区叩击痛。妊娠晚期受增大子宫的影响，肝脏极少被触及。

2. 慢性无症状病毒携带者可无明显的症状和体征。

3. 重型肝炎的临床表现

（1）消化道症状严重。

（2）皮肤、巩膜黄染明显，血清总胆红素（TBil）>171μmol/L，或黄疸迅速、色深，每日上升 >17.1μmol/L。

（3）凝血功能障碍，或有全身出血倾向，凝血酶原时间百分活动度（PTA<40%）。

（4）肝脏缩小，出现肝臭气味，肝功能明显异常，胆酶分离。

（5）出现肝性脑病症状。

（6）出现肝肾综合征，表现为尿少或无尿。

（五）辅助检查

1. 血清病原学检查

（1）甲型病毒性肝炎：检测血清抗-HAV IgM 及血清 HAV-RNA。抗-HAV IgM 是甲型肝炎早期诊断的最可靠的血清学标志。抗-HAV IgG 在急性期后期和恢复期出现，属保护性抗体。

（2）乙型病毒性肝炎：检查血清中 HBV 标志物，主要是"乙肝两对半"和 HBV-DNA。

"乙肝两对半"检测的指标如下：

①乙型肝炎表面抗原（HBsAg）：该指标阳性是 HBV 感染的特异性标志，其滴度高低与乙型病毒性肝炎传染性的强弱相关。

②乙型肝炎表面抗体（HBsAb）：是保护性抗体，该指标阳性表示机体有免疫力，不易感染 HBV。接种 HBV 疫苗后，HBsAb 滴度是评价疫苗效果的指标。

③乙型肝炎 e 抗原（HBeAg）：是 HBV 基因编码的蛋白，在 HBV 感染肝细胞进行病毒复制时产生。滴度高低反映传染性的强弱，在急性 HBV 感染的恢复期，HBeAg 是第一个转阴的标志物，如果 HBeAg 存在的时间超过 12 周，将被视为慢性感染。

④乙型肝炎 e 抗体（HBeAb）：阳性表示血清中病毒颗粒减少或消失，传染性减弱。

⑤乙型肝炎核心抗体（HBcAb）：HBcAb 分为 IgM 和 IgG 型，IgM 阳性见于急性乙型病毒性肝炎及慢性肝病急性活动期，IgG 阳性见于病毒性肝炎恢复期和慢性 HBV 感染。

HBV-DNA 是病毒复制和传染性的直接标志，HBV-DNA 定量检测主要用于判断传染性大小和观察抗病毒药物的疗效。乙型肝炎血清学抗原、抗体及其临床意义见表 4-8。

表 4-8　乙型肝炎血清学抗原、抗体及其临床意义

乙型肝炎血清学抗原	乙型肝炎血清学抗体	临床意义
乙肝表面抗原	HBsAg	HBV 感染的特异性标志
乙肝表面抗体	HBsAb	表示机体有免疫力
乙肝 e 抗原	HBeAg	病毒复制，数值高低反映传染性的强弱
乙肝 e 抗体	HBeAb	感染恢复期，传染性减弱
乙肝核心抗体	HBcAb	急慢性感染或既往感染

（3）丙型病毒性肝炎：HCV 抗体阳性，是 HCV 感染的标志，抗 HCV 不是保护性抗体，HCV-RNA 滴度高低反映传染性大小。

（4）丁型病毒性肝炎：HDV 抗体阳性。HDV 是一种缺陷的嗜肝 RNA 病毒，需依靠 HBV 的存在而复制和表达，伴随 HBV 引起肝炎，需同时检测血清中的 HDV 抗体和"乙肝两对半"。

（5）戊型病毒性肝炎：由于 HEV 抗原检测困难，而抗体出现较晚，在疾病急性期即使抗体阴性也不能排除感染，需反复检测。

2. 肝功能检查　主要包括丙氨酸氨基转移酶（ALT）、天冬氨酸氨基转移酶（AST），其中 ALT 是反映肝细胞损伤程度最常用的敏感指标，表示肝细胞有损伤。AST 明显升高，反映肝细胞病变严重。总胆红素升高在预后评估上较 ALT，AST 更有价值。胆红素持续升高而转氨酶下降，称为"胆酶分离"，提示重型肝炎的肝细胞坏死严重，预后不良。

3. 凝血功能检查　凝血酶原时间百分活度（PTA）的正常值为 80%~100%，低于正常表示凝血功能下降，<40% 是诊断重型肝炎的重要指标之一。PTA 是判断病情严重程度和预后的主要指标，较转氨酶和胆红素具有更重要的临床意义。

4. 影像学检查　主要是 B 型超声检查，必要时可行磁共振成像（MRI）检查，主要观察肝脾大小，有无肝硬化存在，有无腹腔液等。

（六）病情观察与评估要点

1. 健康史　评估患者有无与肝炎患者密切接触史，半年内是否接受输血、血制品史，有无乙肝、丙肝既往史或家庭史。了解既往、孕期肝功能是否进行过定期检测,肝功能是否异常,HBV–DNA、HCV–RNA 的滴度水平。评估母婴传播风险,对 HBV–DNA>10^6copies/ml 的孕妇在孕期是否进行过抗病毒治疗。

2. 心理－社会状况 评估患者及家属是否存在焦虑、自卑、恐惧等情绪反应,评估患者家庭对疾病的认知情况。

3. 病情观察要点 评估患者肝炎病毒感染的分型。评估有无乏力、食欲缺乏、恶心、呕吐、腹部不适、右上腹疼痛、腹胀、腹泻等消化系统症状。评估有无皮肤和巩膜黄染、尿色深黄,有无肝脾大、肝区叩击痛。了解肝功能检查情况,凝血功能是否异常,B 型超声检查有无肝硬化情况。评估胎盘功能,观察胎动及胎心情况。如患者有并发症应评估相关的症状与体征。

（七）护理措施

1. 妊娠早期乙型、丙型肝炎筛查 乙型、丙型肝炎易发展为慢性肝炎,由于病情隐匿,无明显体征,症状也无特异性,妊娠早期常规筛查 HBsAg、抗 HCV,对及时发现慢性感染者意义重大。对 HBsAg 阳性、抗 HCV 阳性孕妇,加强孕期管理,定时检查肝功能,ALT、AST 检查异常者及时保肝治疗,病情加重者及时收住院治疗。

2. 心理支持 由于肝病可发生传染,急性期需进行隔离。乙肝、丙肝不仅可通过血液等体液传播,并且可发生母婴传播,一旦发展为重型肝炎将明显增加母婴的不良风险,故患者易出现焦虑及自卑心理。护士应讲解肝病治疗对保障母婴健康的重要性,详细介绍母婴阻断的知识,减轻患者的焦虑,鼓励家属给予心理支持,减轻患者的心理负担。

3. 合并非重症肝炎的护理

（1）病情观察与护理:观察患者有无消化道症状及其轻重,观察治疗的效果。注意皮肤、巩膜有无黄染,尿色是否明显变黄。

（2）休息与营养支持:急性期嘱患者卧床休息,慢性肝炎及无症状的乙肝、丙肝病毒携带者,应适当休息,避免劳累。急性期患者常有食欲缺乏,饮食宜清淡、易消化,避免油腻。疾病恢复期或慢性病毒携带者,一般都有低蛋白,应加强营养,多食优质蛋白、新鲜水果和富含纤维素的蔬菜,有保护肝脏及促进胎儿生长发育的作用。

（3）分娩时护理:将患者安排在隔离待产室及隔离产房,分娩方式以产科指征为主,避免产程过长,产时减少侵入性操作,如牵拉困难的产钳、胎头吸引术,避免新生儿皮肤损伤,减少母婴传播,密切观察产后出血,产后做好消毒隔离工作。

4. 合并重症肝炎的护理

（1）早期识别:及时发现重症患者,转往治疗条件好的三级医院或传染病专科医院。

（2）严密观察病情变化:患者严格卧床休息,严密观察生命体征和病情变化,准确记录患者出入量,注意观察尿色、尿量。

（3）合理饮食:给予低脂肪、低蛋白、高糖饮食,限制蛋白质的摄入,蛋白质每日入量<0.5g/kg。遵医嘱给予调节肠道的药物,保持大便通畅,减少血氨的生成。

（4）药物治疗:给予保肝药物、高血糖素、胰岛素、葡萄糖、人血白蛋白,改善氨基酸代谢异常,促进肝细胞再生。补充凝血因子,改善凝血功能状态,给予退黄药物治疗。

（5）电子胎心监护:注意倾听患者主诉,了解胎动及胎心监护情况,密切监测有无胎儿宫内窘迫,观察有无早产征兆,早产不可避免时遵医嘱预防性使用糖皮质激素促胎肺成熟,降低新生儿呼吸窘迫综合征的发生。

（6）产时护理：经积极治疗24h无好转，迅速剖宫产终止妊娠，术前补充凝血物质、血浆、备血。如已临产，防止产程过长，宫口开全可行胎头吸引或产钳助产，避免产道严重损伤。密切观察产后出血情况，如有出血应积极处理。

（7）做好抢救准备：做好新生儿抢救、早产儿护理等各项准备。

5. 乙型肝炎母婴阻断的临床管理流程

（1）筛查与评估患者：对于初次产检HBsAg阳性的孕妇，应进一步检测肝功能等生化指标，检测HBV-DNA水平，及上腹部超声等。对患者病情进行评估，决定患者孕早期是否服用抗病毒药物治疗乙肝。

（2）孕期管理：未服用抗病毒药物的孕妇，在妊娠中期检测HBV-DNA水平。根据HBV-DNA的水平，决定是否使用抗病毒药物进行母婴阻断：①血清HBV-DNA<10^6copies/ml的孕妇不予干预，继续观察。②血清HBV-DNA>10^6copies/ml的孕妇，在妊娠24~28周时进行抗病毒治疗，可明显降低胎儿宫内感染风险，在充分告知知情同意下使用。主要采用核苷类似物为主，如拉米夫定、替比夫定、替诺福韦酯，选择一种使用。抗病毒药需在医生指导下使用，每天按时服药，保持有效的血药浓度，防止漏服，避免病毒发生变异和耐药导致母婴阻断失败。用药期间检测肝、肾功能、肌酸激酶，及时发现药物不良反应。

（3）无确切的证据证明分娩方式对母婴传播的影响，应根据产科指征决定分娩方式。

（4）新生儿出生后免疫阻断：出生后尽早肌内注射高效价乙肝免疫球蛋白（HBIG），一般不超过12h，剂量为100~200U，同时在不同部位接种重组酵母乙肝疫苗10μg（常在右上臂三角肌），出生1个月，6个月时分别再次接种第2针和第3针乙肝疫苗（0、1、6方案）。

（5）婴儿随访：3针乙肝疫苗完成1个月后需随访，检测血清中HBV标志物（乙肝五项和HBV-DNA），以判断免疫是否成功，同时了解体内抗HBs产生情况。①如HBsAg阴性，抗HBs阳性，则表示母婴阻断成功。但如抗HBs<100mU/ml，表示免疫成功，但免疫保护力较弱，需再次注射乙肝疫苗，1~2个月后检查免疫效果。及时免疫加强，有利于避免产后感染。②如HBsAg阳性，伴或不伴HBeAg阳性，则表示母婴阻断失败。③如HBsAg和抗HBs均为阴性，应检测HBV-DNA，如果HBV-DNA为阴性，应用重组酵母乙肝疫苗10μg重复（0、1、6方案），完成复种后一个月，检测HBsAg和抗HBs了解免疫应答情况。

（6）停药时间：用于治疗乙型肝炎的抗病毒药物，应根据肝功能检查结果，在产后1~3个月停药，一般于产后42d停药。用于母婴阻断的抗病毒药物，可在分娩后立即停药。

6. 喂养方式的指导

（1）肝炎急性期、重症肝炎禁止哺乳，以免加重肝病。慢性肝病在肝炎活动期，如果产妇ALT、AST明显升高，尽管母乳喂养不增加母婴传播风险，但母乳喂养不利于母亲睡眠、康复，建议采用人工喂养。

（2）近年更多研究表明乙型肝炎产妇在婴儿出生后立即进行主动、被动免疫后可以进行母乳喂养，无需检测乳汁中HBV-DNA，HBeAg阳性、HBV-DNA高水平的产妇母乳喂养也不增加乙肝母婴传播风险。丙肝产妇分娩的婴儿由于无特异的免疫方法，血清HCV-RNA阴性者母婴传播风险低，可遵照其意愿采用母乳喂养，血清HCV-RNA高病毒载量者，建议采用人工喂养。

（3）乙肝患者采用母乳喂养时，必须在联合免疫条件下，纯母乳喂养或混合喂养均可。

由于血清 HBV-DNA 高滴度,母亲(HBV DNA>10^{6}copies/ml)免疫阻断不完善,建议加强婴儿 HBV 血清学的监测和免疫保护。每次哺乳时间不宜过长,避免乳头皲裂和乳腺炎发生。也可根据随访结果对母乳喂养时间进行指导,有利于减少母婴传播。

(4)孕期抗病毒药治疗的患者产后 42d 行产后检查,确定是否停药,停药后可行母乳喂养。

7. 乳房的护理　不宜哺乳的患者分娩后立即进行回奶,避免乳腺炎的发生。回奶时不宜使用对肝脏有损害的药物,如雌激素,最常使用芒硝外敷和炒麦芽冲饮。

8. 产褥期护理　指导患者预防产后感染,注意保持会阴清洁,及时更换会阴垫。监测患者体温、血常规,分泌物性质、颜色、气味等,及时发现感染征象,按医嘱选择对肝脏损伤小的抗生素预防感染,给予保肝药物治疗。保证休息。

(八)健康指导

1. 疾病知识指导　根据患者肝炎类型向产妇和家属介绍肝病的临床特点、传染途径。乙肝的家庭成员预防乙肝的方法就是接种乙肝疫苗,夫妻一方如为乙肝,另一方需注射乙肝疫苗。如为丙肝,可使用避孕套防止交叉感染。慢性肝炎患者需定期复查肝功能,乙肝"大三阳"患者每 3~6 个月复查、"小三阳"患者建议 6~12 个月复查一次。

2. 生活指导　指导慢性肝炎患者加强营养,生活规律,注意休息,避免饮酒,适当锻炼,保持心情愉快,提高机体免疫力,有益于病情稳定。

3. 延续性护理　根据不同类型肝炎的传播方式,指导患者和家属做好预防性隔离,使患者和家属知晓消毒隔离的方法。乙肝、丙肝患者不能共用牙刷,避免口对口地喂养婴儿,注意保护婴儿皮肤、黏膜完整,如婴儿皮肤、黏膜有破损,避免与母亲血液等体液的暴露。指导患者产后定期随访,婴儿在 3 针乙肝疫苗完成后,抗 HBs 高低存在极大的个体差异,并且随着年龄增长抗 HBs 值在婴儿 1~3 岁时会快速下降,建议加强对婴儿的随访和免疫保护。指导患者做好避孕,复方避孕药因含雌激素,应避免使用。凡有血小板减少和凝血功能异常的患者不宜放置节育环,可采取其他工具避孕。

知识拓展

中国乙型肝炎病毒母婴传播防治指南

中国乙型肝炎病毒母婴传播防治指南(2019 年版)指出:慢性 HBV 感染孕妇所生婴儿应在出生 12h 内尽早完成乙型肝炎疫苗和 100IU HBIG 的联合免疫;所生早产儿或低出生体质量儿,若生命体征稳定则在出生 12h 内尽早完成联合免疫,满 1 月龄后,再按 0-1-6 月程序接种 3 针疫苗;若生命体征不稳定,应在生命体征平稳后尽早接种第 1 针疫苗。婴儿7~12 月龄静脉血检测 HBsAg 和/或 HBV-DNA 阳性,可诊断发生母婴传播。因此建议在完成免疫计划后随访,确定是否发生母婴传播。

丙型肝炎防治指南(2019 年版)指出:HCV-RNA 高载量可能增加传播的危险性。拥抱、打喷嚏、咳嗽、食物、饮水、共用餐具和水杯、无皮肤破损及其他无血液暴露的接触一般不传播 HCV。预防母婴传播对 HCV-DNA 阳性的孕妇,应避免延迟破膜,尽量缩短分娩时间,保证胎盘的完整性,避免羊膜腔穿刺,减少新生儿暴露于母血的机会。

四、妊娠合并血液系统疾病

妊娠是一种特殊的生理现象,妊娠期间机体调控自身的生理活动、免疫机制,以保证妊娠的顺利进行,最终成功分娩。作为机体的重要组成部分,血液系统在这一过程中也会出现相应的变化,无论是妊娠继发血液病,还是血液病合并妊娠,血液系统的病理生理改变都可能直接影响到母儿的安全,需要临床医生高度重视。

1. 妊娠期血液系统生理变化

（1）血容量增加:自妊娠第6周起,血容量开始增加,20周后迅速增加,在32~34周达高峰,一般可增加30%~45%,并保持到产后1~3周,其后迅速恢复。其原因可能和下列因素有关:醛固酮和糖皮质激素分泌增多,雌激素增加血容量,胎盘类似动静脉瘘所造成的影响等。

（2）红细胞容量增加:妊娠期由于红细胞生成素分泌增多,胎盘分泌的泌乳素及红细胞生成素有协同作用,这些激素水平的变化导致红细胞容量增加,孕妇的网织红细胞在妊娠第4个月开始上升,第6个月达高峰(约6%),分娩时轻度下降,产后6周恢复正常。由于孕妇的红细胞容量增加量(约25%)和血浆容量的增多不成比例,因此造成血细胞比容降低,形成"妊娠期生理性贫血",血红蛋白浓度可较妊娠前下降10g/L左右。

（3）白细胞改变:妊娠期中性粒细胞增多,一般自妊娠45d开始上升,至妊娠第30周达到高峰,一般在(5~12)×10^9/L,高的可达16×10^9/L,分娩后数日恢复正常,外周血涂片可见少量中幼及晚幼粒细胞,淋巴细胞相对比例下降,体液免疫和细胞免疫有一定抑制。

（4）血小板改变:妊娠期妇女的血小板生成量增加,但是由于血液稀释,所以浓度轻度下降。

（5）凝血因子改变:普遍增多,纤维蛋白原、因子Ⅶ、Ⅴ、Ⅷ增多尤为明显;抗凝血Ⅲ减少;纤溶酶活性下降,机体处于高凝、低纤溶状态。

2. 妊娠合并贫血

（1）缺铁性贫血(iron deficiency anemia,IDA):根据WHO数据,缺铁性贫血(IDA)为妊娠期最为常见的贫血类型,约占妊娠期贫血的95%。主要原因有成年妇女体内铁储备不足、妊娠期需求量上升和妊娠反应导致的摄入减少,以及妊娠前、妊娠后的疾病导致铁的储存、利用和代谢发生障碍。

1）临床表现:隐性缺铁时,可无明显临床症状。随着缺铁的加重,可出现皮肤、口唇黏膜和睑结膜苍白。在重度缺铁时,可出现全身无力、面色苍白、头晕、视物模糊、重度水肿、心悸、气短甚至贫血性心脏病及充血性心力衰竭等。对胎儿来说,孕妇以单向性方式通过胎盘向胎儿输送铁元素,因此以往认为轻度IDA不影响胎儿生长,但是今年研究显示即使轻度IDA也容易导致新生儿窒息、产后出血以及低体重儿的发生,而且新生儿在今后也更加容易发生贫血,而3岁以内小儿发生IDA可对智力产生轻微损害。

2）实验室检查:血红蛋白<110g/L,血涂片呈典型小细胞低色素性贫血,MCV<80/μm^3,白细胞和血小板常无明显变化。骨髓象红系增生活跃。血清铁<60μg/dl,总铁结合力>300μg/dl。

3）治疗与护理:美国妇产科学会指南指出,孕期补充铁剂可减少分娩时产妇贫血。缺铁性贫血可增加胎儿低体重、早产和围产儿死亡的风险。因此缺铁性贫血治疗的关键在于预防。孕前纠正营养不良，积极治疗孕前失血性疾病，如月经过多。孕期加强营养，鼓励孕妇进食高蛋白及含铁丰富的食物。妊娠 4 个月常规补铁，每日口服硫酸亚铁 0.3g。孕期一旦发生，则首选口服铁剂，如硫酸亚铁、富马酸亚铁、螯合铁剂等，安全有效、简单易行。口服铁剂，应在餐后服用，以减轻胃肠道的刺激。如果效果不理想，可选择静脉输注铁剂，但需要警惕变态反应的发生。经过铁剂治疗后，三周内血红蛋白水平应明显回升，通常在 2 个月左右恢复正常，如果连续治疗 3 周仍不见疗效，需要重新考虑诊断及治疗。对于重度贫血、短期内已妊娠足月面临分娩、需尽快提高血红蛋白者，可以采用少量、多次输血方案。

（2）巨幼红细胞贫血（megaloblastic anemia）：临床较少见，占所有贫血的 7%~8%，一般多在妊娠最后 3 个月发病或病情加重。发病原因多为叶酸来源不足或消化不良，且妊娠期对叶酸的需要量可增加 5~10 倍，尤其在妊娠晚期，胎儿进入造血后期时，母体对胎儿的叶酸供应呈现逆浓度的主动运输，这样更为加重母亲的叶酸缺乏，引起巨幼细胞贫血。

1）临床表现：贫血，常为中重度贫血，表现为无力、头晕、视物模糊、表情淡漠、皮肤黏膜苍白、水肿、活动后心悸，甚至发生心力衰竭；消化道症状：食欲缺乏、恶心、呕吐、腹泻、腹胀等消化不良的症状，出现牛肉样舌或镜面舌；周围神经炎症状：乏力、手足麻木、感觉障碍、行走困难及精神症状。

2）实验室检查：血涂片中红细胞呈大细胞贫血，网织红细胞减少，白细胞及血小板减少。骨髓象呈巨幼红细胞增殖，可见各期巨幼红细胞，贫血越严重，巨幼红细胞越多。血清叶酸 <3ng/ml，红细胞叶酸 <100ng/ml。

3）治疗与护理：改变不良饮食习惯，增加富含叶酸、维生素 B_{12} 及铁的饮食，早期预防。补充缺乏的叶酸和维生素 B_{12}，常给予口服叶酸片剂，如消化道吸收不良可给予肌内注射叶酸和维生素 B_{12} 针剂。

（3）再生障碍性贫血（简称再障）：再生障碍性贫血是由于多种原因引起的骨髓造血干细胞或造血微环境受损，以全血细胞减少为主要表现的一组综合征。妊娠合并再生障碍性贫血较为少见，但在妊娠和分娩过程中可因贫血、出血和感染对母儿造成不利的影响。在妊娠期经过及时治疗，可使症状有效缓解，孕产妇病死率也可明显减少。妊娠不是再障的病因，不会诱发或促进再障的发生。再障会对妊娠产生种种不利影响：可致妊娠期高血压疾病高发且发病早、病情重，易发生心力衰竭、胎盘早剥、流产、早产、胎死宫内等。因此再障患者妊娠风险远大于非妊娠时，应给予足够重视。

1）临床表现：主要为贫血、出血及感染。①贫血：一般为进行性贫血，主要是骨髓造血功能减退所致。②出血：主要是因血小板生成障碍所致，可发生皮肤、牙龈、鼻、胎盘和消化道等内脏器官及颅脑部位。③感染：产后的出血和创伤很容易发生产道和全身性感染，主因粒细胞减少，机体的防御功能下降。产后感染是既往再障孕产妇死亡的主要原因。

2）治疗与护理：①一般治疗。增加营养，改善一般情况，提高免疫功能。护理应积极预防出血和感染，如发生外出血，如鼻出血，以局部压迫为主。②输血治疗。通过少量多次输血，使孕期的血红蛋白维持在 60g/L 以上，临产后维持在 80g/L 以上，以增加对产后出血的耐受力。输血以成分输血为主，避免加重心脏负担。③激素疗法。孕期根据情况可给予泼尼松治疗，抑制免疫反应；睾酮可促进肾脏释放 EPO，部分恢复骨髓造血功能，可酌情运用；细胞因子的应用，如红细胞生成素（EPO）、粒细胞集落刺激因子（G-CSF）、促血小板生成素（TPO）等，可以促进再障患者的骨髓恢复部分造血功能，提高对应的血细胞数量。

3. 妊娠合并血栓性血小板减少　血小板减少是因血小板的功能与数量发生异常而引起的,妊娠期合并血小板减少可能出现出血、贫血和感染,严重威胁母儿的生命和健康安全。血小板减少可分为免疫性血小板减少和血栓性血小板减少症。近年来对血栓性血小板减少研究日渐重视,本节主要介绍血栓性微血管病的诊治进展。血栓性微血管病(TMA)是一组具有共同病理特征的急性临床病理综合征,主要表现为血管内皮细胞肿胀脱落、内皮下绒毛状物质沉积和血管腔内血小板聚集形成微血栓、血管腔内栓塞及红细胞碎裂等微血管系统异常。

(1)临床表现:主要表现为血小板减少、溶血性贫血和微循环中血小板血栓造成的器官受累,其临床表现与 TMA 的病变范围和累及不同器官造成的功能障碍有关。产妇可以出现贫血、紫癜、精神神经症状、发热、肾脏损害等。贫血多为中重度,可伴有黄疸和酱油色尿。出血可以表现为皮下出血点、瘀斑、内脏出血和脑出血。神经系统损害表现为头痛、呕吐、意识障碍、共济失调、抽搐等,多为一过性,反复发作。肾脏损害可出现肉眼血尿,临床还可以有心肌损害、呼吸窘迫、视力视野受损等。

(2)实验室检查:各项检查指标中,血常规、血涂片检查、乳酸脱氢酶检测、Coombs 试验可以判断患者是否存在微血管病性溶血性贫血、血小板减少的情况,有助于妊娠合并 TMA 疾病的诊断;肝肾功能、电解质以及 24h 尿蛋白定量、尿电解质、尿肌酐、尿红细胞位相、尿白细胞分类、尿渗透压或自由水清除率等检查有助于明确肾功能的恶化情况,确定有无近期开展透析治疗的指征;凝血功能的检查有助于鉴别 DIC 及 TMA 疾病;免疫指标(ANA 谱、ANCA、抗 GBM 抗体、免疫球蛋白、补体、CRP、ASO、RF、ESR、iPTH)的检查有助于明确有无常见的自身免疫性疾病,部分 TMA 疾病往往是由于自身免疫病(以 SLE 为常见)所诱导的;血型、感染性疾病筛查(乙型、丙型、HIV、梅毒等)是为了针对后续进行的血浆置换或血浆输注进行准备;ADAMTS13、抗 ADAMTS13 抗体、H 因子、抗 H 因子抗体的测定较为困难,但 ADAMTS13 的活性以及抑制因子的活性是鉴别先天性或获得性 TMA 的重要特征性检查,决定了后续治疗方案的选择。

(3)诊断:妊娠相关的 TMA 的诊断须符合以下标准:微血管病性溶血性贫血;血红蛋白 Hb<100g/L;外周血涂片显微镜下有红细胞碎片;Coombs 试验阴性;乳酸脱氢酶(LDH)升高 >460U/L;血小板计数 <150×10⁹/L;急性肾损伤。临床考虑存在血栓性微血管病时需要从实验室检查的角度,考虑患者是否存在微血管病性溶血性贫血以及血小板减少的情况,因为微血管病性贫血指的是由血管内红细胞破裂导致的非免疫性溶血性贫血。该病常涉及微脉管系统(包括较小的微动脉和毛细血管)异常,其特征性的实验室检查结果如下:在外周血涂片上可观察到裂体细胞;直接抗球蛋白试验(direct antiglobulin test, DAT);Coombs 试验阴性,乳酸脱氢酶(lactate dehydrogenase, LDH)升高、间接胆红素升高以及结合珠蛋白降低等。各种血栓性微血管病多合并有急性或亚急性肾损伤,不同的 TMA 类型导致的肾损伤的严重程度和病情缓急不同,妊娠相关性血管性微血管病病程中出现肾功能的损伤往往较重且起病急骤。

(4)鉴别诊断:需与 DIC 及子痫前期、子痫、HELLP 综合征相鉴别。DIC 存在相应的临床诱因,且有特征性的凝血功能异常,子痫前期、子痫和 HELLP 综合征与血栓性微血管病都存在以下一项或多项体征和症状:高血压、神经系统症状、溶血性贫血、血小板减少及肾功能受损。

（5）治疗与护理：目前缺乏有效的针对病因的治疗方案，以对症治疗为主，同时终止妊娠并不能缓解 TMA 的病情。分娩方式以阴道分娩为主。血浆疗法、免疫抑制治疗、终止妊娠、抗 C5 单抗（依库利单抗，Eculizumab）治疗产后 HUS。如果病情严重、胎儿能够存活而诊断又不明确，则应提前终止妊娠。新生儿护理：产后应立即检测新生儿脐血血小板，并动态观察新生儿血小板是否减少。注意新生儿黄疸的发生，注意有无出血倾向，如头皮血肿、颅内出血等，必要时转入儿科治疗。

4. 妊娠合并白血病　白血病是一种原因不明的造血组织常见的恶性疾病，是某一类型白细胞在骨髓或其他造血组织中呈肿瘤性增生，浸润体内各器官、组织，可产生相应的症状和体征。根据病程和骨髓中原始细胞的多少可分为急性白血病、慢性白血病；也可根据细胞形态学分类，将急性白血病分为急性淋巴细胞白血病和急性非淋巴细胞白血病。妊娠合并白血病的发病率约为 1/75 000，以慢性白血病为主，尤以慢性粒细胞白血病多见。

（1）临床表现：最常见的、最初的表现为易疲劳、出血和反复高热。皮肤、黏膜苍白，可见出血点或瘀斑，肝大，淋巴结肿大，以及感染的各种症状。贫血常是正常细胞正常色素型的，伴有轻度的血小板减少，偶见白细胞低。急性白血病外周血涂片中可见各种原始血细胞。骨髓象：原始细胞增殖 >30%，在急性期骨髓象增生极度活跃，粒：红比例可高达 50：1，原始 + 早幼粒可高达 30%~50%，嗜酸性、嗜碱性粒细胞明显增多。因此，在妊娠各期，出现高热、贫血，出现倾向时，应及时查血常规，必要时行骨髓腔穿刺明确诊断。

（2）治疗与护理

1）支持疗法：进行保护性隔离；寻找发热原因，给予广谱抗生素；必要时成分输血；防止病毒、真菌、细菌再次感染。

2）化疗：急性白血病患者在化疗期间应避免妊娠，如果早期发现妊娠，应人工流产。如果发现妊娠已经至中晚期，而急性白血病处于缓解时，可给予维持治疗的化疗方案。若急性白血病未缓解，与一般白血病患者类似，需要进行诱导缓解的常规化疗，此时应选择对胎儿毒性较小的药物，VCR、Ara-C、DNR、ADM 等尚未发现对胎儿的损害，而 MTX、6-MP 和烷化剂应避免使用。妊娠中晚期进行联合化疗对胎儿无显著影响，但是可少许增高早产和围产期的死亡，新生儿体重减轻，以及新生儿一过性血细胞减少的发生率。分娩前两周应避免化疗，防止生产时发生骨髓抑制。

3）产科分娩处理：视病情严重程度配血，配新鲜全血、血小板、悬浮红细胞，配备纤维蛋白原和凝血酶原复合物；白血病合并妊娠患者，多数可自然分娩，尽量避免不必要的手术操作，剖宫产按产科指征决定；防止产后出血，尤其是软产道出血或血肿；防治感染：术中无菌操作，预防性使用抗生素，对于有高热的患者，查找感染源同时应用广谱抗生素控制感染。

4）新生儿处理：出生后查血常规及染色体核型；建议人工喂养，因为终止妊娠后，产妇将尽快进行化疗，不宜母乳喂养。

五、妊娠合并性传播疾病

性传播疾病（sexually transmitted diseases，STDs）是指主要通过性接触、类似性行为及间接接触传播的一组传染病。目前我国重点监测的性传播疾病有 8 种，包括梅毒、淋病、艾滋病、尖锐湿疣、软下疳、性病性淋巴肉芽肿、生殖器疱疹和非淋菌性尿道炎,其中梅毒、淋病和艾滋病列为乙类传染病。

（一）梅毒

1. 定义　梅毒（syphilis）是由苍白密螺旋体感染引起的慢性全身性的性传播疾病,妊娠合并梅毒发病率为 0.2%~0.5%。

2. 分期　根据病程分为早期梅毒和晚期梅毒。早期梅毒指病程在 2 年以内,包括一期梅毒（硬下疳）、二期梅毒（全身皮疹）、早期潜伏梅毒（感染 1 年内）。晚期梅毒指病程在 2 年以上,包括:皮肤、黏膜、骨等梅毒,心血管梅毒、神经梅毒、内脏梅毒、晚期潜伏梅毒。

3. 传播途径　性接触是梅毒的主要传播途径,占 95% 以上。未经治疗者在感染梅毒后一年内传染性最强,随着病程的延长,传染性逐渐减弱,病程超过 4 年以上者基本无传染性,偶尔可经接触污染的衣物等间接感染。少数患者通过输入传染性梅毒患者的血液而感染。妊娠 16~20 周后梅毒螺旋体可通过胎盘感染胎儿的器官,引起肺、肝、脾、胰和骨骼等病变甚至死胎。梅毒孕妇病程越长,对胎儿感染的机会越大,即使孕妇为无症状的隐性梅毒或病程超过 4 年仍可通过胎盘感染胎儿。胎儿也可在分娩时通过软产道被传染。

4. 对胎婴儿影响　梅毒孕妇可通过胎盘感染胎儿,引起晚期流产、死胎、早产或先天梅毒。若胎儿幸存,即先天梅毒儿（胎传样梅毒儿）,病情较重。早期表现为皮肤大疱、皮疹、鼻炎、肝脾大、淋巴结肿大等;晚期先天性梅毒多出现在 2 岁以后,表现为楔状齿、鞍鼻、间质性角膜炎、骨膜炎、神经性耳聋等,其病死率及致残率均明显升高。

5. 临床表现　早期表现为硬下疳、硬化性淋巴结炎、全身皮肤黏膜损害（梅毒疹、扁平湿疣、口、舌、咽喉或生殖器黏膜红斑、水肿、糜烂等）;晚期表现为永久性皮肤、黏膜损害,可侵犯心血管、神经系统等重要脏器而危及生命。

6. 筛查　对所有孕妇在妊娠后首次产前检查时进行梅毒血清学筛查,最好在妊娠 3 个月内进行首次检查。对梅毒高发地区的孕妇或梅毒高危孕妇,在妊娠末 3 个月及临产前重复检查。非螺旋体试验和螺旋体试验均可用于筛查梅毒,两者可以相互补充,益于确诊。非螺旋体试验包括快速血浆反应素环状卡片试验（RPR）和性病研究实验室试验（VDRL）;梅毒螺旋体试验包括螺旋体明胶凝集试验（TPPA）、荧光螺旋体抗体吸附试验（FTA–ABS）。

7. 预防

（1）健康教育:各级医疗卫生机构应当结合婚前保健、孕前保健、孕产期保健等常规医疗保健服务,开展预防梅毒传播的健康教育和咨询指导,提高孕产妇对预防梅毒母婴传播的认知,促进健康行为。

（2）孕产妇检测与咨询服务:医疗卫生机构应当根据相关检测技术规范,为所有孕产妇（包括流动人口）主动提供梅毒检测与咨询,尽早明确其感染状况。在孕早期或初次产前检查时,告知预防母婴传播及相关检测的信息,提供适宜、规范的检测,依据检测结果提供检测后咨询。对临产时才寻求助产服务的孕产妇,也要及时进行检测与咨询。

（3）感染孕产妇及所生新生儿的保健服务:除常规孕产期保健外,还要提供安全性行为指导、感染症状和体征监测、营养支持、心理支持、性伴告知与检测等服务。给予感染孕产妇安全助产服务,提倡自然分娩,不应将感染作为剖宫产指征。实施防护措施,减少分娩过程中疾病的传播。帮助产妇及其家人制订适宜的生育计划,落实避孕措施、提倡安全套使用,以减少非意愿妊娠和疾病传播。为感染孕产妇所生新生儿提供常规保健与随访服务,强化生长发育监测、喂养指导、疾病综合管理、感染症状和体征监测等服务。

8. 母婴阻断　母婴阻断是指通过各种手段阻断疾病通过母体传给胎儿和婴幼儿,不同的疾病所采取的母婴阻断措施不同。

(1)各级医疗卫生机构应当对孕早期发现的梅毒感染孕产妇(包括既往感染者)在孕早期及孕晚期进行规范的青霉素治疗;对孕中晚期以及临产发现的梅毒感染孕产妇,也要及时给予治疗。在治疗过程中要定期进行随访和疗效评价,对复发或再感染者应追加治疗。

(2)血清学阳性孕妇所分娩新生儿出生时即进行梅毒感染相关检测(如非梅毒螺旋体抗原血清学定量检测等),及时发现先天梅毒患儿。若脐血或新生儿血中 RPR 或 VDRL 滴度高于母血的 4 倍,可诊断为先天梅毒。根据需要,为所生新生儿实施预防性青霉素治疗。对出生时明确诊断的先天梅毒儿,应及时给予规范治疗,并上报先天梅毒感染信息;对出生时不能明确诊断为先天梅毒儿者,应定期检测和随访,以及时诊断或排除先天梅毒;对随访过程中确诊的先天梅毒儿及时给予规范治疗,并上报先天梅毒感染信息。在没有条件或无法进行先天梅毒诊断、治疗的情况下应及时进行转诊。

(3)母乳喂养不是梅毒母婴传播的主要途径,在产妇及所分娩新生儿接受预防梅毒母婴传播干预治疗的同时,可以实施母乳喂养。非梅毒螺旋体抗原血清试验滴度为阴性者进行母乳喂养不会造成梅毒感染。若孕妇发生乳头破溃出血或有梅毒螺旋体病灶时,应停止母乳喂养,指导人工喂养的方法,并给予回乳措施。

(二)获得性免疫缺陷综合征

1. 定义　获得性免疫缺陷综合征(acquired immunodeficiency syndrome, AIDS),又称艾滋病,是由人免疫缺陷病毒(human immunodeficiency virus, HIV)引起的一种性传播疾病。

2. 分型　HIV 属逆转录病毒科慢病毒属中的人类慢病毒组,分为 HIV-1 型和 HIV-2 型。目前世界范围内主要流行 HIV-1。HIV-1 是一种变异性很强的病毒,不规范的抗病毒治疗是导致病毒耐药的重要原因。HIV-2 主要存在于西部非洲,目前在美国、欧洲、南非、印度等地均有发现。

3. 传播途径　HIV 感染者和艾滋病患者是本病的唯一传染源。HIV 主要存在于感染者的血液、精液、阴道分泌物、泪液、尿液、乳汁和脑脊液中。主要通过性接触传播,其次为血液传播,如与他人共用被感染者使用过的、未经消毒的注射工具,接受 HIV 感染的血液及血制品等。握手,拥抱,礼节性亲吻,同吃同饮等日常生活接触不会传播 HIV。

感染 HIV 的孕妇可通过胎盘传播给胎儿或分娩时经产道感染,其中 20% 的母婴传播发生在妊娠 36 周前,50% 发生在分娩前几日,30% 在产时传染给胎儿。出生后通过母乳喂养也可感染新生儿。

4. 对母儿影响　宫内感染是 HIV 垂直传播的主要方式,可通过胎盘感染胎儿。无论剖宫产或经阴道分娩的新生儿,25%~33% 受 HIV 感染,感染 HIV 的儿童有 85% 为垂直传播。母乳喂养具有传播 HIV 的风险,感染 HIV 的母亲应尽可能避免母乳喂养。如果坚持要母乳喂养,则整个哺乳期都应继续抗病毒治疗。

5. 临床表现　HIV 感染的全过程可分为急性期、无症状期和艾滋病期。

(1)急性期:通常发生在初次感染 HIV 后 2~4 周。部分感染者出现 HIV 病毒血症和免疫系统急性损伤所产生的临床症状。大多数患者临床症状轻微,持续 1~3 周后缓解。临床表现以发热最为常见,可伴有咽痛、盗汗、恶心、呕吐、腹泻、皮疹、关节疼痛、淋巴结肿大及神经系统症状。

（2）无症状期：可从急性期进入此期或从无明显的急性期症状而直接进入此期。此期持续时间一般为 6~8 年。时间的长短与感染病毒的数量和型别、感染途径、机体免疫状况、营养条件及生活习惯等因素有关。在无症状期,由于 HIV 在感染者体内不断复制,免疫系统受损,CD4$^+$T 淋巴细胞计数逐渐下降,同时具有传染性。

（3）艾滋病期：为感染 HIV 后的最终阶段。患者 CD4$^+$T 淋巴细胞计数多 <200 个 /μl,HIV 血浆病毒载量明显升高。此期主要临床表现为 HIV 相关症状、各种机会性感染及肿瘤。HIV 相关症状：持续一个月以上的发热、盗汗、腹泻；体重减轻 10% 以上。部分患者表现为神经精神症状,如记忆力减退、精神淡漠、性格改变、头痛、癫痫及痴呆等。另外还可出现持续性全身性淋巴结肿大。由于妊娠期孕妇的免疫功能降低,妊娠期感染 HIV 后,病情发展较为迅速,症状较重。

6. 筛查 HIV 的筛查实施自愿咨询和检测（voluntary counseling and testing, VCT）服务,即"选择进入（opt-in）"的方法。自愿咨询和检测是指个体在经过咨询后,在知情的情况下自愿选择是否进行 HIV 抗体检测的一个过程,该决定必须完全是由求询者做出的,并且确保检测过程的保密性。原则上对每一名孕前咨询或孕期首次就诊的孕产妇均应详细询问病史,了解有无可能感染 HIV 的相关信息,并提供 VCT 服务。检测结果阳性者进行 HIV 抗体确认试验；拒绝检测者,应动员检测,强调孕期感染 HIV 可能导致母婴垂直传播,并强调避免 HIV 感染的危险行为；对于有高危行为而检测结果阴性者,应帮助其判断是否处于"窗口期",如有可能建议 2~3 个月后再次检测,提供预防感染的信息及措施,并强调保持阴性结果的重要性。对于每一名孕妇每次产前检查均应了解上次检查后有无可能感染 HIV 的相关信息,有高危行为者应再次提供自愿检测服务。

7. 预防 世界卫生组织（World Health Organization, WHO）及联合国艾滋病署（Joint United Nations Programme on HIV/AIDS, UNIAIDS）提出了预防艾滋病母婴垂直传播的 4 个措施：①通过健康教育、避免危险行为、安全性行为等方法,预防育龄妇女感染 HIV。②预防感染 HIV 的育龄妇女非意愿妊娠。③预防感染 HIV 孕产妇的母婴垂直传播。④为感染 HIV 的妇女和家庭提供综合关怀和支持。

预防措施：树立健康的性观念,正确使用安全套,采取安全性行为；不吸毒,不共用针具；普及无偿献血,对献血员进行 HIV 筛查；加强医院管理,严格执行消毒制度,控制医院交叉感染,预防职业暴露；控制母婴传播。对 HIV/AIDS 患者的配偶、性接触者,与 HIV/AIDS 患者共用注射器的静脉药物依赖者以及 HIV/AIDS 患者所生的子女,进行医学检查和 HIV 检测,为其提供相应的咨询服务。

8. 母婴阻断

（1）所有感染 HIV 的孕妇无论其 CD4$^+$T 淋巴细胞计数水平、病毒载量情况以及临床分期如何,应当及时为其提供免费抗病毒治疗,不具备抗病毒治疗能力的各级医疗卫生机构都应当为其提供转介服务,并做好转介过程的信息交流。在用药前和用药过程中,特别在用药初期以及孕晚期,要进行 CD4$^+$T 淋巴细胞计数、病毒载量和其他相关检测,以评估感染状况及监测用药。在用药前和用药期间要持续给予用药依从性的咨询指导。

艾滋病感染母亲所分娩的新生儿应在出生后尽早（6~12h 内）开始服用抗病毒药物,至生后 4~6 周,对于孕期抗病毒治疗不满 4 周或产时发现感染的孕产妇所分娩的新生儿服用抗病毒药物延长至生后 6~12 周。

（2）对于已确定 HIV 感染的孕妇，主动提供预防艾滋病母婴传播咨询与评估，由孕产妇及其家人在知情同意的基础上做出终止妊娠或继续妊娠的决定。对于选择终止妊娠的 HIV 感染孕妇，应给予安全的人工终止妊娠服务，应尽早手术，以减少并发症的发生。对于选择继续妊娠的孕妇，应给予优质的孕期保健、产后母乳喂养等问题的咨询，并采取相应的干预措施。应当为 HIV 感染孕妇及其家人提供充分的咨询，告知住院分娩对保护母婴安全和实施预防 HIV 母婴传播措施的重要作用，帮助其及早确定分娩医院，尽早到医院待产。医疗保健机构应当为 HIV 感染孕产妇提供安全的助产服务，尽量避免可能增加 HIV 母婴传播危险的会阴侧切、人工破膜、使用胎头吸引器或产钳助产、宫内胎儿头皮监测等损伤性操作，以减少在分娩过程中 HIV 传播的概率。

（3）HIV 感染孕产妇所分娩的新生儿提倡人工喂养，避免母乳喂养，杜绝混合喂养。医护人员应当与 HIV 感染孕产妇及其家人对人工喂养的接受性、知识和技能、负担的费用、是否能持续获得含足量营养和安全的代乳品、及时接受医护人员综合指导和支持等条件进行评估。对于具备人工喂养条件者尽量提供人工喂养，并给予指导和支持；对于因不具备人工喂养条件而选择母乳喂养的感染产妇及其家人，要做好充分的咨询，指导其坚持正确的纯母乳喂养，且在整个哺乳期间必须坚持抗病毒治疗，喂养时间最好不超过 6 个月。同时，应为 HIV 感染孕产妇所分娩的新生儿提供常规保健、生长发育监测、感染状况监测、预防营养不良指导、免疫接种及艾滋病检测服务（包括抗体检测和早期核酸检测）等服务。

（4）预防艾滋病母婴传播抗病毒药物管理由各级妇幼保健机构负责。省妇幼保健院负责每年的药物采购计划的申报，接收保管国家妇幼中心采购分发的药物，并根据需求分发各县市妇幼保健机构；各县市妇幼保健机构负责本辖区药物的管理，负责向辖区内医疗保健机构提供药物并指导用药，按原省卫生厅印发的《关于预防艾滋病母婴传播抗病毒药物管理的有关规定》进行管理。

（三）TORCH 综合征

1. **定义**　TORCH 综合征即 TORCH 感染，是指由一组病原微生物英文名称第一个字母组合而成，其中 "T" 指弓形虫（toxoplasma，Toxo），"O" 指其他（others），主要指梅毒螺旋体（treponema pallidum）等，"R" 指风疹病毒（rubella virus，RV），"C" 指巨细胞病毒（cytomegalovirus，CMV），"H" 指单纯疱疹病毒（herpes simplex virus，HSV）。孕妇在妊娠期发生 TORCH 感染后多无明显临床症状，但胎儿感染后，可能引起胎儿或新生儿的肝、肾、心、脑等多个器官出现发育缺陷和功能障碍。

2. **传播途径**　孕妇感染：Toxo 因摄食含有包囊的生肉或未熟肉类、蛋类及未洗涤的蔬菜、水果等或接触带有虫卵的宠物的排泄物而感染。RV 主要通过直接接触或经呼吸道飞沫传播。CMV 主要通过飞沫、唾液、尿液和性接触感染，也可通过输血、人工透析和器官移植感染。母儿传播：孕妇感染 TORCH 中任何一种病原体后，通过宫内感染、产道感染、母乳喂养、母亲的唾液或血液等途径感染胎儿或新生儿。

3. **对母儿的影响**　孕妇感染后大部分无明显症状或症状轻微，部分孕妇可表现为不典型的感冒症状，如低热、乏力、关节与肌肉酸痛、局部淋巴结肿大等。部分 RV 感染孕妇可在颜面部、躯干和四肢出现特征性麻疹样红色斑丘疹，持续约 3 日后消失。原发感染孕妇可通过胎盘或生殖道感染胎儿，感染时胎儿胎龄越小，胎儿畸形发生率愈高，畸形越严重。

TORCH 宫内感染除导致自然流产、死胎、死产外,存活胎儿、婴儿仍可能出现各种发育缺陷和功能障碍。

4. 临床表现

（1）有反复流产和不明原因的出生缺陷或死胎史等。

（2）有哺乳类动物喂养史或接触史,有摄食生肉或未熟肉类等生活习惯。

（3）有上述感染症状,也可无任何临床症状。

5. 筛查

孕前或孕期宠物接触史,风疹患者接触史,夫妻或单方曾患生殖器、口唇或其他部位皮肤疹或疱疹,孕期有发热和 / 或上呼吸道感染症状等,都是 TORCH 感染的高危因素。推荐对有感染症状者以及与感染者有密切接触史的人群进行 TORCH 感染筛查。

（1）血清 IgM、IgG 抗体定量检测进行 TORCH 感染筛查,此方法简便、操作标准化、成本较低,适用于筛查。

（2）IgG 抗体亲和力指数:高度亲和力提示为有既往感染,再加上 IgM 阳性则可诊断复发感染;低度亲和力则提示为发生在近期（CMV 为近 3 个月内）的原发性感染。

（3）以核酸检测为基础的 TORCH 感染诊断:在孕 21 周以后且距离孕妇首次发现感染 5 周以上,通过羊膜腔穿刺等介入性手段,取得羊水、脐血等胎儿样本检测病原体特异性 DNA 或 RNA,具有高特异度、高敏感度的优点,是产前诊断胎儿宫内感染的首选方法。

（4）弓形虫 –DNA 检测:使用荧光定量 PCR 技术检测标本中的寄生虫载量可用于诊断活动性感染,评估胎儿预后,决定胎儿是否需要治疗。

（5）风疹病毒 –RNA 检测:使用逆转录 PCR（RT–PCR）技术检测羊水标本 RV–RNA,是快速、准确产前诊断 RV 宫内感染的方法。

（6）巨细胞病毒 –DNA 检测:可使用荧光定量 PCR 技术检测孕妇或产妇血液、宫颈分泌物、尿液、乳汁标本中的 CMV–DNA,以诊断受检者的 CMV 活动性感染或持续排毒状态。

（7）单纯疱疹病毒 –DNA 检测:对临床怀疑有 HSV 感染的受检者,可采用荧光定量 PCR 检测 HSV–DNA 来诊断活动性感染。对孕期有 HSV 感染症状或者有外阴、阴道 HSV 感染史的孕妇,若无超声发现的胎儿畸形,一般不需要专门的介入性手术取材做宫内感染的产前诊断。

6. 预防

（1）对易感人群应早期检查、早期诊断,及时治疗。

（2）孕妇应吃熟食、削皮或洗净蔬菜水果、避免与宠物接触。

（3）对 RV 抗体阴性的育龄妇女应接种 RV 疫苗,妊娠前 1 个月和妊娠期禁止接种。

（4）妊娠早期确诊为原发感染或发行有宫内感染时,应向孕妇及其家属交代感染对胎儿及新生儿可能的影响,以决定胎儿的取舍。若在妊娠中晚期发生感染或再感染者,可在严密监测下继续妊娠。

7. 母婴阻断

（1）弓形虫感染:对 IgM 抗体阴性而 IgG 抗体阳性的受检者,已经自然获得免疫力,若无临床症状不需要再检测和治疗。对孕前检测到 IgM 抗体阳性、IgG 抗体阴性或阳性的受检者,则应择期复查和结合其他检查指标观察,并排除假阳性。对确诊的 TOXO 急性感染者,应避孕并接受治疗后再计划妊娠。若在妊娠 18 周后检查到羊水 TOXO–DNA 阴性,则胎儿不需要治疗,但需要孕期超声监测胎儿生长发育,出生后及时做新生儿血清学筛查。TOXO 宫内感染的胎儿出生后,建议联合应用磺胺嘧啶、乙胺嘧啶和甲酰四氢叶酸治疗1年。

（2）风疹病毒和巨细胞病毒感染:对妊娠期间发现的 RV 及 CMV 宫内感染病例,缺少治疗改善胎儿结局的观察证据,不推荐对 RV 及 CMV 宫内感染的胎儿使用抗病毒药物,但需要综合评估胎儿预后。

（3）单纯疱疹病毒感染:对 HSV 感染孕妇应告知可能对胎儿造成宫内感染、产道感染的风险。建议在孕 35~36 周对此类孕妇定量检测血清 IgM、IgG 抗体,同时检测生殖道皮损病灶的 HSV-DNA 拷贝数,对有前驱症状或活动性感染的孕妇,在孕 36 周给予口服阿昔洛韦或伐昔洛韦治疗,抑制病毒复制,降低病毒垂直传播风险,可降低剖宫产率。是否剖宫产需要医师权衡手术风险、新生儿感染风险以及产道情况或病灶部位 HSV-DNA 检测结果决定。

知识拓展

HIV 职业暴露的分级和处理

《艾滋病诊疗指南》第 3 版（2015 版）指出了 HIV 职业暴露后的处理措施:

1. 暴露程度分级

（1）一级暴露:暴露源为体液或含体液的医疗器械、物品;暴露类型为暴露源沾染了不完整的皮肤或黏膜,但暴露量小且时间较短。

（2）二级暴露:暴露源为体液或含体液的医疗器械、物品;暴露类型为暴露源沾染了不完整的皮肤或黏膜,但暴露量大且时间较长;或是暴露源刺伤或割伤皮肤,但损伤程度较轻,为表皮擦伤或针刺伤（非大型空心针或深部穿刺针）。

（3）三级暴露:暴露源为体液或含有体液的医疗器械、物品;暴露类型为暴露源刺伤或割伤皮肤,但损伤程度较重,为深部伤口或割伤物有明显可视的血液。

2. HIV 职业暴露后的处理原则 ①用肥皂液和流动水清洗被污染局部。②污染眼部等黏膜时,应用大量等渗氯化钠溶液反复冲洗。③存在伤口时,应轻柔挤压伤处,尽可能挤出损伤处的血液,再用肥皂液和流动水冲洗伤口。④用 75% 的乙醇或 0.5% 碘伏对伤口局部进行消毒、包扎处理。

六、妊娠合并甲状腺疾病

妊娠合并甲状腺疾病是妊娠期孕妇常见疾病,包括妊娠期甲状腺功能减退症（简称甲减）、亚临床甲状腺功能减退症、甲状腺功能亢进症等。其中最常见的疾病为妊娠期甲状腺功能减退症。

1. 妊娠期甲状腺功能减退症（hypothyroidism）

（1）病因与发病机制:妊娠对甲状腺和甲状腺功能具有明显影响。妊娠期间甲状腺腺体体积增加。妊娠期母体下丘脑-垂体-甲状腺轴出现适应性变化,甲状腺生理功能发生一系列变化:①妊娠后,在雌激素作用下,肝脏合成甲状腺结合球蛋白（TGB）水平升高,TGB 代谢清除率减慢,半衰期延长,故循环中 TGB 水平升高。这种变化从妊娠 6~8

周开始,妊娠 20 周时达高峰值,并持续妊娠的全过程。由于 TGB 水平增高,血清总 T_4 浓度增高,出现高甲状腺素血症,故总 T_4 的指标在孕期不能反映循环甲状腺素的确切水平。②绒毛膜促性腺激素具有与血清促甲状腺激素相似的结构,有微弱的促甲状腺素作用,可反馈抑制 TSH 分泌,因此,妊娠期女性血清促甲状腺素(TSH)下限较妊娠前低。③妊娠期相对碘缺乏。妊娠期甲状腺素(T_4)和三碘甲状腺原氨酸(T_3)产生增加,碘需求量增加,且妊娠期肾小管对碘的重吸收减少,而妊娠中晚期胎儿发育是母体向胎盘转运碘的能力增强。这些生理改变可能导致妊娠早期甲状腺功能正常的孕妇在妊娠后期发生甲状腺功能减退症。

由于妊娠期的生理变化,10%~20% 妊娠早期甲状腺正常的孕妇,若碘摄入不足可导致妊娠晚期甲状腺功能减退。由于孕妇和胎儿甲状腺激素合成不足,低甲状腺素水平可促进垂体,使 TSH 合成增加,过高的 TSH 刺激甲状腺生长,可导致孕妇和胎儿甲状腺肿。妊娠期严重碘缺乏使流产、死产、围产期死亡率增加以及出生后婴儿死亡率增加。正常水平的甲状腺激素对胎儿神经迁移及大脑髓鞘的形成至关重要,尤其在妊娠第 3~5 个月。妊娠期碘缺乏对后代的认知功能有不利影响,严重碘缺乏其后代可表现为呆小症。碘缺乏已被认为是世界范围内可预防的智力障碍的首要因素。与妊娠期临床甲状腺功能减退相关的不良结局还包括早产、低出生体重儿、胎盘早剥、妊娠期高血压疾病等。

（2）临床评估与判断

1）评估孕妇甲状腺功能:早孕期监测促甲状腺素(TSH)、血清游离甲状腺素(FT_4)、甲状腺过氧化物酶抗体(TROAb)。妊娠期临床甲状腺功能减退的诊断标准是 TSH> 妊娠期特异正常参考值上限,$FT_4<$ 妊娠期特异正常参考值下限。2011 年美国甲状腺学会(ATA)的指南建议妊娠早期 TSH 的上限值为 2.5mIU/L,我国 2012 年中华医学会内分泌学分会在《妊娠和产后甲状腺疾病诊治指南》中建议各地区和医院建立自己的妊娠期妇女参考值,但由于很多医院并无自己的参考值范围,故多仍采纳 ATA 的妊娠早期 TSH 的上限值为 2.5mIU/L。但 2017 年 ATA《2017 年妊娠及产后甲状腺疾病诊治指南》中推荐建立不同人群不同妊娠时期 TSH 的参考值范围;建立参考值范围纳入的人群必须符合无甲状腺疾病史、碘摄入充足及甲状腺过氧化物酶抗体(TROAb)阴性等条件。如果无法建立 TSH 特异性参考值范围,建议将妊娠早期 TSH 的参考值上限定为 4.0mIU/L。FT_4 低于本地区或本医院 2.5% 以下时诊断为低于妊娠期特异正常参考值下限。当 TSH> 妊娠期特异正常参考值上限,而 FT_4 在正常范围时,定义为亚临床甲状腺功能减退。当 TSH 正常,FT_4 低于正常参考值范围第 2.5~5 百分位时,定义为单纯低甲状腺素血症。

2）评估孕妇碘摄入情况:世界卫生组织推荐妊娠女性和哺乳期女性的碘摄入总量为 $250\mu g/d$。

（3）治疗与护理措施

1）甲状腺功能减退症育龄女性与妊娠:服用左甲状腺素的甲状腺功能减退症育龄女性,如正在备孕,孕期应评估 TSH 水平,并随之调整左甲状腺素的剂量,以保证 TSH 在参考范围下限与 2.5mIU/L 之间。一旦确认妊娠,应将左甲状腺素剂量增加 20%~30%,即在原有服药基础上,每周额外增加 2d 的剂量,并尽快就医以进行进一步评估。

2）妊娠期临床甲状腺功能减退症:临床甲状腺功能减退症会对母体和胎儿造成不良影响,应该积极治疗。对于亚临床甲减,研究表明,当 TSH 轻度升高且 TROAb 阳性时,容易出现不良妊娠结局,ATA2017 年指南推荐对其使用左甲状腺素治疗。当 TROAb 阴性,TSH 值

>10ml U/L 时,推荐使用左甲状腺素治疗。对于 TSH 介于 2.5mIU/L 和参考值范围上限的妊娠妇女,既往有不良妊娠史或甲状腺自身抗体阳性,考虑使用左甲状腺素治疗;如不治疗,需监测甲状腺功能。不推荐对妊娠期单纯低甲状腺素血症进行常规治疗。

2. 妊娠合并甲状腺功能亢进(hyperthyroidism) 妊娠期甲状腺功能亢进的患病率为 1%,其中临床甲状腺功能亢进占 0.4%,亚临床甲状腺功能亢进占 0.6%。

(1)病因与发病机制:Graves 病是妊娠期间自身免疫性甲状腺功能亢进的常见原因,约占所有妊娠期甲状腺功能亢进的 85%,在所有妊娠妇女的发生率为 0.1%~1%。它可于妊娠中首发,也可为既往有甲状腺功能亢进病史而在妊娠期复发。比 Graves 病更常见的,可导致妊娠甲状腺毒症的原因是妊娠甲状腺功能亢进综合征(也称妊娠一过性甲状腺功能亢进,GH),它的特点为妊娠前半期发生的暂时性甲状腺功能亢进,FT_4 升高,TT_4 正常或降低,血清 TSH 降低或测不到,血清甲状腺自身免疫标志物阴性。其发病可能与 HCG 水平升高、妊娠剧吐有关。

其他与 HCG 诱导的甲状腺毒症相关的因素包括多次妊娠、葡萄胎或绒毛膜癌,大部分病例中伴有明显的血清 HCG 升高。

(2)临床评估与判断

1)评估疾病类型:妊娠前 3 个月出现血清 TSH 降低(TSH<0.1mIU/L)时,要询问病史及进行体格检查。所有患者都应检测 FT_4,总 T_3 和 TSH 受体抗体检测有助于甲状腺功能亢进的诊断。GH 需与 Graves 病甲状腺功能亢进相鉴别。其共同的临床症状包括心悸、焦虑、手颤及怕热。GH 发生在妊娠前半期,与 HCG 过度产生、刺激甲状腺素产生有关。临床特点:妊娠 8~10 周发病,心悸、焦虑、多汗等高代谢症状,血清 FT_4 和 TT_4 升高,血清 TSH 降低或者不能测出,甲状腺抗体阴性。既往无甲状腺疾病史、无 Graves 病临床特征(结节、内分泌眼病等)者更倾向于诊断 GH。

2)评估患者用药类型及不良反应:甲巯咪唑可导致胎儿畸形,故临床中主要使用丙硫氧嘧啶。但丙硫氧嘧啶有肝脏毒性,应定期监测肝功能。

3)动态评估患者甲状腺功能:治疗后每 2~4 周检测 FT4、TSH,治疗达到目标值后每 4~6 周检测 1 次。

4)孕期使用抗甲状腺药物的孕妇所分娩的新生儿出生后应筛查甲状腺功能。哺乳期服用抗甲状腺药物的孕妇,其婴儿应定期筛查甲状腺功能。

(3)治疗与护理措施

1)妊娠一过性甲状腺功能亢进治疗原则:对妊娠一过性甲状腺功能亢进的孕妇主要根据其妊娠呕吐的严重程度进行对症、支持治疗,一般不需要抗甲状腺药物治疗。

2)妊娠期 Graves 甲状腺功能亢进的治疗:一般采用丙硫氧嘧啶治疗,但丙硫氧嘧啶可通过胎盘,为了避免对胚胎的不良影响,应使用最小剂量的抗甲状腺药物使 FT_4 保持在正常上限或略微超出正常上限为治疗目标。妊娠中后期 Graves 病症状可能逐渐改善,应注意减少药物剂量。对于需要手术治疗的 Graves 病患者,妊娠第 4~6 个月是最佳手术时机。

3)哺乳期 Graves 病的治疗:哺乳期可适量使用抗甲状腺药物,丙硫氧嘧啶每天 <300mg 是安全的。但对于乳母服用抗甲状腺药物的新生儿应定期筛查甲状腺功能,并建议抗甲状腺药物分次服用。在哺乳后立即服用药物。

(卢契　宋耕　林秀峰　王晓娟　钟逸锋　江秀敏)

第五章 分娩期妇女的护理

第一节 临 产 先 兆

一、有关分娩的定义

妊娠满 28 周(196d)及以上,胎儿及其附属物由母体娩出的全过程,称为分娩(delivery)。妊娠满 28 周至不满 37 周(196~258d)期间分娩,称为早产(premature delivery);妊娠满 37 周至不满 42 周(258~293d)期间分娩,称为足月产(term delivery);妊娠满 42 周(294d)及 42 周以上分娩,称为过期产(postterm delivery)。

二、先兆临产的定义

分娩发动前,出现预示不久将临产的症状,称为临产先兆(threatened labor)。包括假临产、胎儿下降感、见红,是分娩即将开始的比较可靠的征象。

1. **假临产(false labor)** 在妊娠晚期,由于子宫肌层敏感性增强,可出现不规律宫缩,即所谓的 Braxtion-Hicks 收缩。假临产的特点:①宫缩间隔时间长且不规律;宫缩强度不增加,只感到下腹部有轻微胀痛。②持续时间不恒定,一般不超过 30s。③宫缩时不伴有宫颈缩短和宫口扩张。④强镇静剂可抑制。⑤常在夜间出现,清晨消失。

假临产是正常的生理现象,有助于宫颈的成熟,并为分娩发动做准备。但过频的假宫缩可干扰孕妇休息,使孕妇在临产前疲惫不堪。这种现象多见于精神紧张的初产妇。

2. **胎儿下降感(lightening)** 胎儿下降感又称“轻松感”,是由于胎儿的先露部下降进入骨盆入口,以及羊水量减少,造成子宫底位置下降,子宫对膈肌的压力随之降低。孕妇自觉呼吸较以前轻快,上腹部比较舒适,进食量较前增多。与此同时,由于胎头下降压迫膀胱,所以常有尿频的症状。“轻松感”在初产妇较经产妇明显。

3. **见红**（show）　在接近分娩时，子宫下段形成，宫颈已成熟，因宫颈内口附近的胎膜与该处的子宫壁剥离，毛细血管破裂致少量出血并与宫颈内口的黏液栓混合，经阴道排出，称见红。大多数孕妇在临产前24~48h内见红（少数孕妇一周内见红），是分娩即将开始比较可靠的征象。若阴道出血量较多，超过平时月经量，不应认为是见红，而应考虑妊娠晚期出血，如前置胎盘、胎盘早剥等。

（刘　欣）

第二节　影响分娩的因素

学习目标

完成本内容学习后，学生将能：

1. 复述影响分娩的因素。
2. 列出影响分娩因素的评估要点。
3. 描述影响分娩因素的症状及措施。
4. 应用相关护理措施对产妇进行护理。

临产（in labor）开始的标志为有规律且逐渐增强的子宫收缩，持续约30s，间歇5~6min，同时伴有进行性宫颈管消失、宫口扩张和胎先露的下降。用强镇静药物不能抑制宫缩。

决定分娩的四个因素是产力、产道、胎儿及产妇的精神心理因素。若各因素均正常并能相互适应，胎儿能顺利经阴道自然娩出，为正常分娩，反之则称为异常分娩。

一、产力

产力是将胎儿及其附属物从宫腔内逼出的力量。产力主要包括子宫收缩力、腹肌及膈肌收缩力、肛提肌收缩力。

（一）子宫收缩力

临产后的主要产力是子宫收缩力（简称宫缩），贯穿于分娩的全过程。临产后规律性宫缩，使宫颈管逐渐缩短及消失，宫颈口扩张，胎儿先露部下降和胎儿胎盘娩出。正常的子宫收缩力具有以下特点：

1. **节律性**　宫缩的节律性是临产的重要标志。正常宫缩为宫体肌不随意、有节律的阵发性收缩并伴疼痛。每次宫缩由弱变强（进行期），维持一定时间（极期），随后由强渐弱（退行期），直至消失（间歇期）（图5-1），间歇期子宫肌肉恢复松弛。间歇一段时间后，下一次宫缩开始，如此反复直到分娩结束。

衡量宫缩的标准有三点：宫缩的间歇、宫缩的强度、宫缩的持续时间。随着产程的进展，宫缩持续时间逐渐增强,间歇逐渐缩短,强度逐渐增大。临产初期,每次宫缩持续约30s,间歇期5~6min,宫腔压力为25~30mmHg,当宫口开全(10cm)后,宫缩持续时间可长达60s,间歇期可缩短至1~2min,宫缩强度可达100~150mmHg,间歇期仅为6~12mmHg。阵痛的强度则随着宫腔压力上升而加重。宫缩时,子宫肌壁间血管及胎盘受压使子宫和胎盘绒毛间隙的血流减少,宫缩间歇时,子宫和胎盘的血流量恢复,可见宫缩的节律性,有利于胎儿的血流灌注。

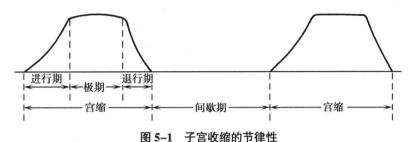

图 5-1　子宫收缩的节律性

2. 对称性和极性　正常的宫缩起自两侧子宫角部,以微波形式迅速向子宫底中线集中,左右对称,然后以2cm/s速度向子宫下段扩散,约需15s均匀协调地遍及整个子宫,称为宫缩的对称性(图5-2)。宫缩以子宫底部最强、最持久,向下逐渐减弱,宫底部宫缩的强度几乎为子宫下段的2倍,称为宫缩的极性。

3. 缩复作用　正常子宫收缩时肌纤维缩短、变宽,间歇时肌纤维松弛但不能完全恢复到原来的长度,如此反复收缩,肌纤维越来越短,子宫上部肌壁越来越厚,宫腔容积越来越小,子宫下段被逐渐拉长、扩张,迫使胎先露下降及宫颈管逐渐缩短直至消失,这种现象称为宫缩的缩复作用。

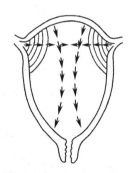

图 5-2　子宫收缩的对称性

（二）腹肌及膈肌收缩力

腹肌及膈肌收缩力(简称腹压)是第二产程胎儿娩出时的重要辅助力量。当宫口开全(10cm),胎先露部下降至骨盆底时,每次宫缩,前羊膜囊和胎先露部压迫盆底组织及直肠,反射性地引起排便动作。此时产妇主动屏气向下用力,腹肌及膈肌收缩使腹压增高,促使胎儿娩出。腹肌及膈肌的收缩力在第三产程也可协助已剥离的胎盘娩出,减少产后出血的发生。

（三）肛提肌收缩力

肛提肌收缩力可以协助胎先露在骨产道内进行旋转。当胎头枕部到达耻骨弓下时,协助胎头仰伸,胎儿娩出。当胎盘降至阴道时,可以协助胎盘娩出。

二、产道

产道是胎儿娩出的通道,分为骨产道(真骨盆)与软产道两部分。

（一）骨产道

骨产道在分娩过程中几乎没变化,但其形态、大小影响着分娩能否顺利进行。骨产道共分为三个平面。

1. 骨盆入口平面　为骨盆腔内上口,呈横椭圆形,前方为耻骨联合上缘,两侧为髂耻缘,后方为骶岬上缘。该平面是真假骨盆的交界面,共 4 条径线(图 5-3)。

（1）入口前后径:又称真结合径。耻骨联合上缘中点至骶岬上缘正中间的距离,正常平均值为 11cm。

（2）入口横径:两侧髂耻缘间的最大距离,正常平均值为 13cm。

（3）入口斜径:左右各一。左骶髂关节至右髂耻隆突间的距离为左斜径;右骶髂关节至左髂耻隆突间的距离为右斜径,正常平均值为 12.75cm。

2. 中骨盆平面　为骨盆最小平面,是骨盆腔最狭窄的部分,呈前后径长的纵椭圆形,具有重要的产科意义。其前方为耻骨联合下缘,两侧为坐骨棘,后方为骶骨下端。该平面有两条径线(图 5-4)。

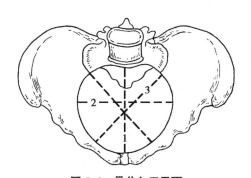

图 5-3　骨盆入口平面
1. 前后径　2. 横径　3. 斜径。

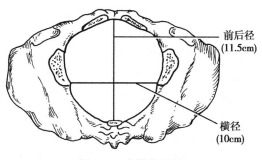

图 5-4　中骨盆平面

（1）前后径:耻骨联合下缘中点通过两侧坐骨棘连线中点至骶骨下端的距离,正常平均值为 11.5cm。

（2）横径:坐骨棘间径。正常平均值为 10cm,与胎先露内旋转关系密切。

3. 骨盆出口平面　由两个不在同一平面的三角形组成,坐骨结节间径为共同底边。前三角平面的顶端是耻骨联合下缘,两侧为耻骨降支;后三角平面顶端为骶尾关节,两侧为骶结节韧带。该平面有四条径线(图 5-5)。

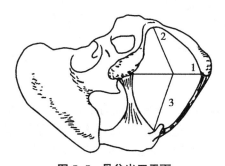

图 5-5　骨盆出口平面
1. 出口横径　2. 出口前矢状径
3. 出口后矢状径。

（1）出口前后径:耻骨联合下缘至骶尾关节间的距离,正常平均值为 11.5cm。

（2）出口横径:两侧坐骨结节间的距离,正常平均值为 9cm,与阴道分娩关系密切。

（3）出口前矢状径:耻骨联合下缘中点至坐骨结节间径中点的距离,正常平均值为 6cm。

（4）出口后矢状径:骶尾关节至坐骨结节间径中点的距离,正常平均值为 8.5cm。若出口横径稍短,后矢状径较长,两径之和 >15cm 时,正常大小的胎头可通过后三角区娩出。

4. 骨盆轴与骨盆倾斜度

（1）骨盆轴:连接骨盆各平面中点的假象曲线。上段向下、向后,中段向下,下段向下、向前。分娩时,胎儿沿此轴完成一系列分娩机制而娩出(图 5-6)。

（2）骨盆倾斜度：指妇女站立时，骨盆入口平面与地平面所形成的角度，一般为60°。若倾斜度过大，会影响胎头衔接和娩出（图5-7）。

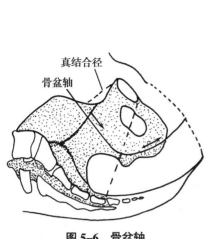

图5-6 骨盆轴

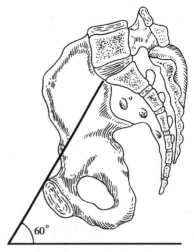

图5-7 骨盆倾斜度

（二）软产道

由子宫下段、宫颈、阴道及盆底软组织构成的弯曲管道。

1. 子宫下段 由子宫峡部伸展形成。非孕时子宫峡部长0.8~1.0cm，临产后规律宫缩使其进一步拉长至7~10cm，肌壁变薄成为软产道的一部分。由于子宫肌纤维的缩复作用，子宫上段肌壁越来越厚，下段越来越薄，在交界处的子宫内面形成一环形隆起，称为生理性缩复环（图5-8）。

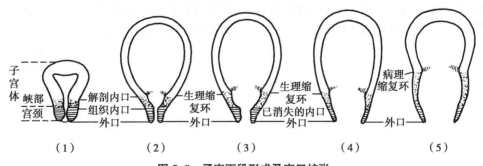

图5-8 子宫下段形成及宫口扩张

（1）非妊娠子宫；（2）足月妊娠子宫；（3）分娩第一产程妊娠子宫；（4）分娩第二产程子宫；
（5）异常分娩第二产程子宫。

2. 宫颈

（1）宫颈管消失：临产前宫颈管长2~3cm，临产后，规律宫缩及羊膜囊的楔形嵌入，使宫颈管形成漏斗形，随后逐渐缩短、展平直至消失。初产妇多是宫颈管先缩短后消失，经产妇多为同时进行。

（2）宫口扩张：临产后，子宫收缩及缩复向上牵拉使得宫口逐渐扩张。胎膜多在宫口近开全时破裂，胎先露部直接压迫宫颈，扩张宫口作用更加明显，产程不断进展，直至宫口开全,足月胎头方能通过。

3. 骨盆底、阴道及会阴 临产后,前羊膜囊及下降的胎先露部压迫骨盆底,使软产道下段扩张成一个向前弯的长筒,前壁短而后壁长,阴道外口开向前上方。阴道黏膜皱襞展平使腔道加宽。同时,肛提肌向下及两侧扩展,使会阴体从 5cm 变为 2~4mm,以利于胎儿通过。

三、胎儿

胎儿大小、胎位、胎儿有无发育异常影响着胎儿能否顺利通过产道。

（一）胎儿大小

胎儿大小也是决定分娩难易的重要因素之一。胎儿过大时胎头径线过大,胎儿过熟时颅骨过硬胎头不易变形,尽管骨盆大小正常,也可能会因为相对头盆不称造成难产。

（二）胎位

产道为纵行管道,若胎体纵轴与骨盆轴一致为纵产式。胎儿以头的周径为最大、肩次之、臀最小。若胎头能顺利通过产道,则肩和臀娩出一般没有困难。若臀先露时,致使软产道扩张不充分,胎头颅骨无变形机会,胎头娩出困难。横产式时,胎体与母体纵轴垂直,足月活胎不能通过产道。

（三）胎儿畸形

若胎儿的某一部分发育异常,如脑积水、联体双胎,使胎头或胎体过大,则不能通过产道。

四、精神心理因素

分娩虽然是生理现象,但对于产妇尤其是初产妇确实是一种持久而强烈的应激源。对分娩知识的缺乏,以及听到有关分娩的负面诉说,常诱导产妇处于焦虑、紧张和恐惧的精神心理状态。这些不良情绪可影响产妇机体内环境的平衡、社会适应力及健康。

（刘 欣）

第三节 正常分娩过程及护理

学习目标

完成本内容学习后,学生将能:
1. 复述正常分娩的产程划分。
2. 列出产妇在产程过程中的评估要点。
3. 描述正常分娩产程中产妇及新生儿的护理措施。
4. 应用相关护理措施对分娩过程中的产妇进行护理及关爱。

总产程即分娩的全过程,是指从开始出现规律宫缩至胎儿胎盘娩出的全过程。分为三个产程。

一、第一产程的护理

第一产程,又称宫颈扩张期,从临产开始到宫口开全(10cm),初产妇需要11~12h,经产妇需6~8h。从临产开始到宫口扩张6cm称潜伏期,从宫口扩张6cm到宫口开全(10cm),称为活跃期。

（一）临床表现

1. 规律宫缩　产程开始时,宫缩持续时间较短(约30s)且弱,间歇期较长(5~6min),随着产程进展,宫缩持续时间逐渐延长,强度不断增加,间歇期缩短。当宫口近开全时,宫缩持续时间可长达1min或以上,间歇期仅1~2min。

2. 宫口扩张　通过阴道检查可以确定宫口扩张程度。随着宫缩不断增强,宫颈管逐渐缩短直至消失,宫口逐渐扩张。宫口扩张分为潜伏期和活跃期。潜伏期宫口扩张速度慢,进入活跃期后明显加快。若宫口不能如期扩张,可能存在宫缩乏力、骨产道异常、头盆不称、胎位异常等原因。

3. 胎头下降　胎头下降程度是决定胎儿能否经阴道分娩的重要观察指标。可通过阴道检查明确先露最低点的位置,并协助判断胎方位。

4. 胎膜破裂　宫缩时前羊膜囊嵌入宫颈管内,当羊膜腔内压力达到一定程度时,胎膜自然破裂。正常胎膜破裂多发生于宫口近开全时。

（二）护理评估

1. 入室评估　评估内容:产妇的姓名、身高、体重、营养状况、文化程度等一般资料;孕妇的生育史,有无合并症;孕期是否定期产检,产检过程中有无特殊情况,有无阴道流血、流液情况;产妇的心理状态、B型超声等重要辅助检查的结果;已临产的产妇需要询问宫缩开始的时间、强度及频率,检查胎心、胎动、宫口及先露情况。

2. 产程评估

（1）胎心:胎心监护是产程中极为重要的观察指标。正常的胎心率为110~160次/min。临产后更应该严密监测胎心变化,要与产妇的脉搏区分。

（2）宫缩:产程中需要重点观察并记录子宫收缩情况,包括宫缩持续时间、间歇时间及强度。包括触诊法和胎儿电子监护两种方法。

1）触诊法:将手掌放置于产妇腹壁的宫体近宫底处,宫缩时宫体部隆起、变硬,间歇期松弛、变软。

2）电子胎心监护:用电子胎心监护仪描述宫缩曲线,可以直观地看出宫缩强度、频率和持续时间,是反映宫缩的客观指标。

（3）宫口扩张及胎先露下降:宫口扩张和胎先露下降程度是评估产程进展的两个重要指标。只有掌握了正确的规律,才能避免不适当的干预。

（4）胎膜破裂:评估胎膜是否破裂。及时确定破膜时间、羊水性状及羊水量。

（5）疼痛评估:询问产妇对疼痛的感受,观察其面部表情,了解疼痛的部位及程度。

（6）注意与假临产的区别:妊娠晚期有的产妇宫口可自然松弛,扩张1~2cm或更大,但是没有进行性变化,这时应视为未临产。

3. 心理状况评估 与产妇及家属交谈,观察产妇行为,了解其是否存在焦虑、恐惧等心理状态。

（三）护理措施

1. 观察生命体征 测体温、脉搏、呼吸每日 2 次、产程中每隔 4~6h 测量血压 1 次,应在宫缩间歇时测量。若产妇血压升高或有妊娠期高血压疾病,应增加测量次数,并予以相应的处理。

2. 提供良好的环境 提供安静、舒适的环境,保持室内空气清新、温湿度适宜。做任何检查或处理前,助产人员应提前告知并解释目的。有条件可安排一对一独立待产室和分娩室。

3. 鼓励产妇增强分娩自信 助产士耐心回答产妇提出的问题,安抚其不良情绪,避免过度紧张,增强自然分娩的信心。

4. 补充液体和热量 在活跃期建议进食清淡而富有营养的液体,摄入足够的水分,但不能过量。无法进食时,需要静脉补充营养支持,以保证产妇的精力和体力。

5. 活动与休息 鼓励产妇采取舒适的体位,多采用直立体位或侧卧位,有利于减缓疼痛,促进产程进展。可在宫缩时指导拉玛泽呼吸减痛法或轻揉腰骶部。下列情况不适合自由体位或遵医嘱:①胎膜已破,胎头高浮或臀位应卧床,警惕脐带脱垂。②并发重度妊娠期高血压疾病者。③有异常出血者。④妊娠合并心脏病。⑤臀位、横位已出现临产征象者。

6. 排尿与排便 临产后鼓励产妇每 2~4h 排尿一次,以免膀胱充盈影响胎先露下降及宫缩,必要时导尿。产妇有便意时,需判断直肠是否有大便以及宫口扩张、胎先露下降情况。嘱产妇不能长时间屏气用力,以防宫颈水肿或发生无保护自产的可能。

7. 清洁护理 助产人员应协助产妇做好生活护理,如擦汗、更衣、更换床单等。破膜后,必要时行会阴擦洗,以保持外阴清洁及预防感染。

8. 疼痛护理 根据疼痛评估结果及产妇具体情况选用合适的镇痛方法（非药物镇痛）。自由体位是最简单有效的方法,使用非药物镇痛措施应定时评价,如非药物镇痛效果不佳时,可根据产妇的意愿,选择适合自身条件的硬膜外镇痛。

9. 产程观察

（1）观察子宫收缩情况:可通过触诊法或胎心监护仪观察宫缩的持续时间、间歇时间、强度及规律性。一般 1~2h 观察 1 次。

（2）观察胎心情况:应在宫缩间歇期听诊胎心。潜伏期每隔 1~2h 听诊一次,活跃期每隔 15~30min 听诊一次。若胎心率超过 160 次/min 或少于 110 次/min,或节律不规则,提示胎儿宫内窘迫。应立即给产妇吸氧,左侧卧位,并报告医生及时处理。

（3）观察宫口扩张及先露部下降程度:通过阴道检查判断宫口扩张程度及胎头下降程度。阴道检查的主要内容包括内骨盆、宫口扩张及胎头下降情况等。

二、第二产程的护理

第二产程,又称胎儿娩出期,是从宫口开全（10cm）到胎儿娩出的全过程。初产妇需 1~2h;经产妇常数分钟即可完成,也有长达 1h 者,但不应超过 1h。

（一）临床表现

第二产程产妇宫缩强度达到最强，每次持续时间达 1min 或以上，间隔时间变短，仅为 1~2min，阴道血性分泌物增多。当胎先露部降至骨盆底压迫直肠时，产妇开始出现屏气用力，使用腹压。随着产程进展，胎头下降达骨盆出口时，会阴体逐渐膨隆、变薄，肛门松弛。宫缩时胎头露出阴道口，露出部分不断增大，宫缩间歇时，胎头又回缩至阴道内，称胎头拨露。当胎头双顶径越过骨盆出口，宫缩间歇时胎头不再回缩，称胎头着冠。产程继续进展，胎头枕骨到达耻骨弓下，出现仰伸，胎儿额、鼻、口、颏部相继娩出。随后胎头复位及外旋转，前肩及后肩相继娩出，胎体很快娩出，最终胎儿娩出。

（二）护理评估

密切监测产妇生命体征、胎心等情况；观察评估胎头拨露和着冠情况、会阴局部情况；观察子宫收缩、胎先露下降情况，警惕出现强直性宫缩和病理性缩复环，如发现胎心异常，应立即采取措施，必要时尽快结束分娩。

（三）护理措施

1. **心理支持**　助产士应陪伴产妇，及时提供产程进展情况，给予安慰、支持、鼓励，宫缩间歇给予少量温开水或电解质饮料，指导产妇用力。

2. **环境及物品准备**　提前预热辐射台，准备好接产物品，新生儿复苏物品及药品。

3. **产妇准备**　嘱产妇排空膀胱，必要时导尿；分娩前 10~30min 做好外阴的清洁消毒工作。

4. **助产人员准备**　根据产程进展，接产者掌握刷手时间。消毒双手后穿无菌手术衣，戴无菌手套，铺无菌台，准备接产。

5. **接产**　选择合适的分娩体位，指导产妇用力，适度保护会阴，协助胎头娩出。

6. **处理新生儿**

（1）清理呼吸道：是即刻处理的第一步，也是最重要的一步。新生儿娩出后，如口鼻内有黏液、羊水应给予清理（不作为常规清理），然后，可轻触新生儿背部或轻轻拍打足底使其啼哭。如有新生儿窒息，进入新生儿复苏流程。

（2）Apgar 评分：分别于新生儿出生后 1min、5min 和 10min 进行，按新生儿心率、呼吸、肌张力、喉反射、皮肤颜色评估，以判断新生儿有无窒息和窒息程度。

（3）脐带处理：当新生儿娩出后，迅速擦干新生儿身体，将新生儿放置于母亲胸腹部，母亲双手环抱新生儿，进行皮肤接触。待脐带血管搏动消失后，剪断脐带。

（4）体格检查：母婴肌肤接触后，对新生儿进行全身检查，注意有无畸形，身份确认，系好腕带，印足印，测量体重，协助早吸吮。

（5）详细记录：在分娩记录单、新生儿病历中准确记录母亲的姓名、病案号、新生儿性别、出生时间、体重等。

知识拓展

新生儿出生后立即肌肤接触对于新生儿的好处

1. 新生儿会更加平静和快乐。
2. 新生儿可以听到产妇心搏。

3. 新生儿的体温、心搏和呼吸速率会比较稳定、较正常。

4. 新生儿的血糖浓度较高。

5. 可能促进母乳分泌，也更容易让新生儿学会含接乳房。

6. 新生儿会产生和产妇相同的菌种，再加上母乳喂养，被认为对预防新生儿产生过敏性疾病很重要。

7. 其他家庭成员也可以通过这样的肌肤接触增进和新生儿的情感联系。

三、第三产程的护理

第三产程，又称胎盘娩出期，指从胎儿娩出到胎盘胎膜娩出。第三产程需要 5~15min，不超过 30min。

（一）临床表现

1. 胎盘剥离征象　胎儿娩出后，宫底降至平脐，宫缩暂停，产妇骤感轻松，数分钟后宫缩再次出现，出现以下征象：①宫体变硬呈球形，宫底升高达脐上。②阴道口外露脐带自行延长。③阴道少量出血。④用手掌尺侧在产妇耻骨联合上方轻压子宫下段，宫体上升而外露的脐带不再回缩。

2. 胎盘剥离及娩出方式

（1）胎儿面娩出式：胎盘从中央开始剥离，而后向周围剥离扩大。特点是胎盘胎儿面先露于阴道口，娩出时无阴道出血，娩出后少量阴道出血，临床多见。

（2）母体面娩出式：胎盘从边缘开始剥离，再向中央剥离。特点是胎盘母体面先露于阴道口，先出现阴道出血，随后胎盘娩出。

（二）护理评估

1. 评估身体情况　监测产妇生命体征，有无面色苍白、出冷汗、寒战、头晕、心悸、乏力等，警惕休克，监测意识及尿量。

2. 观察子宫收缩、阴道出血情况　按摩子宫，准确测量出血量，观察阴道出血的颜色。对可能发生产后出血的产妇，如产程过长、巨大儿、急产者，保留静脉通路，做好抢救准备。

3. 观察会阴伤口情况　注意伤口颜色，有无渗血、水肿等，保持外阴清洁以防感染。倾听产妇主诉，警惕阴道血肿的发生，及时汇报。

4. 评估新生儿情况　新生儿注意保暖，保持侧卧位，观察其面色、呼吸、心率、吸吮反射、脐带断端有无渗血；加强新生儿低血糖的观察。

（三）护理措施

1. 协助胎盘娩出　确认胎盘完全剥离后再协助胎盘娩出，切忌在胎盘完全剥离前暴力按揉及挤压宫底或牵拉脐带，防止造成产后出血或拉断脐带，甚至子宫内翻。当胎盘娩出至阴道口时，接生者双手捧住胎盘，向一个方向旋转并缓慢向外牵拉，协助胎膜完全剥离排出（图 5-9）。

2. 检查胎盘胎膜　将胎盘平铺，先仔细检查胎盘小叶有无缺损或毛糙面。将胎盘提起，检查胎膜是否完整，测量胎膜破口距胎盘边缘的距离、脐带长度及附着部位；再检查胎盘胎儿面边缘有无血管断裂，以便及时发现副胎盘。副胎盘为一个小胎盘，与正常胎盘分离，通过血管相连（图 5-10）。若有副胎盘、部分胎盘残留或大部分胎膜残留时，应在无菌操作下，徒手或者用大号刮匙取出。若仅有少许胎膜残留，可给予缩宫剂，等待其自然排出。

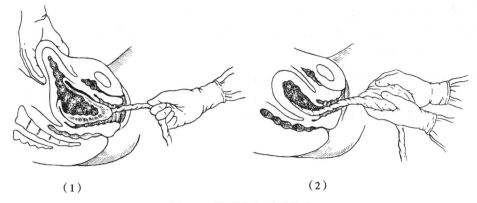

|（1）|（2）|

图 5-9　协助胎盘、胎膜娩出

3. **检查软产道**　仔细检查会阴、大小阴唇、尿道口周围、阴道及宫颈有无撕裂，并仔细缝合。

4. **预防产后出血**　有产后出血高危因素（有产后出血史、分娩次数≥5 次、多胎妊娠、羊水过多、巨大儿、滞产等）产妇，可在胎儿前肩娩出时静脉滴注缩宫素 10~20U，也可在前肩娩出时给予肌内注射缩宫素 10~20U，促使胎盘迅速剥离减少出血。

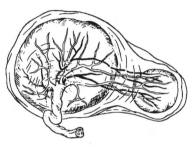

图 5-10　副胎盘

四、第四产程的护理（产后观察）

产后 2h 是产后出血的高发时段，又称作"第四产程"。胎盘娩出后，产妇应留在产房观察 2h，注意监测产妇的血压、脉搏、子宫收缩情况、宫底高度、膀胱充盈情况、阴道出血量、会阴与阴道有无血肿等。观察新生儿皮肤颜色、呼吸、哭声、早吸吮等，15~30min 记录一次。其护理措施如下。

1. **一般情况的观察**　注意产妇有无面色苍白、出冷汗、寒战、打哈欠、烦躁不安等，并及时询问产妇的感受，如有无口渴、头晕、心悸、乏力、尿频或肛门坠胀感。警惕休克、血压升高或阴道壁血肿的发生。

2. **生命体征的监测**　胎盘娩出后立即测量产妇的血压、脉搏、呼吸，如正常可 1h 测量一次，如有异常应酌情增加测量次数并立即报告医生，警惕产后心力衰竭、休克等并发症的发生。

3. **观察子宫收缩、阴道出血情况**　80% 以上的产后出血发生于此阶段，所以应更加严密观察。对可能发生产后出血的高危产妇，如过度疲劳、多次宫腔操作史、凝血功能障碍、巨大儿或急产者，注意保持静脉通路，针对不同病因，充分做好输血和急救准备，并做好产妇的保暖工作。

4. **观察会阴伤口情况**　注意观察伤口的颜色，有无渗血、水肿等，并及时询问产妇感受。嘱产妇尽量取健侧卧位，利用体位引流，减少恶露污染伤口的机会，并注意保持伤口的清洁以防感染。最关键的是要重视产妇的主诉，如产妇诉会阴及肛门部疼痛、坠胀感逐渐加重时，要警惕阴道血肿的发生。

5. 观察膀胱是否充盈 产后尿潴留如处理不及时会影响子宫收缩导致产后出血,并可引起泌尿系感染,因此要及时协助产妇排空膀胱。对排尿困难的产妇,可行湿热敷、滴水声诱导、针灸等方法,必要时导尿。

6. 尽早进行早接触、早吸吮、早开奶 及时进行早吸吮,可引起产妇子宫收缩,减少产后出血,有利于分散产妇对宫缩或会阴伤口疼痛的注意力,也可以促进产妇乳汁分泌,锻炼新生儿的觅食、吸吮和吞咽反射,增进母子感情。

知识拓展

有关产程的研究

Zhang 等对美国 19 所医院中 62 415 例单活胎、头位、自然临产并阴道分娩,且新生儿结局正常产妇的产程进行了回顾性研究,结果如下。

（1）无论初产妇还是经产妇,宫口从 4cm 扩张到 5cm 可能需要 6h 以上,从 5cm 扩张到 6cm 可能需要 3h 以上。

（2）初产妇和经产妇的产程在宫口扩张 6cm 以前基本一致,此后经产妇的产程进展明显加快。

（3）初产妇第二产程中位持续时间的第 95 百分位数在应用硬脊膜外阻滞及未应用硬脊膜外阻滞组分别为 3.6h 和 2.8h。由此可见,即使产程进展比较缓慢,最终仍然可以顺利经阴道分娩。

（刘 欣）

第四节 助产适宜技术

学习目标

完成本内容学习后,学生将能:
1. 复述产科健康教育的意义和方法。
2. 列出产程中鼓励使用的措施。
3. 描述被取缔的无效助娩措施项目。
4. 应用助产适宜技术促进自然分娩。

助产适宜技术是针对我国目前产科过多的非指征干预、过高的剖宫产率等不恰当的措施和实施的技术而言。近几年在一些组织和专家的推动下,我国开始推广利于促进自然分娩,保护母婴安全的理念和助产适宜技术。助产适宜技术主要涉及助产模式、助产理念、产程中的干预措施循证等,产科医护人员了解这些助产理念和适宜的措施、技术,有利于全体医护人员共同保护自然分娩过程,使产妇分娩顺利,分娩体验和母婴分娩结局良好。下面对助产适宜技术做简单的介绍。

一、孕期健康教育

加强对孕产妇和其家属的健康教育,使孕产妇和其家属了解正常分娩的相关知识,解除误解和顾虑,建立自然分娩的信心,顺利完成自然分娩。健康教育的形式也是在不断出新,主要从满足孕妇和其家属的需求出发,并不断改进,如开设孕妇学校安排不同的课程、开展健康大讲堂进行专题讲座和讨论、助产士咨询门诊提供个性化咨询服务、微信公众号宣传科普知识、健康手册和健康处方宣传疾病预防、治疗和康复等知识。孕产妇和其家属根据自己时间和需求进行学习。

二、人性化服务

产妇分娩期间开展陪伴分娩,鼓励产妇家属陪伴产妇;开展分娩镇痛(鼓励低危产妇使用非药物镇痛);产程中鼓励产妇活动,不断移动身体,加速胎儿下降和产程进展;减少干预,如会阴切开不作为常规的使用措施、催产素使用应有严格的指征;取消无效措施,如临产后灌肠、阴部剃毛、限制体位、肛门检查等;头位难产的识别、产程中的入量管理等。助产适宜技术和干预措施也在不断的循证证据下推出:

(一)鼓励使用的措施

1. 在产程过程中,不断评估产妇是否有高危因素,并及时处理。

2. 正确使用电子胎心监护措施,而不主张在胎儿情况良好时全程使用电子胎心监护。如果入产室时电子胎心监护结果正常,之后在产程中应定时听诊胎心音,异常情况时可以增加电子胎心监护的次数。

3. 鼓励产妇在产程中进食、进水,并做好出入量管理。

4. 在产程中对低危产妇提供非侵入性、非药物镇痛。药物镇痛对于高危产妇有益(工作人员还应注意减少不必要的干预给产妇造成的医源性疼痛,如使用催产素、静脉穿刺、限制体位、会阴切开等)。

5. 给予产妇同情、关爱和情感支持,工作人员注意不要对产妇有语言伤害,应使用鼓舞和激励性语言,提供生活照顾,促进舒适,对产妇的痛苦表示同情和安慰,帮助树立自然分娩的信心。

6. 监测产程进展,识别难产因素,使用产程图(产程中不断评估产妇和胎儿情况,识别异常,积极处理;正确使用产程图,会识别异常图形)。

7. 待产和分娩时鼓励自由体位和非仰卧位分娩(鼓励产妇在第一、第二产程保持自我感觉舒适的体位)。

8. 尊重和保护妇女的隐私(待产、分娩过程中,提供产待一体房间、产妇身体暴露时使用屏风或幕帘遮挡等)。

9. 会阴切开不作为常规使用,而是注重提高助产人员助产技能,减少因助产人员能力不足而做的会阴切开。接产时,适度保护会阴。

10. 评估产妇是否具有出血风险,即使是有少量的失血风险的产妇,在第三产程给予催产素预防产后出血。

11. 预防新生儿体温过低,新生儿出生后尽快与母亲进行皮肤接触、延迟结扎脐带、在产后 1h 之内开始哺乳。

（二）取缔下列无效甚至是有害的措施

1. 无效措施,如剔除阴毛、肛门检查、限制体位、灌肠等。

2. 在产程中常规静脉输液、常规预防性在静脉中插入导管、插尿管等。

3. 没有严格用药指征的使用催产素。

4. 分娩时,常规使用膀胱截石位。

5. 第二产程中不应让产妇持续的向下屏气用力（不主张一次宫缩期间,产妇长时间地屏气用力）。

6. 分娩后常规子宫冲洗或用手做子宫探查。

（三）慎重使用一些没有证据支持的措施

1. 在第一产程常规应用早期人工破膜。

2. 在分娩期间实施压宫底（加腹压）。

3. 有关保护会阴的动作和在胎头娩出时的管理（传统的保护会阴方法和人为干预胎头复位等）。

4. 在胎儿出生时的人为干预,如常规吸痰。

5. 早期的结扎脐带。

6. 乳头的刺激,以增加在第三产程的子宫收缩。

三、改变理念,推广助产适宜技术

专家指出,以往临床使用的部分助产实践仅仅基于传统思想而非实证,科研为助产实践提供了依据。以往比较注重对助产技术的应用,而忽视了发挥产妇的自身本能,因此,在产程中过多、过早地使用了干预手段,使正常的分娩过程转变为异常,增加了手术助产和剖宫产概率,给母婴带来痛苦和不良结局。因此专家对传统的干扰正常分娩过程的常规惯例提出质疑,提出减少不必要的干预,让分娩更自然、更健康的理念。因此,医护人员在助产临床实践中应做到改变理念,助产人员应提高理论水平和助产技能,提供促进自然分娩的适宜技术。

（姜 梅）

第五节　分娩期并发症的护理

一、胎膜早破

胎膜早破的概念

胎膜早破(PROM)是指在临产前包绕在胎儿周围的羊膜囊破裂,使囊内的羊水从阴道流出。妊娠满 37 周后发生的胎膜早破称为足月胎膜早破,未满 37 周则称为未足月胎膜早破,是常见的分娩期并发症。若处理不当,可能并发早产、羊膜腔感染、胎盘早剥、羊水过少、胎儿窘迫和新生儿呼吸窘迫综合征等,导致孕产妇感染、围产儿发病率及死亡率显著升高,足月胎膜早破的发生率为 8%,单胎妊娠胎膜早破(PPROM)发生率为 2%~4%,双胎妊娠发生率为 7%~20%,是早产的主要原因之一。

1. 胎膜早破的常见病因

(1)机械性刺激,创伤或妊娠后期性交,引起胎膜炎。

(2)多胎妊娠及羊水过多导致的羊膜腔内压力升高。

(3)宫颈内口松弛。

(4)下生殖道感染。

(5)胎膜发育不良。

2. 临床表现　孕妇突感有较多液体自阴道流出,继而有少量间断性排出。阴道检查将胎先露部上推,见阴道流液量增加。

3. 辅助检查及胎膜早破对母儿的影响

(1)辅助检查

1)阴道液酸碱度:正常阴道液 pH 为 4.5~5.5,羊水 pH 为 7.0~7.5。若 pH≥6.5 时,视为阳性。

2)阴道涂片检查:阴道液干燥片检查有羊齿状结晶出现为羊水。

3)羊膜镜检查:可直视胎先露部,看不到前羊膜囊,即可诊断为胎膜早破。

(2)胎膜早破对母儿的影响

1）感染、产后出血、脐带脱垂、胎儿窘迫、胎儿及新生儿颅内出血及感染,严重者可导致败血症。

2）诱发早产、新生儿呼吸窘迫综合征、新生儿吸入性肺炎。

4. 预防与治疗要点

（1）预防:加强围生期卫生宣教与指导,妊娠后期减少性生活次数,积极治疗与预防下生殖道感染。避免突然腹压增加。补充足量的营养素。宫颈内口松弛者,于妊娠 14~16 周行宫颈环扎术并卧床休息。破膜 12h 以上,可考虑预防性应用抗生素。

（2）治疗要点

1）防止脐带脱垂:胎膜早破孕妇应住院待产;密切监测胎心变化;抬高臀部,胎头未入盆或胎头衔接不良绝对卧床休息。胎头入盆衔接良好者,医生或助产士评估后,可下床活动,自由体位待产。

2）保胎治疗:若孕龄 <37 周,>30 周,无产兆,无感染征象者,应保持外阴清洁,置消毒会阴垫,至少每 4h 更换一次;严密观察,嘱孕妇多饮水,以增加羊水量,争取延长胎龄。

3）适时终止妊娠:若有羊膜炎,不考虑胎龄大小,应终止妊娠;若未临产,胎儿已足月,可观察 12~18h 行引产或剖宫产术;胎龄 <30 周者,不宜保胎而应行引产术,助产士及护士应根据不同情况做好处理准备。孕期达 35 周以上分娩发动,可自然分娩;有剖宫产指征者,可行剖宫产术。

4）预防感染,提高早产儿存活率:可给予地塞米松 10mg 肌内注射,每日 2 次,连用 2 日,促胎肺成熟;破膜超过 12h 者给予抗生素预防感染。

5）心理支持:应向孕妇及其家属讲解胎膜早破的有关知识,以取得他们的支持配合。

5. 护理问题与措施

（1）护理问题

1）有感染的危险 与胎膜破裂有关。

2）有胎儿受伤的危险 与胎膜早破可能影响胎儿宫内安全有关。

3）焦虑及恐惧 与担心胎儿宫内安全有关。

4）知识缺乏:缺乏胎膜早破相关护理知识。

（2）护理措施

1）预防感染:密切监测孕妇生命体征变化情况,尤其是体温改变。密切观察羊水情况,如羊水的颜色、性状、气味等,以上项目很好地提示感染程度及胎儿的宫内安全情况。根据孕妇的腹痛情况,适时给予胎心监测,判断临产征象,避免不必要的阴道检查,遵医嘱予会阴消毒每日 2 次。破水 12h 后,遵医嘱使用有效抗生素。

2）监测胎儿情况:密切观察胎心率及胎动的变化,确保胎儿宫内安全。定时观察羊水性状、颜色及气味等。如发现羊水浑浊、胎心音有变化,应立即报告医生。根据个体宫颈成熟及产程情况给予相应处理。

3）减少焦虑及恐惧:勤查房,多安慰,通过胎心监护让孕妇听到规则有力的胎心音,同时还要告知孕妇羊水的产生方式,缓解孕妇的焦虑。生活上给予关心照顾,使孕妇能够放松心情,增强自信心。

4）相关知识宣教:根据孕妇的妊娠期并发症,讲解相关的疾病预防、治疗和护理知识,积极回答孕产妇和家属的疑问,使他们安心和配合治疗。

6. 健康教育

（1）胎膜早破胎头与骨盆衔接不良时禁止下床活动，进入产程后若助产士或产科医生评估后，可下床活动的孕妇要给予防跌倒知识宣教，指导孕妇穿防滑鞋。

（2）指导孕妇少食多餐、进食高蛋白清淡流质，保持心情舒畅，消除紧张情绪，保持较好的精力。

（3）临产后观察孕妇胎动、子宫收缩及阴道流水情况。

（4）嘱多饮水，2~3h 排空小便一次，避免影响胎先露的下降。

（5）阵痛时行拉玛泽呼吸、按摩或坐分娩球减痛法，勿过早用力。

二、脐带脱垂

（一）脐带脱垂的定义

脐带脱垂是一种罕见的产科急症，当脐带降至胎先露一侧或超出胎先露部，即说明发生了脐带脱垂。由于脐带在胎儿与母体子宫、宫颈或骨盆入口之间受到挤压通常会造成经脐血管的血流受阻，故脐带脱垂可危及胎儿生命。脐带脱垂的发病率为 0.14%~0.62%。脐带脱垂有两种类型：

1. 显性脱垂 是脐带脱垂最常见的类型，指脐带突出于胎先露部前方，常经宫颈口脱出阴道外。

2. 隐性脱垂 即脐带降至胎先露一侧，但未超过胎先露部。

（二）脐带脱垂的危险因素和病因

1. 导致胎儿入盆不当的母胎因素

（1）胎先露异常：非头先露有发生脐带脱垂的高风险。研究显示，头先露、臀先露和肩先露时的脐带脱垂的整体发生率分别为 0.24%、3.5% 和 9.6%；足式臀位时发生脐带脱垂的风险高于其他臀先露类型。但由于非头先露的发生率相对较低，故大部分脐带脱垂仍发生于头先露时。

（2）胎膜破裂：医源性或自发性胎膜破裂可导致脐带脱垂，这是由于胎膜破裂时羊水会大量涌出，在重力的作用下可能导致脐带被强有力地冲出。

（3）早产 / 低出生体重：脐带脱垂在早产儿中的发生比例较高，因为与羊水量相比，早产儿的体积较小，所以早产胎儿胎先露异常的发生率增高。

（4）多胎妊娠：足月双胎妊娠自然分娩的第二个胎儿有脐带脱垂的风险，因为第二个胎儿发生先露异常的概率增高。

（5）羊水过多：羊水过多常伴有胎位不稳定或胎先露部未入盆衔接，而在胎膜破裂后可能会有大量羊水涌出，因此会增加发生脐带脱垂的风险。

2. 医源性产科干预因素

（1）人工破膜。

（2）植入宫腔内压力导管。

（3）手法旋转胎头。

（4）羊膜腔灌注术或羊水减量。

（5）产钳或胎头吸引器助产。

（三）临床表现及诊断

1. 脐带脱垂首先表现为正常的胎心监护图形突然出现较严重的变异减速。因此，破膜后就出现胎心率异常，应立即行阴道检查，了解有无脐带脱垂和脐血管有无搏动。

2. 显性脐带脱垂，阴道检查时即可触及脐带；隐性脱垂，则不容易发现，尤其是在胎膜完整时。

3. 在胎先露旁或其前方以及阴道内触及脐带者，或脐带脱出于外阴者，即可诊断。B型超声及彩色多普勒超声有助于明确诊断。

（四）对母儿的影响

1. **对产妇影响** 增加剖宫产率及手术助产率。

2. **对胎儿影响** 一旦发生脐带脱垂，可因脐带受压，造成脐带血液循环受阻引起胎儿宫内缺氧，而导致胎儿受损或死亡。

（五）预防与治疗要点

1. 妊娠晚期及临产后，超声检查有助于尽早发现脐带先露。对于高危产妇，避免不必要的产科干预，对临产后胎先露部迟迟不入盆者，尽量不做或少做肛查或阴道检查。

2. 当存在羊水过多或胎先露部未衔接胎头高浮者，建议应用小号针于一个或多个部位刺破胎膜。这种"控制性的人工破膜"使羊水涌出的风险变得极小，可能会减少脐带脱垂的风险。如果发生脐带脱垂的话也可以实施紧急剖宫产。

3. 在准备分娩时，采用脐带减压、膀胱充盈等方法进行宫内复苏可以减轻脐带受压。

4. 对于足月尚未临产的脐带先露者，通常实施计划性剖宫产。

（六）护理问题与措施

1. **护理问题**

（1）有胎儿受伤的危险 与脐带脱垂发生胎儿宫内缺氧有关。

（2）有感染的危险 与脐带脱垂、阴道操作增多有关。

（3）焦虑及恐惧 与担心胎儿宫内安全有关。

2. **护理措施**

（1）疑似脐带先露者，应立即改变产妇体位，抬高臀部或取侧俯卧位。

（2）明确有脐带脱垂者，需徒手经阴道上托胎头，以减轻胎先露对脐带的压迫，缓解胎儿缺氧，并做好手术准备。

（3）胎位不正，手转胎头时不要将头上推太高，以免诱发脐带脱垂。

（4）予以氧气吸入，持续胎心监护，并通知主管医生。

（5）检查宫口已开全、胎先露较低者，迅速评估是否能经阴道手术助产，遵医嘱做好的准备，同时通知儿科医生到场，做好抢救新生儿的准备。

（6）详细、客观、准确地记录抢救过程及护理病历。

（7）做好心理护理：由于脐带脱垂往往瞬间突然发生，产妇毫无心理准备，同时因医护人员忙于抢救，言语急躁，会使产妇感到问题的严重性，因担心胎儿安危而造成精神紧张、恐惧心理。工作人员要及时安抚产妇，适时使用肢体语言，告知产妇积极配合医生，一起应对突发问题，将风险降至最低。

（8）由于阴道操作增多，增加了感染的风险。监测孕妇体温及血常规变化，遵医嘱合理使用抗生素；产后行会阴冲洗每日2次，保持会阴清洁。剖宫产产妇注意观察腹部伤口有无感染倾向。

（七）健康教育

1. 加强对产妇进行相关知识指导,嘱产妇加强自我监护,在孕中晚期注意数胎动,胎动过于频繁或者突然减少,要及时就诊。

2. 对于足月胎头未入盆衔接的产妇,嘱限制剧烈活动,降低胎膜早破发生的风险,防止脐带脱垂;如果发生胎膜破裂,嘱其取平卧位并及时到医院就诊。

三、产后出血

（一）概述

产后出血是指胎儿娩出后 24h 内出血量≥500ml,是我国目前孕产妇死亡的首要原因。防治产后出血的关键在于预防、早期识别和正确处理。对于产后出血的定义,目前有几种不同定义方法,谢幸等主编的《妇产科学》第 9 版教科书中定义产后出血的概念为胎儿娩出后 24h 内,阴道分娩者出血量达到或超过 500ml,剖宫产者出血达到或超过 1 000ml。严重产后出血定义为胎儿娩出后 24h 内出血量达到或超过 1 000ml。难治性产后出血指经过宫缩剂、持续性子宫按摩或者按压等保守措施无法止血,需要外科手术、介入治疗甚至切除子宫的严重产后出血。2017 年美国 ACOG 产后出血指南定义无论何种分娩方式,产后出血均定义为胎儿娩出 24h 内出血量达到或超过 1 000ml。但是在 ACOG 的指南中也强调,尽管阴道分娩 24h 内出血量超过 500ml 不再定义为产后出血,但是并不能说明产后出血量 >500ml 是正常的,依然要注意产妇有无继续出血的风险。国内外报道产后出血的发生率为 5%~10%。

根据产后出血的时间可以分为原发性和继发性。原发性产后出血,也就是我们一般意义上而言的 24h 内发生的产后出血,继发性产后出血,指产后 24h 至产后 12 周内发生的产后出血,也称晚期产后出血。

在本章节,主要阐述原发性产后出血。

（二）病因与发病机制

产后出血的原因被归纳为“4T”。第一个 T,英文全称 Tone,指宫缩乏力,宫缩乏力是产后出血的最常见原因。影响子宫收缩的常见原因:全身因素,如产妇精神过度紧张、体质虚弱、高龄、肥胖、患全身慢性疾病等;产程延长、宫腔感染、妊娠期高血压疾病等,以及双胎、羊水过多、子宫肌瘤等。第二个 T,英文全称为 Trauma,指的软产道裂伤,造成软产道裂伤的常见原因有巨大儿、急产、阴道手术助产等。第三个 T,英文全称为 Tissue,指胎盘因素,常见的有前置胎盘、胎盘植入、胎盘残留等原因。第四个 T,英文全称为 Thrombin,指凝血功能障碍,常见各种凝血因子缺乏等原因造成的全身凝血功能障碍,产科原因如胎盘早剥和羊水栓塞、难治性产后出血继发 DIC 等也是凝血功能障碍的常见原因。

（三）临床评估与判断

1. 评估有无产后出血危险因素　尽管产后出血可以发生在无任何高危因素的产妇身上,但对于有危险因素的孕产妇无论在孕期还是在产时,积极动态评估产妇有无已知的和新出现的产后出血的高危因素,依然可以使助产人员提高警惕,从而进行更严密的病情观察以及采取预防产后出血的措施。

很多文献研究表明应用产后出血危险因素评估表进行评估对于减少产后出血有意义,对于在有已知危险因素的产妇中进行动态评估尤其有积极意义。研究表明,应用危险因素评估表可以识别 60%~85% 严重产后出血的患者。但危险因素评估表特别强调需要对孕产妇在产前、产时进行动态评估,因为随着疾病和产程的进展,孕产妇可能会出现新增的危险因素。

另外,仍有很多的产后出血发生在无高危因素的产妇身上,因而临床上不能忽略无高危因素孕产妇的产程管理。以下列举一种产后出血危险因素评估表(表 5-1)。

表 5-1　产后出血危险因素评估表

低风险	中等风险	高风险
单胎	CS 史或子宫手术史	前置胎盘、胎盘植入
产次 <4	产次≥4 次	HCT<30%
无子宫瘢痕	多胎妊娠	住院时出血
无产后出血病史	大的子宫肌瘤	已知的凝血功能障碍
	绒毛膜羊膜炎	产后出血病史
	硫酸镁使用	异常生命体征(低血压、心动过速)
	长时间使用缩宫素	

2018 年昆士兰《原发性产后出血的指南》中则详细列出了产前、产时不同危险因素的风险程度(表 5-2)。

表 5-2　昆士兰《原发性产后出血的指南》中产前、产时不同危险因素的风险评估表

产前因素	具体描述	OR	影响结果	产程因素	具体描述	OR	影响结果
年龄	≥35 岁	2.0		引产		1.17	宫缩
人种	亚洲	1.3	宫缩 产伤	第二产程延长		1.9	宫缩
	非洲	1.5		第三产程延长	≥30min	3.59	宫缩
	太平洋岛屿	1.8		胎盘残留		4.1	胎盘因素
产次	>3	1.47	宫缩	器械助产		1.8	产伤
子宫手术史		3.38	产伤	产程中 CS		1.7	产伤
PPH 史	>1 000ml	3.3	宫缩	选剖宫产		1.3	产伤
	>1 500ml	6.4	宫缩	巨大儿 >4.5kg		1.77	宫缩
子宫肌瘤		2.43	宫缩	巨大儿 >4kg		2.51	宫缩
SPE/HELLP		3.58	凝血功能	会阴损伤	Ⅰ度裂伤	1.7	产伤
Hb<90g/L		4.11			会阴侧切	2.07	
IVF/ICSI		2.92			Ⅱ度以上裂伤	1.84	
GDM		1.56	宫缩	全麻		2.9	宫缩
羊水过多		1.9	宫缩	感染因素	胎膜早破	1.51	宫缩 / 凝血
产前出血	前置胎盘 / 胎盘早剥	3.8			产程 >38℃	2.53	
药物使用	硫酸镁 硝苯地平	不详	不详	非头先露		1.6	宫缩 / 产伤
BMI>30		1.38	宫缩乏力				
使用抗凝		4.66	凝血功能				

2. 评估出血量 常用的估测出血量的方法包括称重法、容积法、面积法、休克指数法和血红蛋白测定等方法。但产后出血时,由于羊水的存在甚至内出血的存在等,很多时候精确测量出血量并不容易,仍然需要通过其他指标来判断出血量,如休克指数和血红蛋白测定。有研究表明,由于孕期血容量增加,孕妇对于失血的反应常常不明显,往往到了出血 >1 500ml 左右,血压才出现明显变化。因而使用休克指数比单纯使用血压或者脉搏一个指标来判断出血量更有意义。休克指数(SI)= 脉率 / 收缩压,当 SI=0.5,血容量正常;SI=1.0,失血量为血容量的 10%~30%(估计失血量 500~1 000ml);SI=1.5,失血量为血容量的 30%~50%(1 500~2 500ml);SI=2.0,失血量为 50%~70%(2 500~3 500ml)。使用休克指数判断出血量时,需要注意对于已经使用液体复苏的产妇,需要考虑输入的液体容量的影响。血红蛋白每下降 10g/L,失血量 400~500ml,但需注意产后出血的初始阶段,由于血液浓缩,血红蛋白要高于实际值。

同时要评估出血量占原血容量的比例,妊娠晚期血容量约相当于孕前体重的 10%。对于身材矮小的孕产妇,尤其要注意,即使没有出现大量产后出血,也可能会发生严重的器官损伤。

3. 评估出血原因和出血性质 评估出血原因时,仍然按照 "4T" 进行逐一分析和排查。首先要分析子宫收缩情况,宫缩乏力是产后出血的最常见原因,子宫收缩乏力时宫底升高、子宫质软,轮廓不清,按压宫底可以看到较多阴道出血,松手后子宫可再次变软,失去应有的轮廓。但对于前置胎盘的患者等,可以出现宫底收缩良好,宫底质硬,但阴道检查时发现子宫下段收缩不佳的情况,这种情况需要有经验的助产士仔细评估。第二需排查胎盘因素,胎儿娩出后胎盘未娩出,阴道大量流血,排除软产道裂伤的原因(软产道裂伤为鲜红色出血)后,首先应该考虑胎盘因素,如胎盘部分剥离、嵌顿胎盘部分粘连或植入、胎盘残留等。如为胎盘因素,阴道出血 >200ml 以上时,应尽快呼叫医生手取胎盘。胎盘娩出后应常规检查胎盘及胎膜是否完整,胎儿面有无断裂血管等。第三需排查有无软产道裂伤,怀疑有软产道裂伤时,应仔细检查宫颈、阴道及会阴处是否有裂伤。巨大儿、急产、手术助产和臀牵引等操作时,更容易发生软产道裂伤,应常规检查宫颈。宫颈裂伤常发生在宫颈 3 点和 9 点处,有时可上延至子宫下段、阴道穹窿,严重者甚至可出现阔韧带血肿。出现较深的裂伤时,需要彻底进行阴道检查,必要时可以去手术室在麻醉下进行充分的检查。检查有无阴道裂伤,会阴切口及两端有无损伤,有无活动性出血。同时检查阴道能否触及张力大、压痛明显、有波动感的肿物,及时发现有无阴道黏膜完整但存在于阴道壁下的阴道壁血肿。软产道损伤的出血一般为活动性鲜红色出血。同时评估产妇有无会阴皮肤或者阴道黏膜发紫等颜色改变,以及产妇有无肛门坠胀感。第四需排查凝血功障碍,出现凝血功能障碍时,表现为持续阴道流血、血液不凝、无凝血块,甚至出现多部位出血或者瘀斑等。孕期凝血功能正常的产妇,出现少量阴道出血时一般不会很快表现出凝血功能障碍,大量出血时,产妇可以继发凝血功能障碍。但是,当患者出现胎盘早剥或者羊水栓塞时,可在出血量不甚大时即很快出现凝血功能障碍。因而,当凝血功能障碍与出血量不符时,应该警惕羊水栓塞的可能性。而发现胎盘早剥征象时,也应警惕产妇是否出现凝血功能障碍。

需要注意的是,产后出血时产妇可以仅为 4T 中的单一因素,也可以是同时出现多种因素造成的产后出血。如各种不同原因造成大量产后出血未及时纠正时,均可出现继发子宫收缩乏力和凝血功能障碍。

4. 评估全身状况 出现产后出血时,需要尽快进行全身状况的评估,进行心电、血氧饱和度监护,动态评估体温、血压、脉搏、呼吸和血氧饱和度变化。同时记录出入量,观察尿量变化。实验室检查包括血常规、凝血功能、肝功能、肾功能、心肌酶、电解质等。大量出血时,尽快开放中心静脉,一方面利于纠正休克,同时可以监测中心静脉压以指导液体复苏。

（四）急救与护理措施

处理原则:针对出血原因迅速止血,补充血容量,纠正失血性休克,预防感染,避免出现严重器官损伤。

1. 一般护理措施 出现产后出血时,强调人员协作,台上助产士在积极寻找产后出血原因的同时,其他医护人员积极进行一般处理。建立不同出血量的预警机制,当出血量 >1 500ml 时,积极联系多学科人员进行救治。出血 500~1 000ml 时,立即开放至少 1 条以上的静脉通路,给予保暖,并给予加温的液体复苏并配血、复查血常规和凝血功能。当出血量 >1 000ml 时,应该给予面罩吸氧,氧流量 10~15L/min,开放 2 条以上静脉通路,遵照医嘱给予加温后的晶体溶液复苏,尽快配血,导尿排空膀胱并准确记录尿量。

2. 针对产后出血原因的处理

（1）子宫收缩乏力:出现子宫收缩乏力时,应导尿,并采取以下措施:

1）按摩、压迫子宫:台上助产士尽快实施按摩子宫的手法,可以行单手腹部子宫按摩,或者双手阴道 – 腹部压迫子宫手法。

2）应用宫缩剂:台下助产士尽快遵照医嘱给予宫缩剂,常用的宫缩剂包括缩宫素、麦角新碱、前列腺素等药物。助产人员需要掌握每种宫缩剂的特点及禁忌证等。缩宫素为宫缩乏力的一线药物,起效快,24h 总量不超过 60U,但缩宫素对于子宫下段收缩能力欠佳,对于前置胎盘产后出血的患者需要联合使用其他前列腺素类宫缩剂。卡贝缩宫素为长效缩宫素,100μg 缓慢静脉推注或肌内注射,2min 起效,半衰期 1h,可以减少缩宫素的用量。目前认为临床新上市的甲基麦角新碱对循环系统的影响小于麦角新碱,并且可以与缩宫素联合应用,但使用时依然要注意对于高血压和其他心血管疾病的患者慎重使用,并且需严密观察心率和血压情况。对于单用缩宫素效果不好的产妇,前列腺素制剂可以与缩宫素联合使用,但前列腺素制剂不能用在有青光眼或者哮喘的产妇,使用前需仔细询问病史。同时卡前列素氨丁三醇因对子宫体和子宫下段均有良好的收缩作用,临床上常常被作为二线药物与缩宫素同时使用治疗单纯缩宫素效果不好的产妇,但该药物也会有升高血压的作用,对于妊娠期高血压疾病的患者或者心脏病患者需要严密观察血压变化。

3）宫腔填塞:以上措施无效时,协助医生进行宫腔填塞。现在临床经常使用的填塞物为水囊宫腔填塞。填塞时助产士注意协助医生固定宫底,填塞后观察宫底高度、阴道出血量、生命体征等。填塞后 24~48h 取出,遵医嘱预防感染。

4）其他止血措施:以上措施无效时,应尽快配合医生根据医院条件采取其他止血措施,如子宫动脉栓塞术或进入手术室进行子宫次全切除术或者全子宫切除术。

（2）胎盘因素:胎儿娩出后,胎盘滞留阴道出血 >200ml 时,应尽快通知医生宫腔检查,并行手取胎盘术。如怀疑胎盘粘连,应该配合医生尽快做好进一步处理准备,如联系介入治疗或手术治疗等。

（3）软产道损伤:应尽快彻底止血,缝合裂口。

（4）凝血功能障碍：尽快纠正凝血功能。常用的血制品包括新鲜冷冻血浆、冷沉淀、血小板、纤维蛋白原及凝血酶原复合物等。

3. 失血性休克的抢救要点　保持患者平卧位，严密观察生命体征，保暖，面罩吸氧、10~15L/min，呼救，做好记录。遵医嘱尽快使用温晶体溶液进行液体复苏，晶体溶液 1~2L，最多不超过 2L。保证尿量每小时 >30ml。如果血制品尚未到位，可以使用胶体溶液，最多不超过 1.5L。但是，不推荐使用羟乙基淀粉，可以使用琥珀酸明胶。当血制品到位时，尽快给予血制品，包括悬浮红细胞、新鲜冷冻血浆、血小板和纤维蛋白原等。最常用的大量输血方案为红细胞：血浆：血小板以 1∶1∶1 的比例输入（10IU 悬浮红细胞∶1 000ml 新鲜冷冻血浆∶1U 机采血小板），从而维持血红蛋白在 80g/L，APTT/PT 小于正常值 1.5 倍以内，INR<1.5，纤维蛋白原 >2g/L。血压低时给予升压药物。当患者出现胎盘早剥等凝血功能障碍时，输入血制品时可以首先考虑输入新鲜冷冻血浆和纤维蛋白原等，以尽快纠正凝血功能障碍。

知识拓展

产后出血失血性休克时的液体复苏

大量产后出血时，进行有效的液体复苏对于维持产妇器官功能特别是对于肾脏功能的保护尤其重要。失血性休克液体复苏时，应该先晶体溶液后胶体液进行复苏。由于产后出血未控制时，过量给予晶体溶液不仅可以导致稀释性凝血功能障碍，而且可以加重出血，因而各指南均推荐限制性液体复苏。进行晶体溶液复苏时首选等张的生理盐水或者乳酸钠林格液等液体。因葡萄糖进入体内后葡萄糖代谢成为二氧化碳和水从而变成低渗液，因而不推荐在液体复苏时使用葡萄糖液。2016 年英国皇家妇产科协会《产后出血指南》和 2018 年昆士兰《原发性产后出血指南》中均强调在大量产后出血时，首先给予晶体溶液 1~2L，最多不超过 2L 进行液体复苏，从而实现每小时尿量 >30ml。如果血制品尚未到位，可以继续给予最多不超过 1.5L 的胶体溶液维持灌注。但因为目前国内常用的人工胶体羟乙基淀粉可以导致肾损伤和凝血功能障碍，不推荐用在失血性休克时，可以使用琥珀酸明胶。

四、子宫破裂

（一）概述
子宫破裂（rupture of uterus）指在妊娠晚期或分娩期子宫体部或子宫下段发生裂开，常发生于分娩期，是分娩期严重的并发症之一，直接危及产妇及胎儿生命。随着剖宫产术后再次妊娠的妇女数量增多，子宫破裂的发生率有上升趋势。

（二）病因
1. 子宫因素　①瘢痕子宫是近年来导致子宫破裂的常见原因，如剖宫产术、子宫肌瘤剔除术、宫角切除术、子宫成形术后，在妊娠晚期或分娩期由于宫腔内压力增高可使瘢痕破裂。前次剖宫产手术后伴感染、切口愈合不良、术后间隔时间过短再次妊娠者，临产后发生子宫破裂的危险性更大。②子宫肌壁本身的病理改变,如子宫肌壁先天性发育不良(肌壁薄或发育不对称)。③子宫下段或宫颈肿瘤妨碍先露下降造成梗阻性分娩发生子宫破裂等。

2. 梗阻性难产 主要见于骨盆狭窄、头盆不称、软产道阻塞、胎位异常、巨大胎儿、胎儿畸形、高龄孕妇等,均可因胎先露下降受阻,为克服阻力子宫强烈收缩,使子宫下段过分伸展变薄发生子宫破裂。

3. 子宫收缩药物使用不当 胎儿娩出前缩宫素或前列腺素类制剂使用不当,导致子宫收缩过强造成子宫破裂。

4. 产科手术损伤 宫颈口未开全时行产钳助产或臀牵引术,中高位产钳牵引等可造成宫颈裂伤延及子宫下段;毁胎术、穿颅术可因器械、胎儿骨片损伤子宫导致破裂;肩先露无麻醉下行内倒转术、强行剥离植入性胎盘或严重粘连胎盘,亦可引起子宫破裂。

5. 其他 子宫发育异常或多次宫腔操作,局部肌层菲薄也可导致子宫破裂。

（三）临床表现

子宫破裂多发生于分娩期,部分发生于妊娠晚期。按其破裂程度,分为完全性破裂和不完全性破裂。按其发生进展程度分为先兆子宫破裂和子宫破裂。子宫破裂的症状和体征主要取决于发生时间的长短、破裂位置及损伤程度。

1. 瘢痕子宫破裂的临床表现 随着剖宫产率的增加,瘢痕子宫再妊娠发生子宫破裂概率增加。前次的瘢痕部位发生破裂,由于血运相对较差,其症状不如自发性或损伤性子宫破裂明显和严重,而早期及中期妊娠子宫破裂可出现伴腹痛的失血性休克。妊娠晚期或分娩期瘢痕子宫破裂的典型症状和体征:①胎儿窘迫,最常见的是胎心率异常及胎心监护异常。②子宫张力的基线下降。③出现"撕裂感",宫缩突然停止。④分娩过程中腹痛加剧或耻骨弓上方疼痛及压痛明显。⑤胎先露回缩。⑥阴道出血或血尿。⑦休克。⑧胸痛、两肩胛骨之间疼痛,以吸气时疼痛为甚,疼痛系因血液刺激膈肌所致。早期、快速、准确地诊断子宫破裂对于改善预后十分重要。

2. 梗阻性难产子宫破裂的临床表现

（1）先兆子宫破裂表现:常见于产程长、有梗阻性难产因素的产妇。表现如下:①子宫呈强直性或痉挛性过强收缩,产妇烦躁不安,呼吸、心率加快,下腹剧痛难忍,出现少量阴道流血。②因胎先露部下降受阻,子宫收缩过强,子宫体部肌肉增厚、变短,子宫下段肌肉变薄、拉长,在两者间形成环状凹陷,称为病理缩复环。可见该环逐渐上升达脐平或脐上,压痛明显(图5-11)。③膀胱受压充血,出现排尿困难及血尿。④因宫缩过强、过频,胎儿触不清,胎心率加快或减慢或听不清。

（2）子宫破裂表现

1）完全性子宫破裂:子宫壁全层破裂,宫腔与腹腔相通,称为完全性子宫破裂。产妇突感下腹一阵撕裂样剧痛,子宫收缩骤然停止。腹痛稍缓和后,待羊水、血液进入腹腔,又出现全腹持续性疼痛,并伴有低血容量休克的征象。全腹压痛明显、有反跳痛,腹壁下可清楚扪及胎体,子宫位于侧方,胎心胎动消失。阴道检查可有鲜血流出,胎先露部升高,开大的宫颈口缩小,部分产妇可扪及宫颈及子宫下段裂口。但子宫体部瘢痕破裂多为完

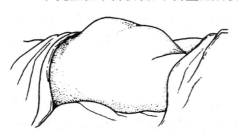

图5-11 先兆子宫破裂时腹部外观

全性子宫破裂,多无先兆破裂典型症状。穿透性胎盘植入时,可表现为持续性的腹痛,持续数日或数小时,有时伴有贫血、胎儿窘迫或死胎,易被误诊为其他急腹症或先兆临产。

2)不完全性子宫破裂:子宫肌层部分或全层破裂,但浆膜层完整,宫腔与腹腔不相通,胎儿及其附属物仍在宫腔内,称为不完全性子宫破裂。临床表现与完全性子宫破裂相似,但腹痛等症状较轻,全身症状不明显。在子宫破裂处有局限性压痛,偶有血性羊水,若破裂发生在阔韧带两叶之间,可形成阔韧带血肿,在子宫的一侧可触及逐渐增大的有压痛的包块。

(四)诊断与鉴别诊断

典型子宫破裂根据病史、症状、体征,容易诊断。子宫切口瘢痕破裂,症状体征不明显。结合前次剖宫产史、子宫下段压痛、胎心异常、胎先露部上升、宫颈口缩小等均可确诊。B型超声检查能协助确定破口部位及胎儿与子宫的关系。

1. 重型胎盘早剥常伴有妊娠期高血压疾病史或外伤史,子宫呈板状硬,胎位不清,阴道出血与贫血程度不成正比;B型超声检查常有胎盘后血肿或胎盘明显增厚。

2. 难产并发腹腔感染有产程长、多次阴道检查史,腹痛及腹膜炎体征;阴道检查胎先露部无上升、宫颈口无回缩;查体及B型超声检查,发现胎儿位于宫腔内、子宫无缩小;患者常有体温升高和血白细胞计数增多。

(五)预防

1. 做好产前检查,有瘢痕子宫、产道异常等高危因素者,孕晚期加强监测。

2. 对前次剖宫产切口为子宫体部切口、子宫下段切口有撕裂、术后感染愈合不良者,均应行剖宫产终止妊娠。

3. 严密观察产程进展,警惕并尽早发现先兆子宫破裂征象并及时处理。

4. 严格掌握缩宫素应用指征,诊断为头盆不称、胎儿过大、胎位异常或曾行子宫手术者产前均禁用;应用缩宫素引产时,应有专人守护或监护,按规定稀释为小剂量静脉缓慢滴注,严防发生过强宫缩;应用前列腺素制剂引产应慎重。

5. 正确掌握产科手术助产的指征及操作常规,阴道助产术后应仔细检查宫颈及宫腔,及时发现损伤给予修补。

(六)处理原则

1. 先兆子宫破裂诊断明确应立即行剖宫产术。术前立即停用缩宫素,应用宫缩抑制剂和镇静剂。

2. 子宫破裂的处理必须考虑到子宫损伤的程度、患者生命体征是否平稳、将来的生育要求等。由于子宫破裂母亲及新生儿死亡率均高,快速有效的处理至关重要。一旦确诊,在血源充足、输液通畅的情况下,在吸氧和抢救休克的同时,无论胎儿是否存活均应尽快手术治疗,进行子宫破裂修补术联合紧急剖宫产术。如破裂口过大,破裂时间过长,边缘不完整的患者,应及时行子宫切除术。手术前后给予足量的广谱抗生素控制感染。

五、羊水栓塞

(一)概述

羊水栓塞(amniotic fluid embolism, AFE)发生率很低,但严重威胁孕产妇生命,是孕产妇常见的死亡原因之一,常常被认为是一种产科灾难性事件。70% 羊水栓塞发生在分娩时,11% 羊水栓塞发生在阴道分娩后,19% 发生在剖宫产过程中。由此可见,羊水栓塞大多发生在阴道分娩过程中和产后,助产人员需掌握羊水栓塞的抢救要点。羊水栓塞出现在早期或者中期妊娠终止妊娠过程或羊膜腔穿刺术中很罕见。

（二）病因与发病机制

羊水栓塞发病机制并不清楚,有研究认为羊水中含有大量的血管活性物质和促凝物质,这些物质进入母体,导致母体血管内皮细胞活化和炎性因子介导的炎症反应。高敏体质或母体对于胎儿特定抗原过敏是否是羊水栓塞的病因,也有争议。羊水栓塞的高危因素包括高龄、经产妇、前置胎盘及羊水过多等。其病理生理表现特点:肺血管的急剧收缩或血栓形成导致肺动脉阻力增加和肺动脉高压,引起气体交换障碍以及肺灌注减少,使机体出现呼吸衰竭和严重的低氧血症。右心室负荷增加导致急性右心衰竭、右心室扩张和严重的三尖瓣关闭不全。冠状动脉痉挛及组织缺血、缺氧导致左心衰竭,出现心源性肺水肿、低血压。凝血功能障碍可以伴随着循环系统的表现同时出现,也可以在循环系统表现后出现,甚至有些患者可以无明显的循环系统症状而仅仅表现为凝血功能障碍。羊水栓塞的病理过程（图 5-12）。

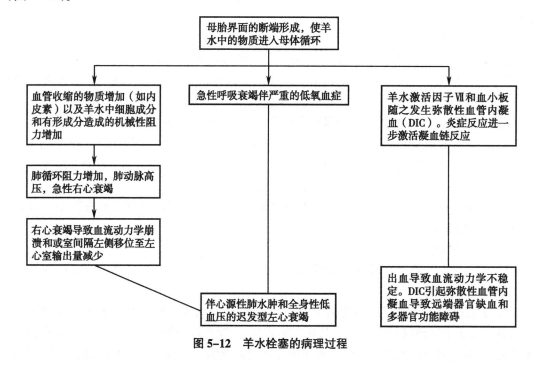

图 5-12　羊水栓塞的病理过程

（三）临床评估与判断

羊水栓塞的诊断依然以临床诊断为主,无任何特殊的实验室检查来证明羊水栓塞的诊断。

1. 产程中应重视产妇有无羊水栓塞的前驱表现　有研究表明羊水栓塞出现急性心肺症状前,孕产妇可能会出现一些前驱表现:可出现一些情绪或意识的表现,如烦躁、易激惹,或者有些患者有濒死感等;产程中胎心减速、基线变异消失、子宫张力的异常（如子宫收缩过强或者子宫张力过低）等。过去常常认为子宫张力异常是羊水栓塞的诱因,而现在的观点是子宫张力的异常可能是羊水栓塞时机体大量儿茶酚胺释放造成的结果,而并非诱因。这提示我们在产程中发现子宫张力异常时,也需警惕羊水栓塞的发生。

2. 及时识别羊水栓塞的临床表现　大部分的羊水栓塞发生在产程中或者胎盘娩出 30min 内的时间窗内。羊水栓塞常见的临床表现包括急性的呼吸困难和发绀。有文献表明以上两种症状的发生率分别为 30%~40% 和 50%~80%,循环系统表现为突然发生的低血压(56%~100%)和心搏骤停(30%~87%),心电监护表现为无脉电活动、心脏停搏、心室颤动以及无脉室速。20%~36% 患者表现为难以解释的急剧的胎心减速。15%~50% 患者可以出现抽搐、急性意识障碍甚至昏迷和意识丧失。尽管只有 12% 患者以急性严重的出血作为羊水栓塞的首发症状,但是 83% 羊水栓塞患者会出现 DIC。凝血功能障碍可以与心肺表现协同出现,少数情况下仅出现凝血功能障碍而没有心肺表现。DIC 可以表现为静脉穿刺部位或手术部位的出血,也可以表现为血尿、阴道出血甚至胃肠出血。由于子宫血流灌注减少,子宫收缩乏力并不少见。

3. 评估辅助检查　羊水栓塞的初始阶段主要是右心衰竭,发生急性心肺症状时如有条件进行床旁超声心动图,可以发现右心室明显扩张、三尖瓣严重关闭不全以及室间隔向左移位。83% 羊水栓塞患者会出现凝血功能障碍,所以可疑羊水栓塞时应尽快复查凝血功能。羊水栓塞发生后很快出现多脏器衰竭及全心衰竭,故应该尽快评估患者肝功能、肾功能、心肌酶、血生化等系列检查,全面评估患者各项功能。

（四）急救与护理措施

羊水栓塞的治疗原则:改善呼吸和循环功能、纠正低氧血症、抗休克维持有效体循环血压、抗过敏,并积极监测凝血功能,出现凝血功能障碍的患者积极纠正凝血功能,防治多脏器衰竭。对于出现心搏骤停的患者尽快实施有效的心外按压,妊娠 23 周以上的患者心脏按压 4min 仍然不能恢复自主循环的,积极进行围死亡期剖宫产。

1. 对于有心搏骤停的孕产妇,无论是否明确诊断羊水栓塞,都应该尽快启动快速有效的心肺复苏。快速启动有效的心外按压非常重要。孕产妇心肺复苏与普通成人类似,不同点有以下几点:①为了解除子宫对于下腔静脉的压迫,妊娠 20 周以上的孕妇在心外按压的同时可以让助手协助将子宫推向左侧。②对于不能从阴道分娩的孕妇,尽快做好围临终剖宫产。理论上要求妊娠 23 周以上的孕妇,不管胎儿是否存活,为了减少子宫对于下腔静脉的压迫,提高孕妇复苏效果,要求在心肺复苏 4min 仍不能恢复自主循环时应尽快进行剖宫取胎。但是,实际上在 4min 实行临终剖宫取胎术不容易实现,因而在进行心肺复苏时,就尽快做好剖宫取胎的准备。

2. 一般护理

（1）维持氧合:羊水栓塞时由于肺动脉痉挛,患者严重缺氧,因而无论患者是否心搏骤停,都容易出现严重缺氧和呼吸困难,保证有效的氧合对于患者至关重要。如果出现心搏骤停,应尽快施行心肺复苏。未发生心搏骤停的患者应给予面罩吸氧或气囊正压给氧,同时应尽快呼叫麻醉医生给予气管插管。高氧状态会加重缺血再灌注损伤,因而应该避免 100% 纯氧,吸氧浓度以达到脉搏血氧饱和度维持在 94%~98% 为宜。

（2）意识丧失的患者给予冰帽物理降温。

（3）代谢性酸中毒、低体温、凝血功能障碍为失血性休克的“死亡三角”,低温还会加重凝血功能障碍,因而,羊水栓塞的患者应给予适当的保暖。

（4）开放 2 条以上静脉通路,如果开放静脉困难,尽快联系麻醉科医生插入中心静脉。

（5）羊水栓塞容易出现凝血功能障碍和多脏器损伤,故应该尽快抽取血标本,进行配血、血常规、凝血功能以及肝功能、肾功能、心肌酶和血生化检查。

3. 遵医嘱用药 羊水栓塞最初的病理改变主要特点为急性肺动脉高压、右心衰竭继而左心衰竭、休克,因而治疗上根据病理特点其药物选择如下:

（1）降低肺动脉压

1）西地那非:该药物可以选择性地降低肺动脉压,但是目前国内的制剂主要以口服为主,意识丧失的患者需要鼻胃管给药,用法每次 20mg,每天 3 次,口服或者鼻胃管给药。

2）罂粟碱:30~90mg 加入 5%~10% 葡萄糖液 20ml 缓慢静脉推注,每天用量不超过 300mg。罂粟碱可松弛平滑肌,扩张冠状动脉、肺动脉,减低小血管阻力,与阿托品同时应用效果更佳。

3）阿托品:1mg 加入 5%~10% 葡萄糖液 10ml,每 15~30min 静脉推注 1 次,直至面色潮红、症状缓解为止。阿托品能阻止迷走神经反射所致的肺血管和支气管痉挛。

4）氨茶碱:250mg 加入 5%~10% 葡萄糖液 20ml 缓慢推注,解除肺动脉痉挛,增加心排出量,多在肺动脉高压、心力衰竭、心率较快和支气管痉挛时应用,必要时可重复使用。

5）前列环素等:2016 年美国母胎医学会羊水栓塞的指南建议使用的降低肺动脉压的药物还有前列环素和吸入性一氧化氮。目前国内前列环素制剂较少,但很多医院配有前列地尔（前列腺素 E 制剂）,该药物为静脉使用制剂,很多研究表明前列地尔有较好的降低肺动脉压的作用。

（2）纠正心力衰竭:羊水栓塞时选用的强心药物包括多巴酚丁胺和米力农。强心苷类药物主要用于充血性左心衰竭,多巴酚丁胺主要用于非充血性心力衰竭,羊水栓塞患者心衰不同于常见的充血性心力衰竭,主要原因为低氧和低灌注导致的广泛心肌收缩力减低,故羊水栓塞纠正心力衰竭时不建议使用强心苷类药物。多巴酚丁胺用量 2.5~5.0μg/（kg·min）,米力农用量 0.25~0.75μg/（kg·min）,这两种药物需要根据患者体重合理配置后使用注射泵泵入。多巴酚丁胺具有正性肌力、正性频率作用,并通过扩张外周血管、扩张冠状动脉,增加心排出量而轻度升高体循环血压,同时有轻度降低肺动脉压的作用。但大剂量的多巴酚丁胺有增快心率的作用,对梗阻性心肌病、肥厚性心肌病禁用。米力农有降低体循环血压的作用,需在使用升压药物维持有效体循环血压的情况下方可使用米力农。

（3）抗休克:早期限制性液体复苏,大量快速输液会加重右心室负荷,加重右心衰竭,尤其在肺动脉压尚未缓解之前,大量液体会加重右心室扩张,室间隔向左侧移位,不仅加重右心衰竭,还会使左室容积进一步减少。使用晶体溶液维持平均动脉压达到 65mmHg（相当于 85~90/55~60mmHg）左右。使用升压药物首选去甲肾上腺素,美国母胎医学会 2016 年指南提出去甲肾上腺素的剂量为 0.05~3.3μg/（kg·min）,但国内常用剂量为 0.1~2μg/（kg·min）。多巴胺为次选药物,因为目前的研究表明多巴胺不管什么剂量,不仅没有肾脏保护作用,而且与去甲肾上腺素相比肾脏损伤作用更明显,且有致恶性心律失常发生的可能性。无论使用何种血管活性药物,都务必注意局部外渗的问题,并注意严禁在下肢静脉使用血管活性药物时在小血管进行穿刺,有条件的尽量选择中心静脉给药。

（4）抗过敏:常用地塞米松 20mg 静脉推注后,再用 20mg 加入液体中静脉滴注。

（5）应用血制品维持有效血红蛋白浓度,纠正凝血功能障碍。

4. 病情监护 强调多学科合作,尽快联系麻醉科、心内科、儿科、重症监护室等多学科的医生尽快会诊;护理上需要多人同时合作,保证给药、病情监护和治疗均能有效完成。需要严密监护各种病情变化,准确记录各种出入量、出血量等。同时积极联系 ICU 和上级医院,将患者转入重症监护病房进行进一步的救治,但是助产士和产科护士需要注意转运过程中的安全,保证患者呼吸和循环功能的稳定。应激状态下血糖可能会升高,羊水栓塞的患者需要监测血糖,使血糖维持在 7.8~10mmol/L 之间,如果血糖过高,遵医嘱泵入胰岛素。

(秦瑛 卢挈 江秀敏)

第六章 母婴急救

第一节 孕产妇心肺复苏

学习目标

完成本内容学习后,学生将能:
1. 复述对孕产妇实施心肺复苏的目标。
2. 列出孕产妇心肺复苏操作步骤。
3. 描述列出孕产妇复苏的注意事项。
4. 应用孕产妇心肺复苏操作。

心肺复苏是针对各种原因导致的患者心搏骤停而进行的急救技术,快速有效的心肺复苏是挽救患者生命的有力保障,2015 美国心脏协会复苏指南指出心肺复苏的生命链包括尽快识别心搏骤停并立即启动抢救程序、尽快进行心脏按压、快速除颤、有效的高级生命支持、复苏后救治。其中前三步是抢救成功的关键,2015 版心肺复苏指南高度强调应减少识别心搏骤停的时间延误、第一时间进行心脏按压、减少各种原因中断心脏按压的时间以及快速除颤。由于孕产期特殊的生理改变,进行孕产妇心肺复苏时有其特殊要求。

一、操作目的及意义

对发生心搏骤停的孕产妇进行紧急抢救,降低死亡率,改善预后。

二、物品准备

口对面罩、球囊面罩(简易呼吸器)、氧气、自动体外除颤仪(AED)或除颤仪、按压板。

三、操作步骤

1. 发现孕产妇无反应并且无呼吸或叹气样呼吸时,立即拍孕产妇双肩进行呼唤,确认其意识丧失,禁忌剧烈摇晃患者。立即呼救,计时、确认操作环境安全。第二人尽快准备抢救物品、药品,尽快取得自动体外除颤仪(AED)。评估环境是否安全(排除危险源,如电源、高空坠物等),遣散围观人群。

2. **即刻判断颈动脉搏动** 示指和中指的指尖触及孕产妇气管正中部(相当于喉结),

旁开两指至胸锁乳突肌前缘凹陷处；判断时间为5~10s，同时眼观胸廓有无起伏。

3. 若患者无颈动脉搏动，置之于硬板床上（或身下垫硬板），原则上尽量不搬动患者，去枕，松领口，解腰带。如果孕妇宫底高度超过肚脐水平，徒手将子宫向左侧移位，有助于在胸部按压时减轻主动脉下腔静脉压力。

4. **立即行胸外按压** 由于孕产妇膈肌升高，因而按压部位应高于普通患者，为胸骨中上段。按压手法：一手掌根放在患者胸部的中央，胸骨下半部上，将另掌根置于第一只手上，伸直双臂，使双肩位于双手的正上方。按压深度5~6cm，每次按压后应让胸廓完全回弹。按压频率：每分钟100~120次（30次按压时间15~18s）。每次按压后让胸廓完全回弹，尽可能减少按压中断（中断时间<10s）。

5. 清除口鼻中异物和呕吐物（如有义齿应先取出），开放气道（举颏、抬颈、拉颌）。使用"E-C"方法将简易呼吸器面罩固定于患者的面部，一手固定（待30次按压结束）另一手挤压球体，潮气量600ml左右，规律按压，吸气和呼气比为1:1。靠近氧源者将简易呼吸器接氧气，调节流量至10L/min以上，使储氧袋充盈；远离氧源者可先在使用空气复苏的同时尽快寻找氧源。心外按压与通气比为30:2。

6. 再行30次胸外按压，按压和通气比30:2。5个循环后再次判断颈动脉搏动及自主呼吸5~10s，判断时要观察口唇、指尖甲床情况，如已恢复，遵医嘱进行进一步生命支持。如孕产妇已建立高级人工气道，可以每6s给1次人工呼吸。

7. **如第二人进场，双方配合**

（1）一人负责胸外按压，一人进行球囊面罩给氧，按压/通气比值30/2，5个循环或者2min后评估脉搏、呼吸，同时2人换位。

（2）如除颤仪到，出现室颤时应尽早除颤。

（3）球囊面罩使用方法：操作者到患者头部正上方位置，仰头，以鼻梁作参照，把面罩放在患者脸上，将一只手的拇指和示指放在面罩两边形成"C"形，并将面罩边缘压向患者面部，使用剩下的手指提起下颌角（3个手指形成"E"形），即E-C手法，开放气道，使面部紧贴面罩，给气2次（5s内完成），每次给气持续1s，使胸廓隆起。

8. 抢救成功后注意计时，安抚患者，整理床单位，洗手。遵医嘱给氧，记录抢救时间、生命体征、病情变化及抢救过程等并签字。

9. **抢救完毕，妥善处理简易呼吸器** ①简易呼吸器面罩用健之素500mg/L浸泡30min。②取出后使用清水冲洗所有配件，去除残留的消毒剂。③简易呼吸器球体、储氧袋用75%乙醇擦拭消毒。④消毒后的部件干燥后检查有无破损，并将部件依顺序组装备用。⑤氧气连接管放入医用垃圾桶内。

四、注意事项

1. 心肺复苏抢救成功的关键包括快速识别患者心搏骤停、迅速启动抢救系统、早期进行心外按压、尽早除颤、有效地进行进一步支持和复苏后管理。

2. 心肺复苏强调尽早心外按压的作用，有效的按压包括第一时间实施按压、按压深度>5~6cm、按压后胸廓完全回弹、频率100~120次/min、双人操作2min应更换1次位置以减少施救者疲劳影响按压效果。高质量CPR要求以足够的速率和幅度进行按压，保证每次按压后胸廓完全回弹,尽可能减少按压中断(中断时间 <10s),避免过度通气。

3. 如患者有可导致休克的心律失常,如心室颤动、无脉性室性心动过速,能够尽早除颤对于患者预后至关重要,因而呼叫寻求帮助时要注意备好除颤仪。

4. 气囊加压给氧时注意潮气量 600ml 左右,过度给气影响复苏效果,给气频率为 8~10 次/min;如建立人工气道,使用呼吸机支持时呼吸频率为 6~8 次/min。

5. 当宫底达到或超过脐部时,增大的子宫影响下腔静脉回流,因而进行 CPR 时需将子宫推至左侧,或身体左倾 30°。

6. 孕产妇膈肌升高,心脏按压的位置应高于普通患者,在胸骨中上段。

7. 孕产妇因气道黏液多、易发生胃食管反流等原因导致误吸,但对孕产妇进行 CPR 时不再常规推荐环状软骨按压,有条件者应尽早进行气管插管或者使用插入喉罩建立高级人工气道。孕妇气道可能因水肿而狭窄,插管时需选择较同样体格未孕妇女小 0.5~1.0mm 的插管,尽量由有经验的人员施行气管插管。

8. 对妊娠 >20 周或宫底高度平脐或脐以上孕妇,尽快施行 PMCS(perimortem csarean section)即心肺复苏后开始的剖宫产术,因为只有当子宫排空之后,自主循环才能够恢复,母体的血流动力学才能够改善,尽可能在心搏骤停 4min 内施行剖宫产。

9. **复苏有效指征**　意识恢复,自主呼吸恢复,摸到大动脉搏动,散大的瞳孔较前缩小,皮肤、黏膜由苍白或青紫转红润。

10. 在使用高级气道后医护人员可以每 6s 进行 1 次人工呼吸,同时进行持续胸部按压。

11. **标准预防措施**　包括人工呼吸时使用防护装置,如面罩或球囊面罩装置。一有机会,施救者就应当将面罩换成口对面罩或球囊面罩装置。面罩通常有一个单向阀门,阻止患者呼出的气体、血液和体液进入施救者口腔。

(卢 契)

第二节　新生儿复苏

学习目标

完成本内容学习后,学生将能:

1. 复述新生儿复苏流程。
2. 列出每一步的操作指征。
3. 描述新生儿复苏的每一步操作步骤。
4. 能应用新生儿复苏技术复苏新生儿。

一、概述

新生儿窒息（neonatal asphyxia）是导致新生儿死亡、脑瘫和智力障碍的主要原因。据统计，每年全世界大约有 400 万新生儿死亡中 23% 死于出生时窒息。部分新生儿出生之前是否存在发生窒息的高危因素是可以被评估出来的，但少部分新生儿窒息是不能预测而突然发生的。2004 年中国引进了新生儿复苏培训项目，主题为"自由呼吸，生命之源"。项目的目标是在每一个分娩现场至少有一名受过新生儿复苏培训、熟练掌握新生儿复苏技术的医护人员。目前，临床高危、高龄孕产妇增多，若要降低新生儿窒息的病死率和伤残率，提高助产士的新生儿复苏水平显得尤为重要。助产士作为产房分娩接产的主要人员，应该掌握新生儿复苏技术，保障新生儿出生安全。同样母婴同室的新生儿也可能发生窒息，因此，产科护士也应该熟练复苏流程，掌握正压通气、胸外按压等操作。

二、分娩室新生儿复苏

（一）新生儿出生前准备

1. 复苏的人员准备 每次分娩现场至少有一名熟练掌握新生儿复苏技术的人员在场。助产士负责接产或配合医生手术助产，因此，助产士只有熟练掌握复苏技术就容易达到该目标。新生儿出生前要充分评估是否有新生儿窒息的高危因素存在，如果有高危因素存在，预估可能出现复杂情况，应该提前通知儿科医生到场准备复苏。评估还应该包括胎儿数量、孕周，如果为多胎或早产，需要更多的熟悉复苏技术的人员在场。团队应有一名指挥（只要接受过培训新生儿复苏的医护人员都可作为新生儿复苏现场的指挥人员），胎儿娩出前组织讨论高危因素和可能出现的情况，并做任务分工和复苏物品的检测。新生儿窒息的高危因素如下：

（1）产前因素：孕妇有妊娠合并症，如妊娠期高血压、慢性高血压、糖尿病、贫血、胎盘早剥、前置胎盘出血、妊娠中后期出血、感染，孕妇合并心、肾、甲状腺或神经疾病，羊水过多、羊水过少、胎膜早破、过期妊娠、多胎妊娠、无产前检查、年龄 >35 岁、孕妇吸毒和用药、既往死胎或新生儿死亡史、胎儿水肿、胎儿大小与孕周不符、胎儿畸形或异常、胎动减弱等。

（2）产时因素：急产、紧急剖宫产、产程延长、胎儿窘迫、羊水粪染、产时出血、先兆子宫破裂、宫缩异常（过频、过强）、脐带脱垂、羊水栓塞、胎心监护异常、胎儿枕位异常、早产、臀位、阴道手术产、羊膜炎、胎膜早破（超过 18h）、产程延长、Ⅱ类或Ⅲ类胎心监护图形、巨大儿、分娩前 4h 内用过麻醉药等。

2. 复苏团队 由产科医生、儿科医生、助产士、麻醉师、产科护士等组成。

3. 物品和药物准备 建议制作物品和药品的准备清单，按照顺序分类和准备，避免遗漏，所有物品都应该提前检查好，备用状态（表 6-1）。

新生儿即将出生前，关闭门窗，减少人员走动，避免空气对流，并打开辐射台提前预热。足月儿将辐射台温度调节到 32~34℃，早产儿需要更高的温度，或早产儿出生后，将皮肤温感器探头安置在早产儿腹部皮肤上，使早产儿皮肤温度能够维持在 36.5℃。在辐射台上铺无菌台布，做好肩垫备用，将使用的物品按使用顺序摆放好。

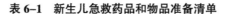

表 6-1　新生儿急救药品和物品准备清单

复苏措施	复苏器械和设备
保暖	预热的辐射台、毛巾或毛毯、温度传感器、帽子、塑料袋或保鲜膜（为胎龄 <32 周的早产儿准备）、预热的床垫（胎龄 <32 周的早产儿）
清理呼吸道	吸球、10 或 12 号吸痰管连接低压吸引器,压力 80~100mmHg、胎粪吸引管
听诊	听诊器
通气	调节氧源（氧流量 10/L）、空氧混合仪,给氧浓度调节到 21%（胎龄 <35 周的早产儿氧浓度调节到 21%~30%）、湿化瓶、正压通气装置、足月儿和早产儿面罩（大、小）、8 号胃管和 20ml 空针
氧气装置	常压给氧的装置（氧源、吸氧管、吸氧面罩）、脉搏血氧饱和度仪及传感器、血氧饱和度目标值表格
气管插管	喉镜（电池）、0 号及 1 号镜片（00 号,可选）、导管芯（铁丝或铜丝）、气管导管（2.0、2.5、3.0、3.5、4.0 等型号）、二氧化碳检查仪、卷尺和气管导管插入深度表、防水胶布、剪刀、喉罩气道（1 号）、各型号空针（1ml、2ml、5ml、10ml、20ml、50ml）
药物使用	1:10 000（0.1mg/ml）肾上腺素、生理盐水、脐静脉插管和给药所需物品
其他	脐静脉置管用物（脐静脉导管、丝线、刀片、剪刀、2.5% 碘酊、75% 乙醇等）、心电监护仪和电极片

（二）新生儿复苏步骤

1. 初步评估　新生儿出生后,立即评估孕周、羊水性状（清或粪染）、哭声或呼吸、肌张力。如果上述评估内容都好,说明新生儿已经正常完成生理过渡;如果评估有问题,如早产、羊水有粪染、无哭声或喘息、肌张力差等,立即开始复苏。

2. 初步复苏

（1）羊水清的情况下:①将新生儿以仰卧位放在辐射暖台上,肩下垫肩垫（使新生儿呈头部轻度仰伸——鼻吸气位）。②清理气道（不作为常规吸引,如果新生儿口鼻腔有黏液或羊水可进行吸引）。建议使用吸球,因为使用吸痰管容易吸引至口腔深部黏液或羊水,刺激咽喉壁使新生儿迷走神经兴奋,造成心率减慢。吸引时要先吸口后吸鼻。③彻底擦干:先擦眼,再擦脸、头部、躯体前侧、四肢、后背,撤掉湿毛巾,重新摆正新生儿体位。④观察新生儿是否有呼吸或哭声,如没有,给予触觉刺激。⑤轻拍或轻弹新生儿足底、快速摩擦新生儿背部或躯体两侧,给予触觉刺激 1~2 次,观察新生儿是否有哭声或呼吸,如果没有呼吸或哭声,立即听 6s 心率,开始正压通气。

（2）羊水有粪染的情况下:立即评估新生儿是否有活力（有活力的新生儿:哭声好或有强有力的呼吸、心率≥100 次/min、肌张力好;上述三项内容只要有一项不好就为新生儿无活力）。新生儿无活力按照下列操作进行:①将新生儿以仰卧位放在辐射暖台上,肩下垫肩垫（使新生儿呈头部轻度仰伸——鼻吸气位）。②立即行气管插管,连接胎粪吸引管和低压吸引器吸引胎粪。③彻底擦干:先擦眼,再擦脸、头部、躯体前侧、四肢、后背,撤掉湿毛巾,重新摆正新生儿体位。④观察新生儿是否有呼吸或哭声,如没有,给予触觉刺激。⑤轻拍或轻弹新生儿足底、快速摩擦新生儿背部或躯体两侧,给予触觉刺激 1~2 次,观察新生儿是否有哭声或呼吸,如果没有呼吸或哭声,立即听心率,开始正压通气。

（三）正压通气和矫正通气步骤

1. 正压通气　操作者使用复苏气囊和大小合适的面罩进行正压通气。助手负责听心率（为节约时间听 6s 心率，所得数值乘以 10，即为大约 1min 的心率），将心率情况告诉操作者，并将脉搏血氧饱和度仪探头安置在新生儿右侧上肢上（一般安置在新生儿右手腕上，监测新生儿动脉导管前血氧饱和度）。操作者大声计数，按照频率 40~60 次 /min 进行正压通气，持续正压通气 30s 后停下来评估心率。正压通气时使用的氧浓度：≥35 周的新生儿使用 21% 浓度的氧气；<35 周的新生儿使用 21%~30% 浓度的氧。开始正压通气时即连接脉搏血氧饱和度仪，并观察新生儿胸廓是否有起伏。有效的正压通气表现为胸廓起伏良好，心率迅速增快。正压通气也可以使用 T- 组合复苏器，该复苏器是一种由气体控制、有压力限制的机械装置，能提供恒定的吸气峰压（PIP）及呼气末正压（PEEP），尤其是对于早产儿复苏能提高效率和安全性。

2. **矫正通气步骤** 正压通气 30s 后，评估心率。助手听 6s 心率，报告给操作者。根据心率数值做如下复苏步骤：①如果心率 ≥100 次 /min，复苏成功，此时如果新生儿血氧饱和度没有达到目标值可以常压吸氧，常规护理新生儿（与母亲进行皮肤接触、延迟结扎脐带、继续保暖预防新生儿低体温）。②如果心率 <60 次 /min，立即气管插管进行正压通气和胸外按压。③如果心率 60~99 次 /min，说明没有达到有效通气效果，下面开始做矫正通气步骤，之后再进行 30s 的正压通气。矫正通气步骤：摆正体位、清理气道（必要时）、使新生儿嘴张开、重新将面罩在新生儿面部密闭好、适当调整压力。进行 30s 正压通气后，再评估心率，根据心率的情况决定下一步操作。如果心率 ≥100 次 /min，可逐步减少通气频率至停止正压通气，根据脉搏血氧饱和度值决定是否常压给氧；如果 <60 次 /min，立即气管插管，进行气管插管下的正压通气和胸外按压。另外，持续使用气囊面罩通气可使胃部充气，面罩通气超过 2min 时应常规经口插入 8F 胃管，使用注射器抽出胃中空气和黏液，并保持胃管远端处于开放状态。

（四）气管插管下正压通气加胸外按压

1. 协助医生或麻醉师进行气管插管，如摆正新生儿体位、根据新生儿孕周选择合适的气管导管型号、将氧气浓度升高到 100%。气管导管安置完成后，助手将气囊连接在气管导管上，一人负责正压通气，另一个人负责胸外按压。

2. **正压通气和胸外按压** 由负责胸外按压的人员大声计数，按照每 2s 做 3 次胸外按压和一次正压通气的频率进行。口令为"1、2、3、吸"。口令喊到"1、2、3"时给予 3 次胸外按压，喊到"吸"时，负责正压通气的人挤压一次气囊，正压通气和胸外按压持续 60s。评估心率或读取脉搏血氧饱和度仪显示的心率和血氧饱和度数值。心率 ≥100 次 /min，停止正压通气和胸外按压；心率 60~99 次 /min 停止胸外按压，继续正压通气；心率 <60 次 /min，继续正压通气和胸外按压，同时给予肾上腺素。

（五）药物使用

1. **1：10 000 肾上腺素的配置** 助手用 10ml 空针，抽取 1ml 肾上腺素和 9ml 生理盐水，配置好 1：10 000 的肾上腺素。

2. **给药** 根据给药途径不同而剂量不同。选择气管导管内给药，按照新生儿 0.5~1ml/kg 计算；选择脐静脉给药，按照新生儿 0.1~0.3ml/kg 计算。给药后，继续正压通气和胸外按压，直到心率 >60 次 /min。必要时 3~5min 后可重复给药。

3. **扩容** 如果经过上述复苏步骤，新生儿情况没有改善，呈现脉搏细弱、皮肤湿冷苍白，毛细血管充盈度差，再结合是否有失血的病史。如果有，考虑新生儿低血容量，应遵医嘱给予扩容。按照 10ml/kg 的剂量抽取生理盐水，脐静脉置管后，脐静脉推注，全部生理盐水需要 5~10min 推注完,继续正压通气和胸外按压。继续监测新生儿心率和血氧饱和度变化。根据心率数值和血氧饱和度数值决定下一步操作和是否继续给氧。

（六）复苏时用氧浓度

复苏时,氧流量调节到 10L/min,新生儿孕周≥35 周时,开始复苏的氧浓度为 21%,至胸外按压时,氧浓度升高到 100%。新生儿孕周 <35 周时,开始复苏的氧浓度为 21%~30%,至胸外按压时,氧浓度升高到 100%。通过复苏新生儿心率好转(≥60 次 /min)或根据脉搏血氧饱和度数值,适当降低正压通气的频率和给氧浓度,心率≥100 次 /min,血氧饱和度达到目标值可停止给氧。

（七）血氧饱和度目标值

正常新生儿从出生到血氧饱和度达到 85%~95% 需要大约 10min 时间,因此,我们在复苏时可以参考正常新生儿血氧饱和度目标值指导用氧。血氧饱和度目标值（表 6-2）。

表 6-2　新生儿血氧饱和度目标值

出生时间	血氧饱和度值	出生时间	血氧饱和度值
1min	60%~65%	4min	75%~80%
2min	65%~70%	5min	80%~85%
3min	70%~75%	10min	85%~95%

（八）复苏后护理

复苏后的新生儿可能有多器官损伤的危险,应继续监测和护理,其内容如下。①体温管理:注意保暖,避免新生儿体温过低。②生命体征监测:复苏成功的新生儿还需继续监测生命体征,直至生命体征稳定。③早期发现并发症:继续监测维持内环境稳定,包括血氧饱和度、心率、血压、血细胞比容、血糖、血气分析及血电解质等。

（九）新版复苏流程

2015 年国际新生儿复苏指南流程图见图 6-1。

（十）复苏时需要注意的问题

1. 新生儿出生前做好充分的评估,根据具体情况做好人员数量和物品量的准备。

2. 团队做到默契配合,在平时应该进行团队的模拟演练;复苏时做好任务分工。

3. 按照复苏流程一步一步地进行复苏,不能跳跃复苏步骤进行操作。

4. 每位助产士应该认真和熟练完成初步复苏步骤,为下一步复苏打好基础。

5. 正压通气时应大声计数,保证正压通气频率在 40~60 次 /min。

6. 胸外按压时,应由负责胸外按压的操作人完成所有口令,保证两人操作能默契进行。

7. 肾上腺素配置剂量要熟练,以便在需要时能准确、快速地完成配置和给药。

8. 脐静脉置管要注意无菌操作,避免新生儿感染。

三、母婴同室病房新生儿复苏

1. 新生儿出生后,在母婴同室病房可能因疾病或哺乳等发生窒息,医护人员也应知道新生儿复苏流程,准备好复苏物品和药品（至少应准备复苏气囊、吸痰管、氧气）,能在母婴同室完成新生儿复苏的初步复苏、正压通气、正压通气和胸外按压等措施。

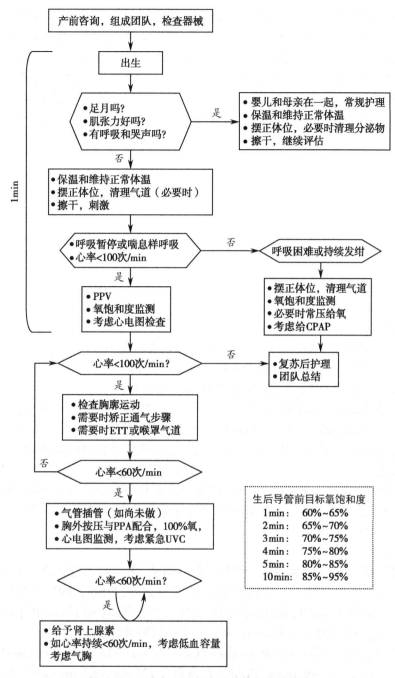

图 6-1 2015 年国际新生儿复苏指南流程图

2. 责任护士应勤巡视病房,发现新生儿异常,应评估是否有呼吸、肌张力如何。如果无呼吸、肌张力差,应立即进行复苏,并呼叫其他医护人员帮助。

3. 母婴同室病房新生儿复苏 ①将将需要复苏的新生儿放在就近的桌子或台子上(硬的台面上),使用毛巾等做成肩垫,垫于新生儿肩下,使新生儿头部轻度仰伸(鼻吸气位),用吸痰管迅速清理口鼻分泌物。②护士立即使用气囊面罩开始正压通气,助手听心率,了解心率情况,同时通知儿科医生到场指挥复苏。正压通气保持通气频率 40~60 次 /min,持续 30s,

听心率,观察心率变化。如果心率继续下降,助手帮助连接氧气,氧气流量调节到10L/min。③心率在60~99次/min的继续给予正压通气,在正压通气前做矫正通气步骤:重新摆正新生儿体位(鼻吸气位);清理口鼻(必要时);使新生儿口稍张开;面罩在新生儿面部密闭好;适当增加压力,继续正压通气30s,助手听心率。④低于60次/min时,正压通气同时胸外按压(此时需要两个人操作)。如果儿科医生到场,应进行气管插管下正压通气和胸外按压,持续正压通气+胸外按压60s,之后听心率。如果条件允许,转至NICU继续复苏。

(姜　梅)

第三节　产科急救流程图

一、子痫

(一)定义

子痫是子痫前期–子痫最严重的阶段,发作前可有不断加重的严重表现,也可发生于无血压升高或升高不明显、尿蛋白阴性的病例。通常产前子痫较多,产后48h约占25%。子痫抽搐进展迅速,是造成母儿死亡的最主要原因,应积极处理。

前期症状短暂,表现为抽搐、面部充血、口吐白沫、深昏迷;随之深部肌肉僵硬,很快发展成典型的全身高张阵挛惊厥、有节律的肌肉收缩和紧张,持续1~1.5min,其间患者无呼吸动作;此后抽搐停止,呼吸恢复;但患者仍昏迷,最后意识恢复,但易激惹和烦躁。

(二)预防

子痫前期的预测对于早期防治子痫,降低母婴死亡率有重要意义,但目前尚无特别有效、可靠和经济的预测方法。首次产前检查应进行风险评估,主张联合多项指标综合评估预测,尤其要联合高危因素。

1. 评价内容

1)高危因素:流行病学调查发现孕妇年龄≥40岁、子痫前期病史、抗磷脂抗体阳性、高血压、慢性肾炎、糖尿病或遗传性血栓形成倾向;除此之外,产检时BMI≥35kg/m²、子痫前期家族史(母亲或姐妹)、本次妊娠为多胎妊娠、首次怀孕、妊娠间隔时间≥10年以及早孕期收缩压≥130mmHg或者舒张压≥80mmHg等均与子痫前期密切相关。

2)生化指标:包括可溶性酪氨酸激酶–1(soluble Fms-like tyrosine kinase-1, sFt-1)、胎盘生长因子(placental growth factor, PLGF)、胎盘蛋白13(placental protein 13, PP13)、可溶性内皮因子(soluble endogen, sEng)等。生化指标联合高危因素,有一定预测价值。

3)子宫动脉多普勒血流检测:妊娠20~24周时进行,如子宫动脉搏动指数和阻力指数持续升高或出现子宫动脉舒张早期切迹等病理波形,有助于预测子痫前期的发生。

2. 预防措施　对低危人群目前尚无有效的预防方法。对预测发现的高危患者,可能有效的预防措施如下。

1)适度锻炼:妊娠期适度锻炼,合理安排休息,以保持妊娠期身体健康。

2)合理饮食:妊娠期不推荐严格限制盐的摄入,也不推荐肥胖孕妇限制热量摄入。

3）补钙：低钙摄入（摄入量 <600mg/d）的孕妇建议补钙，每日口服 1.5~2.0g。

4）阿司匹林：抗凝治疗主要针对有特定子痫前期高危因素者。用法：可从妊娠 11~13^{+6} 周，最晚不超过妊娠 20 周开始使用，每晚睡前口服低剂量阿司匹林 100~150mg 至 36 周，或者至终止妊娠前 5~10 日停用。

（三）流程图（图 6-2）

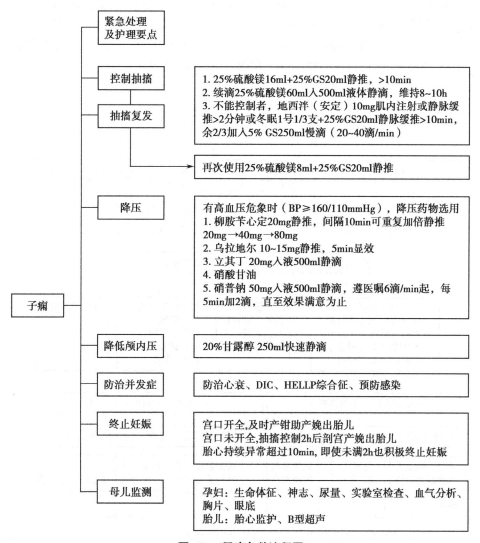

图 6-2　子痫急救流程图

注：冬眠 1 号：哌替啶 100mg、氯丙嗪 50mg、异丙嗪 50mg。

二、产后出血

（一）定义

产后出血（postpartum hemorrhage）指胎儿娩出后 24h 内，阴道分娩出血量 ≥500ml；剖宫产者 ≥1 000ml。产后出血是分娩严重并发症，是我国孕产妇死亡的首要原因。严重产后出血指胎儿娩出后 24h 内出血量≥1 000ml;难治性产后出血指经过宫缩剂、持续性子宫按摩或按压等保守措施无法止血,需要外科手术、介入治疗甚至切除子宫的严重后果。

（二）预防

1. 产前预防　加强围产保健、预防及治疗贫血,对有可能发生产后出血的高危人群进行一般转诊和紧急转诊。

2. 产时预防　密切观察产程进展,防止产程延长,正确处理第二产程,积极处理第三产程。

3. 产后预防　因产后出血多发生在产后 2h 内,故胎盘娩出后,密切监测产妇血压、脉搏、阴道流血量、子宫高度、膀胱充盈情况,及早发现出血和休克。鼓励产妇排空膀胱,与新生儿早接触、早吸吮,以便能反射性引起子宫收缩,减少出血量。

（三）流程图（图 6-3）

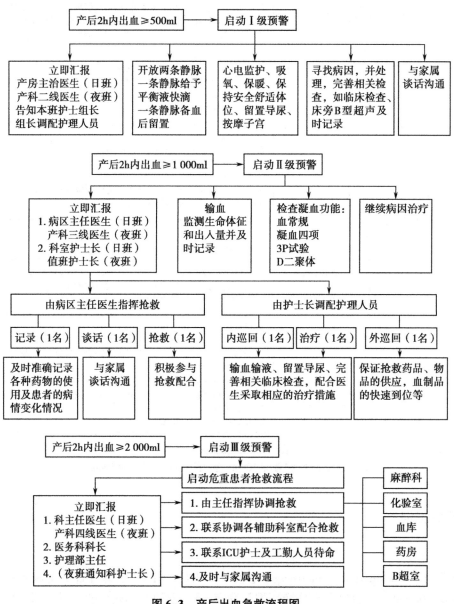

图 6-3　产后出血急救流程图

三、脐带脱垂

（一）定义

胎膜破裂时脐带脱出于宫颈口外,降至阴道内甚至露于外阴部,称为脐带脱垂(prolapse of umbilical cord)。

（二）预防

妊娠晚期及临产后,超声检查有助于尽早发现脐带先露。对临产后胎先露部迟迟不入盆者,尽量不做或少做肛查或阴道检查。

（三）流程图（图6-4）

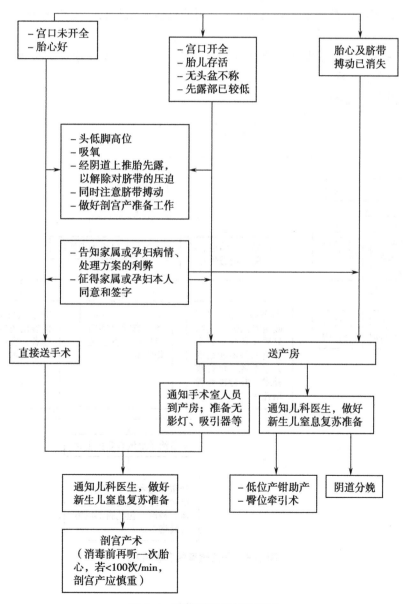

图6-4　脐带脱垂的急救流程

四、子宫破裂

（一）定义

子宫破裂（rupture of uterus）指在妊娠晚期或分娩期子宫体部或子宫下段发生破裂，是直接危及产妇及胎儿生命的严重并发症。

（二）预防

1. 做好产前保健，有子宫破裂高危因素患者，提前入院待产。

2. 严密观察产程进展，警惕并尽早发现先兆子宫破裂征象并及时处理。

3. 严格掌握缩宫素应用指征，应用缩宫素引产时，应有专人守护或监护，按规定稀释为小剂量静脉缓慢滴注，严防发生过强宫缩；应用前列腺素制剂引产应按指征进行，严密观察用药后反应。

4. 正确掌握产科手术助产的指征及操作常规，阴道助产术后应仔细检查宫颈及阴道，及时发现损伤给予修补。

（三）流程图（图6-5）

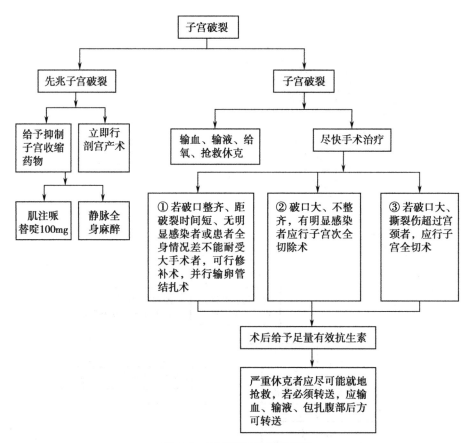

图6-5　子宫破裂的急救流程

五、羊水栓塞

（一）定义

羊水栓塞（amniotic fluid embolism，AFE）是由于羊水进入母体血液循环，而引起的肺动脉高压、低氧血症、循环衰竭、弥散性血管内凝血（DIC）以及多器官衰竭等一系列病理生理变化的过程。以起病急骤、病情凶险、难以预测、病死率高为临床特点，是极其严重的分娩并发症。

（二）预防

正确使用缩宫素，防止宫缩过强。人工破膜在宫缩间歇期进行。产程中避免产伤、子宫破裂、子宫颈裂伤等。

（三）流程图（图6-6）

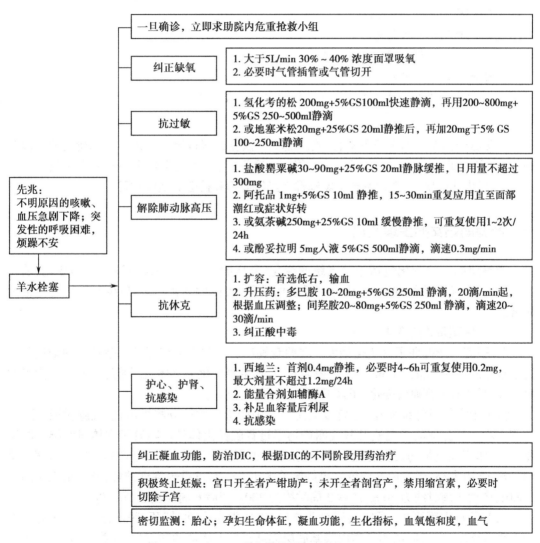

一旦确诊，立即求助院内危重抢救小组

纠正缺氧
1. 大于5L/min 30%～40%浓度面罩吸氧
2. 必要时气管插管或气管切开

抗过敏
1. 氢化考的松 200mg+5%GS100ml快速静滴，再用200~800mg+5%GS 250~500ml静滴
2. 或地塞米松20mg+25%GS 20ml静推后，再加20mg于5% GS 100~250ml静滴

解除肺动脉高压
1. 盐酸罂粟碱30~90mg+25%GS 20ml静脉缓推，日用量不超过300mg
2. 阿托品 1mg+5%GS 10ml 静推，15~30min重复应用直至面部潮红或症状好转
3. 或氨茶碱250mg+25%GS 10ml 缓慢静推，可重复使用1~2次/24h
4. 或酚妥拉明 5mg入液 5%GS 500ml静滴，滴速0.3mg/min

抗休克
1. 扩容：首选低右，输血
2. 升压药：多巴胺 10~20mg+5%GS 250ml 静滴，20滴/min起，根据血压调整；间羟胺20~80mg+5%GS 250ml 静滴，滴速20~30滴/min
3. 纠正酸中毒

护心、护肾、抗感染
1. 西地兰：首剂0.4mg静推，必要时4~6h可重复使用0.2mg，最大剂量不超过1.2mg/24h
2. 能量合剂如辅酶A
3. 补足血容量后利尿
4. 抗感染

先兆：
不明原因的咳嗽、血压急剧下降；突发性的呼吸困难，烦躁不安

羊水栓塞

纠正凝血功能，防治DIC，根据DIC的不同阶段用药治疗

积极终止妊娠：宫口开全者产钳助产；未开全者剖宫产，禁用缩宫素，必要时切除子宫

密切监测：胎心；孕妇生命体征，凝血功能，生化指标，血氧饱和度，血气

图6-6 羊水栓塞的急救流程

（江 会）

第七章 产褥期妇女的护理

第一节 正常产褥期的护理

学习目标

完成本内容学习后,学生将能:
1. 复述产褥期妇女的变化。
2. 列出产褥期产妇护理的评估要点。
3. 描述产褥期保健内容。
4. 运用相关护理措施对产褥期妇女进行护理及健康教育。

从胎盘娩出至产妇全身各器官(除乳腺外)恢复或接近至正常未孕状态所需的一段时期,称为产褥期(puerperium),通常为6周。在产褥期,母体的生理和心理将发生较大的变化,由于新生儿的出生,产妇及整个家庭都将经历心理和社会的适应过程。

一、产褥期妇女的生理变化

产褥期妇女的变化包括生殖系统的变化、乳房的变化、循环及血液系统的变化、消化系统的变化、泌尿系统的变化、内分泌系统的变化、腹壁的变化,其中以生殖系统变化最为显著。

（一）生殖系统的变化

1. **子宫** 产褥期子宫变化最大。在胎盘娩出后子宫逐渐恢复至未孕状态的全过程称为子宫复旧(involution of uterus),一般为6周,其主要变化为宫体肌纤维缩复和子宫内膜的再生,同时还有子宫血管变化、子宫下段和宫颈的复原等。

（1）子宫体肌纤维缩复:子宫复旧是肌浆中的蛋白质被分解排出,使细胞质减少致肌细胞缩小。被分解的蛋白质及其代谢产物通过肾脏排出体外。随着子宫体肌纤维不断缩复,子宫体积及重量均发生变化。胎盘娩出后,子宫体积逐渐缩小,于产后1周子宫缩小至约妊娠12周大小,于产后6周恢复至妊娠前大小。子宫重量也逐渐减轻,分娩结束时约为1 000g,产后1周时约为500g,产后2周时约为300g,产后6周恢复至50~70g。

（2）子宫内膜再生:子宫蜕膜分为2层,表层发生变性、坏死、脱落,形成恶露的一部分自阴道排出;接近肌层的子宫内膜基底层逐渐再生形成新的功能层,内膜缓慢修复,约于产后第3周,宫腔表面均由新生内膜覆盖,胎盘附着部位内的宫腔表面完成修复需至产后6周。

（3）子宫血管变化：胎盘娩出后，胎盘附着面立即缩小，面积约为原来的一半。子宫复旧导致开放的子宫螺旋动脉和静脉窦压缩变窄，数小时后血管内形成血栓，出血量逐渐减少直至停止。在新生内膜修复期间，胎盘附着面可因复旧不良出现血栓脱落，可导致晚期产后出血。

（4）子宫下段及宫颈变化：产后子宫下段肌纤维缩复，逐渐恢复为非孕时的子宫峡部。胎盘娩出后的宫颈外口呈环状如袖口。于产后 2~3d，宫口仍可容纳 2 指。产后 1 周后宫颈内口关闭，宫颈管复原。产后 4 周宫颈恢复至非孕时形态。分娩时宫颈外口常发生轻度裂伤，使初产妇的宫颈外口由产前圆形（未产型），变为产后"一"字形横裂（已产型）。

2. 阴道 分娩后阴道腔扩大，阴道黏膜及周围组织水肿，阴道黏膜皱襞因过度伸展而减少，甚至阴道壁松弛及肌张力低。阴道壁肌张力于产褥期逐渐恢复，阴道腔逐渐缩小，阴道黏膜皱襞约在产后 3 周重新显现，但阴道在产褥期结束时仍不能完全恢复至未孕时的紧张度。

3. 外阴 分娩后外阴轻度水肿，于产后 2~3d 内渐消退，会阴部血液循环丰富，若有轻度撕裂或会阴侧切缝合，多于产后 3~4d 内愈合。

4. 盆底组织 在分娩过程中，由于胎儿先露部长时间的压迫，使盆底肌肉和筋膜过度伸展致弹性降低，且常伴有盆底肌纤维的部分撕裂；若盆底肌及其筋膜发生严重撕裂造成盆底松弛，加之产褥期过早参加重体力劳动；或者分娩次数过多，且间隔时间短，盆底组织难以完全恢复正常，成为导致盆腔器官脱垂的重要原因。

（二）乳房的变化

乳房最主要的变化包括乳汁的产生和射乳。妊娠期孕妇体内雌激素、孕激素、胎盘生乳素升高，使乳腺发育、乳腺体积增大，乳晕加深，为泌乳做好准备。当胎盘剥离娩出后，产妇血中雌激素、孕激素及胎盘生乳素水平急剧下降，抑制下丘脑分泌的催乳素抑制因子（prolactin inhibiting factor, PIF）释放，在催乳素作用下，乳汁开始分泌。

婴儿每次吸吮乳头时，来自乳头的感觉信号经传入神经到达下丘脑，通过抑制下丘脑分泌的多巴胺及其他催乳素抑制因子，使催乳素呈脉冲式释放，促进乳汁分泌。吸吮乳头还能反射性地引起神经垂体释放缩宫素（oxytocin），缩宫素使乳腺泡周围的肌上皮收缩，使乳汁从腺泡、小导管进入输乳导管和乳窦而喷出乳汁，此过程称为喷乳反射。有效吸吮不断排空乳房是保持乳腺不断泌乳的重要条件。

射乳会受到产妇所看见、听见的新生儿各方面刺激的影响，如看见或想到新生儿的可爱、听见新生儿啼哭声等，这些刺激可促进泌乳和射乳。若此期乳汁不能正常排空，可出现乳汁淤积，导致乳房胀痛及硬结形成；若乳汁不足可出现乳房空软。因此，保证产妇休息、足够睡眠和营养丰富饮食，并避免精神刺激至关重要。

（三）循环及血液系统的变化

胎盘剥离后，子宫胎盘血液循环终止且子宫复旧，大量血液从子宫涌入产妇体循环，加之妊娠期潴留的组织间液进入母体血液循环，产后 72h 内，产妇循环血量增加 15%~25%，应注意预防心力衰竭的发生。循环血容量于产后 2~3 周恢复至未孕状态。

产褥早期血液仍处于高凝状态，有利于胎盘剥离创面形成血栓，减少产后出血量。纤维蛋白原、凝血活酶、凝血酶原于产后 2~4 周内降至正常。血红蛋白水平于产后 1 周左右回升。白细胞总数在产褥早期较高，可达（15~30）× 10^9/L，一般 1~2 周恢复正常。淋巴细胞稍减少,中性粒细胞比例增高,血小板数量增多。红细胞沉降率于产后 3~4 周降至正常。

（四）消化系统的变化

妊娠期胃肠蠕动及肌张力均减弱,胃液中盐酸分泌量减少,产后需 1~2 周逐渐恢复。产后 1~2d 内产妇常感口渴,喜进食流质或半流质。产褥期活动减少,肠蠕动减弱,加之腹肌及盆底肌松弛,容易便秘。

（五）泌尿系统的变化

妊娠期体内潴留的过多水分主要经肾脏排出,故产后 1 周内尿量增多。妊娠期发生的肾盂及输尿管扩张,产后需 2~8 周恢复正常。在产褥期,尤其在产后 24h 内,由于膀胱肌张力降低,对膀胱内压的敏感性降低,加之外阴切口疼痛、产程中会阴部受压迫过久、器械助产、区域阻滞麻醉等均可能促进尿潴留的发生。

（六）内分泌系统的变化

产后雌激素及孕激素水平急剧下降,至产后 1 周时已降至未孕时水平。胎盘生乳素于产后 6h 已不能测出。催乳素水平因是否哺乳而异,哺乳产妇的催乳素于产后下降,但仍高于非孕时水平,吸吮乳汁时催乳素明显增高,不哺乳产妇的催乳素于产后 2 周降至非妊娠时水平。

月经复潮及排卵时间受哺乳影响。不哺乳产妇通常在产后 6~10 周月经复潮,在产后 10 周左右恢复排卵;哺乳产妇的月经复潮延迟,有的在哺乳期间月经一直不来潮,平均在产后 4~6 个月恢复排卵。产后较晚月经复潮者,首次月经来潮前多有排卵,故哺乳产妇月经虽未复潮,却仍有受孕可能。

（七）腹壁的变化

妊娠期出现的下腹正中线色素沉着,在产褥期逐渐消退。初产妇腹壁紫红色妊娠纹变成银白色陈旧妊娠纹。腹壁皮肤受增大的妊娠子宫影响,部分弹性纤维断裂,腹直肌出现不同程度分离,产后腹壁明显松弛,腹壁紧张度需在产后 6~8 周恢复。

二、产褥期妇女的护理

（一）护理评估

1. **健康史** 包括对妊娠前、妊娠期和分娩期的评估。①妊娠前:评估产妇的身体健康状况,有无慢性疾病;②妊娠期:有无妊娠期并发症或合并症;③分娩期:分娩过程是否顺利、产后出血量、会阴撕裂程度、新生儿 Apgar 评分等。

2. **身体状况**

（1）生命体征:①体温。多在正常范围,产后 3~4d 出现的发热可能与泌乳热有关,但需要排除其他原因,尤其是感染引起的发热。②脉搏。每分钟 60~70 次。脉搏过快应考虑发热、产后出血引起休克的早期症状。③呼吸。每分钟 14~16 次。④血压。平稳。妊娠期高血压疾病产妇产后血压明显降低或恢复正常。

（2）产后出血量:产后出血总量一般不超过 300ml。应准确评估出血量,如阴道流血量不多,但子宫收缩不良、宫底上升者,提示宫腔有积血;如产妇自觉肛门坠胀,多有阴道后壁血肿;子宫收缩好,但有鲜红色恶露持续流出,多提示有软产道损伤。

（3）生殖系统

1）子宫：胎盘娩出后，子宫收缩变得圆而硬，宫底在脐下一指。产后第 1 日略上升至平脐，以后每日下降 1~2cm，产后 10d 子宫降入骨盆腔内，此时腹部检查，在耻骨联合上方扪不到宫底。

2）恶露：每日观察恶露的量、颜色、气味。常在按压子宫底的同时观察恶露的情况。正常恶露有血腥味，但无臭味，持续 4~6 周，总量为 250~500ml。若子宫复旧不全，宫腔内残留胎盘、胎膜或合并感染时，表现为恶露增多，血性恶露持续时间延长并有臭味。恶露因其颜色、内容物及时间不同，可分为以下几种：①血性恶露。血性恶露量多，色鲜红，含大量血液，有时有小血块并含少量胎膜及坏死蜕膜组织。镜下见大量红细胞、坏死蜕膜及少量胎膜。一般持续 3~7d 后出血逐渐减少，浆液增加，转为浆液性恶露。②浆液性恶露。由于子宫出血减少，含多量浆液，色淡红，同时含有较多的坏死蜕膜组织、宫颈黏液、阴道排液及细菌等。镜下可见较少量红细胞及白细胞。浆液性恶露一般持续 10d 左右，其后浆液逐渐减少，白细胞增多，变为白色恶露。③白色恶露。由于子宫内膜修复，子宫出血停止，恶露呈白色、质黏稠，含大量白细胞、坏死蜕膜组织、表皮细胞及细菌等。白色恶露约持续 3 周。

3）会阴：阴道分娩者产后会阴有轻度水肿，一般在产后 2~3d 自行消退。会阴部有缝线者，如出现疼痛加重、局部红肿、硬结及分泌物应考虑会阴伤口感染。

4）宫缩痛：评估产妇对疼痛的反应程度。

知识拓展

评估产妇宫底高度的方法

每日在同一时间评估产妇的宫底高度。评估前，嘱产妇排尿后平卧，双膝稍屈曲，腹部放松，解开会阴垫，注意遮挡及保暖。先按摩子宫使其收缩后，再测量宫底的高度。正常子宫圆而硬，位于腹部中央。子宫质地软应考虑是否有产后宫缩乏力，子宫偏向一侧应考虑是否有膀胱充盈，子宫不能如期复原常提示异常。

（4）排泄

1）排尿：评估产后 4h 是否排尿。第 1 次排尿后需评估尿量，如尿量少，应再次评估膀胱的充盈情况，预防尿潴留。同时充盈的膀胱可影响子宫的有效收缩，引起子宫收缩乏力，导致产后出血。

2）排便：产妇在产后 1~2d 多不排大便，主要是因为产后卧床时间长，加之进食减少，要评估是否有产后便秘的症状。

（5）乳房

1）乳房的类型：评估有无乳头平坦、凹陷。

2）乳汁的质和量：初乳呈淡黄色，质稠，产后 3d 每次哺乳可吸出初乳 2~20ml，过渡乳和成熟乳呈白色。乳量是否充足主要评估两次喂奶之间婴儿是否满足、安静，婴儿出生一周内，每天小便次数与天数相同，即出生一天有一次及一次以上的小便，出生一周后每天有 6 次以上小便，注意观察大便每日几次，体重增长是否理想等内容。

3）乳房胀痛及乳头皲裂：评估乳房出现胀痛的原因，当触摸乳房时有坚硬感且有明显触痛，提示产后哺乳延迟或没有及时排空乳房。评估乳头皲裂的原因，当初产妇因孕期乳房护理不良或哺乳方法不当，或过度清洗乳房等，容易发生乳头皲裂。

（6）心理-社会支持状况

1）心理状态：产妇在产后 2~3d 内发生的轻度或中度的情绪反应称为产后压抑。产后压抑的发生可能与产妇体内雌孕激素水平的急剧下降、产后的心理压力及疲劳等因素有关。国外学者调查数据显示超过 90% 的女性在生产完 3 个月内会出现各种健康问题。因此，要注意评估产妇的以下心理状态：①产妇对分娩经历的感受。是愉快或痛苦，直接影响产后母亲角色的获得。②产妇的自我形象。包括自己形体的恢复，孕期不适的恢复等，关系到是否接纳孩子。③母亲的行为。评估母亲的行为是属于适应性还是不适应。母亲能满足孩子的需要并表现出喜悦，积极有效地锻炼身体，学习护理孩子的知识和技能为适应性行为。相反，母亲不愿意接触孩子，不亲自喂养孩子或表现出不悦、不愿交流、食欲缺乏等为不适应性行为。④对孩子行为的看法。评估母亲是否认为孩子吃得好，睡得好又少哭闹就是好孩子，因而自己就是一个好母亲；而常哭闹，哺乳困难，经常需要换尿布的孩子是坏孩子，自己则是一个坏母亲。母亲能正确理解孩子的行为将有利于建立良好的母子关系。⑤其他影响因素。研究表明，产妇的年龄、健康状况、社会支持系统、经济状况、性格特征、文化背景等因素影响产妇的产后心理状态。

2）社会支持：良好的家庭氛围有助于家庭各成员角色的获得和建立多种亲情关系。相反，各种冲突将不利于各种亲情关系的发展。

（二）常见的护理诊断/问题

1. 有感染的危险 与产后虚弱、生殖道创面及生殖道自然防御功能下降有关。

2. 疼痛：腹痛 与子宫复旧有关。

3. 母乳喂养无效 与缺乏母乳喂养知识及正确喂养方法有关。

4. 舒适度减弱 与分娩时剖宫产腹部切口、会阴伤口、出血、乳房肿胀及产后宫缩痛有关。

5. 便秘 与产后肠蠕动减弱及活动减少有关。

6. 尿潴留 与产时损伤、卧床休息及不习惯床上大小便有关。

（三）护理目标

1. 产妇体温正常，恶露无异常，会阴伤口愈合良好。

2. 产妇主诉疼痛减轻或消失。

3. 产妇能掌握正确的哺乳方法，未出现乳头皲裂，哺乳后新生儿安静入睡。

4. 产妇住院期间未出现便秘及尿潴留。

（四）护理措施

1. 产后 2h 内的护理 由于产后 2h 内是产后出血、产后子痫和产后心力衰竭等并发症的好发时期，因此有"第四产程"之称。故产妇与新生儿需留在产房密切观察 2h，分别于产后 15min、30min、60min、90min、120min 内严密观察产妇的生命体征等，包括体温、脉搏、呼吸、血压，子宫收缩情况及阴道出血量，并注意宫底高度及膀胱是否充盈等。最好用计量方法评估阴道出血量的变化，尤其是对于有产后出血高危产妇。若发现子宫收缩乏力，应按摩子宫并使用子宫收缩剂。若阴道出血量虽不多，但子宫收缩不良、宫底上升者，提示宫腔内有可能积血,应挤压宫底排出积血,并持续给予子宫收缩剂。若产妇自觉肛门坠胀,提示有阴道后壁血肿的可能,应进行肛查或阴道 – 肛门联合检查,确诊后及时给予处理。鼓励产妇及时排空膀胱,与新生儿早接触、早吸吮,以便能反射性地引起子宫收缩,减少出血量。一般于产后 2h 返回病室,做好交接班,提供相应记录,回病房后,护士仍需勤巡视产妇和新生儿,尤其是产后 6h 内。

2. 营养支持　产后营养与膳食对保证产妇身体恢复、促进乳汁分泌和保证新生儿需要至关重要。因分娩时体力消耗及失血,产后 1h 可让产妇进食流质或半流质,以后可进食普通饮食。由于产后胃肠功能较差,为保证营养应少食多餐,每天除三餐外增加 2~3 次辅食,以增加热量和营养素的供给。食物应富有营养、含足够热量和水分。若哺乳,应多进食高蛋白质、热量丰富的食物,并适当补充维生素和铁剂,推荐补充铁剂 3 个月。

3. 排尿与排便　难产、滞产的产妇容易发生尿潴留。阴道产的产妇,分娩后要饮温热水,鼓励产妇尽早自行排尿,最好在分娩 4h 内让产妇排尿,最多不超过产后 6h,如有尿意不能自排者,可选用以下方法。

（1）用热水熏洗外阴（注意避免烫伤）,用温开水冲洗尿道外口周围诱导排尿。热敷下腹部,按摩膀胱,刺激膀胱肌收缩。

（2）针刺关元、气海、三阴交、阴陵泉等穴位。

（3）肌内注射甲硫酸新斯的明,兴奋膀胱逼尿肌促其排尿,但注射此药前要排除其用药禁忌。

若使用上述方法均无效时应予留置导尿。产后因卧床休息、食物缺乏纤维素,加之肠蠕动减弱,产褥早期腹肌、盆底肌张力降低,容易发生便秘,应鼓励产妇增加粗纤维饮食的摄入,多吃水果、蔬菜,保持排便通畅,必要时给予口服缓泻剂。

4. 会阴护理　保持外阴清洁,协助和指导产妇更换消毒卫生巾。选用对外阴无刺激的消毒液擦洗外阴,每日 2~3 次,应尽量保持会阴部清洁及干燥;发现伤口红、肿、有硬结者即通知医生及时处理,可用 50% 硫酸镁湿热敷或红外线照射等理疗方法;有会阴侧切伤口者,指导取健侧卧位以保持伤口清洁干燥。若伤口感染,应提前拆线引流或行清创处理,并定时换药。

5. 观察子宫复旧及恶露　每日观察恶露量、颜色及气味。若子宫复旧不良,红色恶露增多且持续时间延长时,应及早给予子宫收缩剂,同时建议产妇饮食中注意避免用活血、逐瘀等中成药;若合并感染,恶露有臭味且有子宫压痛,血白细胞计数增多者应给予广谱抗生素控制感染,并根据细菌培养联合药敏试验结果调整抗生素。产后当天,禁止用热水袋外敷腹部镇痛,以免子宫肌肉松弛造成出血过多。

6. 乳房护理　WHO 提倡母乳喂养,母婴同室,早接触、早吸吮,于产后 1h 内开始哺乳,尽早刺激乳房,建立泌乳反射,坚持纯母乳喂养 6 个月。母乳喂养的原则是“按需哺乳”,如遇下列问题应及时处理。

（1）在产褥期如出现乳房胀痛,多因乳房过度充盈及乳腺管阻塞所致,哺乳前可给予适当的淋巴回流处理,并帮助频繁哺乳促使乳液畅流,必要时可用吸乳器将乳汁吸出。

（2）若出现乳汁不足,鼓励乳母树立信心,指导哺乳方法,按需哺乳、夜间哺乳,适当调节饮食,喝营养丰富的肉汤。

（3）如果由于医源性因素或其他因素不能哺乳,应尽早退奶。最简单的退奶方式是停止哺乳,不排空乳房,少食汤汁,但有半数产妇会感到乳房胀痛。常用退奶方法:①生麦芽60~90g,煎服,每日一剂,连用 3~5d。②芒硝 250g,分装入两纱布袋内,加醋浸湿敷于两乳房,芒硝湿硬时要更换。③维生素 B_6 200g,每日三次,连服 3d。目前一般不推荐用雌激素或溴隐亭退奶。

(4)初产妇若出现乳头皲裂,纠正新生儿含接姿势,轻者可继续哺乳。每次哺乳前挤出少许乳汁,使乳晕变软,以利新生儿含吮乳头和大部分乳晕。哺乳后可用少量乳汁涂抹在乳头和乳晕上,使乳头暴露促进干燥,因乳汁既具抑菌作用,又具有促进表皮修复的作用。皲裂严重者应停止哺乳,可挤出或用吸乳器将乳汁吸出后喂给新生儿。

7. 产褥中暑　产褥期因高温环境使体内余热不能及时散发,引起中枢性体温调节功能障碍的急性热病,称产褥中暑(puerperal heat stroke)。其表现为高热、水电解质紊乱、循环衰竭和神经系统功能损害等。本病虽不多见,但起病急骤,发展迅速,若处理不当可发生严重后遗症,甚至死亡。其常见原因是由于旧风俗习惯而要求关闭门窗,使身体处于高温状态,导致体温调节中枢功能障碍所致。处理关键为立即改变高温和不通风的环境,迅速降温,及时纠正脱水、电解质紊乱及酸中毒,积极防治休克。

8. 产后避孕　避孕方法可以是可逆的或永久的,目前我国常用避孕方法有宫内节育器、激素避孕、屏障避孕、绝育术、自然避孕、紧急避孕等。由于分娩后妇女生殖道的解剖和生理功能逐渐恢复到未孕的状态需 6 周时间,因此在产后 6 周内应禁止性生活,避免生殖道感染。若已恢复性生活,应采取避孕措施,哺乳者以工具避孕为宜,不哺乳者可选用药物避孕。

(1)产后或哺乳期可选用的避孕方法如下:

①避孕套:由于避孕套不影响乳汁的分泌,所以对于产后特别是哺乳期妇女,用避孕套是比较好的避孕方法。

②宫内节育器:一般来说宫内节育器在阴道分娩 3 个月以后,剖宫产 6 个月以后可放置;也可在分娩或剖宫产后立即放置,但需关注宫内节育器脱落的问题,如加入固定装置可以明显降低产后即刻放置宫内节育器的脱落率。

③外用杀精剂:可以选用外用杀精剂用于产后避孕。

④哺乳闭经避孕:一方面哺乳为婴儿提供理想和无菌的营养品,可增加婴儿对一些疾病的免疫力;另一方面哺乳可抑制排卵,有避孕的效果。

(2)产后或哺乳期不宜采用的避孕方法:由于长效或短效复方口服避孕药含有雌激素、孕激素的复合物,故哺乳期均不宜使用。复方口服避孕药能使乳汁分泌减少,并使乳汁内的蛋白质及脂肪含量减少,乳汁的营养成分受影响,所以在产后哺乳期内,月经恢复之前,不宜口服复方短效和长效避孕药。在哺乳期内由于阴道较干燥,不适用避孕药膜。产后或哺乳期也不宜选择安全期避孕的方法。

9. 产后活动　产后卧床休息时应在床上活动,如翻身、抬腿、收腹、提肛等,并尽早下床活动。产后康复锻炼有利于体力恢复,排尿及排便,避免或减少栓塞性疾病的发生,且能使盆底及腹肌张力恢复。产后康复锻炼的运动量应循序渐进。

10. 人文关怀　因受体内雌孕激素水平急剧下降,产后心理压力、疲劳、对哺育婴儿的担心及产褥期的不适等,均可造成产妇情绪不稳定,尤其在产后 3~10d,可表现为轻度抑郁。需要及时关注产后的情绪变化和心理反应,给予及时的心理支持,应帮助产妇减轻身体不适,并给予精神关怀、鼓励、安慰,使其恢复自信。抑郁严重者,应尽早诊断及干预。

（五）产褥期保健

目的是防止产后出血、感染等并发症的发生，促进产后生理功能的恢复。

1. 饮食起居 合理饮食，保持身体清洁，告知产妇居室应清洁通风，衣着应宽大、透气，注意休息。

2. 适当活动及做产后康复锻炼 告知产妇产后尽早适当活动及产后康复锻炼的意义。可以结合产妇自身的情况，运动量由小到大，由弱到强，循序渐进练习。

3. 出院后喂养 告知产妇母乳喂养的重要性，指导其母乳喂养的技巧；教会产妇注意乳房卫生，上班的产妇可以挤出乳汁存放于冰箱内，婴儿按需哺乳；告知产妇及家属如遇到母乳喂养问题可选用的咨询方法，如医院的母乳喂养热线电话，咨询门诊、保健人员、社区支持组织的具体联系方法和人员等。

4. 计划生育指导 告知产妇产后 42d 之内禁止性生活，若已恢复性生活，应采取避孕措施，哺乳者以工具避孕为宜，不哺乳者可选用药物避孕。

5. 产后检查 包括产后访视和产后健康检查两部分。产妇出院后，由社区医疗保健人员在产妇出院后 3d、产后 14d 和产后 28d 分别做 3 次产后访视，了解产妇及新生儿健康状况。评估内容：①了解产妇饮食、睡眠等一般状况。②检查乳房，了解哺乳情况。③观察子宫复旧及恶露。④观察会阴伤口或切口、剖宫产腹部切口情况。⑤了解产妇心理状况，若发现异常应及时给予指导。有证据表明使用电话对产褥期进行延续护理可有效改善母乳喂养状况并减轻抑郁。⑥产妇应于产后 6 周到医院常规检查，包括全身检查、妇科检查以及产科并发症和内外科合并症的恢复情况。同时应带婴儿到医院做一次全面检查。

知识拓展

产后盆底康复

女性盆底功能障碍（female pelvic floor dysfunction，FPFD）是指因损伤、衰老等病因造成盆底组织结构发生病理改变、最终导致相应器官功能障碍的系列疾病。妊娠和分娩是 FPFD 最重要的因素，应提高产妇对产后盆底康复重要性的认识，对每位产妇做好产后盆底功能的评估，制订个性化产后盆底康复方案，若能于产褥期坚持做产后康复锻炼，盆底肌可能在产褥期内即恢复至接近未孕状态。

（六）护理评价

1. 产妇是否了解产褥期的相关知识，积极配合治疗与护理。

2. 产妇的舒适度是否得到有效的改善。

3. 产妇是否掌握正确的母乳喂养知识及哺乳方法。

（陈美芳　钟　娜）

第二节 产后盆底问题及康复

学习目标

完成本内容学习后,学生将能:
1. 复述盆底功能障碍的概念。
2. 列出盆底康复的 4 种方法。
3. 描述盆底功能评估的常用方法。
4. 应用 POP-Q 分度法对盆腔脏器脱垂进行分度。

一、女性盆底功能障碍的概念

女性盆底功能障碍(female pelvic floor dysfunction,FPFD)是指因损伤、衰老等病因造成盆底组织结构发生病理改变,最终导致相应器官功能障碍的系列疾病。其临床表现主要有尿失禁、盆腔器官脱垂、性功能障碍、大便失禁及盆腔疼痛等。随着女性寿命的延长,FPFD已经成为影响女性生活质量的常见慢性病之一。

二、妊娠、分娩与女性盆底功能障碍

女性盆底功能障碍性疾病发病原因主要有遗传、种族、肥胖、不良生活习惯、损伤(生育、盆腔手术)以及绝经、衰老等。其中妊娠和分娩是 FPDF 最重要的因素。

妊娠和分娩对盆底神经、肌肉和筋膜的损伤会导致盆底支持组织松弛,特别是阴道助产时盆腔筋膜、韧带和肌肉被动地受到过分牵拉而受损,当盆底组织的变形和盆腔器官的移位超过一定限度时,即出现盆底功能障碍性疾病。常见的临床表现有尿失禁、阴道壁膨出、子宫脱垂、便秘、性功能障碍等。

三、产后盆底功能的评估

产后盆底功能的评估内容包括询问病史、症状、专科检查(包括 POP-Q 评分)、盆底电生理及生物力学评估。通过综合评估,了解产妇盆底肌受损程度,以便制订个体化康复计划。

1. 病史采集 询问病史,注意关注与盆底功能障碍性疾病有关内容,如年龄、体重(kg)、身高(cm)、体质指数(BMI)、职业、孕次、产次,注意询问分娩史,包括分娩方式、是否会阴侧切,有无难产和阴道助产史,每次分娩新生儿体重。询问有无尿失禁、便秘、性生活障碍。

2. 专科检查

（1）观察外阴情况：发育是否正常、会阴体的长度。

（2）检查阴道口是否松弛，正常阴道横径能并列容纳 2 指以下，阴道横径能并列容纳 2 指以上为阴道口松弛。

（3）向下用力屏气时，观察阴道前后壁是否有膨出、脱垂，宫颈是否有脱垂，并按照 POP-Q 分度法（表 7-1、7-2）进行分度；同时观察有无尿液自尿道口排出，有无大便和气体自肛门排出。

表 7-1　盆腔器官脱垂评估指示点（POP-Q 分级）

指示点	内容描述	范围
Aa	阴道前壁中线距处女膜 3cm 处，相当于尿道膀胱沟处	$-3\sim+3$cm
Ba	阴道顶端或前穹窿到 Aa 点之间阴道前壁上段中的最远点	在无阴道脱垂时，此点位于 -3cm，在子宫切除术后阴道完全外翻时，此点将为 $+$TVL
C	宫颈或子宫切除后阴道顶端所处的最远端	$-$TVL$\sim+$TVL
D	有宫颈时的后穹窿的位置，它提示了子宫骶骨韧带附着到近端宫颈后壁的水平	$-$TVL$\sim+$TVL 或空缺（子宫切除后）
Ap	阴道后壁中线距处女膜 3cm 处，Ap 与 Aa 点相对应	$-3\sim+3$cm
Bp	阴道顶端或后穹窿到 Ap 点之间阴道后壁上段中的最远点，Bp 与 Ap 点相对应	在无阴道脱垂时，此点位于 -3cm，在子宫切除术后阴道完全外翻时，此点将为 $+$TVL

注：POP-Q 分度应在向下用力屏气时，以脱垂最大限度出现时的最远端部位距离处女膜的正负值计算；TVL：阴道总长度。

表 7-2　盆腔器官脱垂分度（POP-Q 分度法）

分度	内容
0	无脱垂，Aa、Ap、Ba、Bp 均在 -3cm 处，C、D 两点在阴道总长度和阴道总长度 -2cm 之间，即 C 或 D 点量化值 $<$（TVL-2cm）
I	脱垂最远端在处女膜平面上 >1cm，即量化值 <-1cm
II	脱垂最远端在处女膜平面上 <1cm，即量化值 >-1cm，但 $<+1$cm
III	脱垂最远端超过处女膜平面 >1cm，但 $<$ 阴道总长度 -2cm，即量化值 $>+1$cm，但 $<$（TVL-2cm）
IV	下生殖道呈全长外翻，脱垂最远端即宫颈或阴道残端脱垂超过阴道总长度 -2cm，即量化值 $>$（TVL-2cm）

注：POP-Q 分度应在向下用力屏气时，以脱垂完全呈现出来时的最远端部位计算。应针对每个个体先用 3×3 表格量化描述，再进行分期。为了补偿阴道的伸展性及内在测量上的误差，在 0 和 IV 度中的 TVL 值允许有 2cm 的误差（图 7-1）。

3. 盆底电生理及生物力学评估
盆底电生理及生物力学评估是对不同程度慢性盆底组织损伤产妇的功能状况及其水平进行定性和 / 或定量描述的过程。能够有效和准确地评定功能障碍的种类、性质、部位、范围、严重程度，从而制订康复治疗计划。

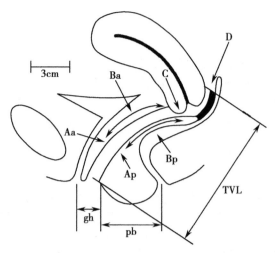

图 7-1　POP-Q 分度法

（1）盆底肌纤维的分类：盆底肌属于骨骼肌，受躯体神经支配，受人的意志控制，又称为随意肌。根据肌纤维的形态和代谢特点，分为Ⅰ类和Ⅱ类肌纤维。Ⅰ类肌纤维又称为慢肌纤维，收缩较慢，产生的张力较低，但持续时间长，不易疲劳，盆底肌中的深层肌大多为此类型肌纤维，对维持盆底的支撑功能起重要作用。Ⅱ类肌纤维又称为快肌纤维，收缩快，产生的张力高，但是易疲劳，是高强度运动时的主要动力，盆底肌的浅层肌中含此类纤维较多，在控尿、控便及性功能正常发挥中起重要作用。

（2）盆底电生理指标：盆底电诊断是指通过探测、记录和分析盆底神经及其肌肉生物电活动来诊断疾病的一种方法，包括肌电图参数、神经传导速度、诱发电位和生物反馈等。产后评估盆底电生理的指标目前常用的有Ⅰ类肌纤维肌力、Ⅱ类肌纤维肌力、Ⅰ类肌纤维疲劳度、Ⅱ类肌纤维疲劳度以及阴道动态压力。

（3）盆底电生理正常范围：主要包括三方面内容。①肌力：Ⅰ类肌纤维 5 级；Ⅱ类肌纤维 5 级。②疲劳度：Ⅰ类肌纤维 0%；Ⅱ类肌纤维 0%。③阴道动态压力：$80\sim150cmH_2O$。同时，盆底肌肉与腹部肌肉收缩协调性良好，生物场景反射良好。

四、产后盆底功能的康复

1. 盆底康复治疗的适应证

（1）为预防盆底功能障碍性疾病的发生，产后妇女应常规性行盆底康复，特别是妊娠及分娩过程对盆底组织有明显损伤的产妇。

（2）妊娠期及产后出现盆底功能障碍的有关症状。

（3）产后存在生殖道脱垂、膨出等临床症状。

（4）产后出现如慢性疼痛等与盆底功能相关异常。

2. 盆底康复治疗的禁忌证

（1）产后恶露未净或月经期：禁止使用阴道内的器械进行相关康复治疗。

（2）产妇有精神及心理障碍：如痴呆、癫痫等神经系统疾病。

（3）合并有恶性肿瘤的患者。

（4）泌尿生殖道活动性感染者。

（5）安装心脏起搏器的患者。

（6）伤口感染或有手术瘢痕裂开风险的产妇。

（7）合并其他病史产妇在选择康复前请相关专科会诊，并在审慎评估后再开始进行。

3. 盆底康复的时机　围产期是盆底功能障碍性疾病比较集中发病的高峰时间段，而产后是防治盆底功能障碍性疾病的重要阶段和理想时机。盆底组织及肌肉康复关键时期是产后42d开始到产后3个月。应注重康复后效果的评估与随访，以及康复效果的巩固；如有盆底功能相关问题应该尽可能在产后3个月至产后1年进行补充性或强化性盆底康复。

4. 产后盆底康复的方案　在全面检查评估后为产妇制订个体化的康复方案。常用的康复措施包括手法按摩、盆底肌锻炼、盆底康复器辅助训练、生物反馈、电刺激以及综合技术的应用等。

（1）手法按摩：产妇取膀胱截石位，治疗师手涂润滑油，以拇指指腹的力量按摩会阴中心腱外侧，示指与中指置于阴道内进行按摩，同样的方法来回按摩两侧大小阴唇，用拇指指腹置于阴道内肛提肌，或示指和中指指腹置于阴道内肛提肌，沿骶骨至肛门处来回进行按摩。每次30min，每个疗程10~15次。在手法按摩过程中指导产妇进行盆底肌收缩训练，帮助产妇学会盆底肌收缩训练。

（2）盆底肌锻炼：Kegel训练是一系列收紧肛门及阴道盆底肌肉群的动作，是盆底肌肉锻炼的经典方法，可在站立、坐着、躺着时进行。建议在医生指导下学会正确收缩盆底肌群。每次缩紧3~5s，然后放松，一般连续做15~30min，每天2~3次。注意要循序渐进，过度锻炼会导致肌肉疼痛。

（3）盆底康复器辅助训练：目前常用的是阴道哑铃，是由一套5个形状和体积相同、重量不同的球体组成。训练方法是先放最轻球在阴道1~10min，如咳嗽、跑步不脱出可以加重1号，每次15min，每天2~3次。此法具有简单、方便、安全、有效等特点，属初级的生物反馈。

（4）电刺激治疗：通过电刺激、生物反馈模式、场景反射的训练，唤醒被损伤的盆底神经、肌肉，增加盆底肌肉肌力和弹性，使盆底功能恢复正常，减少盆底功能障碍性疾病的发生，是目前盆底康复的重要方法。治疗师应根据患者的盆底电生理指标、临床表现、治疗需求、依从性等各综合因素制订个体化的治疗方案，包括治疗方法、设备参数、治疗时间、疗程以及注意事项等。

目前，相关专家提倡产后人人拥有基本的盆底康复措施的理念，增加产后康复的覆盖面，加强健康教育，提高产妇对于盆底康复重要意义的认识，逐步创造条件为更多产妇提供系统规范的盆底康复治疗，以防止盆底功能障碍性疾病，减少中老年妇女盆底功能障碍性疾病的发生。

（王芩）

第三节 异常产褥的护理

学习目标

完成本内容学习后,学生将能:

1. 复述产褥感染、产褥中暑、急性乳腺炎、晚期产后出血、围生期静脉血栓、产后抑郁的概念。
2. 列出产褥感染、产褥中暑、急性乳腺炎、晚期产后出血、围生期静脉血栓、产后抑郁的病因及其发病机制。
3. 描述产褥感染、产褥中暑、急性乳腺炎、晚期产后出血、围生期静脉血栓、产后抑郁的临床表现。
4. 应用相关疾病预防及护理措施为异常产褥的产妇进行护理。

一、产褥感染

（一）概述

产褥感染（puerperal infection）是指分娩时及产褥期生殖道受病原体感染,引起局部或全身的炎性变化。产褥病率（puerperal morbidity）指分娩 24h 以后的 10d 内,每日测量体温 4 次,间隔时间 4h,有 2 次体温达到或超过 38℃。产褥病率常见的原因是产褥感染,也可由生殖道以外感染所致,如急性乳腺炎、上呼吸道感染、泌尿系感染、血栓性静脉炎等。产褥感染是常见的产褥期并发症,其发病率约为 6%,是导致产妇死亡的四大原因之一（另外三种是产后出血、妊娠合并心脏病、严重的妊娠期高血压疾病）。

（二）病因及发病机制

1. **诱因** 正常女性生殖道对外界致病因子有一定防御能力。其对入侵病原体的反应与病原体的种类、数量、毒力和机体免疫力有关。正常妊娠和分娩通常不会增加感染的机会,只有在机体免疫力与病原体毒力及数量之间平衡失调时,才会导致感染的发生。产褥感染的诱因有胎膜早破、羊膜腔感染、产程延长、产前产后出血、产科手术操作、孕期贫血、营养不良及妊娠晚期性生活等。

2. **病原体** 正常女性阴道内寄生大量微生物,包括需氧菌、厌氧菌、真菌、衣原体和支原体,可分为致病微生物和非致病微生物。常见的病原体有链球菌、大肠埃希氏菌、葡萄球菌等。可为单一的病原体感染,也可为多种病原体的混合感染。

（1）需氧菌

1）链球菌:以 β- 溶血性链球菌致病性最强,能产生致热外毒素与溶组织酶,使病变迅速扩散导致严重感染。需氧链球菌可以寄生在阴道中,也可通过医护人员或产妇其他部位感染而进入生殖道。其临床特点为发热早、寒战、体温 >38℃、心率快、腹胀、子宫复旧不良、子宫或附件区触痛,甚至并发脓毒血症。

2）杆菌:以大肠埃希氏菌、克雷伯菌属、变形杆菌属多见。这些菌常寄生于阴道、会阴尿道口周围,能产生内毒素,是菌血症和感染性休克最常见的病原菌。

3）葡萄球菌:主要致病菌是金黄色葡萄球菌和表皮葡萄球菌。前者多为外源性感染,容易引起伤口严重感染,后者存在于阴道菌群中,引起的感染较轻。

（2）厌氧菌

1）革兰氏阳性球菌:消化链球菌和消化球菌存在于正常阴道中。当产道损伤、胎盘残留、局部组织坏死缺氧时,细菌迅速繁殖,若与大肠埃希氏菌混合感染,会有异常恶臭气味。

2）杆菌属:常见的厌氧性杆菌为脆弱类杆菌。这类杆菌多与需氧菌和厌氧性球菌混合感染,形成局部脓肿,产生大量脓液,有恶臭味。

3）芽胞梭菌:主要是产气荚膜梭菌,产生外毒素,毒素可溶解蛋白质而能产气及溶血。轻者引起子宫内膜炎、腹膜炎、脓毒血症,重者引起溶血、黄疸、血红蛋白尿、急性肾衰竭、循环衰竭、气性坏疽而死亡。

（3）支原体与衣原体:溶脲支原体及人型支原体均可在女性生殖道内寄生,引起生殖道感染,其感染多无明显症状。

（4）此外,沙眼衣原体、淋病奈瑟氏菌均可导致产褥感染。

3. 感染途径

（1）外源性感染:指外界病原体进入产道所致的感染。可通过医护人员消毒不严或被污染衣物、用具、各种手术器械及产妇临产前性生活等途径侵入机体。

（2）内源性感染:正常孕妇生殖道或其他部位寄生的病原体多数不致病,当抵抗力降低和/或病原体数量、毒力增加时,由非致病微生物转化为致病微生物而引起感染。孕妇生殖道病原体可导致产褥感染,还能通过胎盘、胎膜、羊水间接感染胎儿,导致流产、早产、胎儿生长受限、胎膜早破、死胎等。

（三）临床评估与判断

1. 病情评估

（1）健康史:评估产褥感染的诱发因素,如是否有贫血、营养不良或生殖道、泌尿道感染的病史;了解本次妊娠有无妊娠合并症与并发症、分娩时是否有胎膜早破、产程延长、手术助产、软产道损伤、产前产后出血史及产妇个人卫生习惯等。

（2）身心状况:评估患者的体温、脉搏等基本生命体征,子宫复旧及伤口愈合情况;检查宫底高度、子宫软硬度、有无压痛及其程度;观察会阴部有无疼痛、局部红肿、硬结及脓性分泌物;观察恶露量、颜色、性状、气味等;使用窥阴器检查阴道、宫颈及分泌物的情况,双合诊检查宫颈有无举痛、子宫一侧或双侧是否扪及包块;另外,还应注意患者有无排便或排尿异常及乳腺炎、泌尿系统感染的症状和体征。评估观察患者情绪与心理状态,是否存在沮丧、烦躁与焦虑情绪。

2. 临床表现

（1）急性外阴炎、阴道炎、宫颈炎:分娩时会阴部损伤或会阴侧切导致感染,以葡萄球菌和大肠埃希氏杆菌感染为主,表现为会阴部疼痛,可有低热,局部伤口红、肿、热、痛,可有脓性分泌物流出。阴道裂伤及挫伤感染表现为黏膜充血、水肿、溃疡、脓性分泌物增多。感染部位较深时,可引起阴道旁结缔组织炎。宫颈裂伤感染向深部蔓延,可达宫旁组织,引起盆腔结缔组织炎。

（2）子宫感染:包括急性子宫内膜炎和子宫肌炎。病原体经胎盘剥离面侵入,扩散至子宫蜕膜层称为子宫内膜炎,表现为子宫内膜充血、坏死,阴道内有大量脓性分泌物且有臭味。病原体侵入子宫肌层称为子宫肌炎,表现为腹痛,恶露增多、呈脓性,子宫压痛明显,伴高热、寒战、头痛,白细胞明显增多等全身感染表现。

（3）急性盆腔结缔组织炎和急性输卵管炎:病原体沿宫旁淋巴和血行达宫旁组织,出现急性炎性反应而形成炎性包块,波及输卵管,形成急性输卵管炎。体征为下腹明显压痛、反跳痛、肌紧张;宫旁侧或两侧结缔组织增厚、压痛和/或触及炎性包块,严重者整个盆腔形成"冷冻骨盆"。

（4）急性盆腔腹膜炎及弥漫性腹膜炎:炎症继续扩散至子宫浆膜,形成盆腔腹膜炎。继而发展成弥漫性腹膜炎,全身中毒症状明显,检查时下腹部明显压痛、反跳痛。

（5）血栓性静脉炎:盆腔内血栓性静脉炎常侵及子宫静脉、卵巢静脉、髂内静脉、髂总静脉及阴道静脉,厌氧菌为常见病原体。病变以单侧居多,产后1~2周多见,反复发作。下肢血栓性静脉炎常继发于盆腔静脉炎,多发生在腘静脉、股静脉及大隐静脉,表现为弛张热、下肢持续性疼痛,局部静脉压痛或呈硬索状,使血液回流受阻,引起下肢水肿、皮肤发白,习称"股白肿"。

（6）脓毒血症:感染血栓脱落进入血液循环可引起菌血症,继续发展可并发脓毒血症和迁徙性肿胀(肺脓肿、肾脓肿)。若病原体大量进入血液循环,繁殖并释放毒素,可形成严重脓毒血症、感染性休克及多器官衰竭,表现为持续高热、寒战、全身明显中毒症状、多器官受损,甚至危及生命。

3. 辅助检查 超声检查、CT、磁共振等检测手段能够对感染形成的炎性包块、脓肿,做出定位及定性诊断。检测血清 C- 反应蛋白升高,有助于早期诊断感染。

4. 确定病原体 通过宫腔分泌物、脓肿穿刺物、后穹窿穿刺物做细菌培养和药物敏感试验,必要时做血培养和厌氧菌培养。病原体抗原和特异抗体检测可以作为快速确定病原体的方法。

（四）护理措施

1. 一般护理 注意保暖,保持病室安静、清洁、空气新鲜。保持床单、衣物及用物清洁。保证休息。加强营养,给予高蛋白、高热量、高维生素易消化饮食。鼓励多饮水,保证足够的液体摄入。若出现高热、疼痛、呕吐时做好症状护理,解除或减轻不适。产妇宜取半卧位以利恶露引流。

2. 心理护理 耐心解答产妇及家属的疑虑,讲解疾病知识,让其了解病情和治疗护理情况,增加治疗信心。

3. 病情观察 密切观察产妇生命体征的变化,尤其是体温,每 4h 测 1 次。观察是否有恶心、呕吐、全身乏力、腹胀、腹痛等症状。同时观察记录恶露的颜色、性状、气味,子宫复旧情况及会阴伤口情况。

4. 治疗配合 根据医嘱进行支持治疗,增强抵抗力。配合做好脓肿引流术、清宫术、后穹窿穿刺术、子宫切除术的术前准备及护理。遵医嘱应用抗生素及肝素。外阴伤口可用红外线照射,每次 15~20min,每日 2 次。如伤口有脓性分泌物,应提早拆线,并酌情扩创换药。

严重病例有感染性休克或肾衰竭者,应积极配合抢救。

5. 健康教育与出院指导 加强孕期卫生,临产前2个月避免性生活及盆浴。及时治疗外阴炎、阴道炎、宫颈炎症等慢性疾病。教会产妇自我观察,嘱其会阴部保持清洁,及时更换会阴垫;治疗期间不要盆浴。产褥期结束返院复查。

知识拓展

产褥感染处理

一旦诊断产褥感染,原则上应给予广谱足量、有效抗生素,并根据感染的病原体调整抗生素治疗方案。对脓肿形成或宫内残留感染组织者,积极进行感染灶的处理。

1. 支持疗法 加强营养并补充足够维生素,增强全身抵抗力,纠正水电解质失衡。病情严重或贫血者,多次少量输新鲜血或血浆,以增加抵抗力。

2. 胎盘、胎膜残留的处理 处理在有效抗感染同时,清除宫腔内残留物。在感染彻底控制、体温正常后,再彻底清宫,避免因刮宫引起感染扩散、子宫内膜破坏和子宫穿孔。

3. 抗凝治疗 血栓静脉炎时,可加用肝素钠、尿激酶等,并在用药期间监测凝血功能。

4. 手术治疗 会阴伤口或腹部切口感染,应及时切开引流;盆腔脓肿可经腹或后穹窿穿刺或切开引流;子宫严重感染,经积极治疗无效,炎症继续扩展,出现不能控制的出血、脓毒血症或及感染性休克时,应及时行子宫切除术,清除感染源。

5. 健康指导 指导产妇正确的选择健康平衡多样化饮食,支持母乳喂养,指导日常清洁方法,鼓励适当活动,加快身体恢复。

二、产褥中暑

（一）概述

产褥中暑(puerperal heat stroke)是指产妇在产褥期,由于处于高温、高湿环境中,影响机体散热而导致的中枢性体温调节功能障碍的一种急性热病。表现为高热,水、电解质紊乱,循环衰竭和神经系统功能损害等。本病起病急骤,发展迅速,处理不当可遗留严重的后遗症,甚至死亡。

（二）病因及发病机制

当外界气温超过35℃时,需要空气流通,机体才能蒸发汗液散热,但受旧风俗习惯"怕产妇受风"的影响,产妇往往身居卧室,关闭门窗,包头盖被,穿着过多且严密,导致居室和身体处在高温、高湿状态,使本已虚弱的产妇散热途径受到影响,当人体处于超过散热机制能力的极度热负荷时,体内热积蓄过度而引起高热,发生中暑。

（三）临床评估与判断

1. 病情评估

（1）健康史:评估产妇主诉、现病史、既往史、个人史及孕产史,了解当地的文化风俗习惯（有无穿着过多,尤其是在夏季）、居住环境（有无室内温湿度过高、门窗紧闭等）。询问就诊经过,是否对环境进行了改善,采取了哪些降温措施,效果如何。

（2）身心状况:评估产妇体温及变化趋势,以判断发热的程度及其热型。询问产妇有无恶心、呕吐、头晕、视物模糊及胸闷、心悸等症状。观察产妇面色,有无呼吸急促、脉搏增快、血压下降等生命体征变化,有无出现谵妄、抽搐、昏迷,有无皮肤颜色苍白、热疹出现以及范围等。观察子宫复旧及伤口愈合情况。评估产妇的情绪和心理状态,是否有烦躁、焦虑、恐惧等负性情绪。

（3）家庭支持系统:产妇及家属是否了解产褥中暑,是否知晓传统风俗习惯的弊端,能否采取正确的产褥期护理方法。

2. 临床表现　根据病情严重程度可分为中暑先兆、轻度中暑、重度中暑。

（1）中暑先兆:产妇发病前多有短暂的先兆症状称中暑先兆。表现为口渴、多汗、心悸、恶心、胸闷、四肢乏力等,此期体温正常或低热。

（2）轻度中暑:此期体温逐渐升高,达38.5℃以上,随后出现面色潮红、胸闷、脉搏增快、呼吸急促、口渴、全身起热疹等。

（3）重度中暑:此期体温继续升高,达41~42℃,呈稽留热型,表现为面色苍白、呼吸急促,继而出现意识不清、谵妄、抽搐、昏迷。若不及时处理,可迅速发展为呼吸、循环衰竭而死亡。幸存者也常遗留中枢神经系统不可逆的后遗症。

3. 辅助检查　根据病情需要进行血尿常规等相关的辅助检查。

（四）护理措施

1. 一般护理　立即脱离高温、高湿和通气不良的环境,将产妇置于阴凉、通风处,室内温度降到25℃,减少产妇衣服或松解衣服,鼓励多饮冷开水。

2. 物理降温　用冷水或乙醇擦浴,在额部、腋下、腹股沟、腘窝浅表大血管分布区放置冰袋。同时按摩四肢,促进肢体血液循环。已发生循环衰竭者慎用物理降温,以避免血管收缩加重循环衰竭。

3. 药物降温　遵医嘱用药,观察用药后的效果。可用4℃葡萄糖氯化钠注射液1 000~1 500ml静脉滴注。盐酸氯丙嗪25~50mg加入葡萄糖注射液500ml静脉滴注,1~2h滴完,4~6h可重复一次。当血压下降时停用盐酸氯丙嗪改用地塞米松。紧急时也可使用盐酸氯丙嗪加盐酸异丙嗪静脉滴注,体温降至38℃时,停止降温。

4. 严密观察病情　严密监测体温、脉搏、呼吸、血压及意识状态,并做好记录。

5. 配合医生积极处理

（1）纠正水、电解质紊乱及酸中毒:在降温的同时应及时纠正水、电解质紊乱及酸中毒,24h补液量控制在2 000~3 000ml,输液时注意控制滴数,防止液体滴入过快。注意补充钾、钠盐。

（2）纠正脑水肿:可用20%甘露醇或25%山梨醇250ml快速静脉滴注。抽搐可用地西泮、硫酸镁等抗惊厥。

（3）控制感染:遵医嘱给予抗生素预防感染。

（4）对症处理:出现心、脑、肾合并症时应积极对症处理,必要时进行气管插管。高热昏迷抽搐的危重患者或物理降温后体温复升者可用冬眠疗法,意识不清楚时,应加护床栏,防止坠床。

6. 健康教育　加强产褥中暑知识和产后卫生保健的健康宣教,破除旧风俗习惯,科学"坐月子",安全度过产褥期。产褥期母婴所在环境温度应适宜,并根据季节增减衣服,保持室温在 22~24℃,每日通风 1~2 次,避免室温过高,产妇衣着宽大透气,有利于散热,以舒适为宜。

知识拓展

产褥期中暑的转诊

我国民间谚语说"生儿好比爬血山,满月才算过鬼关"。传统观念认为,产后 30 日内,身体各部分的"孔"都开着,如果不小心冷风进入体内,会破坏体内的阴阳平衡。因此,产妇须待在家里,门窗紧闭、戴帽子、穿袜子;不能洗头、洗澡。随着社会的进步,健康宣教的普及,产褥中暑的发生率也明显降低。而偏远贫困山区,由于产妇住院分娩率低,围产保健意识差,成为了产褥中暑的好发区。

然而这些地区往往医疗资源匮乏,缺乏重度中暑救治条件,在进行降温措施后,如体温仍 >40℃,病情无改善,建议尽早转诊。

1. **转运前准备**

(1) 患者准备:确认患者身份,评估患者转运风险,向患者及家属解释转诊目的,签署知情同意书,整理病历、各类检验检查资料及报告。

(2) 对外联系:联络上级接诊医疗单位,向其通报患者病情和后续治疗必备设备及药品,通报患者到达的预计时间。

(3) 转运人员:根据患者的病情安排医护人员负责转运。

(4) 救护车:配备带空调的救护车,如无空调,车窗应打开。

(5) 随行设备:①温度计、血压计、听诊器、心电监护仪。②气道管理器材如气管插管、喉罩、面罩、口咽通气道、便携式吸引器以及便携式人工呼吸器等。③供氧设备:需满足转运全程氧供需要。④必要时配备除颤仪等。

(6) 随行药品:地西泮、硫酸镁、盐酸氯丙嗪、盐酸异丙嗪、20% 甘露醇、毛花苷丙、尼可刹米、洛贝林等药物,以及足够的生理盐水或平衡盐溶液。

2. **转运途中监测及处理**

(1) 体温监测:转诊途中应严密监测体温,0.5~1h 测量 1 次。

(2) 常用降温方法:①将救护车空调温度调至最低或打开车窗。②给予 15~20℃温水(可就近获取井水、山泉水、河水等)反复全身擦拭,促进散热,同时配合持续扇风。如有冰块可进行头部降温,以及腋下、腹股沟等大血管区域冰敷降温。③清醒者口服 4~10℃生理盐水或林格液。

(3) 持续心电监护:监测血压、心率、呼吸、脉搏、血氧饱和度(SpO_2)以及心电图等。

(4) 吸氧:采用面罩或鼻导管吸氧,氧流量为 3~5L/min,维持 SpO_2 在 90% 以上。

(5) 呼吸道管理:保持呼吸道通畅,一旦发生呕吐立即将患者头部转向一侧,及时清除口鼻腔分泌物及呕吐物,以免发生误吸。

(6) 转运途中患者出现病情变化应随时联络上级接诊单位协助治疗。预计到达医院前

30min,联络上级接诊单位,做好接应准备。

3. 转运至上级接诊单位:通过医生－医生、护士－护士交接,保证后续治疗及时进行。交接内容包括病情、转运全过程中患者状况,以及治疗计划。

三、急性乳腺炎

（一）概述

急性乳腺炎（acute mastitis）是乳腺的急性化脓性感染,是乳腺管内和周围结缔组织的炎症,多见于产后哺乳期妇女,尤以初产妇多见,哺乳期的任何时间均可发生,但以产后 3~4 周最为常见。依据产后随访的时间长短估计其发生率介于 3%~20%。早期可出现寒战、高热、脉搏增快等脓毒血症的表现。致病菌主要为金黄色葡萄球菌。

（二）病因与发病机制

1. 细菌感染　乳头破损或皲裂是细菌沿淋巴管入侵感染的主要途径。细菌也可直接侵入输乳管,上行至乳腺小叶到达导管周围的淋巴系统,而致感染。金黄色葡萄球菌是主要的致病菌。

2. 乳汁淤积　当乳汁过多、婴儿吸乳过少或乳管不通畅时,都可造成乳汁淤积。乳汁是细菌良好的培养基,当乳汁淤积时,乳汁流动减弱,细菌释放的内毒素、外毒素等会破坏乳腺上皮细胞而促进炎症反应的发生。

3. 机体抵抗力下降　产妇营养不良,精神压力增加,疲惫,产妇或婴儿患病,不仅会降低产妇的机体抵抗力,使抗感染能力减弱,同时导致菌群失调。此外,有乳腺炎既往病史也会增加产妇发生乳腺炎的风险。

（三）临床评估与判断

1. 病情评估　询问是否发生在妊娠期或哺乳期,是否为初产妇,观察乳腺的发育情况:两侧乳房是否对称,大小是否相似,两侧乳头是否在同一水平上,乳头有无皲裂、凹陷,乳房是否胀大,乳头、乳晕有无糜烂,乳房皮肤色泽,有无水肿和橘皮样变,是否有红肿等炎性表现。检查皮肤有无急性炎症表现及脓窦,检查乳房硬块和压痛的部位及范围,有无波动感,腋窝淋巴结有无肿大及压痛。乳房区浅表静脉是否怒张等。

2. 临床表现　急性乳腺炎表现为患侧乳房胀痛,局部红肿、发热,有压痛性肿块。一般在数日后可形成单房或多房性脓肿。脓肿常位于一个区域,常见于乳房外上象限。表浅脓肿可向外破溃或破入乳管自乳头流出。深部脓肿可缓慢向外破溃,也可向深部穿至乳房与胸肌间的疏松组织中,形成乳房后脓肿。产妇常有患侧腋窝淋巴结肿大和触痛。随着炎症发展,产妇可有寒战、高热和脉搏加快等脓毒血症表现。

3. 辅助检查

（1）实验室检查:血常规可见白细胞计数增多,中性粒细胞比值、C- 反应蛋白升高。

（2）乳腺超声检查:可表现为蜂窝状、不规则、混合回声。当脓腔形成时,局部可见液性暗区。

（3）诊断性穿刺:在乳房肿块压痛最明显的区域或在超声定位下穿刺,若抽出脓液可确定脓肿形成,脓液应做细菌培养及药物敏感试验。

知识拓展

乳汁细菌培养收集方法

收集中段乳汁,避免样本被皮肤菌群污染。具体操作如下:

1. 做好解释及告知,取得产妇及其家庭的配合,注意保护隐私。

2. 标本收集者操作前洗手并戴手套,样本收集管明确标注左侧或右侧乳房。

3. 清洁乳头:先用无菌生理盐水冲洗双侧乳头、乳晕,无菌纱布擦干,再用乙醇擦拭一遍,待干。去除手套并洗手。

4. 收集中段乳汁:使用干净手套,手呈"C"形,拇指和示指在乳头外2cm处,向胸壁方向垂直按压挤出乳汁,手不要直接接触乳头。丢弃前几滴乳汁,之后挤出5~10ml乳汁收集至无菌收集管,收集管避免碰到乳头。

5. 重复上述操作收集对侧乳房挤出的乳汁。

4. 处理原则 控制感染、有效排出乳汁。脓肿形成前以抗生素治疗为主,脓肿形成后及时脓液引流。

(1)非手术治疗

1)局部处理:局部外敷金黄散或鱼石脂软,可促进炎症消退。皮肤水肿明显者可用25%硫酸镁湿热敷。

2)控制感染:脓肿形成前主要是抗生素治疗为主。早期呈蜂窝织炎期,致病菌主要是金黄色葡萄球菌,应首选青霉素治疗,或用耐青霉素酶的苯唑西林钠(新青霉素Ⅱ),或头孢一代抗生素(如头孢拉啶),对青霉素过敏者可选红霉素。如皮肤发红和乳房硬块在数日至1周内减退,需根据细菌培养和药敏试验结果选用抗生素。

(2)手术治疗:脓肿形成后,采用微创治疗方法在超声引导下穿刺抽吸脓液,如需进一步治疗可行脓肿切开置管冲洗引流。乳腺的每一个腺叶都有其单独的乳管,腺叶和乳管均以乳头为中心呈放射状排列。为避免损伤乳管而形成乳瘘,应做放射状切开,乳晕下脓肿应沿乳晕边缘做弧形切口,乳房深部脓肿或乳房后脓肿可沿乳房下缘做弧形切口。

(四)护理措施

1. 支持护理 注意休息,避免过度紧张和劳累,摄入充足的食物、液体和维生素 C。对发热者给予物理或药物降温。哺乳前热敷乳房,可以促进喷乳反射。哺乳后或乳汁挤出后,冷敷乳房能够减轻疼痛和水肿。

2. 有效排出乳汁

(1)鼓励产妇频繁持续哺乳,先从堵塞的乳房开始以促进排空。如果疼痛干扰了喷乳反射,可以从健侧开始喂,在喷乳反射出现后再移至患侧。

(2)指导产妇在哺乳前温水热敷乳房,在哺乳过程中可挤压乳房或对堵塞的乳导管进行按摩,以防止乳管堵塞,加快乳汁的流动。哺乳后及时排出多余的乳汁。

(3)调整哺乳姿势,确保婴儿有效啥接、吸吮,促进乳腺的排空。尽可能使婴儿的下颌或鼻子对着堵塞乳管的方向。

(4)告知产妇,如果症状在24h内没有缓解,要及时就诊。

3. **用药护理**　遵医嘱局部用药,可口服抗生素或中药以控制感染。因某些药物可通过乳汁分泌,用药时尽量推荐使用哺乳期安全药物。

哺乳期药物安全等级及意义

现常用 Thomas W. Hale 等著《药物与母乳喂养》、LactMed、e-lactancia 等数据库、App 药物助手,可查询到药物在哺乳期使用中的安全等级。一旦有使用药物的指征,应鼓励母亲使用适宜的药物。

L1 级(最安全):许多哺乳母亲服药后,没有观察到该药物对婴儿副作用会增加。在哺乳母亲身上进行的对照研究没有证实对婴儿有危险,或者对婴儿的危害甚微,或者该药物不能被婴儿吸收、利用。

L2 级(较安全):在有限数量的对哺乳母亲用药的研究中没有证据显示副作用会增加。哺乳母亲使用该种药物有危险性的证据很少。

L3 级(中等安全):没有在哺乳母亲中进行对照研究,母乳喂养婴儿出现不良反应的危害性可能存在,或者对照研究仅显示有轻微的非致命性的副作用。该类药物要在权衡对婴儿的利大于弊后方可应用。没有发表相关数据的新药自动划分为该级别,不管其安全与否。

L4 级(可能危险):有对哺乳婴儿或者母亲的危害性的明确证据。但哺乳母亲用药后的益处大于对婴儿的危害,例如母亲处在危及生命或者严重疾病的情况下,而其他较安全的药物不能使用或无效。

L5 级(禁忌):对哺乳母亲的研究已证实,对婴儿有明显的危害或者该药物对婴儿产生明显损害的风险性高。本类药物使用时母亲暂停喂哺。

4. **缓解疼痛**

(1)局部托起:佩戴宽松胸罩托起患乳,以减轻疼痛和肿胀。

(2)热敷、药物外敷或理疗:以促进局部血液循环和炎症消散。

(3)应用镇痛药:疼痛会遏制产妇喷乳反射,镇痛药的使用可以帮助产妇保持喷乳反射。有抗炎反应的药物如布洛芬,可有效地降低炎症反应的症状。

5. **脓肿切开引流护理**　脓肿切开后保持引流通畅,密切观察引流液颜色、性状、量及气味的变化,定时更换切口敷料。伤口经常需要 4~6 周才能愈合。当渗出液减少,有新鲜肉芽组织长出时,逐渐减少换药次数,直至脓腔完全愈合。愈合期间,开放的切口会漏出乳汁。漏乳给产妇造成困扰,但同时也带来益处。母乳中含有人体生长因子、抗炎因子等可用于冲洗伤口,预防感染。

6. **持续母乳喂养支持**　鼓励产妇持续母乳喂养,告知产妇患侧乳房可以让婴儿(早产儿、患病儿除外)持续吸吮,停止哺乳反而可能增加乳汁淤积的概率。但当产妇疼痛、切口在乳晕处时,要协助其有效排出乳汁,可采用手挤奶或吸乳器吸乳。感染严重或脓肿引流并发乳瘘时,停止哺乳患侧。

7. **健康教育**　给予产妇及时、正确的母乳喂养知识和技能指导,提高其哺乳的信心和能力。24h 母婴同室,鼓励母婴皮肤接触。重视对接受过乳房手术产妇的哺乳指导,避免乳汁淤积。

四、晚期产后出血

(一)概述

分娩 24h 后,在产褥期内发生的子宫大量出血,称晚期产后出血(late puerperal hemorrhage)。以产后 1~2 周发病最常见,亦有部分患者会延迟至产后 2 个月余发病。阴道出血多为少量或中等量,持续或间断,亦可表现为大量出血,同时有血凝块排出。产妇可伴寒战、低热,且常因失血过多导致贫血或失血性休克。

(二)病因与发病机制

1. 胎盘、胎膜残留 为阴道分娩后晚期产后出血最常见的原因,多发生于产后 10d 左右,黏附在宫腔内的残留胎盘组织发生变性、坏死、机化,当坏死组织脱落时,暴露基底部血管,引起大量出血。临床表现为血性恶露持续时间延长,以后反复出血或突然大量流血。检查发现子宫复旧不全,宫口松弛,有时可见残留组织。

2. 蜕膜残留 蜕膜多在产后一周内脱落,并随恶露排出。若蜕膜剥离不全,长时间残留,影响子宫复旧,继发子宫内膜炎症,引起晚期产后出血。临床表现与胎盘残留不易鉴别,宫腔刮出物组织病理学检查可见坏死蜕膜,混有纤维素、玻璃样变的蜕膜细胞和红细胞,但不见绒毛。

3. 子宫胎盘附着面复旧不全 胎盘娩出后其附着面迅速缩小,附着部位血管即有血栓形成,继而血栓机化,出现玻璃样变,血管上皮增厚,管腔变窄堵塞。胎盘附着部边缘有内膜向内生长,底蜕膜深层残留腺体和内膜重新生长,子宫内膜修复,此过程需 6~8 周。若胎盘附着面复旧不全可引起血栓脱落,血窦重新开放,导致子宫出血。表现为突然大量阴道流血,检查发现子宫大而软,宫口松弛,阴道及宫口有血凝块。

4. 感染 以子宫内膜炎症多见。感染引起胎盘附着面复旧不良和子宫收缩欠佳,血窦关闭不全导致子宫出血。

5. 剖宫产术后子宫切口愈合不良 引起切口愈合不良造成出血的主要原因:子宫下段横切口两端切断子宫动脉向下斜行分支,造成局部供血不足;横切口选择过低或过高;缝合不当,切口感染。上述因素均可导致子宫切口愈合不良,缝线溶解脱落后血窦重新开放,出现大量阴道流血,甚至休克。

6. 其他 产后子宫滋养细胞肿瘤、子宫黏膜下肌瘤、子宫颈癌等,均可引起晚期产后出血。

(三)临床评估与判断

1. 病情评估

(1)评估健康史:评估与晚期产后出血有关的病史,包括既往人工流产史,本次妊娠经过、分娩方式。若自然分娩,评估此次产程的情况,若为剖宫产,评估手术指征和术式,术后恢复是否顺利。

(2)评估身心状况:动态评估产妇生命体征,检查子宫复旧情况。子宫复旧不良可扪及子宫增大、变软,宫口松弛,有时可触及残留组织和血块,伴有感染者子宫明显压痛。若为剖宫产,还要检查手术伤口愈合等术后恢复情况。密切观察产妇精神状态。

（3）准确评估产妇出血量,若出血发生于院外,难以准确评估出血量,可仔细询问病史,并结合失血分级的主要参考指标,如心率、血压、呼吸、尿量等,尤其是心率,心率加快通常是休克的早期诊断指标之一。估测产妇失血量有以下几种方法。

1）称重法:失血量(ml)=[接血敷料湿重(g)－接血前敷料干重(g)]/1.05(血液比重 g/ml)。

2）容积法:用接血容器收集血液后,放入量杯准确测量失血量。

3）面积法:可按接血纱布血液浸湿面积粗略估计失血量。

4）休克指数法(shock index, SI):休克指数 = 脉率／收缩压(mmHg), SI=0.5 为正常; SI=1 时为轻度休克; SI 于 1.0~1.5 之间,失血量为全身血容量的 20%~30%; SI=1.5~2.0 时,为 30%~50%;若为 2.0 以上,为 50% 以上,重度休克。

5）血红蛋白水平测定:血红蛋白每下降 10g/L,出血量为 400ml 左右。但是在出血早期,由于血液浓缩,血红蛋白值常不能准确反映实际出血量。

2. 临床表现

（1）阴道出血:胎盘胎膜残留、蜕膜残留引起的阴道出血多在产后 10d 内发生。胎盘附着部位复旧不良常发生在产后 2 周左右,可以反复多次出现阴道出血,也可突然大量阴道流血。剖宫产子宫切口裂开或愈合不良所致的阴道流血,多在术后 2~3 周发生,常常是子宫突然大量出血,可导致失血性休克。

（2）腹痛和发热:常合并感染,伴发恶露增多,有恶臭味。

（3）全身症状:继发性贫血,严重者因失血性休克危及生命。

（四）辅助检查

1. 血常规 了解贫血和感染情况。

2. 超声检查 了解子宫大小、宫腔有无残留物、子宫切口愈合及切口周围血肿等情况。

3. 病原体和药敏试验 宫腔分泌物培养,发热时行血培养,选择有效的广谱抗生素。

4. 血 HCG 测定 有助于排除胎盘残留及绒毛膜癌。

5. 病理检查 宫腔刮出物或子宫切除标本,应送组织病理学检查。

（五）护理措施

1. 一般护理 注意产妇的保暖,添加衣被,调节室内温湿度。鼓励产妇情况许可时下床活动,促进恶露排出。每天洗澡,勤换内衣裤及卫生巾,保持会阴清洁。

2. 饮食护理 鼓励产妇进食营养丰富的易消化饮食,多进食富含铁、蛋白、维生素的食物,如瘦肉、牛奶、鸡蛋、绿叶蔬菜等。告知产妇不能进食辛辣和刺激性食物,避免对切口康复造成影响。

3. 心理支持 产妇存在紧张、恐惧和焦虑心理,疾病相关知识缺乏,护士应该耐心、细致地去关爱产妇,科学指导疾病护理及日常注意事项,给予安慰和心理支持,还可通过家人的陪伴缓解产妇的紧张恐惧情绪。

4. 病情观察 观察产妇阴道出血的量、颜色和性状,观察子宫复旧情况及腹部体征。观察产妇的生命体征、神志变化及皮肤、黏膜的颜色及温度。准确记录出入量。

5. 配合治疗与抢救

（1）针对出血原因积极止血:①在产妇出现产道裂伤时,应对伤口进行准确和及时地修补；如果患者存在阴道血肿，在进行血容量补充时还应将血肿切开，对血块进行清除，进行缝合止血。②怀疑剖宫产子宫切口裂开者，仅少量阴道出血也应及时报告医生，给予广谱抗生素及支持疗法，密切观察病情变化；若阴道出血量多，遵医嘱予术前准备后行剖腹探查或腹腔镜检查。③产妇如出现子宫收缩乏力性出血时，可能出现血压降低、脉搏细速、头晕、出冷汗、心悸、面色苍白等出血性休克表现。医护人员应及时进行止血处理，对患者子宫进行节律性按摩，并给予缩宫素注射，进而促进子宫收缩。

（2）如果出血多，做好抢救配合：①开放静脉通路、备血，做好容量复苏。②密切监测出血量、生命体征。③做好术前准备，如清宫术、剖腹探查术、子宫切除术、动脉栓塞术等。④预防感染。

6. 健康教育　指导产妇产后应及时下床活动，按需母乳喂养，促进子宫收缩，指导产妇及家属加强营养，有效地纠正贫血，教会产妇及家属观察子宫复旧及恶露情况，保持会阴清洁，预防感染。

（六）预防

1. 产后应仔细检查胎盘、胎膜是否完整，如果存在胎盘粘连、滞留、剥离不全则应及时上报医生行徒手剥离胎盘术，然后将其取出。如果存在胎盘残留，徒手无法取净，在协助输液、备血及准备手术的条件下进行清宫术，刮出物应送组织病理学检查，以明确诊断。合理使用缩宫素，避免产妇长时间仰卧位，同时给予腹部热敷及按摩，促进子宫的复位。胎盘胎膜残留的漏诊多与检查者经验有关。

2. 严格无菌操作，对产程长、有宫腔操作史、感染高危人群加强护理，预防感染。

知识拓展

容量复苏中的输血

血制品	内容物	体积	预期效果（每单位）
全血	所有成分	500ml	只在紧急情况下使用
浓缩红细胞	红细胞	300ml	血红蛋白增加 10g/L，血细胞比容增加 0.03
血小板（单一供体）	血小板	300ml（6U）	血小板计数增加 $30\sim60\times10^9$/L
新鲜冷冻血浆	所有凝血因子	250ml	纤维蛋白原增加 0.05~0.1g/L
冷沉淀	纤维蛋白原、von Willebrand 因子、因子Ⅷ	10~15ml	纤维蛋白原增加 0.05~0.1g/L

五、围生期深静脉血栓

（一）概述

深静脉血栓形成（deep venous thrombosis，DVT）是指血液在深静脉内不正常地凝结、阻塞管腔，导致静脉回流障碍。围生期深静脉血栓栓塞症包括下肢深静脉血栓栓塞和肺栓塞,大多数发生于左下肢,原因可能为左髂总静脉受跨越其前方的右髂总动脉及肾动脉的压迫。围生期深静脉血栓栓塞症在妊娠妇女的发生率大约是 1/1 500,与非孕期相比大约增加 10 倍,约 50% 在产前被识别,50% 在产褥期被发现。尽管发生率较低,但却是引起孕产妇死亡和严重并发症的主要原因之一。制动可能是深静脉血栓最强烈的诱发因素,深静脉血栓的发生率在哺乳期已显著下降,就是因为早期离床活动已经得到广泛实施的效果。

（二）病因与发病机制

1. Virchow 三联症(血流缓慢、高凝状态、血管壁损伤)是血栓形成三要素,其中血液高凝状态是最重要的因素。血流缓慢主要见于长期卧床、手术以及肢体制动的情况;血液高凝状态主要见于妊娠、产后、术后、创伤、肿瘤、长期服用避孕药等情况。

（1）妊娠期高血压疾病者于妊娠中晚期因血管痉挛继而诱发血管缺血、缺氧以及血管内皮损伤,从而增加血栓形成风险。

（2）应用口服避孕药避孕中雌激素增加了机体内血浆中纤维蛋白原等凝血因子表达水平,同时降低了抗凝血酶活性,继而增加了产褥期并发 DVT 的风险。

（3）剖宫产过程中大量静脉血管内皮受损,激活大量血小板,从而加速血栓形成,增加了羊水栓塞及感染等导致 DVT 风险增加。

（4）妊娠剧吐、卵巢过度刺激和体外受精妊娠,也是在妊娠的头三个月期间发生该疾病的危险因素。

2. **典型的血栓**　头部为白血栓,颈部为混合性血栓,尾部为红血栓。

（三）临床评估与判断

1. **健康评估**

（1）评估健康史:了解孕产妇职业及工作特点、是否妊娠或产后 1 个月内、有无腹内压增高等病史;是否使用过弹性袜或紧身衣裤。

（2）评估身心状况:评估双下肢皮肤温度、疼痛情况;评估下肢动脉搏动情况,有无静脉曲张,静脉曲张的部位和程度,患肢有无踝部肿胀;评估局部皮肤营养状态:足靴区皮肤是否有萎缩、脱屑、瘙痒、色素沉着和硬结;评估局部有无并发症:血栓性浅静脉炎、湿疹和溃疡、曲张静脉破裂出血。密切观察孕产妇精神状态。

（3）准确评估腿围:大腿围测量方法如下。①确定髌骨位置。②确定测量起点为髌骨上缘 10cm。③软皮尺在髌骨上缘 10cm 绕大腿一周即为大腿围。小腿围测量方法如下:对称测量双小腿肌腹最粗的地方。测量大小腿围时注意部位和摆放体位要一致,软皮尺松紧要一致,客观对比测量结果,双侧相差 >1cm 即考虑有临床意义。

2. **临床表现**

（1）深静脉血栓的典型临床症状包括患侧下肢红、肿、胀、痛和皮温升高,患肢增粗。体检可见 Homans 症阳性,将足向背侧弯曲或压迫小腿肌肉可引起小腿深部疼痛;偶尔可摸到触痛性条索。

（2）典型的血栓为单侧性,发生在深静脉系统,有时反射性动脉痉挛可以引起下肢苍白、变冷伴脉搏消失,又称"股白肿"或"牛奶腿"。

（3）深静脉血栓临床表现无特异性,需要与很多疾病相鉴别,包括蜂窝织炎、肌肉韧带裂伤和挫伤等。深静脉血栓的临床症状特异性小于 50%,在有上述症状和体征的患者中,最终经检查证实的病例大约有三分之一。

（4）上肢深静脉血栓形成

1）腋静脉血栓：主要表现为前臂和手部肿胀、胀痛，手指活动受限。

2）腋－锁骨下静脉血栓：整个上肢肿胀，伴有上臂、肩部、锁骨上和患侧前胸壁等部位的浅静脉扩张。上肢下垂时，症状加重。

（5）上下腔静脉血栓形成

1）上腔静脉血栓：在上肢静脉回流障碍的临床表现的基础上，还有面颈部和眼睑肿胀、球结膜充血水肿；颈部、胸壁和肩部浅静脉扩张，常伴头痛、头胀及其他症状。

2）下腔静脉血栓：表现为双下肢深静脉回流障碍和躯干的浅静脉扩张。主要是由于下肢深静脉血栓向上蔓延所致。不同的临床分型有不同的临床表现。①中央型：血栓发生于髂－股静脉，左侧多于右侧。表现为起病急骤，患侧髂窝、股三角区有疼痛和压痛，浅静脉扩张，下肢肿胀明显，皮温及体温均升高。②周围型：包括股静脉及小腿深静脉血栓形成。前者表现为大腿肿痛而下肢肿胀不严重；后者表现为突然出现小腿剧痛，行走时症状加重，小腿肿胀且有深压痛，小腿关节过度背屈试验时小腿剧痛（Homans 征阳性）。③混合型：为全下肢深静脉血栓形成。主要表现为全下肢明显肿胀、剧痛、苍白（"股白肿"）和压痛，常有体温升高和脉率加快。若进一步发展，肢体极度肿胀而压迫下肢动脉并出现动脉痉挛，足背和胫后动脉搏动消失，足背和小腿出现水疱，皮肤温度降低并呈青紫色（"股青肿"）。处理不及时，可发生静脉性坏疽。

（四）辅助检查

1. **加压法** 多普勒超声是深静脉血栓的主要诊断工具。可通过评估左侧卧位时随着呼吸运动的多普勒血流变化来诊断孤立性髂静脉血栓形成。

2. **静脉造影** 直接显示下肢静脉的形态，血栓的有无及其形态、位置、范围和侧支循环。

3. **放射性核素检查** 新鲜血栓对 ^{125}I 对凝血因子 I 的摄取量远远大于等量血液的摄取量，若摄取量超过正常 5 倍，即提示早期血栓形成。

（五）护理措施

1. **一般护理** 卧床休息为主，患肢制动，并抬高患肢，严禁挤压、热敷、针刺、按摩或做剧烈运动，注意患肢保暖。

2. **饮食护理** 制订合理的饮食方案。长期卧床易发生便秘，应避免进食生硬食物，多进食低盐、低脂肪、高蛋白、高热量、高维生素、易消化的食物。造影后应督促患者多饮水，以促进造影剂排出，减轻对肾脏的损害。

3. **心理支持** 患者缺乏对围生期深静脉血栓疾病的认识，且担心胎儿的安全，会出现不同程度的紧张、忧虑和急躁的负性情绪，助产士应该给予安慰和心理支持，详细对患者及家属讲解疾病相关知识，消除患者的疑虑，积极配合治疗。

4. **病情观察** 密切关注患者胎心与胎动的变化情况，每隔 4h 对胎心监测一次。关注患者生命体征及有无胸痛、呼吸困难。90% 的肺栓塞患者会出现呼吸过快（>20 次 /min）和心动过速（>100 次 /min）。

5. **配合治疗**

（1）孕期首次出现的静脉血栓栓塞症需要接受至少 20 周治疗性剂量的抗凝治疗；预防性抗凝应在首次治疗后开始，持续 6~12 周，直至产后 6 周。

（2）对复杂型 DVT（包括涉及髂股血管的），推荐进行预防性抗凝治疗 4~6 个月。若产褥期患者血药浓度许可，可考虑口服华法林。

（3）抗凝药物使用注意事项：皮下给予抗凝剂治疗应采用深部皮下注射。注射前务必将注射器内气泡排出。在侧腹壁前外侧和后外侧交替注射。将针头全长插入拇指和示指捏起的皮褶内，注射过程中勿松开皮褶。注射结束后不要揉搓注射部位。注意观察血小板减少倾向，观察注射部位皮肤有无坏死或远处血栓形成，有无瘀斑、血肿、紫癜等。

（4）肝素：妊娠期血栓栓塞症的肝素治疗初始剂量为静脉推注，继之静脉持续滴注以达到足够的抗凝效果。肝素治疗的并发症包括血小板减少症、骨质疏松症和出血。为了避免严重的骨质疏松，应提倡肝素治疗期间补充钙和维生素 D。

（5）低分子肝素：普通肝素衍生物家族有很多种类，它们的分子量为 4 000~5 000Da，而普通肝素分子量 12 000~16 000Da。与普通肝素相似，低分子肝素不通过胎盘。需要警惕的是低分子肝素不能用于有人工心脏瓣膜的患者，因为有形成瓣膜血栓的报道。

（6）华法林：一般孕期禁用华法林衍生物抗凝。这些药能通过胎盘，引起出血，从而导致胎儿死亡和畸形。

（7）分娩期用药：一般来说，在临产和分娩期应停止肝素治疗。如果子宫收缩好，下生殖道未发现损伤，可以在分娩后数小时重新开始应用肝素。

6. 专科护理

（1）密切观察患肢周径及颜色的变化，如患肢周径不断增加，说明静脉回流受阻；颜色加深、温度升高说明出现感染，应及时通知医生处理。

（2）避免碰撞患肢，加强静脉血管的保护。尽量避免反复穿刺同一静脉部位，以免静脉内膜产生损伤。

（3）促进患者的静脉回流：DTV 形成 2 周内患者需绝对的卧床休息，患肢需抬至 25°~35°，高于心脏水平 20~30cm，膝关节屈曲 10°~30°，以利于静脉回流，减轻水肿。床上活动时避免动作幅度过大，禁止按摩，注意保暖，预防冷刺激与热刺激，以防血栓脱落。指导患者学会做足趾的背屈运动。

（4）测量双腿腿围，穿着合适尺寸的医用弹性袜，通过增加静脉血流速度，避免血液淤积，减轻血管肿胀，预防血管壁损伤。剖宫产当日协助患者穿着医用弹性袜进入手术室。

1）穿医用弹性袜注意事项：建议每 8~12h 脱下弹性袜并检查皮肤状况，脱下时间少于 30min，以减轻患者瘙痒不适。对于长期住院患者定期测量患者腿部周径，根据患者腿部周径变化，更换合适尺寸的弹性袜。

2）医用弹性袜穿着方法：患者的下肢保持清洁并干燥。将弹性袜卷到足趾处，手掌撑开弹性袜，抓住趾洞向外翻转。对准足尖处以拇指为引导向上拉起弹性袜。注意足跟处定位准确，用力均匀，穿至腹股沟下 3cm，弹性袜平整无皱褶。脱掉医用弹性袜时从顶部开始，慢而稳地脱下。注意患者应勤剪趾甲，预防足后跟皮肤皲裂，避免刮伤弹性袜，不能与洗衣液、软膏、含毛脂或汽油接触，以避免损伤弹性袜（图 7-2）。

（5）使用护理血运仪：通过电动空气泵为气囊提供压缩气体，气囊随着压力的上升对肢体进行大面积的挤压、按摩，使挤压力和刺激达到深部肌肉、血管和淋巴管。加压时加速静脉血液回流，减压时使静脉血迅速自动充盈，从而显著增大血流速度，降低血液淤滞，减少血栓的形成。

01 用力撑开弹力袜（漏趾袜），将袜筒由里向外翻下一直翻到脚后跟

02 用双手将弹力袜稍微撑开由脚尖部位开始穿上，慢慢拉至脚后跟部位，注意脚尖和脚后跟与袜子同部位吻合

03 慢慢将袜子翻转回正面，用力将袜子往上拉并调整好，让脚踝前方平滑无褶，脚尖部位不过紧

04 用双手同时将袜筒拉至腿部。重复1~4步将另一只脚的袜子同样方法穿好，调整好位置

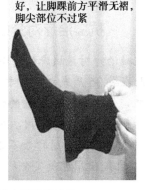
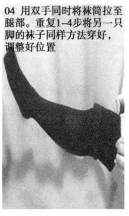

图7-2　医用弹力袜穿着方法

7. 健康教育

（1）指导患者进行适当的体育锻炼，增强血管壁弹性。给予低脂、多纤维的饮食，保持大便通畅。

（2）严格按医嘱口服抗凝药物，用药期间观察大小便颜色、皮肤黏膜情况，每周重复检查1次血常规及出凝血时间。

（3）保持良好的坐姿，避免久站，坐时避免双膝交叉过久，休息时抬高患肢。

（4）患者应坚持使用弹性袜预防血栓。

（六）并发症的预防和护理

该疾病会引起严重的并发症，包括肺栓塞及应用抗凝剂后的出血倾向。

1. 肺栓塞　是下肢静脉血栓最严重的并发症，据统计约有60%以上的肺栓塞栓子来自下肢和盆腔静脉血栓。为避免肺栓塞，需注意患者生命体征及血氧饱和度的变化，若患者突然出现胸闷、呼吸急促、心率加快和血氧饱和度下降等表现时，应及时给予高流量吸氧，并报告医生，协助治疗。

2. 出血倾向　在使用肝素进行治疗时，遵医嘱监测其凝血功能，注意患者有无皮下瘀斑、牙龈出血、黑便等出血情况和意识障碍与头痛等迹象。在此期间，凝血酶原需保持为正常情况的4倍左右，若大于7倍则有危险。发生出血后要及时通知医生进行对症处理，牙龈出血应用冷水漱口，鼻出血可用拇指压迫鼻根止血或用0.1%盐酸肾上腺素棉球填塞鼻腔。其他部位发生出血应立即停用抗凝药，采用硫酸鱼精蛋白、维生素K_1治疗，必要时输入新鲜血。

（七）预防

鼓励围生期适度运动，血栓史、吸烟、肥胖、高龄、动脉疾病、真性红细胞增多症、近期手术史、活动受限、急性感染、抗心磷脂综合征、妊娠、肿瘤等是疾病的危险因素，特别是先兆流产、先兆早产、前置胎盘等需要制动治疗时间长的患者。鼓励无妊娠期运动禁忌证的孕妇进行低至中等强度的有氧运动，避免高强度运动。因病不能离床活动者应在床上多活动四肢，产后6~8h以被动运动为主，必要时配合压力充气装置的使用。12h后在有人陪同情况下如厕，24h后根据产妇具体情况做相应活动，之后逐渐增加活动次数和时间。

知识拓展

抗凝治疗对分娩与麻醉的影响

孕期治疗性剂量抗凝治疗对区域麻醉有影响,使用治疗性剂量低分子肝素后18~24h内不能做区域麻醉。因此在孕36周或之前需要把低分子肝素换成普通肝素。分娩时,在剖宫产和阴道产前的24h之前使用治疗性剂量的低分子肝素一般不会有出血风险,必要时可使用鱼精蛋白来部分中和低分子肝素的作用。分娩后,阴道产后3~6h,剖宫产后6~8h可以重新开始使用普通肝素抗凝治疗。普通肝素不进入乳汁,因此哺乳期使用是安全的。华法林不会在乳汁内聚集,在哺乳期使用也是安全的,对新生儿凝血功能也没影响。

六、产褥期抑郁症

（一）概述

产后抑郁症（postpartum depression）是指女性于产褥期出现明显的抑郁症状或典型的抑郁发作,与产后心绪不宁和产后精神病同属产褥期精神综合征。发病率15%~30%。典型的产后抑郁症于产后6周内发生,可在3~6个月自行恢复,但严重的也可持续1~2年,再次妊娠则有20%~30%的复发率。其临床特征与其他时间抑郁发作无明显区别。产褥期妇女精神疾病的发病率明显高于其他时期,尤其以产后抑郁症较常见。

（二）病因与发病机制

1. 生物因素

（1）内分泌因素:临产前胎盘类固醇的释放达到最高值,患者表现情绪愉快;分娩后胎盘类固醇分泌突然减少时患者表现抑郁。在妊娠分娩的过程中,体内内分泌环境发生了很大变化,尤其是产后24h内,体内激素水平的急剧变化是产后抑郁症发生的生物学基础。

（2）遗传因素:有精神病家族史,特别是有家族抑郁症病史的产妇,产后抑郁的发病率高。

（3）产科因素:产前心态与产后抑郁症的发病相关,产时产后的并发症、难产、滞产、使用辅助生育技术、第一产程时间长、阴道助产、手术等均会给产妇带来紧张和恐惧,导致生理和心理上的应激增强,诱发产后抑郁症。

（4）躯体疾病因素:有躯体疾病或残疾的产妇已易发生产后抑郁,尤其是感染、发热时对产后抑郁的促发有一定影响。再有中枢神经功能的易感性,情绪及运动信息处理调节系统（如多巴胺）的影响,可能与产后抑郁的发生有关。

2. 社会心理因素 分娩前心理准备不足、产后适应不良、产后早期心绪不良、睡眠不足、照顾婴儿过于疲劳、产妇年龄小、夫妻关系不和谐、缺乏社会支持、家庭经济状况、分娩时医护人员态度、婴儿性别和健康状况、产妇人格特征均与产后抑郁症的发生密切相关。

（三）护理评估

1. 临床表现 产褥期抑郁症的主要表现是抑郁,多在产后2周内发病,产后4~6周症状明显。产妇多表现为心情压抑、沮丧、感情淡漠、不愿与人交流,甚至与丈夫也会产生隔阂。有的产妇还可表现为对生活、对家庭缺乏信心,主动性下降,流露出对生活的厌倦,平时对事物反应迟钝、注意力不易集中,食欲、性欲均明显减退。产褥期抑郁症患者亦可伴头晕、头痛、胃部不适、心率加快、呼吸增加、便秘等症状,有的产妇有思维障碍、迫害妄想,甚至出现伤婴或自杀行为。

(1)情绪的改变:患者最突出的症状是持久的情绪低落,表现为表情阴郁、无精打采、困倦、易流泪和哭泣。患者经常感到心情压抑、郁闷,常因小事大发脾气。在很长一段时期内,多数时间情绪是低落的,即使其间有过几天或1~2周的情绪好转,但很快又陷入抑郁。患者本人也能够觉察到自己情绪上的不正常,但往往将之归咎于他人或环境。

(2)自我评价降低:对婴儿健康过分焦虑;自责,担心不能照顾好婴儿;自暴自弃,自罪感;对身边的人充满敌意,与家人、丈夫关系不协调。

(3)对生活缺乏信心:不情愿喂养婴儿;觉得生活无意义;主动性降低,创造性思维受损;严重者有自杀意念或伤害婴儿的行为。

(4)躯体症状:易疲倦;入睡困难、早醒;食欲缺乏;性欲的减退乃至完全丧失。

2. 产后抑郁测评的筛查量表评估

(1)爱丁堡产后抑郁量表(EPDS):是应用最广泛的自评量表,用于初级保健筛查,可提示有无抑郁障碍,但不能评估病情的严重程度。Edinburgh产褥期抑郁量表(Edinburgh postnatal depression scale,EPDS)为目前多采用的诊断标准。该表包括10项内容,于产后6周进行调查。每项内容分4级评分(0~3分),总分相加≥13分者可诊断为产褥期抑郁症(表3-1)。

(2)Zung抑郁自评量表(SDS):此表包括20道题,将抑郁程度分为4个等级,具有不受年龄、经济状况等因素影响的优点,主要用于衡量抑郁状态的轻重度及治疗中的变化。

(3)贝克抑郁问卷(BDI):是一个有21道题的问卷,对诊断产后抑郁症有较好的一致性和重复性,但问卷结果会比其他方法偏高。

(4)汉密顿抑郁量表(HAMD):此表简单、准确,便于掌握,是临床评定抑郁状态使用最多的量表。该表将抑郁症状列出24个条目,分5级评分。但有时与焦虑症不易鉴别。

(5)症状自评量表(SCL90):能区分出是否有心理症状,适用于检测是否有心理障碍、有何种障碍及其严重程度,被广泛用于精神障碍和心理疾病门诊检查。诊断产后抑郁症至今无统一的判断标准,目前一般采用两步筛查法,即先使用筛查量表筛查出可疑患者,再采用研究使用的诊断标准进行诊断。应用较多的是美国精神病学会在《精神疾病的诊断与统计手册》(1994年)中制订的,在产后4周内出现下列症状的5条或5条以上(其中第1条和第2条是必须具备的),且持续2周以上患者自感痛苦或患者的社会功能已经受到严重影响。所列举症状:①情绪抑郁。②对全部或者多数活动明显缺乏兴趣或愉悦。③体重显著下降或者增加。④失眠或者睡眠过度。⑤精神运动性兴奋或阻滞。⑥疲劳或乏力。⑦遇事皆感毫无意义或自罪感。⑧思维力减退或注意力涣散。⑨反复出现死亡或自杀的想法。

(四)常见护理诊断/问题

1. 焦虑恐惧 与分娩创伤及内分泌失调有关。

2. 睡眠形态紊乱 与产后焦虑、情绪不稳定有关。

3. 情境性自尊地下 与产后自理能力下降、知识缺乏、负面事件发生有关。

4. 有自伤及伤他的风险 与焦虑、抑郁有关。

(五)护理目标

1. 产妇了解产后内分泌变化,积极应对情绪改变并主动寻求支持。

2. 产妇有良好的休养环境,有获得医院、家庭支持的保障系统。

3. 产妇获得良好的分娩体验及具有一般自我护理及护理新生儿的技能。

4. 产妇能维持良好的情绪及自尊。

（六）护理措施

1. 一般护理措施　保持休养的环境清新、安静、平和,促进产妇良好的睡眠,让产妇充分休息。鼓励家人参与到照顾产妇及新生儿的活动中来,协助完成产妇及新生儿的日常护理,满足产妇的情感需求,减少产妇的无助感。鼓励产妇表达自己的感受及与其他产妇进行育儿方面经验的交流,提高产妇的自信心和自尊感。

2. 特殊心理治疗与护理支持措施

（1）心理治疗（综合治疗）:心理治疗对产褥期抑郁症非常重要。心理治疗的关键:①增强患者的自信心,提高患者的自我价值意识。②根据患者的个性特征、心理状态、发病原因给予个体化的心理辅导,解除致病的心理因素。

（2）支持性心理治疗:支持性心理疗法又称支持疗法,是指在执行护理的过程中,护理人员对患者的心理状态合理地采用劝导、鼓励、同情、安慰、支持以及理解和保证等方法,有效消除患者的不良情绪,使其处于接受治疗的最佳心理状态,从而保证治疗的顺利进行,使疾病早日康复。

（3）人际心理治疗:这项抑郁症心理治疗方法主要用于治疗成人抑郁症急性期发病,旨在缓解抑郁症状,改善抑郁患者的一些社交问题。抑郁症患者常见的人际问题包括四方面:不正常的悲伤反应、人际冲突、角色转变困难和人际交往缺乏等。

（4）音乐疗法:是抑郁症心理治疗方法中最受患者欢迎的一种疗法。大脑边缘系统和脑干网状结构对人体内脏及躯体功能起主要调节作用,而音乐对这些神经能产生直接或间接影响。

（5）焦点转移:如果产后的确面临严重的不愉快的生活事件,甚至问题棘手难以解决,不要让精力总是集中在不良事件上。引导患者适当转移自己的注意力,将注意力转移到一些愉快的事情上,鼓励参与参与力所能及的愉快活动。

（6）行为调整法:患者产后不适于做剧烈的运动,指导患者适当做放松的活动,例如深呼吸、散步、打坐、冥想平静的画面、听舒缓优美的音乐等。

（7）倾诉宣泄法:鼓励患者找好友或亲人交流,尽诉心曲,大哭一场也无妨,尽情宣泄郁闷情绪。

（8）自我鼓励法:自我欣赏,多看自己的优点,多看事物的好处,多想事情可能成功的一面。

（9）自我实现法:鼓励患者开发自我实现的潜力和需要。关注一下自己擅长的事情,发挥自我特长,从中得到满足。

3. 药物及其他治疗措施

（1）药物治疗:选用抗抑郁症的药物以不进入乳汁为佳。目前常用的药物有氟西汀、舍曲林、阿米替林等。

1）抗抑郁药物:包括选择性 5-HT 再摄取抑制剂（SSRIs）、三环类抗抑郁药、四环类抗抑郁药和单胺氧化酶类抗抑郁药等。其中 SSRIs 是产后抑郁症的一线治疗药物,代表药物有氟西汀、帕罗西汀、舍曲林、氟伏沙明、西酞普兰。应特别注意药物剂量,从低剂量开始,逐渐增加至足量、足疗程。

2）激素：雌激素有多种神经调节功能，雌激素替代治疗能增加5-HT能，可作为产后抑郁的辅助治疗。甲状腺功能低下者可选用甲状腺素治疗。

（2）物理治疗：如颅微电流刺激疗法。该疗法通过微电流刺激大脑，能够直接调节大脑分泌一系列有助于改善抑郁病症的神经递质和激素，它通过提高5-HT的分泌量，促进去甲肾上腺素的释放，增强神经细胞活动的兴奋性，从而起到缓解个体抑郁情绪的效果。

（3）其他治疗：中医穴位按摩可改善产后抑郁患者的心理状态和生活质量。运动疗法、亮光治疗、音乐治疗、饮食疗法等也可用来辅助治疗产后抑郁。

知识链接

产后抑郁母乳喂养用药

保证婴儿安全原则：迄今为止，美国FDA和我国NMPA均未正式批准任何一种精神药物可以用于哺乳期。所有的精神科药物均会进入乳汁，婴儿通过母乳接触药物后对发育的远期影响尚不清楚。因此原则上尽量避免在哺乳期用药，若必须在哺乳期用药，应采取最小有效剂量，以使婴儿接触的药量最小，而且加量的速度要慢。鼓励母乳喂养，以便提高新生儿的免疫力。

---

4. 预防 产褥期抑郁症的发生，受到许多社会因素、心理因素及妊娠因素的影响。因此，加强对孕妇的精神关怀，了解孕妇的生理特点和性格特点，运用医学心理学、社会学知识，及时消除致病的心理因素、社会因素；在孕期和分娩过程中，多给予一些关心、爱护，预防产褥抑郁症。

（1）加强围生期保健，利用孕妇学校等多种渠道普及有关妊娠、分娩常识，减轻孕妇对妊娠、分娩的紧张、恐惧心理，完善自我保健。

（2）对有精神疾患家族史的孕妇，应定期密切观察，避免一切不良刺激，给予更多的关爱、指导。

（3）在分娩过程中，医护人员要充满爱心和耐心，尤其对产程长、精神压力大的产妇，更需要耐心解释分娩过程。

（4）尽量减少无指征的剖宫产术，从而降低产后抑郁症的发生。

（5）对于有不良分娩史、死胎、畸形胎儿的产妇，应向她们说明产生的原因，用友善、亲切、温和的语言，给予她们更多的关心，鼓励她们增强自信心。

5. 预后 本病预后良好，约70%患者于1年内治愈，但再次妊娠有50%的复发率。其下一代的认知能力可能受到一定影响。

（七）护理评价

1. 产妇情绪稳定稳定，表现自信与满足，维持良好自尊。

2. 产妇积极参与自我护理及新生儿护理。

3. 产妇焦虑、疲劳感减轻，出现心理问题能主动表述并得到相应的支持。

（朱 珠 黄美凌 杨 捷）

第八章　新生儿护理

第一节　新生儿分类

新生儿分类

新生儿(neonate,newborn)是指从脐带结扎到出生后28d内的婴儿。新生儿分类方法有以下几种。

（一）根据出生胎龄分类

按出生时胎龄可分为足月儿(full-term infant)、早产儿(preterm infant)和过期产儿(post-term infant)。足月儿是指出生时胎龄满37周至不满42周者(259~293d);早产儿为胎龄不满37周者(<259d者),其中胎龄小于28周者称为极早早产儿或超未成熟儿;过期产儿是指胎龄满42周以上者(≥294d)。

（二）根据出生体重分类

按出生时体重分为正常出生体重儿(normal birth weight)、低出生体重儿(low birth weight,LBW)、极低出生体重儿(very low birth weight,VLBW)、超低出生体重儿(extremely low birth weight,ELBW)和巨大儿(macrosomia)。新生儿根据出生体重分类(表8-1)。

表8-1　根据出生体重分类

分类	出生体重/g	分类	出生体重/g
正常出生体重儿	2 500~3 999	超低出生体重儿	<1 000
低出生体重儿	<2 500	巨大儿	≥4 000
极低出生体重儿	<1 500		

（三）根据出生体重与胎龄关系分类

分为适于胎龄儿（appropriate for gestational age，AGA）、小于胎龄儿（small for gestational age，SGA）和大于胎龄儿（large for gestational age，LGA）（表8-2）。

表8-2　根据出生体重与胎龄的关系分类

分类	出生体重与胎龄
适于胎龄儿	出生体重在同胎龄平均体重的第10~90百分位
小于胎龄儿	出生体重在同胎龄平均体重的第10百分位以下
足月小样儿	胎龄已足月，出生体重<2 500g
大于胎龄儿	出生体重在同胎龄平均体重的第90百分位以上

（四）根据出生后周龄分类

出生后1周以内的新生儿，称为早期新生儿（early newborn）。出生后第2~4周的新生儿称为晚期新生儿（late newborn）。

（五）高危新生儿

高危新生儿指已发生或可能发生危重疾病，需要密切特殊监护的新生儿，简称高危儿（high risk infant）。存在以下条件都可定义为高危儿：

1. 母亲存在高危因素　①年龄>40岁或<16岁。②有慢性或妊娠期并发疾病如心、肺、肝、肾疾病，糖尿病，高血压，血液、内分泌疾病等。③母亲血型为Rh阴性血型，有死胎、死产、严重产伤或性传播疾病史。④羊水过多或过少。⑤妊娠早期或晚期出血。⑥胎膜早破和感染。⑦有药物滥用、吸烟、吸毒、酗酒史。

2. 分娩过程存在高危因素　包括早产或过期产、急产或滞产、胎位不正、先露部异常、羊水胎粪污染、脐带过长或过短、产钳或胎头吸引器助产、剖宫产等。

3. 胎儿及新生儿存在高危因素　包括多胎、胎心率或心律异常、严重先天畸形、宫内感染、Apgar评分低于7分等。

（王　颖）

第二节　不同类型新生儿的特点和护理

学习目标

完成本内容学习后，学生将能：
1. 复述足月儿和早产儿的生理特点。
2. 列出足月儿和早产儿的外观特点。
3. 描述常见的新生儿生理状态。
4. 临床工作中根据新生儿出生特点给予相应的护理措施。

本章第一节介绍了新生儿的分类方法,本节重点根据胎龄分类法来介绍正常足月儿、早产儿的特征及护理。

一、正常足月儿特点和护理

正常足月儿(normal term infant)是指出生胎龄≥37周并<42周,出生体重≥2 500g并≤4 000g,身长在47cm以上,无畸形或疾病的活产婴儿。

（一）正常足月儿的特点

1. 外观特点　正常足月儿皮肤红润、皮下脂肪丰满、胎毛少;头大,约占全身比例的1/4,躯干长,四肢短,常呈屈曲状;头发分条清楚,可多可少;耳郭软骨发育好、耳舟成形、直挺;乳腺结节>4mm,平均7mm,乳晕清楚,乳头凸起;男婴睾丸已降至阴囊,女婴大阴唇完全覆盖小阴唇;指(趾)甲达到或超过指(趾)端,足底有较深足纹。

2. 正常足月儿的生理特点

（1）呼吸:新生儿呼吸中枢发育不成熟,胸廓呈圆桶状,肋间肌薄弱,呼吸主要靠膈肌的升降,呈腹式呼吸,呼吸节律不规则,呼吸频率较快,安静时为35~45次/min。

（2）循环:新生儿血流分布多集中在躯干、内脏,而四肢较少,故四肢易发凉,末梢易出现青紫。正常足月新生儿心率一般是规则的,安静时通常为120~140次/min,有时可以出现一过性的心率波动。足月儿血压平均为70/50mmHg。

（3）消化:足月儿出生时吞咽功能已完善,但食管下部括约肌松弛,胃呈水平位,幽门括约肌较发达,易溢乳甚至呕吐。婴儿消化道已能分泌除淀粉酶外的充足的消化酶,因此不宜过早喂淀粉类食物。足月儿出生后24h内排胎便,胎便由胎儿肠道分泌物、胆汁及吞咽下的羊水组成,呈糊状,墨绿色,2~3d排完。若生后24h仍不排胎便,应排除肛门闭锁或其他消化道畸形。

（4）泌尿:足月儿出生时肾结构发育已完成,但功能仍不成熟。新生儿一般在出生后24h内开始排尿,少数在48h内排尿,1周内每日排尿可达20次。

（5）血液:出生时胎儿血红蛋白占70%~80%,出生5周后降为55%,以后逐渐为成人型血红蛋白所取代。足月儿出生时血红蛋白为170g/L(140~200g/L),血容量为85~100ml/kg,与出生后脐带结扎时间有关。脐带延迟结扎,新生儿可从胎盘中多获得35%的血容量。

（6）神经:新生儿脑组织相对大,但脑沟、脑回仍未完全形成。足月儿大脑皮质兴奋性低,睡眠时间长,觉醒时间短,觉醒时间一昼夜仅为2~3h。新生儿出生时已具备多种原始反射,包括觅食反射、吸吮反射、握持反射、拥抱反射、交叉伸腿反射。由于锥体束发育不成熟,腹壁反射、提睾反射可呈阴性,而巴氏征呈阳性。

新生儿味觉发育良好,甜味可引起吸吮动作。嗅觉较弱,但强烈刺激性气味能引起反应。新生儿对光有反应,但因缺乏双眼共轭运动而视物不清。出生3~7d后听觉增强,响声引起眨眼及拥抱反射,触觉及温度觉灵敏,痛觉较钝。

（7）免疫:新生儿特异性和非特异性免疫均不成熟。免疫球蛋白IgG虽可通过胎盘达到胎儿体内,但与胎龄相关。胎龄越小,体内IgG含量越低。IgA和IgM不能通过胎盘,因此新生儿易患细菌感染,尤其是革兰阴性杆菌感染。

（8）体温：新生儿体温调节中枢功能尚不完善，皮下脂肪薄，体表面积相对较大，皮肤表皮角化层差，易散热。新生儿正常体表温度为 $36.0\sim36.5℃$，正常核心（直肠）温度为 $36.5\sim37.5℃$。

（9）能量代谢：胎儿糖原储备较少，在娩出后12h内若未及时补充，容易出现低血糖。新生儿基础热能的消耗量为 $50\sim70$kcal/kg（$209.2\sim313.8$kJ/kg），随后每天热能增至 $100\sim120$kcal/kg（$418\sim502$kJ/kg）。

（10）常见的生理状态

1）生理性体重下降：新生儿出生后 $2\sim4$d，由于摄入量少、不显性失水及胎便排出等原因可出现体重下降，一般不超过 10%，10d 左右恢复至出生体重。

2）生理性黄疸：多在生后 $2\sim3$d 出现，一般持续一周后消失。

3）"马牙"和"螳螂嘴"："马牙"是新生儿上腭中线和牙龈部位散在的黄白色、米粒大小隆起，系上皮细胞堆积或黏液腺分泌物所致，数周或数月后自然消退；"螳螂嘴"是口腔两侧的颊部各有一个利于吸吮的隆起脂肪垫，不能挑破，以免感染。

4）乳腺肿大、假月经：新生儿出生后 $3\sim5$d 可出现乳腺肿大，多在出生后 $2\sim3$ 周后自行消退，切忌挤压或挑破，男女新生儿均可发生；部分女婴在出生后 $5\sim7$d 出现类似月经样的阴道流血，是因为胎儿期受母体雌激素影响，出生后形成雌激素撤退所致，一般不做处理，1 周后可自行消失。

5）粟粒疹及红斑：出生后鼻尖、鼻翼、颜面部可见米粒大小的黄白色皮疹，此为"粟粒疹"，是皮脂腺堆积所致，可自然消退；出生后 $1\sim2$d，新生儿头部、躯干和四肢出现大小不等的红色斑丘疹，称"新生儿红斑"，皮疹 $1\sim2$d 可自然消退，部分新生儿较严重时，红斑消退时间可能延长。

（二）护理措施

1. 保温　新生儿出生后应立即用无菌或清洁的干毛巾擦干，并采取保暖措施，使新生儿处于中性温度中。中性温度（neutral temperature）是指机体维持体温正常所需的代谢率和氧耗量最低时的环境温度。正常新生儿的中性温度初生 2d 内为 $33℃$，2d 以后为 $32℃$。因此，对于正常足月新生儿在穿衣、盖被的情况下，室温维持在 $22\sim24℃$，相对湿度在 $55\%\sim65\%$。

2. 呼吸管理　新生儿娩出开始呼吸之前宜迅速清除口、鼻咽内黏液和羊水，保持呼吸道通畅，防止吸入性肺炎。娩出后取适当体位，仰卧时避免其颈部过度后仰或前屈；俯卧时使新生儿头面部偏向一侧，避免遮住口鼻。

3. 脐部护理　正常足月儿娩出后 $1\sim2$min 待脐带血管停止搏动后结扎，保持脐带残端清洁和干燥。日常护理用清水或 75% 乙醇擦干，尿布低于脐带，让脐部暴露于空气中，一般生后 $3\sim7$d 残端脱落。

4. 预防感染　母婴同室病房工作人员应严格遵守消毒隔离制度，接触新生儿前应严格洗手；护理和操作时应注意无菌原则。

5. 皮肤护理　新生儿胎脂对皮肤有保护作用，出生后不必彻底清除。初生婴儿的第一次沐浴仅是清洗体表的污秽物如血迹、羊水、胎粪等，将胎脂完整地保留在皮肤表面，第二天再去除没有被吸收的胎脂。为保持新生儿体温稳定，应在出生后第二天开始沐浴，沐浴的频率根据新生儿的个体需要，结合不同季节、不同地区和环境洁净程度等综合因素确定，通常情况下每周沐浴 2~3 次即可。如母亲患有体液传播疾病,可在新生儿出生 4~6h 后,生命体征平稳后再给新生儿沐浴。

6. 应用维生素 K 新生儿娩出后应肌内注射维生素 K_1 1mg,以预防新生儿出血症。

7. 喂养 正常足月儿出生后应即刻开始皮肤接触和早吸吮,促进母亲乳汁分泌。母乳喂养者,提倡按需哺乳。不能母乳喂养的新生儿可根据医嘱选择适宜配方奶,按时、按量喂哺。

8. 预防接种 新生儿住院期间疫苗接种包括乙肝疫苗首次接种和卡介苗接种。①乙肝疫苗:出生后 24h 内、1 个月、6 个月时应各注射重组酵母乙肝病毒疫苗 1 次,剂量一般为 5μg。HBsAg 阳性母亲的新生儿可加大剂量,一般为 10μg。另外,新生儿应于出生后 6h 内肌内注射高价乙肝免疫球蛋白 100~200IU,同时换部位注射重组酵母乙肝病毒疫苗 10μg。②卡介苗:出生后 3d 内接种,部位为上臂三角肌外侧,剂量为 0.1ml(含卡介苗 0.05~0.10mg)。皮内接种后 2~3 周出现红肿硬结,中间逐渐形成白色小脓疱,不需特殊处理,结痂脱落后留下一永久性圆形瘢痕。若脓疱面积过大或有经久不愈的溃疡,必须去医院处理。

9. 新生儿疾病筛查 根据我国目前情况,先天性代谢缺陷病的筛查以苯丙酮尿症及先天性甲状腺功能减低症为主,个别地区还开展半乳糖血症、组氨酸血症、先天性肾上腺皮质增生症及葡萄糖 –6– 磷酸脱氢酶(G–6–PD)缺乏症的筛查。新生儿筛查采血时间多定于出生 72h 并吃足 5 次奶后进行。

10. 新生儿听力筛查 常用方法有耳声发射法和听觉诱发电位。一般在出生后 72~96h 进行筛查,若听力测试不通过需要进行复查,复查不通过则需要进行诊断性测定,诊断后需要进行医学干预。

二、早产儿的特点和护理

近年来,早产的发生有增加趋势。与正常足月儿相比,由于早产儿发育不成熟,早产儿的护理需要更为细致。

(一)早产儿的特点

1. 外观特点 早产儿皮肤绛红、皮下脂肪薄、胎毛多,水肿发亮;身长多小于 47cm;头占全身比例 1/3,囟门宽大;头发细而乱呈短绒样;耳郭软、缺乏软骨,耳舟未成形;乳腺无结节或直径小于 4mm;足底纹理少;指、趾甲未达指(趾)端;男婴睾丸未降或未全降至阴囊内,女婴大阴唇不能覆盖小阴唇。

2. 生理特点

(1)呼吸:早产儿呼吸中枢发育不成熟,呼吸控制系统不稳定或受到抑制,呼吸浅快不规则,有 30%~40% 的早产儿呈现间歇性呼吸暂停。发生率随胎龄下降而上升。

(2)循环:早产儿血压偏低,与出生体重相关,收缩压一般在 45~65mmHg。早产儿的动脉导管未闭较为常见,与其他并发症发生密切相关,常可导致心肺负荷增加,引起充血性心衰、肾脏损害及坏死性小肠结肠炎(necrotizing enterocolitis,NEC)。

(3)消化:早产儿胎龄越小,吸吮力越差,甚至无吞咽反射。贲门括约肌松弛,胃容量小,易发生溢乳。早产儿消化道除不能分泌淀粉酶外,其余消化酶水平接近于足月儿,对蛋白质需求量高,脂肪消化能力较足月儿差。坏死性小肠结肠炎(NEC)发病率高。

(4)泌尿:早产儿肾小球和肾小管发育不成熟,肾浓缩功能较差,排钠增多,容易出现低钠血症;葡萄糖阈值较低,容易出现糖尿;肾脏排氯、磷酸盐、氢离子和产氨能力差,易发生酸中毒。

(5)血液:早产儿血容量为 85~100ml/kg,在生后 6 周左右,血红蛋白可降低至 70~100g/L 的最低点,体重越低,生理性贫血出现越早、程度越重、持续时间越长。

(6)神经:早产儿胎龄越小,原始反射越不完全,如吞咽、觅食、对光、眨眼反射等均不敏感,觉醒程度低,嗜睡、拥抱反射不完全,肌张力低。另外,由于早产儿脑室管膜下存在丰富的胚胎生发层,易发生脑室周围 – 脑室内出血。

(7)免疫:早产儿体液免疫和细胞免疫均不成熟。母体免疫球蛋白 IgG 虽可通过胎盘,但在孕 32 周后才能传递给胎儿,所以胎龄越小,IgG 含量越低;加上自身抗体合成不足,使早产儿对各种感染的抵抗能力非常低。

(8)体温:早产儿体表面积相对较大,因此散热快,而产热不足,易使早产儿出现体温不升。另外,因汗腺发育不成熟,当外界环境温度过高时亦可发生体温过高。

(二)护理措施

早产儿较足月儿更容易发生异常情况,故其所需护理也需要更加细致。护理的要点包括体温管理、合理喂养、维持正常呼吸、预防感染、密切观察病情、预防并发症的发生。

1. **体温管理** 早产儿的体温调节中枢发育不完善,且四肢常呈伸展状态,与足月儿相比暴露的体表面积更大,易于散热,体温容易随环境温度的变化而变化,所以需根据早产儿的具体胎龄、日龄、体重和病情选择合适的保暖措施。若早产儿在暖箱中,可根据体重来调节暖箱温度,一般体重在 1 501~2 000g,暖箱维持在 32~34℃;体重 1 001~1 500g,暖箱温度维持在 33~34℃;体重 <1 000g,暖箱温度宜在 34~35℃。另外,需要相对湿度维持在 55%~65%。

2. **呼吸管理** 早产儿易发生缺氧、呼吸暂停、呼吸窘迫综合征等,宜取仰卧位(也应及时变换体位,以免压疮发生),肩下垫软枕,降低气道阻塞危险,利于呼吸。勿常规使用氧气,仅在发绀及呼吸困难时才给予吸氧,吸氧浓度和时间根据缺氧程度和用氧的方式决定,维持血氧饱和度在 88%~93%,不能超过 95%,并根据病情及时调整吸氧浓度。呼吸暂停者给予托背、手弹足底刺激恢复自主呼吸,必要时吸氧,如呼吸暂停频发(>2~3 次 /h)应考虑持续气道正压通气(continuous positive pressure, CPAP)、气管插管辅助呼吸。

3. **合理喂养** 早产儿应以母乳喂养为优,凡具有吸吮力的早产儿尽量给予母乳喂养,不能喂哺者母亲可挤出乳汁喂哺;若无母乳,应选择专用早产儿配方乳。尽量经口喂养,不宜过快,喂奶时和喂奶后,早产儿采取斜坡卧位和右侧卧位,以免发生误吸和胃食管反流。经口喂养时,早产儿因吸吮、呼吸、吞咽功能不协调,常会出现口唇发绀、SpO_2 下降,应暂停喂养,待早产儿恢复呼吸、面色红润后再继续。

4. **预防感染** 早产儿室需注意日常清洁消毒,每日定时通风,用具要无菌,工作人员应严格遵守消毒隔离制度,接触新生儿前应严格洗手;护理和操作时应注意无菌原则。

5. **预防并发症**

(1)低血糖:早产儿在生后 24h 内容易出现低血糖(血糖值低于 2.2mmol/L),故需监测血糖,当血糖水平低于 2.6mmol/L 时开始给予治疗干预,以防止低血糖脑损伤的发生。

（2）早产儿视网膜病（retinopathy of prematurity，ROP）：预防该病关键在于合理用氧，尽量降低吸氧浓度、缩短吸氧时间。

6. 密切观察病情变化　责任护士按要求观察新生儿，尤其是早产儿。密切观察新生儿的症状和体征，及时发现异常，协助医生处理和治疗。

（王　颖）

第三节　新生儿异常症状的识别与护理

学习目标

完成本内容学习后，学生将能：

1. 复述新生儿体温异常、呼吸困难、发绀、呕吐、腹胀、呕血和便血、便秘、水肿、惊厥的概念。
2. 列出新生儿常见的异常症状类型。
3. 描述新生儿常见的异常症状的临床表现。
4. 识别新生儿异常症状，给予相应的护理措施。

一、体温异常

（一）发热

发热是新生儿的常见症状，新生儿的正常核心温度（肛温）为 36.5~37.5℃，正常体表温度为 36~37℃，通常将新生儿的核心温度高于 37.5℃定义为发热（fever）。

1. 病因及发病机制　新生儿产生发热的机制尚不完全清楚，主要是由产热和散热之间的复杂关系的紊乱造成的。体温由位于下丘脑的体温中枢控制，新生儿体温中枢发育不成熟，无论产热和散热功能都不完善，调节功能差，体温容易波动。因此，很多因素都可以引起新生儿发热：①环境因素。周围环境温度过高可引起新生儿体温升高。②脱水热。新生儿出生后 3~4d 内母乳量较少，水分摄入不足，同时经呼吸、皮肤蒸发、大小便等丢失大量水分，容易导致新生儿发热。③感染。局部和全身性感染可能会引起发热，但有时严重的感染可能发生低体温。④其他。先天汗腺缺乏有散热障碍，癫痫持续状态等代谢升高，颅内出血等情况也可能引起发热。新生儿对发热耐受性差，体温过高可引起心动过速、呼吸急促、呼吸暂停，严重者引起惊厥、脑损伤，甚至死亡。

2. 临床表现与评估　许多因素都可以引起新生儿发热，首先应评估引起发热的因素。

（1）环境因素：当环境温度过高，新生儿汗腺发育不完善，当出汗不足以使体热散失，体温就上升。

（2）新生儿脱水热：多发生在出生后 2~3d 母乳喂养的新生儿，母亲乳汁分泌不足，婴儿水分摄入少,环境温度较高而使体温升高,表现为烦躁、哭闹、周身皮肤潮红和尿少。

（3）感染性发热：各种病原体引起局部和全身性感染均能使体温升高。

3. 治疗与护理措施 新生儿发热的治疗应明确发热原因,去除病因。

（1）保持环境舒适：新生儿居住室温以 22~24℃为宜,湿度为 55%~65%,室内定时通风换气,保持空气清新,保证新生儿充分休息。

（2）降温：新生儿发热以物理降温为主,如加强散热、冷敷降温、温水擦浴等,擦浴用水温一般为 32~34℃,忌用乙醇擦浴,防止体温急剧下降。在排除液量不足、环境等物理原因后,需针对病原体选择性用药。

（3）病情观察与评估：观察新生儿的一般情况,如体温、脉搏、呼吸、神志、面色、食欲等情况,有无惊厥发生,监测尿量和出汗情况,若应用退热药和抗生素,还需观察用药效果和不良反应。

（4）保证营养的供给：保持水分的摄入,高热时少量多次喂养,对于不能进食的新生儿,遵医嘱静脉补充营养和水分,同时监测新生儿的尿量和出汗情况,调整补液量。

（5）加强基础护理：保持新生儿皮肤清洁、干燥,及时更换汗湿的衣服。

（二）低体温

新生儿低体温（hypothermia）是指核心（直肠）温度≤35℃。

1. 病因及发病机制 新生儿低体温常见原因如下：

（1）寒冷环境：环境因素是新生儿体温变化的主要因素之一。新生儿体表面积相对较大,皮肤薄,血管较多,易于散热;另外,体温调节中枢发育未臻完善,以致调节功能不全。当环境温度降低,保暖措施不够或热量摄入不足时,很易发生低体温。

（2）早产、低体重：早产儿、低体重儿体内棕色脂肪生成不足,能源物质储备少,出生后吸吮能力差,摄食少,代偿能力有限,寒冷时容易消耗能源物质,发生低体温。早产儿胎龄越小、体重越轻,低体温发生率越高。

（3）疾病影响：新生儿患病时,进食量减少,热量摄入不足,消耗增加,容易发生低体温。

（4）热量摄入不足：除疾病外,新生儿母乳摄入不足或其他原因导致喂养不当,也可造成热量摄入不足,而其糖原储备少,产热来源受限,易引起低体温。

2. 临床表现 新生儿发生低体温时全身皮肤发凉,体温常低于 35℃。另外可能有潜在疾病或并发症发生,新生儿常嗜睡、拒乳、少哭、少动,部分新生儿可见皮肤硬肿。硬肿始于四肢、臀部,可遍及全身,严重者可有代谢性酸中毒、血液黏稠、凝血功能障碍和神经功能障碍等多系统脏器损伤。

3. 临床评估

（1）病史：了解分娩时有无新生儿宫内窘迫史和窒息史,环境温度及保暖措施情况,喂养情况以及新生儿的疾病状况等。

（2）体格检查：评估新生儿的生命体征,如体温、呼吸、心率,新生儿的反应等情况。

（3）实验室检查：①血常规显示血细胞比容增加,血小板减少。②血气分析显示有代谢性酸中毒及低氧血症。③血凝检查显示凝血酶原时间延长、凝血酶及凝血活酶时间延长。④血电解质、血糖、尿素氮、肌酐、DIC 筛查试验等。

（4）辅助检查：①胸部 X 线片用于了解是否有肺出血发生。②心电图检查是否有 QRS

波时间延长、ST 段延长、T 波低平。

4. 护理措施

（1）复温：复温是治疗新生儿低体温的主要措施，目的是在体内产热不足的情况下，通过提高环境温度，减少失热或外加热，以恢复和保持正常体温。一般主张逐渐复温，体温越低，复温越需谨慎。

1）轻度低体温患儿（34~35℃）：可通过将患儿置于 24~26℃的室温中，用预热衣被包裹，可在 12~24h 内使其体温恢复至正常。

2）中重度低体温患儿（<34℃）：可采用新生儿暖箱复温法，将患儿放入预热的暖箱中，温度设置需高于患儿皮肤温度 1℃，复温速度一般为每小时提高暖箱温度 1℃。复温过程中，需严密监测体温变化。

（2）保证营养供给：供给患儿充足的热量有助于复温和维持正常体温，热量供给从每日 210kJ/kg（50kcal/kg）开始，逐渐增加至每日 419~502kJ/kg（100~120kcal/kg）。液体量按 0.24ml/kJ（1ml/kcal）计算。

（3）纠正器官功能紊乱：对有心力衰竭、休克、凝血障碍、DIC、肾衰竭和肺出血等并发症或合并症的患儿，应给予相应治疗。

知识拓展

新生儿沐浴时间

近年来，有研究认为，为预防新生儿出现体温异常，特别是低体温，可以推迟新生儿首次沐浴时间至出生 48h 后，可以帮助提高新生儿皮肤的完整性，保持皮肤酸碱平衡，促进皮肤滋润度，并预防新生儿出现低体温。

二、呼吸困难

新生儿呼吸困难（respiratory distress）是指新生儿出生建立正常呼吸后，由于各种原因引起的呼吸频率、节律、强度、深浅度改变，吸气相与呼气相比例失调，出现呼吸急促、点头呼吸、张口呼吸以及有呼吸肌动作明显的表现，如出现三凹征（胸骨上窝、剑突下窝和肋间隙）和鼻翼翕动等。

（一）病因及发病机制

呼吸困难是新生儿的危重症，可由多种原因引起，常见原因有呼吸系统疾病、循环系统疾病、中枢神经系统疾病等，以呼吸系统疾病所致为最常见。

1. 呼吸系统疾病

（1）呼吸道阻塞性疾病：由于呼吸道阻力增加致通气障碍，引起呼吸困难。上呼吸道阻塞多表现为吸气性呼吸困难、吸气性凹陷，见于后鼻孔闭锁、喉蹼、巨舌畸形、小颌畸形、声门下狭窄、气管狭窄、血管瘤、喉痉挛、喉软化等。下呼吸道阻塞多表现呼气性呼吸困难，见于支气管狭窄、羊水或胎粪吸入等。

（2）肺部疾病：肺部本身疾病引起呼吸困难是新生儿呼吸困难的最常见原因，包括肺透明膜病、肺气漏、肺炎、肺出血、湿肺、支气管肺发育不良等。

2. 循环系统疾病　先天和后天性心脏病常伴随心力衰竭,导致肺顺应性降低,换气功能障碍,产生呼吸困难。

3. 中枢神经系统疾病　新生儿窒息、缺氧缺血性脑病、颅内出血、颅内感染时,都可导致中枢性呼吸困难;此外,代谢性酸中毒、低血糖、中枢神经抑制剂等也可影响呼吸中枢,引起中枢性呼吸困难。

（二）临床表现

呼吸困难是一组症状和体征,常见的呼吸困难形式如下:

1. 呼吸急促　新生儿呼吸频率大于 60 次 /min,严重时呼吸频率可增至 80~100 次 /min 或以上,呼吸频率需连续观察数分钟后才能判定。

2. 呼吸减慢　新生儿呼吸频率小于 20 次 /min,是呼吸中枢受抑制的表现,呼吸频率由增快转为减慢是严重呼吸衰竭的表现,提示病情凶险。

3. 呼吸暂停　呼吸在短时间内完全停止,其严重程度视每次呼吸停止的时间长短和频率而定。

4. 吸气凹陷和呼气呻吟　吸气凹陷是吸气性呼吸困难的表现,呼气呻吟是呼气性呼吸困难的表现。

5. 喘鸣　高调吸气喉喘鸣提示喉部疾病。

6. 其他　某些新生儿可出现呼吸节律不整,呼气与吸气间歇不均,深呼吸与浅呼吸相交替。

呼吸增快通常是呼吸困难的早期症状,然后出现三凹征和鼻翼扇动,表明病情已有进展,随着皮肤颜色变暗,呼吸增快达 100~120 次 /min,出现呼气性呻吟、周期性呼吸,甚至呼吸暂停,表示病情又进一步恶化,已有严重呼吸衰竭。

（三）临床评估

1. 病史　详细询问病史,胎龄、羊水情况,是否有胎膜早破。评估呼吸困难出现的时间,是出生后立即、生后 1d 内、生后 1d 至 1 周还是生后 1 周后,评估患儿的呼吸系统状况。评估其母亲孕期健康状况,是否有合并症,如糖尿病等。

2. 实验室检查　检查血常规、血气分析、血生化等是否有异常。

3. 辅助检查　①胸部 X 线片:对呼吸困难的病因诊断是非常有必要的。②头颅 CT:头颅 CT 有助于发现中枢性呼吸困难。③其他:如造影检查、B 超检查、心电图等。

（四）护理措施

1. 保持呼吸道通畅　及时清除呼吸道分泌物,根据患儿的情况,按时吸痰。

2. 保持舒适体位　取仰卧位垫小毛巾卷使颈部轻微拉伸有利于患儿开放气道,头部处于鼻吸气的位置。

3. 消除病因　首先应明确病因,是因上呼吸道阻塞引起,还是由肺部疾病所致。其次要治疗各种肺部疾病;若是因先天或后天心脏病及心力衰竭引起,治疗各种心源性疾病;若是由中枢神经系统疾病引起,治疗中枢性疾病。

4. 用氧护理　遵医嘱给予吸氧,呼吸困难血氧分压 <50mmHg 时给予吸氧治疗,根据患儿的血氧饱和度和 / 或动脉血氧分压及时进行调整,监测吸入氧浓度,缺氧改善后停止吸氧。

5. 病情观察　密切监护患儿的生命体征,如心率、呼吸、血压、体温等变化,根据情况及时调整治疗方案,配合全身治疗,纠正各种代谢紊乱。

三、发绀

发绀又称青紫(cyanosis),是新生儿期的常见症状之一。可由肺部疾病、心脏疾病以及其他全身性疾病引起,发生在出生时或出生后任何时间。

（一）病因及发病机制

新生儿发绀是由于毛细血管血液中的还原血红蛋白增多并超过一定水平所致。一般情况下,新生儿动脉血还原型血红蛋白含量大于 50g/L 时,肉眼即能觉察到发绀。而当还原型血红蛋白含量在 30g/L 左右时,口腔及舌黏膜就出现发绀。

（二）临床表现

新生儿发绀分为生理性发绀和病理性发绀。

1. 生理性发绀　新生儿刚出生时,从子宫内到子宫外环境的改变需要一段时间的适应,故出生后 5min 内可呈现发绀,生后 20min 后,循环系统改变完成,多数新生儿不再出现生理性发绀。另外,新生儿啼哭时可出现一过性发绀,啼哭停止后即可消失。

2. 病理性发绀

（1）中心性发绀:多由全身性疾病引起动脉血氧饱和度和氧分压降低所致,出现全身或上、下半身的发绀。常见原因如下:①肺源性发绀。各种呼吸系统疾病引起的通气、换气障碍所致,常伴有呼吸急促、鼻翼扇动及三凹征等,吸氧后大多能改善发绀症状。②心源性发绀。先天性心脏病有右向左分流和/或肺血流减少,致氧分压和血氧饱和度降低而出现,常无呼吸困难,吸氧后发绀症状不能缓解。

（2）周围性发绀:常因环境过冷,血液通过末梢循环毛细血管时,血流速度缓慢,血红蛋白含量过高致局部还原血红蛋白增多所致。又可分为 2 类。①全身性发绀:多因全身性疾病如心力衰竭、休克时,心排出量减少,外周血液循环不良,局部缺血、缺氧所致。②局部性发绀:局部受压迫或寒冷环境致局部血液循环不良,局部缺氧所致。

（3）其他:由于血红蛋白异常失去与氧结合能力所致,如应用某些药物或吸入一氧化氮引起高铁血红蛋白增多。表现为口腔黏膜、甲床和全身发绀,而无呼吸困难,血液呈深棕色。

（三）临床评估

新生儿发绀的评估首先根据表现确定属于哪一类,是生理性还是病理性,是周围性还是中心性。生理性发绀随时间可逐渐消失,为暂时性,无任何器质性病变表现。周围性发绀多发生在四肢末端、鼻尖等部位,经保暖和改善循环后可消失。中心性发绀常表现为全身皮肤、口腔黏膜等部位。若确定为中心性发绀,应通过病史、体格检查、辅助检查进一步寻找病因。

1. 病史　详细询问病史,有无新生儿先天性疾病,了解养育环境情况。

2. 体格检查　观察患儿的生命体征,特别是呼吸频率、深度、节律,有无呼吸频率加快、鼻翼扇动和三凹征等,听诊肺部呼吸音及有无啰音;监测血氧饱和度情况。

3. 实验室检查　检查血常规、血气分析、血生化等有何变化。

4. 辅助检查　①胸部 X 线片:检查是否有呼吸系统异常。②超声心动图:检查心脏结构,确定是否有先天性心脏畸形。③心脏彩超:确定有无先天性心脏病。

（四）治疗及护理措施

一旦出现发绀,应尽快消除发绀,尽早进行病因治疗及护理。

1. 保持舒适环境 调节并保持室内温度为 24~26℃,湿度为 55%~65%,保持空气清新。

2. 保暖和休息 体温过低时注意保暖,但切忌温度骤然变化。患儿卧床休息,按时喂奶（少量多次）、及时更换尿布,避免患儿烦躁、哭闹而增加氧耗。

3. 用氧护理 新生儿一旦出现病理性发绀,及时吸氧治疗,给氧方式和浓度根据病情而调整。

4. 维持正常呼吸功能 及时清理呼吸道分泌物,特别是痰液过多时及时排痰,保持呼吸道通畅;有呼吸道感染时可适当抬高床头,该体位可以使膈肌下降。

5. 病情观察 密切监护患儿的生命体征,如心率、呼吸、血压、体温等变化,根据情况及时调整治疗方案,配合全身治疗,纠正各种代谢紊乱。

6. 病因治疗 寒冷环境引起的发绀应加强局部保温;心力衰竭或休克引起的发绀应改善心功能,纠正休克和微循环障碍;肺部疾病引起的发绀应及时治疗肺部疾病;先天性心脏病引起的发绀,应选择时机积极手术治疗。

四、呕吐

呕吐（vomiting）是新生儿常见症状之一,是由消化道及其他有关的器官借一系列复杂的神经反射来完成,在此反射弧上任何一个环节的兴奋冲动增加或增强,就会产生呕吐。

（一）病因及发病机制

新生儿胃容量小、食管下端括约肌张力低致食管松弛、贲门括约肌发育不完善、胃呈水平位,肠道蠕动的神经调节功能及分泌胃酸及蛋白酶的功能较差,容易发生呕吐。新生儿呕吐分为内科性呕吐和外科性呕吐两类。

1. 内科性呕吐 占新生儿呕吐的 80%~90%。病因如下:①胃黏膜受刺激。如吞咽下的羊水、出血、应激性溃疡、服用药物等。②喂养不当。乳头内陷、奶嘴孔过大、奶头放入口腔过深刺激咽部,大量吞入空气,喂奶量过多、过频等。③胃肠道功能失调。如胃食管反流、贲门失弛缓、幽门痉挛、肠道过敏、胎粪性及新生儿便秘等。④肠道内感染及肠道外感染。⑤新生儿缺血缺氧性脑病（hypoxic ischemic encephalopathy, HIE）及颅内压增高等。⑥低糖血症、低钙血症等。⑦未成熟儿功能性肠梗阻。⑧肾上腺皮质增生症、高氨血症、半乳糖血症、苯丙酮尿症等先天性代谢性疾病。

2. 外科性呕吐 病因:①先天性肥厚性幽门狭窄。②胃扭转、穿孔及食管裂孔疝等。③食管闭锁和食管气管瘘。④肠狭窄、肠闭锁。⑤先天性巨结肠。⑥肛门及直肠闭锁或狭窄,或肠旋转不良。⑦胎粪性肠梗阻、腹膜炎。⑧肠套叠、阑尾炎、NEC、膈疝、肠重复畸形等。

（二）临床表现

1. 内科性呕吐 临床以呕吐食物及少量咖啡样物为主,呕吐物不含胆汁或粪便成分,无肠梗阻表现,常伴有消化道以外的症状和体征,如发绀、呼吸困难、心动过速等,腹部 X 线平片无异常征象,常需结合病史来综合判断,可有围产期窒息史、难产史、产前感染、喂养不当或服药史。

2. 外科性呕吐　临床以呕吐胆汁或粪便成分为主,少部分为乳汁、奶块,当胃黏膜受损时带有少量血液。呕吐多为喷射状、量大,为疾病早期出现的常见症状,有明显肠梗阻表现,可有羊水过多史。反复、严重呕吐常导致脱水和电解质紊乱,误吸甚至窒息。腹部 X 线平片、胃肠道造影检查可发现各种消化道病变特征。

（三）临床评估

1. 病史　了解患儿母亲妊娠史、分娩史、喂养史、遗传病史等;了解每次呕吐发生的时间,呕吐物的性状、成分,呕吐量及伴随症状等。

2. 辅助检查　①腹部 X 线平片:可提示梗阻部位。②胃肠造影。③24h 胃食管 pH 动态监测:目前认为是诊断呕吐是否为胃食管反流的金标准。④腹部 B 型超声检查:显示胃排空、胃内容物反流至食管下段以及肥厚性幽门狭窄、幽门痉挛和各种十二指肠畸形等。⑤胃镜检查:可发现胃和十二指肠黏膜病变,如溃疡、出血、增厚等。

（四）治疗和护理措施

1. 病因治疗　外科性呕吐,针对情况进行手术治疗。其余同内科性呕吐,针对病因进行治疗。

2. 对症治疗　病情轻者一般不需要特殊处理,呕吐严重者需禁食,呕吐频繁伴严重腹胀者,可持续胃肠减压,但需保证能量和入量。右侧卧位防止呕吐物吸入。胃食管反流患儿,喂奶后保持俯卧并头部抬高 30°。

3. 病情观察　观察呕吐的类型、发生时间、频率和伴随症状,并及时给予处理。

4. 洗胃　洗胃是治疗新生儿呕吐的重要方法之一,可中和分泌亢进的胃酸,并可清洗胃壁,预防感染。洗胃时注意洗胃液的等量回抽和注入速度。

五、腹胀

腹胀（abdominal distention）是新生儿常见症状,表现为腹部膨隆和相应体征,同时伴随其他消化道症状。新生儿腹胀可分为生理性和病理性腹胀。

（一）病因及发病机制

1. 生理性腹胀　在新生儿中较为常见,是由于新生儿腹壁肌肉薄、张力低,以腹式呼吸为主,消化道产气较多所致。正常新生儿在喂奶后常有轻微腹胀,不影响生长发育。另外,新生儿哭闹或喂养时吞下气体也可引起腹胀。

2. 病理性腹胀　其原因以感染性疾病居首位,其表现除了腹胀外,还有其他症状,如呕吐、食欲缺乏、血便、精神萎靡等。常见机制:①致病微生物导致胃肠内正常菌群失调,致病微生物发生移位。②重症感染致肠道微循环障碍。③细菌毒素致中毒性肠麻痹。④腹胀使肠管壁受压,造成胃肠血液循环及消化功能障碍,加重腹胀。

（二）临床表现

1. 生理性腹胀　常表现为腹部轻微膨隆且均匀,全腹柔软,无触痛,无异常包块,肝脾大小符合正常范围,叩诊无移动性浊音或明显鼓音,肠鸣音无亢进或减弱。

2. 病理性腹胀

（1）肠梗阻

1）机械性肠梗阻:患儿有较规律的阵发性哭叫,伴呕吐,吐后哭叫暂缓解。呕吐物常含胆汁、血液或粪汁,无或仅有少量粪便、气体排出,腹部可见肠型、肠鸣音增强,局部有压痛和/或包块。腹部 X 线平片可见 2 个以上肠腔内液平面以及各种疾病所特有的改变,晚期可合并麻痹性肠梗阻。机械性肠梗阻又分为不完全性肠梗阻和完全性肠梗阻。不完全性肠梗阻症状轻,有排气和排便。完全性肠梗阻多见于胎粪性腹膜炎、十二指肠束带、各肠段的先天性狭窄或闭锁、肠扭转及肛门闭锁。

2)麻痹性肠梗阻:腹部弥漫性膨隆,肠型不清或粗大而松弛的肠管形,腹壁有轻度水肿及发亮,晚期因腹腔内循环不良呈紫蓝色,肠鸣音明显减弱或消失。常见于各种疾病晚期合并症。

(2)腹腔积液:腹腔内游离液体过多,使腹部膨隆,有明显的移动性浊音,X 线检查可有均质性透亮度降低。

1)漏出性腹腔积液:根据腹腔积液性质分为乳糜性、尿液性、胆汁性、胰液性、血液性腹腔积液。①乳糜性腹腔积液:较常发生于男婴,通常由淋巴管堵塞引起,可伴有乳糜胸,腹腔积液开始为清亮,开奶后转为乳白色,需禁食和肠道外营养,反复腹腔穿刺缓解腹胀引起的呼吸困难。②尿液性腹腔积液继发于梗阻性尿路病变,腹腔积液含有大量尿素、肌苷、钠、钾离子等,需外科手术行尿道减压术或病因手术。③胆汁性腹腔积液:为胆道系统穿孔引起,患儿出现急性腹胀、呕吐、肠鸣音消失,可无明显黄疸。慢性时,患儿黄疸出现早,逐渐出现腹胀。④胰液性腹腔积液:继发于胰导管畸形,除腹胀外可无其他症状,腹腔积液中淀粉酶、脂肪和蛋白含量升高,血淀粉酶、尿淀粉酶水平正常。⑤血性腹腔积液:常见于产伤或先天凝血机制障碍引起的实质性脏器出血。

2)渗出性腹腔积液:由各种原因引起的腹膜炎造成,如败血症、脐炎、肠炎及各种原因引起的胃肠道穿孔所致的腹膜炎。腹腔积液多呈浑浊,出现呕吐、腹胀、腹壁水肿等情况。

(3)气腹:因消化道穿孔(如先天性胃壁肌层发育不良所致胃穿孔、肠穿孔),气体大量进入腹腔所致。可继发出现面色苍白或发绀、呼吸窘迫、心动过速或过缓等病情恶化表现。少数也可继发于呼吸系统疾病或医源性疾病,气体经纵隔进入腹腔所致。

(4)其他:乳母、临产产妇及新生儿应用某些药物,如阿托品、毒品、氯丙嗪、茶碱类药物均可引起新生儿腹胀。腹部占位性病变,如肝肿瘤、肾胚胎瘤等可引起局部腹膨隆。尿潴留、子宫积水可见下腹部膨隆。

(三)临床评估

1. **病史** 了解患儿母亲妊娠史、分娩史、药物使用情况等;了解新生儿疾病情况、用药情况、生命体征及腹部表现等。

2. **实验室检查** 如血常规、尿常规、粪常规 + 隐血试验、血电解质情况等。

3. **辅助检查** ①腹部 X 线检查:可协助诊断胃肠穿孔、气腹、梗阻及胎粪性腹膜炎。②腹部 B 型超声:可协助诊断腹腔积液、肿瘤、囊肿、腹腔脏器肿大等。③消化道钡剂或泛影葡胺造影:对诊断消化道畸形有重要意义。

(四)治疗和护理措施

1. **病因治疗** 根据评估和诊断结果对引起新生儿腹胀的原因进行治疗:感染性疾病控制感染;低氧血症者应保证供氧,改善通气;水、电解质平行紊乱者纠正水、电解质紊乱;外科性疾病进行手术治疗。

2. **对症治疗** 治疗原发疾病同时,针对症状采取相应的措施,如胃肠减压、抽放腹腔积液、排出腹腔内游离气体,必要时辅以肛管排气等。使用胃肠减压时要正确使用胃肠减压装置,选择胃管合适,负压适宜。肛管排气要观察是否有排气、排便及腹胀减轻情况,随时调整体位。

3. 病情观察 监测患儿的生命体征,腹部情况、神志及肛门排便、排气情况。

4. 补充营养,纠正水、电解质紊乱 定期检查患儿水、电解质水平,根据患儿检查结果及时采取相应的措施,加强营养,纠正水、电解质紊乱。

六、便秘

便秘(constipation)是新生儿常见症状之一,是粪便在肠道内停留时间过久,以致干结、大便次数减少、排便困难。

（一）病因及发病机制

粪便形成是食物在空肠、回肠经消化吸收后,不能再度吸收的食糜残渣随肠蠕动由小肠排至结肠,结肠黏膜进一步吸收水分和电解质,在横结肠内逐步形成粪便,然后运送到乙状结肠、直肠。粪便形成后使直肠黏膜受到机械性刺激,产生感觉冲动,经盆腔神经、腰骶脊髓传入大脑,再经传出神经将冲动传至直肠,直肠肌收缩,然后将粪便排出体外,这一排便反射任何一个环节出现障碍均可导致便秘。

新生儿便秘分为功能性便秘和器质性便秘。

1. 功能性便秘 大多数新生儿便秘为功能性。引起功能性便秘的主要因素为如下:①饮食。摄入过多或不足、营养不良、脱水。②药物。使用某些肠蠕动抑制药物或导泻药物,如鸦片、抗胆碱能药物、神经节阻断剂、$MgSO_4$ 等。

2. 器质性便秘 由于先天性畸形或发育不良引起。

1）胃肠道结构异常:如小肠、结肠、直肠、肛门任一或合并出现结构异常;

2）胃肠道平滑肌疾病:如系统性红斑狼疮、慢性肠梗阻等。

3）肠肌层神经节细胞异常:如巨结肠、神经节细胞增殖、多发性内分泌腺瘤等。

4）腹肌缺乏。

5）脊柱缺陷。

6）代谢性和内分泌疾病。

7）神经源性和心理问题:如肌强直性营养不良、脑肿瘤、智力低下等。

（二）临床表现

新生儿便秘时可出现呕吐、腹部膨隆,排便不畅、排便次数减少等。

（三）治疗和护理措施

1. 饮食护理 功能性便秘的新生儿可考虑先采用调整饮食:母乳喂养的新生儿,指导母乳喂养,鼓励产妇合理饮食,调整饮食结构,多吃蔬菜、水果、粗粮,不要太过油腻,以促进乳汁分泌和调整乳汁成分;人工喂养的新生儿,出现排便困难,可在餐间加温开水,亦可口服双歧杆菌制剂或低聚糖制剂。如果有条件者,尽可能采取母乳喂养,因为母乳喂养新生儿发生便秘的可能性较少。

2. 病因治疗 对于器质性便秘的新生儿,诊断后可根据情况治疗原发性器质性疾病。

3. 按摩和热敷 按摩和热敷腹部可促进肠蠕动,帮助粪便的排出,按摩时操作者使用掌心,以脐为中心由内向外顺时针方向按摩腹部,一般按摩时要注意新生儿反应,如哭闹应停止按摩。按摩过程中观察新生儿是否有排气、排便。

4. 人工通便 遵医嘱可采用开塞露等进行通便,药物缓慢注入,边注入边缓慢退出肛管。

七、呕血和便血

呕吐和便血(hematemesis and melena)统称为消化道出血,是新生儿期常见的症状,也是新生儿危重疾病的合并症。呕血多于便血。

(一)病因及临床表现

引起新生儿呕吐和便血的原因多样,主要可能为以下因素:

1. 假性呕血和 / 或便血 常见于以下情况:①吞咽入母血。分娩时吞咽入母亲产道中的血或吸入母亲乳头皲裂、糜烂处的血。其一般情况良好,无贫血貌或失血性休克。②吞咽入自己的血液。新生儿咽入自己鼻咽腔或气道中的血液,通常有插管等外伤史致局部损伤、出血。③口服药。新生儿口服铁剂、铋制剂、酚酞或中草药等可引起假性出血,但较少见。

2. 全身性出凝血疾病 以重症疾病所致 DIC 和新生儿出血症引起者多见,也可由迟发性维生素 K 缺乏症、血小板减少性紫癜、凝血因子缺乏症引起。常有胃肠道外出血的表现,如皮肤、皮下瘀点、瘀斑等,凝血检查有异常。

3. 消化道疾病

(1)反流性食管炎:反流性食管炎伴发溃疡时可出现呕血、黑便,并有顽固性呕吐、营养不良和生长发育迟缓。

(2)急性胃黏膜病变:各种应激因素引起胃黏膜急性糜烂、溃疡和出血,如窒息缺氧、颅内出血、颅内压增高、败血症、低血糖、剧烈呕吐、应用非甾体抗炎药、皮质类固醇药物等,多于出生后 1~2d 内发病。

(3)急性胃肠炎:可出现发热、呕吐、腹泻,严重时出现便血和 / 或呕血。

(4)肠梗阻:可出现呕吐、腹胀、呕血和 / 或便血。

(5)奶粉不耐受:引起的过敏性肠炎可引起呕血和 / 或便血。

(6)先天性巨结肠:可引起下消化道出血。

(7)坏死性小肠结肠炎:可引起下消化道出血。

(8)乙状结肠、直肠及肛门疾病:多为便血,因息肉、肛门 – 直肠裂等引起。

(9)血管畸形(血管瘤、动静脉瘘):根据不同部位可引起呕血或便血。

(二)临床评估

1. 病史 了解患儿母亲妊娠史、分娩史、喂养史等;了解新生儿出生后接受治疗情况,出血或便血发生的时间等。

2. 实验室检查 血常规、粪常规 + 潜血试验、出凝血时间、凝血酶原时间、肝功能、血型等。

3. 辅助检查 ①Apt 试验(碱变性试验):排除假性呕血和 / 或便血,血样为粉红色,考虑血样来自患儿,血样呈棕黄色,表示血样来自母体。②X 线检查:可排除肠梗阻和肠穿孔。

③内镜检查：纤维或电子胃镜、十二指肠镜检查能确定出血部位及情况，能在直视下活检和止血并发现浅表和微小病变。纤维或电子结肠镜对下消化道出血的诊断和治疗有帮助。
④放射性核素扫描：可检出异位胃黏膜。

（三）治疗和护理措施

呕血和/或便血的治疗原则是快速止血，必要时给予手术治疗。

1. 禁食　发生呕血和/或便血的新生儿需要禁食，但要注意保证能量和水分的摄入（可通过静脉补充），禁食期间，加强口腔护理。

2. 病情观察　保证患儿处于安静状态，监测生命体征。

3. 对症治疗　可通过给予维生素 K_1、凝血酶、酚磺乙胺等进行快速止血，必要时可输入新鲜同型血，保证正常的血液灌注，并纠正水、电解质及酸碱平衡紊乱。

4. 留置胃管　胃管的置入可有以下好处：①胃肠减压。减轻胃肠内压力，可减少胃出血量，利于凝血，防止溃疡加重，有利于损害修复。②洗胃。通过胃管进行洗胃可清除污染分泌物，中和胃酸。③给予药物。可通过胃管注入药物，帮助止血。

5. 积极治疗原发病　根据具体情况治疗原发疾病，出血经药物治疗效果不佳时可通过内镜探查和止血，仍无效时考虑经手术探查和治疗。

八、水肿

水肿（edema）是新生儿常见症状之一。常分为两种情况：一种情况是胎儿水肿（hydrops fetalis），即新生儿水肿在胎儿期内就已经存在，出生时已有的全身性水肿，常表现为腹腔积液、胸腔积液、心包积液及皮肤水肿；另一种情况是新生儿水肿，即出生后各种原因所致的新生儿水肿，多见于四肢、腰背、颜面和会阴部。

（一）病因及临床特点

1. 胎儿水肿　胎儿水肿包括免疫性和非免疫性。①心血管疾病：如宫内感染所致心肌炎、严重心律失常、心内膜弹性纤维增生症、各种严重的先天性心脏病（如肺动脉瓣和三尖瓣畸形、主动脉瓣狭窄、左心发育不良、房室共同通道、单心室等）所致的心力衰竭；或由于腔静脉畸形、胸腔内肿瘤压迫腔静脉，使静脉回流受阻，压力增高而发生水肿。②严重贫血：由 Rh 血型不合、地中海贫血、胎－母或胎－胎输血引起。③血浆蛋白低下：先天性肾病致尿蛋白排出过多，先天性肝炎或肝硬化蛋白质合成减少使血浆蛋白低下。

2. 新生儿水肿　①生理性：正常新生儿体液占其体重的 80%，且增加的部分主要在细胞外液，因此正常新生儿有一定程度的水肿，早产儿尤为明显，甚至可出现指压痕，以手背、足背及眼睑等处明显。②严重贫血：各种原因的严重贫血可导致新生儿出生后出现水肿，且水肿和贫血程度不一定成正比。③心血管疾病：各种严重心律失常、心肌炎、先天性心脏病和心内膜下弹性纤维增生症均可引起新生儿心功能不全，而出现水肿。④肾源性疾病：新生儿肾功能发育不成熟，肾小球滤过率低，如钠摄入量或静脉输液量过多易发生水肿。某些先天性肾病、泌尿系统各种畸形及肾静脉血栓形成也可引起水肿。⑤低蛋白血症：各种肝、肾疾病引起血浆蛋白低于 40g/L 或清蛋白低于 20g/L 时可引起水肿。⑥新生儿硬肿症：因毛细血管渗透性增加，间质液增多，出现水肿。⑦内分泌疾病：先天性甲状腺功能减退的新生儿有黏液水肿，皮肤粗厚，为非凹陷性水肿；肾上腺皮质功能亢进、神经垂体抗利尿激素或肾上腺皮质醛固酮代谢障碍均可发生新生儿水肿。⑧低钙血症：钙离子减少，渗透性增高，导致新生儿全身性或仅下肢水肿。⑨局部因素：新生儿也可见局部水肿，如生殖道畸形、原发的淋巴水肿、上下腔静脉和股静脉、腋静脉插管引起血栓；还可见于治疗引起的肢体局部水肿，多为因保护静脉穿刺点而捆绑以限制肢体活动所致。⑩其他因素：糖尿病母亲生的新生儿可能有全身性水肿；治疗不当，如补液过多、补钠过多也可造成新生儿水肿。

（二）临床评估

1. 病史 了解患儿母亲妊娠史、分娩史等；了解新生儿水肿的特点和体征等。

2. 实验室检查 检查患儿的血常规、尿常规等。

3. 辅助检查 ①B 型超声检查：可帮助诊断胎儿水肿及相关病因，可以发现心脏畸形等。②其他：如特殊的免疫、内分泌、染色体等检查。

（三）治疗和护理措施

1. 病因治疗 根据情况查找引起水肿的原因，根据不同病因采取不同方法进行治疗，同时进行对症治疗。免疫性溶血患儿需要提前终止妊娠；胎儿贫血、水肿可进行宫内输血；腹腔积液者可采取抽取腹腔积液；急性心功能不全者可使用相应药物如地高辛、利尿剂等；低蛋白血症者输注血浆；严重贫血者可给予输血，免疫性溶血者可交换输血。

2. 皮肤护理 保持皮肤清洁、干燥，尽量避免皮肤的摩擦、挤压和压迫。

3. 压疮预防 新生儿睡的床垫柔软，避免过硬，定时翻身，避免局部皮肤长时间受压引起压疮。

4. 营养支持 保证营养的摄入充足，加强喂养，保证水分。

九、惊厥

惊厥（convulsion）是新生儿常见症状，指全身性或身体某一局部肌肉运动性抽搐，是骨骼肌不自主地强烈收缩而引起。多数新生儿惊厥是各种急性病变合并的一过性症状，只有少数新生儿惊厥属于癫痫综合征。

（一）病因及发病机制

惊厥是由一群神经元不规律连续放电引起，引起新生儿发生惊厥的原因有很多，可能几种因素同时存在。主要病因有如下几种：

1. 缺氧缺血性脑病 由围产期严重窒息后出现的再灌注损伤所致。常表现为意识障碍、肌张力异常、惊厥和颅内压增高。多发生于生后 1~2d，多为微小型和局限型发作，严重者伴颅内压增高，转变为强直性或多灶性阵挛性惊厥。

2. 颅内出血 多见于难产或产程延长而发生的头部机械性损伤，多发生在体重较大的足月儿。出血类型和程度不同其临床表现有很大差异，轻者可无症状，或轻度意识障碍、肌张力低下、原始反射减弱；重者神经系统症状在数分钟至数小时内迅速进展，出现强直性或多灶性阵挛性惊厥。

3. 代谢异常

（1）低血糖：新生儿血糖低于 2.2mmol/L 称为低血糖，常见于小于胎龄儿、早产儿、窒息新生儿及糖尿病母亲的新生儿。多发生于生后 3d 内，表现为反应差、阵发性发绀、呼吸暂停和惊厥。通过补充适量葡萄糖、调整喂养方式可纠正。

（2）低钙血症和低镁血症：低钙血症常见于低体重、缺氧缺血性病变、肾脏疾病、甲状旁腺功能不完善及喂养不当、母亲糖尿病、母亲孕期维生素 D_3 摄入不足。常表现为神经肌肉兴奋性增高、惊厥、手足抽搐、震颤等，生后 1~2 周发生通常不伴有脑损伤，发作期间无脑电活动异常，使用钙剂治疗有效。低镁血症常与低钙血症同时存在，可为多灶性或局灶性，单用钙剂治疗无效，合并使用镁剂治疗有效。

（3）高钠血症和低钠血症：高钠血症因钠的过度负荷或脱水引起，低钠血症通常由于窒息、颅内出血或脑膜炎引起抗利尿激素分泌所致。病因不同临床表现有所差别，神经系统表现可有嗜睡、烦躁、昏迷和惊厥等。

（4）先天代谢性疾病：较为罕见，为遗传代谢缺陷造成，急性起病常表现为拒食、呕吐、呼吸困难、顽固性惊厥、昏迷等。

（5）维生素 B_6 依赖症：为遗传性犬尿氨酸酶缺乏，引起维生素 B_6 依赖性黄尿酸尿症，其维生素 B_6 活性仅为正常的 1%，故维生素 B_6 的需要量是正常婴儿的 5~10 倍。生后数小时即可发生惊厥，使用镇静药物无效，用维生素 B_6 100mg 静脉注射，症状可迅速控制。

4. 感染　新生儿期以化脓性脑膜炎最常见。出生 1 周内发病者为产前或产时感染所致，常有母亲临产前感染、胎膜早破或产程延长等病史；出生 1 周后发病者为生后感染，可经皮肤、消化道和呼吸道途径感染。临床表现为反应差、精神差、面色欠佳、体温异常，意识障碍、肌张力异常、前囟饱满等，开始时惊厥表现为微小型，以后变为强直性或多灶阵挛性。

5. 破伤风　是由破伤风杆菌由脐部侵入引起的新生儿急性严重感染，常于生后 7d 左右发病，临床表现为全身骨骼肌强制性痉挛，牙关紧闭、"苦笑"面容。声、光、轻触、饮水等刺激常诱发痉挛发作。用压舌板检查咽部时，越用力下压，压舌板被咬得越紧。呼吸肌与喉肌痉挛引起呼吸困难、发绀和窒息，可因缺氧窒息或继发感染死亡。

6. 胆红素脑病　新生儿血 – 脑脊液屏障发育不完善，大量游离胆红素可通过血 – 脑脊液屏障积聚于脑组织，引起脑细胞能量代谢异常而出现神经症状。临床表现为严重黄疸、反应差、拒食、惊厥、角弓反张等。

7. 撤药综合征　母亲长期吸毒或使用镇静、麻醉或阿片类药物，药物可通过胎盘到胎儿体内，导致胎儿对药物产生一定程度的依赖。新生儿出生后药物中断而出现一系列的神经、呼吸和消化系统的症状和体征，可发生惊厥，常伴易激惹、抖动、打哈欠、打喷嚏、流涎、呕吐和腹泻。

（二）临床表现

新生儿惊厥常表现为规律性和局灶性，包括突然出现的肌张力改变、持续性伸肌强直、反复迅速的某一肢体部位抽搐、阵发性痉挛等病理状态，可分为五种类型：微小型、强直型、多灶性阵挛型、局灶阵挛型和肌阵挛型。

1. 微小型　为最常见的惊厥发作类型。特征表现如下：①面、口、舌的异常动作。眼皮微颤、反复眨眼、皱眉、面肌抽动、咂嘴、吸吮、伸舌、流涎、吞咽、打哈欠。②眼部异常动作。凝视、眼球固定直视（早产儿）或眼球强直性水平斜视、眼球震颤。③四肢异常运动。上肢呈游泳样、划船样或击鼓样动作，下肢踏步样、踏车样运动，某一肢体震颤或固定在某一姿势。④自主神经性发作。呼吸暂停、屏气、呼吸增强、鼾声呼吸，心率增快、血压升高、阵发性面红或苍白，流涎、出汗，瞳孔扩大或缩小。

2. 强直型　分为全身性强直和局部性强直。全身性强直常见，表现为四肢强直性伸展,有时上肢屈曲下肢伸展伴头后仰;局部性强直表现为肢体维持某种姿势,或躯干和颈部不对称姿势,有时伴有呼吸暂停和两眼球偏离固定,一般神志不清。

3. **多灶性阵挛型** 多个肌群的阵发性节律性抽动,常见多个肢体或多个部位同时或先后交替抽动,常为游走性,常影响呼吸发生发绀,出现意识障碍。

4. **局灶性阵挛型** 多见于早产儿,表现为单个肌群的阵发性节律性抽动,常见于一侧上肢和 / 或下肢,或一侧面部,有时可扩散到同侧其他部位,部分扩展到全身,且意识清晰或有轻度障碍。

5. **肌阵挛型** 常见于存在弥漫性脑损伤的新生儿,表现为肢体或某个孤立的部位一次或多次短促的屈曲性痉挛,也可有双上肢或双下肢的痉挛。

（三）临床评估

1. **病史** 了解母亲孕期情况如有无合并妊娠期高血压疾病;了解分娩史,有无围产期窒息;了解有无家族遗传病史;了解惊厥发生的时间,发生的状况等。

2. **体格检查** 监测患儿的生命体征如体温、心率、呼吸、血压等;神经系统检查有无异常体征,内容包括头围、囟门张力、有无惊厥、肌张力、原始反射、瞳孔大小及对光反射等;其他系统检查包括呼吸系统、皮肤颜色等情况。

3. **实验室检查** 血电解质、血糖、凝血时间、脑脊液等检查可提示是否有代谢性问题、颅内出血等情况。

4. **辅助检查** ①脑电图:动态脑电图对预后评估意义重大,可直观分析惊厥发作的性质和类型。②CT 和 X 线检查:可协助判断有无颅内出血、脑水肿、脑积水、脑萎缩。

（四）治疗和护理措施

新生儿惊厥的治疗为先对因治疗,其后为对症治疗。

1. **对因治疗** 病因治疗比抗痉挛治疗更重要。根据评估结果对引起新生儿痉挛的原因进行治疗,如改善通气、换气功能,维持体液平衡,纠正低血糖、电解质紊乱及酸中毒,控制感染等。

2. **预防窒息和外伤** 新生儿惊厥发作时应立即将其平卧,头偏向一侧,颈肩部可垫小毛巾,松解衣物,清除口鼻腔分泌物,保持呼吸道通畅。同时备好急救用品,如吸痰器、气管插管等。另外,应使用有床栏的床,并清理床上物品,预防患儿坠床或抽搐时碰撞引起骨折、脱臼、窒息等。

3. **解痉治疗** 遵医嘱给予抗惊厥药物,首选药物为苯巴比妥钠,对窒息和局部缺血引起的脑损伤有保护作用,但是也有呼吸抑制及降低血压等不良反应,需观察患儿呼吸和血压的变化;其次,可选用地西泮,发挥作用快,但维持时间短,也可引起呼吸抑制和血压降低,故从小量开始,逐渐加量,止惊后用苯巴比妥钠维持。

4. **休息** 病室温度控制在 24~26℃,湿度以 55%~65% 为宜,保持环境安静,避免强光,各项治疗护理集中进行,减少对患儿的刺激。

5. **对症治疗** 遵医嘱对有呼吸困难及缺氧的患儿进行氧气治疗,选择合适的给氧方式,减轻脑损伤,缺氧严重可考虑气管插管及机械辅助通气。

6. **病情观察** 密切监测患儿的生命体征(如体温、脉搏、呼吸、血压),意识及瞳孔变化,如有异常及时进行治疗。

（王 颖）

第九章　母婴同室病室管理

第一节　母婴同室病房护理质量与安全管理

学习目标

完成本内容学习后,学生将能:

1. 复述母婴同室病房的概念和益处。
2. 列出母婴同室病房护理核心制度。
3. 描述母婴评估和监测内容。
4. 应用母婴同室病房护理制度对病房进行管理和延续护理。

　　20世纪90年代,中国政府为促进母婴健康,按照国际爱婴医院标准,开始在国内创建爱婴医院,并将国际上促进母乳喂养成功的十条措施引进中国。爱婴医院的宗旨就是促进母乳喂养成功,促进母婴安全和健康。根据该十条措施规定,产科也随之改变以往的医疗护理模式,即设置母婴同室,取消婴儿室。爱婴医院创建至今已近30年,我国拥有爱婴医院7 000多家。产科护理人员在促进母乳喂养、促进母婴健康、安全方面也在不断摸索和开展符合中国特色的医疗护理模式。

一、母婴同室病房的概念和益处

　　母婴同室病房是指产妇分娩后与新生儿24h同处于一个房间,治疗和护理导致的母婴分离,如新生儿疫苗接种、沐浴、足跟血采集等操作,每天累计不超过1h,尽可能地使母婴在一起。母婴同室的好处是可以满足产妇的心理需要、新生儿心理和生理的需求,促进早开奶,利于新生儿勤吸吮和产妇按需哺乳,为产妇实施母乳喂养提供了良好的条件,促进了母乳喂养的成功,增进了母婴感情,提高了母亲护理婴儿及哺乳的能力;对新生儿的身心发育有不可取代的促进作用,同时也有利于产妇身体的恢复,促进乳汁分泌,提高母乳喂养率。母婴同室病房护理人员除了护理产妇,同时对新生儿进行护理,并对产妇和家属进行产褥期和新生儿等护理知识的健康教育,使母婴能够安全度过产褥期。部分医院由于床位问题或医疗护理模式,同时在母婴同室病房收治有合并症或并发症需要住院治疗的孕妇,因此,对孕妇的护理和健康知识的教育也是母婴同室病房的护理工作内容之一。由于爱婴医院的建立,护理模式也同时随之改变,原来的婴儿室被取消,产科护理人员在母婴同室病房工作,同时护理孕产妇和新生儿,护理模式也相应地出现改变,如新生儿在母亲床旁进行护理,真正做到母婴不分离。

二、母婴同室病房护理制度和条件要求

（一）母婴同室病房护理相关制度

产科工作量大，孕产妇周转快，工作内容琐碎和繁杂、需要护理人员有高度的责任心做好基础护理，避免压疮、跌倒、坠床等不良事件发生。根据工作量、床位数，做好人力配备，做好核查，特别是新生儿护理母婴分离时、新生儿离室外出检查、出院等环节，因此，要制订相关制度并不断完善。护理相关制度如下。

1. **护理核心工作制度**

（1）查对制度：包括医嘱查对制度、药物查对制度、输血查对制度、手术室及分娩室物品器械查对制度、患者及新生儿查对制度、消毒供应室查对制度等。

（2）分级护理制度：包括分级护理标准、分级护理内容等。

（3）交接制度：包括交接班制度、特殊科室交接制度等。

（4）危重症患者管理制度：包括危重患者风险评估制度、危重患者的护理制度、危重患者急救制度、危重患者及特殊病例上报制度等。

（5）消毒隔离制度：包括对环境、物品消毒制度，患者卫生、隔离制度、各部门消毒隔离制度。

2. **护理安全制度**

（1）护理安全管理制度：包括护理安全风险评估、安全风险防范、护理安全措施、工作职责、护理常规和护理工作标准、安全培训、安全质量检查、处罚标准和办法、完善与改进措施等。

（2）护理不良事件管理制度：包括不良事件报告制度、防范措施、处理办法等

（3）患者身份识别制度和腕带管理制度：包括腕带制作、佩戴、更换、核查等。

（4）患者转交管理制度：包括患者转科交接制度、交接流程等。

（5）护理标识管理制度：包括药物过敏、管路、分级护理、隔离等标识管理。

（6）输血安全管理制度：包括备血安全（查对）制度、取血（安全查对）制度、输血安全（查对）制度等。

（7）药品、物品管理制度：包括药品、物品管理、患者用药与用药后观察制度等。

（8）危急值管理制度：包括危急值报告和登记制度、危急值处理制度等。

（9）围手术期管理制度：包括术前、术中、术后管理相关制度等。

（10）患者坠床、跌倒风险防范管理制度：包括跌倒/坠床风险防范制度、报告及伤情认定制度等。

（11）患者压疮风险防范管理制度：包括压疮预防、评估、护理措施等。

（12）健康教育管理制度：包括门诊患者、住院患者等健康教育制度。

（13）护理文件管理制度：包括护理文件书写制度、电子护理病历书学要求等。

（14）护士职业安全防护制度：包括病房、门急诊、手术室、分娩室、新生儿科、消毒供应中心等护士的职业防护制度。

（15）探视、陪住管理制度：包括探视制度、陪住制度等。

3. 其他相关制度

（1）母婴同室病房工作制度：包括母婴同室病房环境要求、各项制度、健康教育、母婴护理、探视陪住等内容。

（2）护理质量管理制度：包括质量控制指标、职责、培训、检查、不良事件管理、奖惩等。

（3）护理继续教育、业务学习管理制度：包括继续教育项目申报、学习计划、实施办法、学分管理,业务学习计划、学习形式、质量评价等。

（4）护理查房制度：包括查房计划、查房形式、质量评价等。

（5）护理教学管理制度：包括教学环境管理、教师任职资质、教学计划、教师培训、教学效果检查、教学质量改进、进修管理等。

（6）护理人员应急管理制度：包括应急事件报告、院内护理人力调配、工作流程、工作职责、质量管理等。

（7）专科护士管理制度：包括人员选拔标准、培训计划,专科护士使用和管理等。

（8）参观学习管理制度：包括参观申请流程、参观流程、参观要求和注意事项、参观人员管理等。

护理部、科室、护士长要监督和指导护理人员制度落实,并重视护理人员核心制度的熟练掌握,定期对不同层级的护士进行培训和考核,保证工作有序、安全进行。

4. 相关规定、职责 除以上相关制度,也要制订相关岗位职责、工作流程、工作标准、应急预案等相关的规定。①制订岗位职责：确定母婴同室病房护理岗位名称,如护理管理岗、责任护士岗、输机岗（处理电子医嘱）等,并制订各岗位的职责。②制订护理工作规范。③制订护理工作流程：如静脉输液流程、吸氧流程、输血流程等。④制订疾病护理常规：根据医院收治的病种,制订可实施的疾病护理常规和护理技术操作常规。⑤应急预案：如静脉治疗反应、输血反应、紧急分娩、新生儿复苏等。

（二）母婴同室病房条件要求

1. 环境、人员和仪器设备要求 设置母婴同室病房同时应取消婴儿室。母婴同室病室中除设置产妇病床,每个病床应配有婴儿床（或婴儿车）。每张床位占地面积至少 $6m^2$。病房内应光线明亮,最好将母婴所处的房间设置在病房阳光好的一侧、保证每日定时通风、空气清新。室内有温控设施,室温控制在 22~24℃。病房内应安静、整洁、安全,方便母婴休养。母婴同室病房门口应有门禁、大门管理人员和监控设施。探视和陪住人员在规定的时间内按要求探视和陪住孕产妇和新生儿。

2. 母婴同室病房功能区设置 ①孕产妇区域：病房、卫生间、配餐间、活动室。②医护人员工作区域：护士站、医生站、示教室、治疗室、配奶间（或配奶专区）、谈话室。③工作人员生活区：医生值班室、护士值班室、就餐室、工作人员卫生间。④其他：污物间、库房等。

3. 人员要求：病房内应配备具有护士执业资质的护士。护士人力资源配置按照一对母婴配备 0.6 名护士的床护比配置。同时配有若干数量的保洁员、病房大门管理人员等,有条件的医院可以配备护理员、配送员、配餐员等,共同辅助医护人员,完成母婴住院期间的治疗护理和生活照顾。设定护理岗位,如护理管理岗、责任护士岗、输机岗（处理电子医嘱）等,并有岗位职责,以便各级护士遵循和完成工作。

4. 仪器设备要求

（1）常用仪器设备：仪器设备包括胎心监护仪、心电监护仪、血糖监测仪、治疗车、输液架、输液泵、急救药品器械车、除颤仪、药物冰箱、新生儿疫苗冰箱、新生儿沐浴设备以及工作人员办公设备等。医护人员对这些仪器设备应熟练应用,一些常见故障应知道如何排除,不能排除的应及时送维修。

（2）常用仪器设备应用与维护:仪器设备管理责任到人,按照规定进行检查,保证在备用状态,仪器设备定期维护、保养、维修有专用登记本进行记录。

三、母婴护理

（一）入院（室）评估

1. 孕妇和胎儿评估和监测

（1）孕产妇入院或入室评估:孕妇孕期入院多具有合并症,孕妇入室后应根据疾病特征进行评估和监测,并根据评估结果提供相应措施保证安全。①生命体征:尤其是对于患妊娠期高血压疾病、产前出血孕妇需立即测量。②孕妇意识状态:对于血压异常、出血、使用某些药物的孕妇要观察意识,以判断病情进展程度,并防止意外发生。③胎膜是否破裂:对于未足月或胎位不正的孕妇应关注是否胎膜破裂。胎膜破裂者,应询问胎膜破裂时间,观察羊水量、气味、颜色（是否清亮、血性或粪染）,采取相应的措施预防早产和脐带脱垂,同时监测体温和血常规检验值,观察孕妇是否有感染迹象等。④阴道流血:孕妇是否有阴道流血,如有出血应评估生命体征、出血量,通知医生处理,同时给予吸氧等初步处理。⑤宫缩情况:评估未足月孕妇是否出现宫缩,如果有宫缩应观察宫缩强度、频度、持续时间,宫口扩张情况,注意抑制宫缩预防早产。⑥对于先兆临产孕妇除观察宫缩特点外,还应评估产妇是不是经产妇,上一次分娩情况,根据宫口开大程度适时送产房分娩。⑦孕妇皮肤完整性:评估会阴部、皮肤敏感度、有无水肿、水疱、糜烂、潮红等。评估孕妇皮肤是否有破损、压疮等,并根据压疮风险评分结果给予相应的护理措施,预防压疮发生。⑧排泄:有无便秘、腹泻、尿少、排尿困难、尿频、尿急等。⑨运动与休息:了解孕妇休息情况,是否有焦虑、失眠等;孕妇活动情况,了解是否有活动或体位受限;给予压疮、跌倒、深静脉血栓风险评估,根据评分结果给予相应的护理措施预防等。⑩孕妇对疾病的了解情况:孕妇是否了解住院的原因、应对行为如何、对自己所患疾病的认识、是否配合治疗等。孕妇用药情况:是否应用药物,药物种类、给药途径、用药后反应,孕妇是否了解用药的相关知识等。

（2）胎儿评估:①胎心率。是否在正常范围,可通过电子胎心监护动态观察胎儿情况或临产后胎儿耐受情况。②羊水性状。是否有粪染。③胎位。是否有异常,如臀位、横位或临产后枕位异常、头高浮未入盆等。④脐带。查阅产前检查病历,是否有脐带绕颈,胎膜破裂后是否有脐带脱垂等。

（3）对孕妇和胎儿采取相应的措施:入室向孕妇介绍病室环境,使她们尽快熟悉;按照常规制度进行护理,如监测生命体征、听诊胎心（必要时做电子胎心监护）、指导孕妇活动和休息、进行疾病知识预防和护理知识健康教育。遵医嘱完成治疗,如给药治疗、吸氧、清洁会阴、特殊饮食与特殊体位指导等。告知家属医院探视和陪住制度等。

2. 产妇和新生儿评估和监测

（1）对产妇的评估和监测:产妇分娩回到母婴同室病房后,应根据产妇是否有合并症及其症状、体征进行评估。①观察生命体征:监测产妇生命体征,观察是否有异常。②产后宫缩情况：按摩子宫,观察宫缩情况、宫底高度。③观察阴道出血情况：阴道出血如果异常,应寻找原因(从宫缩乏力、胎盘胎膜残留、软产道裂伤、凝血机制障碍等方面考虑),最常见的是宫缩乏力。④观察膀胱充盈情况：如果膀胱充盈应督促和协助产妇排尿,避免胀满的膀胱影响子宫收缩。⑤观察会阴伤口：了解产妇会阴伤口是自然裂伤还是会阴切开、缝合方式、伤口是否肿胀;询问产妇是否有肛门坠胀感,了解会阴血肿发生。⑥对于剖宫产手术产妇,除观察宫缩、宫底高度、阴道出血情况外,还应观察腹部伤口有无渗血、皮肤完整性、尿管固定情况、尿袋中尿量、手术室带回的静脉输液种类和量,了解手术中情况。⑦了解产妇是否有体液传播疾病,如艾滋病、乙肝等。

（2）新生儿评估和监测：①观察新生儿肤色是否正常。②观察哭声、精神状态,是否萎靡、嗜睡。③观察肌张力是否正常。④观察脐带残端有无渗血。⑤观察皮肤完整性,有无产伤、胎记、皮疹等。⑥观察胎便排出情况。⑦了解第一次小便排出时间。⑧了解早接触、早吸吮、早开奶情况：多数自然分娩的新生儿在产房已经完成,剖宫产产妇需要回到母婴同室病房后完成,因此,评估新生儿情况后,如没有异常应尽快完成"三早"(早接触、早吸吮、早开奶)。

（二）健康教育

孕产妇住院期间,责任护士应对孕产妇及其家属进行健康教育,使她们掌握相关的疾病预防、护理、产后康复、母乳喂养等知识,促进母婴健康。

1. 入院健康教育　孕产妇及新生儿进入母婴同室病房后,责任护士应主动接待,并按照健康教育流程对她们进行入院健康教育。①病房环境介绍：介绍为孕产妇所安排的房间位置、床号、护士站、医生办公室、卫生间、开水房、消防疏散通道等位置。②孕产妇主管医生和责任护士介绍。③入院当天的膳食、时间安排。④向家属介绍探视、陪住制度,争取他们的配合,使他们尽快熟悉病房环境和医护人员,减少陌生感造成的焦虑和紧张。

2. 疾病相关知识健康教育　根据孕产妇情况进行相关疾病预防、治疗、康复的健康教育。①产妇分娩回室后,应对产妇子宫收缩、阴道出血、产后排尿、相关的异常情况(如肛门坠胀等)进行健康教育。②母乳喂养方面可以根据产妇分娩的天数进行指导,如介绍"三早"的内容和意义、纯母乳喂养的好处、如何保证有充足的乳汁;指导正确的哺乳姿势和新生儿含接乳房正确姿势,按需哺乳、勤吸吮的重要性;母婴分离时要教会产妇如何挤奶,乳汁的保存方法及注意事项等;对有体液传播疾病的母亲进行母乳喂养指导;对行人工喂养的产妇进行喂养方法的指导等。③产妇个人卫生指导。④会阴伤口和腹部伤口护理指导;⑤新生儿护理知识健康教育：如沐浴、抚触及脐部、臀部护理的注意事项,新生儿体重下降、黄疸护理,新生儿疾病筛查等相关知识。⑥对有合并症、并发症的孕产妇疾病康复指导,如妊娠期糖尿病、妊娠期高血压疾病、胎膜早破、前置胎盘、贫血等产妇的疾病治疗、护理等方面的健康教育。

3. 出院前健康教育　①如何办理出院手续。②母婴保健手册的填写指导。③母婴回家后的居家环境指导。④个人卫生指导。⑤恶露观察和异常处理的指导。⑥产后避孕指导。⑦新生儿护理指导。⑧母乳喂养指导。⑨新生儿疫苗接种后的观察等方面的注意事项和护理指导。⑩告知产后复查时间和注意事项等,告知母婴护理咨询热线号码、微信公众号等,方便孕产妇及其家属继续了解和学习相关知识。

（三）母婴护理常规

1. 孕产妇护理常规

（1）产前护理：根据医院收治的病种,制订疾病护理常规。孕妇入院后,按照不同疾病护理常规进行，如妊娠期高血压疾病、妊娠期糖尿病、妊娠合并心脏病、甲状腺疾病、胎盘早剥、胎膜早破、贫血等。产科除了合并有疾病的孕妇，还有正常孕妇，如先兆临产的孕妇、正常产后的产妇等，对她们也应制订护理常规，以便护士遵照执行。按照常规做好胎儿监测和护理。

（2）产后护理：按照正常分娩后、剖宫产术后护理常规进行护理。合并有其他疾病的产妇，参照疾病护理常规进行。

2. 新生儿护理常规

（1）正常新生儿的日常护理：制订新生儿护理常规和护理操作流程。创造条件开展新生儿母亲床旁护理。护士遵照常规护理新生儿，同时对新生儿父母进行护理知识、疾病预防知识的健康教育。新生儿母亲床旁护理项目包括新生儿沐浴、抚触、听力筛查、疫苗接种、取足跟血等，尽可能减少母婴分离机会和分离时间。如新生儿母亲患有体液传播疾病时，应在新生儿生命体征平稳后（出生后 4~6h）给予第一次沐浴，清洁新生儿体表的血迹，减少交叉感染的概率。

（2）对症护理：制订新生儿症状护理常规，如生理性黄疸、生理性体重下降、红斑、假月经、体温过低、脱水热、溢奶、吐奶等的护理。

3. 促进母乳喂养工作常规

母婴同室病房还有一项重要的工作是促进母乳喂养，医院应根据爱婴医院复核标准制订母乳喂养工作的护理工作常规，如健康教育内容及时机、哺乳姿势和含接姿势的规范指导内容、母乳喂养中的母婴评估内容、母乳喂养效果评估规范性内容等，以便护士执行和护理管理者考核。

四、母婴住院期间的质量与安全管理

（一）母婴同室病房的护理管理

母婴同室病房设置护士长一名，在护理部和科护士长（总护士长）的领导下做好母婴同室病房的管理。根据病区床位数配置责任护士和其他人员，这些人员应协助护士长做好病房管理工作，主要管理内容如下：

1. 病房管理要求　①保持病区安静、整洁、舒适，避免噪声，做到走路轻、说话轻、开关门轻、操作轻，为母婴休养创造良好的条件。②母婴同室病房护士工作时穿着护士服，戴护士帽（根据医院规定戴或不戴），穿护士鞋。进行无菌操作时必须戴口罩。③母婴同室病房内病床、床头桌、婴儿床等定位和合理摆放，不得随意挪动，保持床单位清洁。母婴出院后，及时更换被服和清洁消毒床单位用物。④每天按照要求进行病室内保洁，保持病室内清洁卫生，注意通风，母婴同室病房内禁止吸烟，责任护士管理好所管床的家属。⑤责任护士热情接待新入室的孕产妇，并介绍病室环境和住院制度。指导孕产妇和家属遵守住院规则。⑥护士长全面负责母婴同室病房的财物管理，根据医院要求建立账目，定期清点，管理人员变动时，应做好交接工作。⑦根据医院要求做好母婴同室病房家属探视和陪住管理，严格控制陪护人数。⑧医护人员应坚守岗位，认真履行职责，不得在上班期间聊天、会客、脱岗等。⑨做好健康教育工作，根据母婴同室病房所收治病种做好疾病预防、治疗、康复等知识宣传，做好孕产妇心理护理、生活护理。⑩定期征求孕产妇意见，改进母婴同室病房的护理工作。

2. 护理人员培训　①定期对护士进行培训和考核,制订业务学习计划,定期组织学习。②护理查房:对一些特殊病历、危重病历、护理问题等进行护理查房,解决护理工作中的问题,保证孕产妇和新生儿安全。③低年资护士管理:有计划地进行护理基础知识、操作等培训,提高她们防范风险的意识、专业理论、技能。④护士分层培训:根据不同级别的护士进行符合她们层级的理论和操作培训。⑤安全知识和技能培训。⑥应急预案演练。

（二）母婴同室病房的护理安全管理

1. 保证安全的相关要求　母婴同室病房的护理工作目标是提供高质量护理服务、提高孕产妇满意度、提高护士满意度、保证母婴安全,孕产妇有良好的住院体验。因此,要做好以下工作。

（1）护士人力配置保证按床护比或工作需求配置充足的人力。

（2）落实护理质量管理制度要求。

（3）按照母婴同室各级人员的工作职责要求完成工作。

（4）工作中按照相关疾病护理常规护理孕妇、产妇和配合医生执行治疗工作。

（5）按照新生儿护理常规进行护理和治疗工作。

2. 母婴同室病房的安全管理

（1）母婴同室病房环境管理:①地面应保持干净无水渍,避免孕产妇滑倒摔伤。②所有人员应保持病房安静、避免嘈杂影响产妇休息。③病床之间的距离应该按照要求,保证有足够的活动空间,房间墙壁、楼道墙壁和卫生间应有扶栏,避免孕产妇摔倒。④教育家属遵守探视和陪住制度,保证母婴休息和安全。⑤床位调配:因产科床位紧张,孕产妇周转快,可能涉及频繁床位调配,应有制度和流程,并严格遵守,避免不良事件发生。⑥保护隐私:病床之间应有隔帘或屏风,并按规范使用。⑦教育孕产妇入院后不得擅自离院,避免发生危险。⑧母婴同室病房应使用门禁或有病房大门管理人员,禁止闲杂和身份不明人员进入病房（如散发广告人员、厂商人员等）,影响母婴休养和安全。

（2）护士人力配备:①应按照床护比1:0.6配备（一对母婴配备0.6名护士）或按照工作量合理配备护理人力。②保证节假日、夜间时的人力合理配备,以保障护理工作安全。③合理排班:各层级护士合理搭配;没有取得护士执业资质的护士要在有资质的护士带领下工作;合理排班,减少交接次数。

（3）孕产妇安全管理:根据孕产妇病情,责任护士做好入室评估;根据护理级别给予相应的护理措施,在孕产妇住院期间,应密切观察病情变化,注意她们的主诉,做好健康教育,保证安全。

1）识别孕产妇异常情况:①评估孕妇病情,孕期需要住院的孕妇多有合并症,应仔细评估孕妇的病情,及时准确完成治疗和护理,避免由于观察或护理不到位造成病情恶化或没有及时发现而出现突发情况,如血糖异常增高或降低、血压异常、心率异常、子痫抽搐、紧急分娩、早产、异常出血、跌倒、胎膜早破限制体位时造成压疮、异常子宫收缩、胎儿窘迫、脐带脱垂等。②产妇分娩后应认真观察子宫收缩、阴道出血、会阴伤口、膀胱充盈情况,剖宫产术后的产妇还应注意腹部伤口是否有渗血、产妇的主诉,如头痛、头晕、恶心、呕吐、肛门坠胀、腹部异常疼痛、体温异常等,应仔细观察,有异常给予初步处理,如监测生命体征,给予体位指导、吸氧、保暖等,并通知医生检查产妇情况,协助医生进行治疗和处理。③进行风险评估:

如静脉血栓、跌倒、坠床、脱管、压疮、生活能力等评估。

2）对于危重患者管理：责任护士应熟悉急救制度、流程图、物品、药品、急救技术、安全输血等知识和技能，以便发生异常情况时配合医生给以急救措施，如心肺复苏技术、静脉置管技术、除颤仪使用、开口器使用等。

3）药品和用药安全管理：①药品管理。常用药按照常用量进行基数药储备，避免过期和增加管理工作量，并每日清点和核对；毒、麻、限、剧、精药物，应严格管理，使用专用保险柜储存、双人保管，使用时需双人核对，无误后方可使用；急救药物按照病房收治病种经与药事部共同做好病房急救药物储备；高危药品管理：有高危药品警示标识，专柜（或抽屉）存放。②用药安全管理。遵医嘱完成用药治疗，并注意药物之间的配伍禁忌和用药后反应；严格执行核对制度；特殊药物，如催产素使用应有严格的指征，使用期间按照操作规范，用于催引产时，应专人看守孕妇，保证引产、催产安全；孕产妇自带药品的管理：原则上住院期间不得使用孕产妇自带药物，如果特殊情况应遵守医院规定，并充分告知孕产妇相关情况，并签署知情同意书；新生儿接种的疫苗管理：疫苗存放在专用冰箱内保存，每日清点疫苗数量，查看并记录冰箱温度，清洁情况；口头医嘱：非抢救时，不执行口头医嘱；抢救时执行口头医嘱需要复诵与医生再次核对，用药前需要双人核对后使用，抢救结束后，尽快补录医嘱；出现用药后反应，根据病情严重程度进行救治，并向药事部及时反馈，分析原因，必要时向全院通报。

（4）新生儿安全管理

1）健康新生儿随母亲一同回到母婴同室病房，责任护士也应对新生儿进行评估，如核对腕带、监测生命体征，观察肌张力、哭声、皮肤颜色、皮肤完整性、精神状态；复测体重，观察胎便、小便排出情况；自然分娩的新生儿要询问在产房是否进行了"三早"；剖宫产新生儿应尽快完成"三早"（皮肤接触、早吸吮、早开奶），并保证安全（注意新生儿在母亲胸腹部摆放的体位，避免口鼻被遮挡而发生窒息或坠落）。

2）注意日常护理安全，包括环境安全，婴儿车（婴儿床）放置位置应避免强烈阳光直射、远离暖气、热水瓶等；护理人员进行新生儿护理时应在产妇床旁进行，避免频繁将新生儿抱离产妇，如果条件不允许实施新生儿母亲床旁护理，应完善安全制度和措施；新生儿需要外出检查或治疗时，应由责任护士送新生儿到相关科室，不应由家属、护理员或护工独自将新生儿带出母婴同室病房，注意记录新生儿外出和返回病房时间；产妇出院离开母婴同室病房应有医护人员核对后送出病房，避免不安全事件发生，如新生儿抱错、被盗；新生儿转科时，须由本院的医护人员陪伴，实习生、进修生等人员不得单独完成新生儿转科工作并与转入科室的医护人员进行转科交接，在登记本上进行记录新生儿转科情况，转诊和接诊护士需共同确认和签名，必要时家属确认签名。

3）新生儿沐浴时，盆浴要先测水温再沐浴，避免发生烫伤；流动水沐浴时，除调节好水温，禁止将新生儿直接放在水流下清洗，避免水温突然变化造成烫伤或着凉。按照操作标准进行沐浴，避免新生儿坠落摔伤等不良事件发生。沐浴穿衣后应双人核对新生儿腕带和腰牌是否一致，新生儿抱给产妇时应再次仔细核对（鼓励实施新生儿母亲床旁沐浴，减少母婴分离和新生儿抱错、被盗）。

4）了解新生儿喂养情况：每日监测体重变化，体重下降明显者，应加强母乳喂养，指导母亲正确的哺乳姿势、新生儿正确含接乳房、产妇能按需哺乳，尤其是分娩后第一天，要做到让新生儿频繁吸吮母亲乳房，促进乳汁分泌。根据新生儿体重下降、胎便到母乳便的过渡情况、小便次数,吸吮乳房每日应达到 8~12 次,平均 10 次。根据产妇乳汁分泌情况,综合判断喂养情况,教会产妇如何识别新生儿饥饿表现,按需哺乳,并及时给予产妇母乳喂养指导,促进母乳喂养成功;有医嘱需要加奶的情况,应按照规范配置奶液,喂哺新生儿时注意奶的温度,避免烫伤。

5)观察新生儿黄疸情况:如黄疸出现的时间、程度、范围等,异常情况请儿科医生检查新生儿进行处理。

6)新生儿衣物:指导产妇给新生儿准备棉质衣服,衣服上最好不要有带子或纽扣,避免新生儿咯伤或发生意外;不建议给新生儿戴手套,以免线头缠绕手指造成意外伤害。

7)预防新生儿感染:新生儿用物要一婴一用一清洁(或消毒),如浴盆、奶具、婴儿衣物等。

8)日常护理时注意新生儿腕带佩戴情况,若有脱落应及时补戴;去除腕带时注意不要损伤新生儿皮肤。

9)对产妇和家属做好健康教育,正确护理新生儿,避免不安全事件发生。

10)管理好陪护及探视人员,限制探视人数。母婴同室病房配备洗手用物或手消毒液,家属接触新生儿前应洗手或手消毒,避免新生儿感染。

11)教育家属不要将杂物堆放在婴儿床(车)或沐浴盆中,以免造成新生儿感染或不安全。

五、新生儿母亲床旁护理的实施与管理

(一)概述

护理学科具有自然学科与人文学科双重属性,以人为本是一切护理工作的出发点,也是护理学科发展的基础,科研发展到今天,机器人已经可以为患者做健康教育,与患者聊天,但机器是冰冷的,终究无法代替护士所给予的专业服务和人文关怀。爱在左,同情在右,走在生命的两旁,随时播种,随时开花,对人的关爱是护理工作的核心内容之一。"有时去治愈,常常去帮助,总是去安慰",韩启德曾经说过,医学人员首先应学会倾听,融入患者的生命,产生共情和共鸣,将患者的感受转化为自己的表述,并再次转化到患者心中。健康中国建设对护理事业发展提出新的要求,护理的内涵和外延不断扩展,护士将承担起更加重要的社会责任,护理服务理念正在从以治病为中心向以健康为中心转变,护理专业服务正在从疾病临床治疗向慢性病管理、康复、护理、长期照护、安宁疗护等方面拓展。护士将在人类未来生活中扮演更重要的角色,发挥其在促进健康、预防疾病、恢复健康和减轻痛苦方面的作用。

近年来产科临床护理服务模式更加体现母婴安全及满足家庭参与的需求,更加注重孕产妇良好体验感的提升。新生儿母亲床旁护理是在母婴同室病房内为分娩后的产妇及新生儿提供个性化的临床支持和服务,包括新生儿床旁沐浴、抚触、新生儿疾病筛查、疫苗接种、皮肤护理、脐带护理和臀部护理及母婴健康宣教等。发展中的产科护理积极探索以回归家庭为目标护理模式。新生儿母亲床旁护理最大限度地尊重产妇及整个家庭的参与及知情权,体现了产科为母婴服务、以回归家庭为目标的服务特色。

(二)新生儿母亲床旁护理意义

开展新生儿母亲床旁护理是护士为母亲和新生儿提供安全、高质量监护的同时,为产妇

及家属起到教育和示范作用的方法,是对产妇和新生儿的护理操作与健康教育的完美结合。其意义在于用新生儿母亲床旁护理的形式,使产妇及家人最直接地向护士学习新生儿沐浴、抚触、脐部和臀部护理等相关知识和技能,增强母婴间亲情交流,增强产妇与护士间的沟通交流,提高产妇对医院的信任,帮助产妇尽快掌握照顾新生儿的正确方法,使产妇顺利度过生理、心理的转折期。缓解家庭成员的不安和焦虑,促进母婴健康。

新生儿母亲床旁护理重视知识教育,强调各项护理技能的掌握。激发产妇和家属学习的热情和兴趣,满足产妇、新生儿和家庭的需求,使产妇及家属对新生儿护理建立信心。尊重家庭参与知情,在满足服务需求的同时促进母乳喂养,为产科优质护理服务开展起到良好示范。新生儿母亲床旁护理提升产妇对医院的满意度和良好体验感,同时也提高护理人员的自律性,适应社会需求。

（三）新生儿母亲床旁护理健康宣教管理

产科母婴同室病房是高风险区域,新生儿父母大多数缺乏观察及护理新生儿的经验。新生儿无任何行为和语言能力,不可预见性的不安全因素较多。新生儿母亲床旁护理,降低因"母–婴"分离,"婴–婴"同室护理模式引发的交叉感染,降低产科不良事件。操作时,由责任心强、沟通能力强、高素质的护士完成,操作全过程需将注意事项告知产妇及家属,使其离院后也能充分利用所掌握的知识和技能,为母婴提供持续、安全的护理。

通过新生儿母亲床旁护理,责任护士对产妇身心需求有更加全面的了解,在护理母婴的时候,在病室内的时间增多,使责任护士更加深入细致地观察新生儿的一般情况,有针对性地制订并实施护理措施。同时在与产妇的沟通交流中需要大量的专业知识,应督促护士更加主动、自觉地学习专科理论知识和护理操作技能,更加注重知识的积累和更新。

（四）新生儿母亲床旁护理实践

母婴同室病房护士既护理孕产妇,还开展了在母亲床旁进行新生儿护理,为婴儿母亲及家人提供专业的涉及新生儿护理方面科学而规范的指导性建议。新生儿母亲床旁护理实践包括沐浴、抚触、新生儿疾病筛查、疫苗接种、皮肤护理、脐带护理和臀部护理、听力筛查及母婴健康宣教等。在母婴同室病房,责任护士每日护理新生儿,在母亲床旁进行新生儿护理操作的同时,能够示教母亲如何护理新生儿,将相关的健康教育内容告诉产妇和家属,为她们出院后更好地护理新生儿打好基础。新生儿母亲和家属参与新生儿护理也满足了她们的需求。

1. 皮肤护理　正确评估新生儿的皮肤状况,识别已存在的皮肤完整性受损风险的新生儿,给予相应的皮肤护理,降低诱发新生儿未来皮肤变得敏感的可能性。

（1）评估:每次新生儿护理前需对新生儿的皮肤情况进行评估,评估内容包括皮肤颜色、皮损情况、黏膜及皱褶部位情况、脐部与臀部情况等。沐浴后使用婴儿专用的润肤露为皮肤保湿,防止新生儿皮肤干燥。

（2）新生儿衣物要求:新生儿应使用纯棉质、浅色的衣服,缝合处需平整,避免损伤皮肤。衣物清洁时要使用婴儿专用衣物洗涤剂为宜。建议婴儿衣物单独洗涤,不与成人衣物混洗。

（3）注意事项:新生儿沐浴的主要作用是清洁皮肤,促进血液循环,增加舒适,预防尿布疹和脐部感染。新生儿床旁护理时,操作动作要轻柔,注意保暖,防止新生儿受凉或损伤。

2. 新生儿抚触

（1）益处:温和、良好的刺激通过皮肤传导至中枢神经系统,产生积极的生理效应,有效促进新生儿生理和情感健康发育,减少哭闹,改善睡眠,增进母子感情,满足新生儿情感需求。

（2）时机：抚触的时间应选择在新生儿沐浴后，晚上睡觉前或两次喂奶之间，新生儿清醒、不疲倦、不过饱、不饥饿、不烦躁时进行操作。

（3）频度及注意事项：每日抚触1~2次，每次10~15min。抚触时应动作轻柔，力度适当。通过目光、语言等与新生儿进行情感交流，使新生儿接触多感官刺激。同时需注意，如抚触过程中，新生儿出现哭闹、肤色异常、呕吐等应暂停抚触，经过安抚没有效果应停止抚触。建议回家后由父母亲自操作，在实施过程中建立牢固的亲子关系。

3. 新生儿沐浴　为保护新生儿皮肤，目前建议隔日为新生儿沐浴，但每天要为新生儿更换清洁衣服，并观察和评估皮肤情况。

4. 新生儿疾病筛查　按照要求为符合条件的新生儿采集足跟血，并对母亲进行相关知识和注意事项的宣教。

5. 疫苗接种　按照要求为符合接种条件的新生儿做乙肝、卡介苗接种，同时对母亲进行相关知识和注意事项的宣教。

6. 脐带护理和臀部护理　新生儿脐带未脱落之前，每日观察和清洁脐带或沐浴后清洁，避免感染。

7. 听力筛查　进行新生儿听力第一次筛查，如果初筛有问题再在专用听力室进行测评筛查。

8. 母婴健康宣教　在进行护理新生儿的同时，将相关的护理知识和注意事项进行宣教。

护理操作全过程，动作应轻柔、规范、迅速，注意保暖和安全。在新生儿护理的每个环节，结合"触觉、视觉、听觉、嗅觉"等对新生儿进行多感官的刺激。与新生儿进行情感交流，同时向新生儿父母进行保护皮肤健康知识的宣教，使他们能够在出院后更好地继续护理好新生儿。

（五）新生儿母亲床旁护理的管理

1. 人员管理及培训　新生儿母亲床旁护理开展，病房应配备一定数量具备护士资格证书的护理人员。护理人员上岗前经培训考核，应具有新生儿常规护理、窒息复苏及危急情况处理、孕产妇护理、健康教育等能力。进行疫苗接种工作的护士应取得疫苗接种资质，掌握疫苗接种的操作规范、流程及应急预案等。

护理操作应选派具备责任心强，专业知识丰富，业务能力、沟通能力强的高素质护理人员，经过标准化培训后承担此项工作。培训内容：①护理操作标准与制度培训。如床旁护理目的、物品准备、环境要求、操作标准、示教规范、标准话述内容、健康教育重点、操作步骤、注意事项提示等。②安全知识培训。③专业技能培训包括，新生儿预防接种技术、新生儿遗传病筛查足跟血采集技术培训，规范化的母婴护理操作技术培训，如乳房护理、会阴擦洗、婴儿抚触、新生儿沐浴等技术及健康教育内容。④护士礼仪及护患沟通技巧培训。护理人员进行新生儿护理操作时应技术规范，动作轻柔，充满爱心，有良好的沟通能力。

产科专科护士是知识的传播者、引导者、教育者。护理人员能够有效地、有针对性地对产妇进行各种指导、示范示教、讲解，使产妇能够掌握分娩后随之而来的各种母婴护理知识和技能，提高产妇的自我保健及新生儿护理知识及技能的能力。

2. 制度完善健全　建立完善的管理制度，制订突发事件应急处理预案。护士除需要具备产科专科知识及能力外,还需具备新生儿护理知识及技能,能应对各种突发事件,保证母婴安全。注意安全风险管理,如新生儿身份核查的管理等。

3. 新生儿的安全管理　新生儿住院期间实施床旁护理观察及评估。每日一次或根据需要,在沐浴、抚触或皮肤护理前对新生儿整体情况进行评估,并教会产妇如何观察新生儿健康状况。

新生儿入住母婴同室病房后应进行全面体格检查,有下列高危因素时需要密切观察新生儿,如发现高危或可疑征象,需通知儿科医生进一步检查新生儿,必要时转新生儿病房进一步观察与诊治。

（1）母亲因素:孕母年龄>40岁或<16岁,孕母有糖尿病、感染、慢性心肺疾病、吸烟、吸毒或酗酒史,母亲为Rh阴性血型,过去有死胎、死产或性传播疾病史,孕期接触放射线、有害化学物质或药物等。

（2）胎儿期因素:孕母早期先兆流产、妊娠期高血压疾病、贫血,胎儿窘迫、胎儿宫内生长受限,胎盘发育不良、前置胎盘、胎盘早剥、脐带异常（脐带过短、脐带扭曲等）、羊水量过少或过多、胎膜早破、羊水污染等。

（3）分娩期因素:产时窒息、脐带绕颈、脐带脱垂、难产、手术产、急产、产程延长,分娩过程中使用镇静或镇痛药物史。

（4）新生儿因素:多胎儿、早产儿或低出生体重儿、小于胎龄儿、巨大儿,新生儿发热、黄疸等。

4. 新生儿评估　新生儿住院期间,应按常规对每个新生儿进行观察及评估,尤其在沐浴、抚触或皮肤护理前,需对新生儿整体情况进行评估。护士应教会产妇如何观察新生儿健康状况及观察评估的重点内容。新生儿评估包括外观情况、精神状态、生理反射、呼吸情况及喂养情况等。应观察皮肤的完整性,识别皮肤有无异常及新生儿常见的短暂良性皮肤变化,包括粟丘疹、新生儿毒性红斑、生理性脱屑及因新生儿血管调节功能不成熟导致的皮肤颜色变化等。

母婴同室病房护理人员要按照新生儿护理要求,对新生儿的生理现象和常见问题进行密切的观察和记录,同时指导产妇,学会观察和记录。建议使用《新生儿床旁护理记录单》(附录1),按实际情况记录所观察的内容。评估可参考《新生儿床旁护理观察及评估内容》(表9-1)、《新生儿皮肤观察内容》(表9-2)、《AWHONN新生儿皮肤评估评分工具NSCS》(表9-3)。

表9-1　新生儿床旁护理观察及评估内容

新生儿床旁护理观察及评估内容	
外观情况	新生儿胸部多呈圆柱形,腹部呈桶状稍隆起、张力正常,四肢多呈屈曲状 注意有无外形异常、腹部张力过大等
精神状态	新生儿安静或觉醒,哭声洪亮,注意有无烦躁或嗜睡,哭声尖锐、细弱、不畅等
生理反射	生理反射存在,如拥抱反射、握持反射、觅食反射等,肌张力良好 注意有无生理反射减弱、肌张力减弱等
呼吸情况	新生儿呼吸浅表,多呈膈肌型呼吸,有时可见潮式呼吸 注意有无异常呼吸节律改变、三凹征、呻吟、鼻翼扇动等
喂养情况	每日称体重了解新生儿体重变化;观察新生儿大小便次数、性状,评估新生儿喂养情况并记录

表 9-2 新生儿皮肤观察内容

新生儿皮肤观察内容	
皮损情况	是否有产伤、干燥、脱皮/脱屑,是否有皮损,如红斑、丘疹、水疱、脓疱、风团、结节、肿物等,有无出血点或皮肤损伤如糜烂、溃疡等,皮肤弹性、厚度(尤其是皮下脂肪厚度)
皮肤温度	注意有无温度异常或四肢厥冷、体表出汗等
皮肤颜色	正常新生儿皮色红润,注意有无口周或全身皮肤青紫、苍白、黄疸等,黄疸出现的时间、范围、程度、持续时间等
黏膜情况	主要包括眼结膜、鼻腔黏膜、口腔黏膜、外生殖器及肛周;有无充血、出血、分泌物及色素异常等
皱褶部位	耳后、颈部、腋窝、肘窝、腹股沟,有无皮肤异常或糜烂
脐部情况	脐带残端有无脱落、有无皮肤红肿、出血、分泌物(是否有异味)、赘生物等
臀部情况	有无红臀、皮损等

表 9-3 AWHONN 新生儿皮肤评估评分工具 NSCS

AWHONN 新生儿皮肤评估评分工具 NSCS	
红斑	1= 无红斑迹象
	2= 可见红斑,<50% 体表面积
	3= 可见红斑,≥50% 体表面积
皮肤破损	1= 无破损
	2= 局部小部位:(1 个体表部位)
	3= 大范围(≥2 个体表部位)
干燥程度	1= 正常,皮肤无干燥迹象
	2= 皮肤干燥,可见脱皮
	3= 皮肤非常干燥,开裂/皲裂

注:健康=3 分,最差=9 分。如评分>3 分,则建议请专业医生给予指导建议使用 AWHONN 新生儿皮肤评估评分工具 NSCS(Neonatal Skin Condition Score)评估,使用该评分工具不得进行任何修改。

知识拓展

新生儿母亲床旁护理

新生儿母亲床旁护理理论基础源自以家庭为中心的产科监护(Family-Centered Maternity Care,FCMC),是为产妇及其家庭提供医疗服务的一种方法,它将妊娠、分娩、产后和婴儿的监护整合在一个连续的家庭生活周期之中,将其作为一个正常的、健康的生命活动。所提供的服务是个体化的,重视家庭的支持、参与和选择的重要性。

FCMC 母婴监护目标:促进母亲、新生儿和家庭的健康和幸福。观察母亲和新生儿的并发症,为家庭在重大调整时期提供专业性帮助。促进母乳喂养的建立与维持,帮助母亲感受到关怀、尊重和自信,并能做基本的自我监护和新生儿监护。将在医院开始形成的与新生儿较强的依附关系延伸回归至家庭。

新生儿皮肤特点

1. 皮肤体表面积 成人皮肤总面积约为 $1.5m^2$，新生儿的体表面积约为 $0.21m^2$，早产儿皮肤面积更少，因此新生儿和早产儿的体表面积与体重的比值较高，足月新生儿体表面积与体重的比值是成人比值的 5 倍，单位面积吸收率较成人明显升高，早产儿更显著。由于新生儿体温调节中枢不完善，皮下脂肪少，体表面积相对较大，所以保温不当时极易造成体温降低。

2. 皮肤屏障功能 ①经表皮水分丢失（Transepidermal Waterloss, TEWL）：新生儿出生前两周 TEWL 升高，2 周后至 3 个月 TEWL 降低，1~2 岁升至最高，此期间皮肤容易干燥，出现皮肤损害。②角质层含水量：生后 2 周内，新生儿角质层含水量最低，此后至 6 个月逐渐升至最高，之后略有下降，逐渐接近成人水平。③皮肤 pH 值：足月新生儿出生时皮肤表面偏碱性（pH>6.0），出生后一周 pH 下降到低于 5.5，出生第一个月末时下降到 5.1。沐浴和其他局部治疗会影响皮肤 pH 值，因尿液的作用，接触尿布的皮肤处 pH 值较高（偏碱性）。

3. 皮肤的微生物特点 新生儿皮肤表面的菌群与分娩方式有关，随月龄增长，不同分娩方式的婴儿皮肤菌群的差异消失。

（姜梅 万宾）

第二节 母婴同室病房延伸服务的开展

学习目标

完成本内容学习后，学生将能：
1. 复述母婴同室病房延伸服务开展中人文关怀的理念。
2. 列出产科护理延伸服务的相关项目。
3. 描述护理延伸服务的实践意义。
4. 应用人文关怀的理念开展母婴同室病房延伸服务。

随着人民生活水平的不断提高，基本医疗保障制度逐步完善，人民群众对生命质量、健康水平和医疗保健更加关注。护理服务不断适应人民群众日益多样化、多层次的健康需求，服务领域逐步向家庭、社区延伸，在老年护理、慢性病护理、临终关怀等方面发挥着积极作用，护理延伸服务领域不断拓展。适应卫生事业的发展和人民群众的健康服务需求，促进护理服务"贴近患者、贴近临床、贴近社会"是我们工作的方向。

延伸护理服务在西方国家开展已有近 150 年的历史。近年来，我国医疗连续化护理的服务模式处于探索之中,延伸护理是随着社会发展和医学模式转变而出现的一种新的护理服务。延伸护理拓展了优质护理服务的内涵,主要是通过电话随访和咨询、家庭访视、护理专科门诊进社区等方式,使患者在家中就能学习并掌握健康知识、采取健康行为,提高生活质量。

一、产科人文关怀

(一)概述

产科工作因高危孕产妇病情变化快、进展快、险情多,涉及母婴两方面安全,风险居各科之首。面对巨大的工作压力,产科医护人员需不断加强自身人文素质、素养的培养与修炼来应对工作的突发情况,保障母婴安全。

人文精神内涵深厚,源远流长,数千年的中华思想蕴含其中。人文精神是一种关系,一种价值,一种信任,一份依托。它提倡尊重,倡导保护人的权利,重视人的价值。生命与健康是人人应享有的权利,医学与人文相互渗透,相互结合,医学是充满人文精神的。

医学研究和服务的对象是人的生命和健康,医学存在的前提是对生命的关爱和敬畏。医学本质是人文精神最鲜明、最集中的体现。医学人文观的主要内容是继承传统医学人文,关爱生命,尊重生命,维护生命尊严的精神。

人文关怀通俗的理解就是对人的关怀,即关注人、关心人、重视人的个性、满足人的需求、尊重人的权利。医学人文关怀就是对患者的生命价值、人格尊严、生理及心理需求的具体关注。医疗服务中医学人文关怀的表现形式主要表现在三个方面:一是对患者躯体的关怀,二是对患者心理的关怀,三是对患者生命的终极关怀。人性化护理服务是护理学发展的质的飞跃,它要求护理人员在重视疾病护理的基础上向对患者全方位的护理服务模式转变,从短期护理行为管理转向长期护理行为管理。护理工作中的人文关怀理念是以人为本、关心人、尊重人,维护患者的权利和尊严,重视生命的质量和价值,实现医学科学技术与医学人文关怀真正融合。

分享人类生活中最激动人心的时刻,帮助产妇获得一次难忘的分娩体验,人生中最重要的体验是愉快的、轻松的、自信的、坚定的、理解的,这对产妇产褥期心理、身体恢复及促进母子关系、家庭和谐具有深远的影响。医者仁心,医乃仁术;躯体有形,大道无象;生命有限,大爱无疆。产科医护人员应努力弘扬医学人文精神,重视对产妇的人文关怀,不断提高产科质量,保障母婴健康。

(二)人文关怀内涵

全社会应营造尊重医护人员的氛围,重视对医护人员的关怀,医院应重视加强对临床一线护理人员的关怀,而医护人员更应时刻体现对患者的关怀,主要包括以下几个方面:

1. 加强医患沟通技巧培训　应用医护人员在接诊过程中,要做到微笑服务、热情接待、耐心倾听、适时沉默,能够感知和理解他人的痛苦,要做到语言真挚、通俗易懂,用语礼貌,语气温和亲切,充分利用肢体语言,动作轻柔,富有耐心。多使用鼓励性语言,多表达对患者的同情,能够设身处地为患者着想,诊疗护理中加入心理疏导,诊疗后进行电话随访、上门家访和必要的康复指导等。

分娩期是产妇最痛苦和家属最焦虑的时期,产科医护人员在产程中的不同阶段应主动与产妇和家属沟通,取得信任、理解和配合,以"见彼苦恼,若己有之"感同身受的心,多与孕产妇进行情感交流,多以称赞、鼓励之词给予支持和安慰。与家属沟通时,尽可能做到角色互换,沟通时尽量减少使用专业术语,做到与他们有效的沟通。

2. 注重人文关怀理论与实践有效结合。人文关怀的操作包含关怀的流程、关怀礼仪、关怀行为、关怀语言等多个方面,应在各项护理操作中体现对孕产妇的关怀。从入院、住院、出院各环节规范关怀护理的语言、操作等行为服务礼仪和流程,并设计操作前、中、后应遵守的关怀护理礼仪和关怀性语言,设计以孕产妇和新生儿安全及提高孕产妇体验感为目标。例如,第一次见到孕产妇和家属时,主动介绍自己的姓名及病房环境,注意语气、形态及肢体语言,主动询问孕产妇感受,告知孕产妇下一步护理计划,达到健康指导的护理目标。保持病室墙面的整洁,将医院常见的抢救流程图等张贴到既方便医护人员阅览孕产妇又看不到的区域,避免增加她们的紧张情绪,多张贴带有母婴的温馨画面,营造家庭式病房环境。病床选择色彩柔和、舒适、高度合适,方便孕产妇上下床并适当遮挡,避免金属类器械外露,从硬件上提供人文支持。孕妇在待产过程中最需要有针对性的产科技术支持以及温暖的陪伴。产科应积极开展分娩镇痛、陪伴分娩,有效缓解子宫阵痛,增强产妇阴道分娩的信心。开展家庭式病房或产房,允许产妇配偶、家人、导乐(Doula)或产妇信任的人陪伴,从精神及心理上鼓励安慰、体力上支持,有助于产妇顺利完成分娩过程。

3. **根据护理服务环节建立产科人文关怀标准**　结合产科特点,制订以母婴安全及优质体验为中心的护理标准。设定产前、产时、产后、治疗中、孕产妇入院和出院时等护理的人文关怀服务标准。设计关键环节关怀护理的对策内容,如:当孕产妇认为"没有被关注"时,当孕产妇及其家属对诊疗等情况不满意,使用不敬的言语时,当遇到特殊病例病情结局不良时等。应指导医护人员识别重点及高风险患者,针对不同重点患者可能出现的问题提前进行预案设计与演练,达到预期效果。

4. **重视护理人文关怀,营造人文关怀氛围**　护理人文关怀标准化对开展方向进行引导、对过程进行控制、对效果进行评价。具体标准包括护理人文关怀组织结构标准、各级护理管理者人文关怀职责、护理制度的人文关怀标准、护理人文关怀质量评价标准、护士对人文关怀满意度评价标准、机构组织人文关怀氛围评价标准及护士人文关怀能力评价标准。

保护孕产妇隐私,尊重她们的选择,保护她们的隐私是获得信任的基础。产科护理工作是脑力和体力劳动相结合的,劳动强度高、精神压力大,管理者要有效地实施人性化管理,营造"尊重护士、爱护护士"的良好文化氛围。有爱的护士才能更好地关怀母婴,而关怀护士是管理者的重要职责,人文关怀需要传递给每个人。

关怀氛围的营造强调团队协作,每个人都重视关怀行为的表达。美国俄亥俄州某医疗中心护理质量管理部门主任 Joiner 制订了"关怀四标准""组织范围内顾客服务标准""护理服务关怀标准问卷调查"。这些标准强调了关怀氛围,要求组织中所有员工应做到如下方面:要和患者、家属、志愿者彼此有效交流;要对患者、合作者和顾客表现出礼貌、关心、尊重和专注;要让患者和家属感到安全和放松;要认识到由员工和志愿者提供的社区关怀应延伸到患者、家属每个人。

5. 人文关怀融入日常工作,建立人文关怀评价体系 在医护人员职称晋升、规范化考试中,加入人文科学的实施效果评价内容,重视医学人文关怀,对提高医护人员人文素养起到潜移默化的作用。在实际操作中,将医学人文关怀的具体措施分解为若干可量化指标,把工作态度、言语表达及表情动作等作为考核医护人员临床实践的重要标准。

从工作着装操作手法,与患者交流的语气、语调,查体后帮助患者整理衣物等各方面都应注意,让人文关怀成为一种习惯。一句亲切的问候,一个关心的动作,都会拉近与患者的距离,增加亲切感。医学人文是根植于内心的素养,是对生命的敬畏,它渗透于日常工作的各个方面,需要我们用行动来表达。

二、母婴同室病房护理延伸服务的开展

(一)概述

护理延伸服务指除常规的医院内的护理服务外,在出院后通过多种方式给予患者多项延伸式的服务,其对于疾病的复发、预防及后期患者的生存质量的改善均有积极的意义,而且是医院走向社会积极有效的服务方式。2010 年我国开展的优质护理服务工程,强调树立"以患者为中心"的护理理念,临床护理实行责任制整体护理的工作模式,对患者实行专业照顾、病情观察、治疗处置、心理护理、健康教育和康复指导等各项护理任务,为患者提供全面、全程的整体护理服务。

护理延伸服务由院内服务向出院患者提供院外健康指导,向社区护士提供专业技术支持,向患者家庭提供健康维护知识。发展群体化护理延伸服务,将延伸护理服务人群由个体转向群体,拓展出院患者追踪随访时间,由短期转向长期,拓展院外患者健康促进项目。针对所有出院后有需求的患者,制订详尽的出院护理计划,将医院护理服务与社区护理服务衔接,建立医院社区联动机制,完善医疗机构社区康复指导服务机制,激活患者健康信息共享机制,在医院和社区之间建立患者健康档案,充分了解患者病情,通过多样化专业护理形式,在患者和医护人员之间建立有效的互动,使医护人员转变服务观念,由过去的被动服务转变为主动服务,解决患者出院后护理不足,医院与社区护理脱节问题,为全程护理体系的建立打下基础。

(二)产科护理延伸服务

孕产期是妇女生命中的特殊时期,母婴健康状况已经成为衡量围生期医疗护理质量的重要内容。产褥期是围产期保健的重要阶段,需要解决的母婴保健问题较多,直接关系到妇女产后康复、新生儿健康发育及母乳喂养是否成功。随着社会经济的发展和人民生活水平的提高,产后母婴保健服务的需求内容日益增长。医院对产妇出院后的延伸服务,是产科临床整体护理在时间和空间上的延伸,在产褥期为母婴提供充满"人情味"的多样化、连续性的保健服务已成为今后发展的趋势。产科护理延伸服务从以下几个方面开展:

1. 专科护理门诊 针对孕产期的营养、心理、妊娠期合并症、新生儿护理及母乳喂养等方面存在的护理问题,开设母乳喂养咨询门诊、母婴护理指导门诊、助产专科门诊、糖尿病专科门诊、心理咨询门诊等,对孕产妇及婴儿进行个体评估和指导,便于孕产妇对相关健康知识的掌握,提高遵医行为。

2. 母婴保健服务中心 由产科医生、心理治疗师、营养师、康复师、资深护师等组成多学科团队。团队成员临床经验丰富,有人文关怀理念,态度和蔼,富有爱心,沟通能力强,并

有一定的计算机应用能力及有关法律知识。满足产妇及家属多方面、多层次的需求。中心根据产妇的需求,针对性地开发多种形式的母婴保健延伸服务项目,为产褥期母婴保健提供持续、专业性的帮助与支持。

3. **建立健康教育档案** 母婴保健延伸护理为每一位产妇及新生儿建立健康档案,包括妇女孕期、产时、产后基本情况,护士随访记录、各种检查结果、针对性的健康指导方案(包括产后康复、新生儿保健指导等)。健康档案可为延伸护理提供依据,让护士的每项操作指导都能做到有据可查,使健康教育指导更有针对性,提供个性化指导满足延伸护理需求。

4. **远程网络视频与电话访视** 设立远程网络及电话访视中心,或母婴保健护理专职人员进行在线解答。产妇及家庭知情且同意参与产褥期网络视频访视护理。出院后定期对孕产妇进行远程网络视频或电话访视服务,了解其存在的护理问题并进行详细解答,有的放矢地提供健康保健信息,有效解决产妇的实际困难,延伸产褥期护理服务。

5. **进行个性化家庭随访** 对远程网络视频与电话访视或出院记录有阳性症状和体征的孕产妇给予回访指导。出院后产妇用药情况根据出院时医嘱带药的时间、种类、用法进行回访,根据医嘱提醒产妇按时复诊。了解产妇饮食、卫生、产褥期护理、母乳喂养问题、新生儿脐部情况、母亲角色适应等方面情况。对现存和潜在的危险因素,给予针对性及预防性的指导。

6. **定期组织亲子活动** 产妇度过产褥期以后,新爸爸妈妈和婴儿自愿参加,活动内容形式多样,有育儿技能比赛、婴儿体能评估及比赛、有奖问答、育儿专家授课示范等。寓教于乐,以人性化服务,巩固产妇及家属为人父母的技能,增添信心,使养育孩子成为幸福快乐的过程。每次活动前都要有充分准备,组织工作尤为重要,内容应是新妈妈爸爸感兴趣的,适合产妇阶段性的要求。

7. **与社区医院联动,实现连续护理** 护理工作不仅要求注重群体健康,帮助人们建立健康和自我保健意识,而且密切联系社区医院,给予患者连续的照顾。

（三）护理延伸服务的实践意义

护理延伸服务在疾病控制和康复上起着重要作用,是医院临床整体护理在时间和空间上的延伸,贯穿于患者出院后的跟踪治疗和康复过程中,从医学理论、实际操作和心理照护等方面为患者提供了多角度的支持,对患者的自我管理起到了督促和指导作用。

护理延伸服务能有效改善医患关系,针对性地解决患者遇到的健康问题。通过对患者的生活习惯、康复训练等进行指导,并将其延伸到院外及家庭护理中,使患者对饮食、药物、自我监测及运动方面更为了解,帮助其树立康复信心,对于树立良好的医院形象起到积极的作用。

护理延伸服务有助于护理专业的发展。护理延伸服务是对全程、全面、优质的护理服务的体现,强化护士的服务意识,改变护士"医嘱执行者"的单一身份,促进医院对护士综合实力的培养,提高护士主动工作的能力。将健康照护的理念由医院扩展到社区和家庭,为患者提供出院后服务,促进医院和社区间的互动,使患者实现从医院到居家"平稳过渡",护理服务具有更强的穿透力和更持续的影响力。

产后延续护理服务作为孕期保健和住院分娩护理服务的扩充和拓展,为出院后返回家庭的产妇、新生儿提供连续性、协调性照护服务,提高了产妇的认知,有利于产后的自我保健和新生儿的护理、喂养;改善产妇生活质量,提高产妇和家属对医院满意度,产后延伸护理在产科临床应用中正发挥着积极作用。

（万 宾）

第十章 爱婴医院管理及母乳喂养

第一节 爱婴医院评估标准

一、开展爱婴医院复核的意义

WHO 和联合国儿童基金会(United Nations International Children's Emergency Fund, UNICEF)在 1992 年就发起了爱婴医院行动(Baby—Friendlv Hospital Initiative, BFHI),通过加强围产期保健,支持母乳喂养,改善孕产妇和新生儿的生存与健康。我国在世界卫生组织和联合国儿童基金会的倡导下,20 世纪 90 年代创建了 7 000 多所爱婴医院,推动、保护、促进和支持母乳喂养,爱婴医院发挥了宣传推广母乳喂养的重要作用。持续开展爱婴医院复核工作,达到了促进爱婴医院改进服务、加强内涵建设,不断提高母乳喂养率,逐步降低非医学指征剖宫产率,规范产科、儿科服务,强化质量安全,促进母婴健康的作用。

二、爱婴医院外部评估标准

根据原国家卫生和计划生育委员会爱婴医院复核方案,各省(区、市)原则上每 3 年组织一次本行政区域内的爱婴医院复核工作,其对象为曾经获得爱婴医院的医疗机构及前期未获得爱婴医院的、提供助产技术服务的医疗机构。通过建立评审专家队伍,组织开展逐级培训和督导检查,使爱婴医院复核工作达到科学规范、动态管理的目的。爱婴医院外部评估标准主要从支持和促进母乳喂养的条件和氛围、产儿科服务及促进孕产妇母乳喂养知、信、行三大方面对医院进行评估。

(一)支持和促进母乳喂养的条件和氛围

1. 有组织机构与监督评估机制 要求医院内成立爱婴工作领导小组、技术指导小组,并有明确的爱婴工作牵头负责部门。制订促进母乳喂养的规定,建立监督和评价机制。定期对母乳喂养规定的实施情况进行督查,发现问题及时整改。

2. **有本医疗机构促进母乳喂养的规定** 制订本医院的促进母乳喂养的规定。将母乳喂养规定和"国际双十条"(《促使母乳喂养成功的十点措施》《国际母乳代用品销售守则》)展示在产科门诊、儿科(儿童保健)门诊、产科病房、儿科病房、新生儿病房、母乳喂养咨询室(门诊)等母婴所到之处。将母乳喂养有关规定纳入产科、儿科、新生儿科的入院告知书、查房记录、岗位职责、质量控制、健康教育等内容之中。

3. **持续开展母乳喂养的培训** 对产科、儿科工作人员坚持每年进行母乳喂养知识的复训。对新上岗的医护人员要进行爱婴医院政策和母乳喂养相关知识的岗前培训,使其掌握爱婴医院的相关政策和规定以及母乳喂养的知识和技巧。

4. **院内无母乳代用品的宣传和销售** 不允许母乳代用品生产厂家、销售商以任何形式在医院内开展相关产品发放、宣传和销售;医院内商品部不得销售 6 个月以内的婴儿配方奶粉。

5. **实行 24h 母婴同室** 产科不设婴儿室;母婴同室病房内设置婴儿床;母婴分离的新生儿应有医学指征并在病历中记录。

6. **母乳喂养健康教育** 通过孕妇学校等多种形式,开展母乳喂养相关知识的健康教育;张贴、发放有关母乳喂养的宣传材料,营造母乳喂养的氛围。

7. **非母乳喂养的有关规定** 要规范科室配奶间管理,确保婴儿食品卫生与安全。使用配方奶的新生儿应有医嘱及相关记录。住院期间为婴儿使用的母乳代用品应由医院提供并经正规途径购买。科室设置配奶间,位置与设施符合管理要求。乳品、奶具管理符合消毒保洁要求,配方奶配置必须在配奶间完成,并做到现配现食用。

(二)产科、儿科服务

1. 产科、儿科工作人员应掌握有关母乳喂养的规定、知识和技能。

2. 医护人员能正确指导和帮助产妇完成母乳喂养。新生儿生后 1h 内,实行母婴皮肤接触及早吸吮。指导母亲正确的喂奶姿势及婴儿含接的姿势,按需哺乳;指导母婴分离的母亲保持泌乳;指导母亲进行乳房护理,保证有充足的乳汁。医护人员要正确掌握非母乳喂养指征,并对人工喂养的母亲进行指导和帮助。

3. 人工喂养或母婴分离时,病历中要有医嘱和记录。

(三)孕产妇母乳喂养知、信、行。

孕产妇掌握母乳喂养的相关知识及技能,包括喂奶姿势、乳房护理、挤奶方法以及简单处理哺乳过程中出现的问题。

在爱婴医院外部督查过程中,评估专家团队采取听取汇报、查看相关文件资料、实地查看、病历查阅、回答问卷及对医、护、患进行访谈等多种形式对医院进行复核,同时也促进了医疗机构对爱婴医院管理长效机制的建立与完善。

(宋丽莉)

第二节 爱婴医院内部评估标准

学习目标

完成本内容学习后,学生将能:
1. 复述母乳喂养宣教知识要点。
2. 列出爱婴医院内部(自)评估的标准。
3. 描述爱婴医院内部(自)评估的指标。
4. 应用爱婴医院内部(自)评估的方法对工作进行自查。

为使爱婴医院复核工作中充分调动医疗机构自身的积极性和主动性,将医疗机构自我评估与卫生和计划生育行政组织复核相结合,落实分级负责和属地管理,促进爱婴医院的良性发展,各级医疗机构要通过自评估,从而建立爱婴医院管理长效机制,持续改进产科、儿科的工作质量。爱婴医院自评估标准,可以促使医院对照标准自查自纠,持续改进,更加注重爱婴工作的细节管理。

一、爱婴医院内部(自)评估标准

(一)制订保护婴儿健康和安全的有关规定。

1. 建立爱婴医院领导小组和技术指导小组;制订本院的母乳喂养、新生儿安全的具体规定达到评估标准。

2. 实施措施

(1)领导小组由医院医务处(科)牵头组织,由业务院长、医务处(科)、护理部、产科、儿科/新生儿科、乳腺科、医院感染控制科、妇女保健科、儿童保健科、健康教育科、营养科等主任组成;技术指导小组由产科、儿科/新生儿科、乳腺科、护理部、妇女保健科、儿童保健科、医院感染控制科、健康教育科、营养科医疗和专家及产儿科护士长组成。各组职责分工明确,制订年度工作计划、做好工作记录、相关会议记录并归档管理。

(2)制造爱婴医院工作氛围,母婴所到之处要张贴《母乳喂养规定》;院区内不能有奶粉、奶瓶及奶嘴等出售,不能有母乳代用品宣传标识;医护人员不能向孕产妇推荐母乳代用品。爱婴医院相关指标纳入产科、儿科医疗质量管理指标;产科、儿科医护人员有明确的岗位责任制;产科、儿科病程和护理记录规范。

(二)开展全体医护人员必要的管理和技术培训

1. 制订全体医护人员培训计划,达到全员培训的指标。

2. 实施措施 每年对全体医护人员开展形式不同的母乳喂养政策和知识的培训。对产科、儿科、行政、后勤等职能科室人员进行母乳喂养知识的复训,培训时间不少于 3h。利用岗前教育,对新参加工作人员进行不少于 18h 的母乳喂养政策、知识和技能培训。

（三）将有关母乳喂养的好处及方法告诉所有的孕产妇

1. 通过多种形式向孕产妇传播母乳喂养的知识和技能,达到 100% 的孕产妇接受过母乳喂养宣教的指标。

2. **实施措施** 通过产科门诊、孕妇学校、产科病房等途径,对产妇进行母乳喂养知识和技能教育。住院后由母婴同室责任护士进行母乳喂养的知识和技能宣教。80% 以上的孕产妇能够正确回答以下 9 个问题中的 7 个:母乳喂养的好处;什么是纯母乳喂养;6 个月内婴儿纯母乳喂养和继续母乳喂养到 2 岁或以上的重要性;分娩后皮肤早接触、早开奶的重要性;24h 母婴同室的重要性;产妇喂奶的姿势和婴儿含接姿势;按需哺乳的重要性;如何保证产妇有充足的乳汁;特殊情况如艾滋病、病毒性肝炎等的母乳喂养;产妇上班后如何坚持母乳喂养。

（四）帮助产妇在产后 1h 内开始母乳喂养

1. 要达到 90% 以上的新生儿在生后 1h 内进行母婴皮肤接触并进行早吸吮,皮肤接触及早吸吮时间应不少于 30min。

2. **实施措施** 正常新生儿 1h 内进行母婴皮肤接触及早吸吮。留产房观察期间,工作人员要尽可能保证母婴在一起。皮肤接触时母婴应有目光交流,并注意新生儿保暖。至少在完成第一次母乳喂养之后再进行常规护理程序,如称体重、眼部护理、肌内注射维生素 K 和预防接种等。

（五）指导产妇哺乳,保持良好泌乳

1. 通过培训,使产科、儿科 / 新生儿科、保健科的全体医护人员具备指导产妇哺乳的能力,达到 80% 以上产妇掌握正确的哺乳和泌乳方法,如哺乳体位、新生儿含接姿势、挤奶 / 吸奶方法、泌乳方法的指导。

2. **实施措施** 将母乳喂养指导纳入常规护理工作程序,对产妇进行规范的母乳喂养指导。医护人员通过示范和指导,教会产妇哺乳体位、新生儿含接姿势、挤奶吸奶方法、泌乳方法。母婴分离的产妇,分娩 6h 后开始挤奶,每 3h 挤一次奶,每次挤奶持续 20~30min,每天不少于 8 次,注意保持夜间挤奶。

（六）严格控制非母乳喂养

1. 除有非母乳喂养医学指征的新生儿外,其他新生儿出生后即开始纯母乳喂养的指标。

2. **实施措施** 建立相关母乳代用品配置和使用管理制度,需要添加配方奶的新生儿应有医学指征、医嘱及病程记录。

（七）实行 24h 母婴同室

1. 要达到产妇和新生儿应 24h 在一起,每天分离的时间累计不超过 1h 的指标,有医学指征的母婴分离除外。

2. **实施措施** 取消婴儿室,在产科病房设置婴儿床,减少母婴分离时间,新生儿洗澡及治疗时间导致的母婴分离,每天累计不超过 1h。母婴分离要有医学指征。通过培训使产科医护人员具备新生儿疾病早期症状的识别能力。

（八）鼓励按需哺乳

1. 通过指导按需哺乳,使新生儿喂奶间隔时间和持续时间没有限制,保证达到每天有效吸吮次数应不少于 8 次(包括夜间哺乳)的指标。

2. **实施措施**　产科、儿科、保健科的医护人员了解按需喂养的意义,并使产妇了解按需哺乳的重要性和方法,告知产妇只要新生儿饥饿或奶胀就可哺喂新生儿,喂奶间隔时间和持续时间没有限制。

(九)母乳喂养的新生儿禁用人工奶嘴。

1. 通过多方面的健康教育及管理,达到在母婴同室病房内 100% 母乳喂养的新生儿未使用过奶瓶奶嘴或安慰奶嘴的指标。

2. **实施措施**　进行健康教育使产妇了解使用奶瓶、奶嘴和安慰奶嘴的危害。对乳头条件不好的产妇给予鼓励和指导,使其建立信心并帮助其解决困难。如有医学指征需要添加配方奶的新生儿,使用小杯、小勺或乳旁导管加奶。对需要人工喂养的新生儿,由医院提供奶瓶、奶嘴及奶粉。

(十)促进母乳喂养支持组织的建立

1. 帮助社区建立母乳喂养支持组织,并开展人员培训,向社区母乳喂养支持组织提供培训等技术支持。配合基层医疗卫生机构做好产妇、新生儿出院后母婴保健服务工作:结合当地实际情况,通过一定方式把即将出院的产妇信息转给基层医疗卫生机构。

2. **具体措施**　应建立母乳喂养咨询门诊,解决在母乳喂养过程中遇到的困难和问题:每周有固定的门诊时间,有专业人员接诊。利用各种形式,为出院产妇提供母乳喂养支持服务。设立本机构母乳喂养热线电话,并告知出院产妇。对负责接听咨询热线电话的工作人员进行培训,让产妇知道热线电话号码,并保持热线畅通。

二、母婴同室病房的管理要求

(一)强化"爱婴"工作指标管理

母婴同室病房要达到的指标项:①5 个 "80%"。80% 以上的产科、儿科医护人员能够正确回答 80% 以上的有关母乳喂养问题;80% 以上的孕产妇能够正确回答母乳喂养宣教知识 9 个问题中的 7 个;80% 以上产妇掌握正确的哺乳和泌乳方法;除有医学指征的新生儿外,80% 以上的新生儿出生后即开始纯母乳喂养。②1 个 "90%"。90% 以上的新生儿在生后 1h 内进行母婴皮肤接触并进行早吸吮。③2 个 "100%"。100% 母乳喂养的新生儿未使用过奶瓶奶嘴或安慰奶嘴;100% 的孕产妇接受过母乳喂养的宣教。

(二)落实母婴同室病房相关母乳喂养管理制度

1. **母乳喂养健康教育制度**　母婴同室病房建立多种形式的母乳喂养健康教育形式,包括一对一健康指导、母乳喂养宣传册、播放相关视频、建立信息平台等。责任护士针对产妇进行个体化母乳喂养宣传教育及指导,并制订健康教育计划,每日对产妇掌握母乳喂养知、信、行的情况进行评价,对未掌握及错误的内容给予重新教育指导,直至掌握。开展母乳喂养宣传教育及指导时,配合使用乳房模型、图片等使产妇更易于接受、掌握。

2. **母乳喂养知识宣教及技能指导的岗位责任制**　责任护士要根据产妇对母乳喂养知识需求、母婴健康状况、分娩方式等情况开展健康教育,及时评价产妇掌握母乳喂养知识及技能情况,如有问题给予纠正或重新宣教,直至掌握。落实按需哺乳,教会产妇识别新生儿饥饿的征象。每日评估产妇母乳量及新生儿喂养情况,根据医嘱为有加奶指征的新生儿添加配方奶。指导产妇保证充足乳汁的方法,教会母婴分离的产妇如何挤奶。出院前对产妇进行母乳喂养情况进行整体评估,包括母乳量、乳房是否出现肿胀、乳头有无疼痛和皲裂、哺乳姿势是否正确、新生儿吸吮情况等,并就母乳喂养常见问题给予指导。做出院健康指导要鼓励产妇坚持母乳喂养至 6 个月,并告知母乳喂养支持组织及热线电话。

3. 开展新生儿床旁护理　即对于新生儿的护理操作均在母亲床旁完成。实施新生儿母亲床旁护理可以保证母婴 24h 在一起,每天分离累计时间不超过 1h。

在建立、健全母婴同室病房相关母乳喂养管理制度的同时,要将母乳喂养的有关规定纳入入院告知书,并由医护人员对产妇及家属进行讲解。在护理记录中详细记录新生儿每日情况,包括体重、吸吮情况、大小便、是否给予加奶及加奶的次数与加奶量,产妇乳房情况、泌乳量、哺乳情况等。

(宋丽莉)

第三节　爱婴医院的护理管理

学习目标

完成本内容学习后,学生将能:
1. 复述护理管理在爱婴医院工作开展中的重要性。
2. 列出护理质量管理体系中爱婴医院质量评价指标。
3. 描述爱婴医院管理工作中的护理任务内容。
4. 应用爱婴医院护理质量管理方法促进母乳喂养。

在爱婴医院日常管理过程中,护士在落实母乳喂养知、信、行等方面承担着大量工作。将爱婴医院评估标准中部分内容纳入日常护理管理工作中,可促进、推动医疗机构不断完善爱婴医院长效管理机制建立。

一、将爱婴医院护理相关的内容纳入护理管理体系中

成立爱婴医院护理管理小组,负责落实母乳喂养工作护理质量控制与管理、培训护理人员母乳喂养知识及进行母乳喂养技术指导,其成员可包括护理部主管人员、产科科护士长(护士长)及母乳喂养咨询师。其职责:制订爱婴医院护理管理计划并实施;定期对全院爱婴工作进行护理管理督导检查,并进行分析总结;做好母乳喂养的科学研究,从而进一步指导院内母乳喂养工作的开展。

(一)院级爱婴医院护理管理小组

院级爱婴医院护理管理小组每半年根据爱婴医院中护理管理内容完成一次管理督导,主要内容包括病房内是否出现厂家、销售商提供的有关母乳代用品广告或资料,母婴同室病

房、新生儿病房是否完全取消了代乳品、奶瓶、奶嘴，新生儿纯母乳喂养率、产妇出院时是否知晓母乳喂养咨询电话，对产妇和家属开展多种形式的母乳喂养健康知识宣教，及病房日常的母乳喂养质量监控记录与问题分析及持续改进措施；同时也可将督导检查过程中频繁的或共性问题，以管理查房形式，进行分析改进。

（二）科级爱婴医院护理管理小组

每季度完成一次母乳喂养技术指导过程质量的督导与落实。组织小组成员督导和检查母婴同室病房护士在母乳喂养方面的工作情况。

1. 检查新生儿出生后在分娩室、手术室及母婴同室病房中，"三早"的执行情况及记录。产妇如为自然分娩，新生儿 Apgar 评分 8~10 分者，产房助产士要在产妇分娩后，尽快帮助母婴进行皮肤接触，观察新生儿反应，出现觅食反射时协助新生儿吸吮母亲乳房。剖宫产的产妇，在新生儿处理完毕后，手术室巡台护士帮助新生儿与母亲进行局部皮肤接触（让新生儿与母亲脸部接触，不少于 30s）。手术完毕母婴回到母婴同室病房后，责任护士帮助完成母婴皮肤接触和早吸吮，皮肤接触时间不少于 30min，如果产妇愿意继续皮肤接触，应评估母婴情况尽量给予满足。

2. 护士对产妇的母乳喂养知识给予指导、有加奶指征的新生儿要了解其加奶情况（加奶方法、加奶量、加奶次数）；了解产妇母乳喂养情况，是否掌握正确的哺乳姿势，有无乳头皲裂、乳房肿胀的发生；了解母婴分离时是否掌握正确的保持泌乳的方法等。责任护士指导产妇的适合哺乳体位，强调早开奶、按需哺乳、哺乳体位和新生儿含接乳房姿势、勤吸吮的重要性，指导产妇促进乳汁分泌的有效方法；责任护士掌握产妇乳房泌乳情况，如有肿胀、硬结、乳头变形和皲裂等问题应帮助产妇处理，如乳房热敷、按摩、后背按摩（刺激射乳反射）、挤奶等；教会产妇观察新生儿大小便，帮助判断新生儿入量；教会产妇出院前至少掌握 2 种哺乳姿势，如坐位、卧位或环抱式哺乳体位。

3. 遵医嘱为有加奶指征的新生儿加奶，使用减少新生儿错觉的正确加奶方法，如导管乳旁加奶，小勺、小杯加奶等，同时指导产妇饮食和促进乳汁分泌的方法。

二、将爱婴医院部分评价指标纳入护理质量管理指标中

1. 病房管理中无奶粉厂家、销售商提供的有关母乳代用品广告或资料。

2. 责任护士负责完成产妇母乳喂养知识健康教育，要求 100% 覆盖。

3. 90% 以上的新生儿在生后 1h 内进行母婴皮肤接触并进行早吸吮。

4. 母婴 24h 同室，每天分离的时间累计不超过 1h。

5. 除有加奶指征的新生儿，符合母乳喂养条件的新生儿，纯母乳喂养率要达到 80%。

6. 母婴同室病房中不得出现产妇自带奶瓶、奶粉现象。

7. 母婴同室病房产妇乳头皲裂及乳房肿胀的发生率。

8. 产妇出院前至少学会并掌握 2 种哺乳体位　母婴同室病房每月根据爱婴医院相关质量指标，进行母乳喂养方面的护理质量检查并进行原因分析与持续改进。重点对母乳喂养健康教育的开展、母乳喂养技术指导及落实有指征加奶进行质量监控。可以为每名产妇制订个体化的健康教育计划单，责任护士将健康教育内容分层次、分时段制订成表单，并放置孕产妇床旁，讲授后签字，按时反馈。未完全掌握者再次进行讲授并记录，直至完全掌握

后由产妇确认签字,保证健康教育工作落实。使产妇掌握母乳喂养知识和技巧的指导,帮助产妇强化母乳喂养的好处和必要性,树立母乳喂养信心,从而促进母乳喂养成功,提高母乳喂养率。

（宋丽莉）

第四节　母乳喂养相关知识

学习目标

完成本内容学习后,学生将能:

1. 复述母乳喂养的好处。
2. 列出母乳喂养常见问题的护理措施。
3. 描述哺乳期用药原则。
4. 应用所学的知识综合评估和解决临床中常见的母乳喂养问题。

一、母乳喂养的好处

世界卫生组织（WHO）指出母乳喂养至关重要,并建议产妇分娩后一小时内即开始母乳喂养;生命最初 6 个月应进行纯母乳喂养;在婴儿 6 个月龄时增加有足够营养和安全的补充（固体）食品,同时持续进行母乳喂养至 2 岁或 2 岁以上。国际母乳喂养行动联盟（WABA）确定每年 8 月 1 日至 7 日为"世界母乳喂养周",我国将每年的 5 月 20 日作为全国母乳喂养宣传日,目的都在于强化人们母乳喂养的意识。

（一）母乳喂养的概念

1. **纯母乳喂养**　是在婴儿生命最初的 6 个月内不喂给除母乳之外的任何食物或饮料,甚至不喂水,但婴儿能够摄入口服补液盐、滴液和糖浆（维生素、矿物质和药物）。

2. **主要母乳喂养**　指婴儿的主要营养来源为母乳（包括由乳母分泌的母乳作为主要营养来源）,但婴儿也会摄入其他液体（水或水基饮料、果汁）,口服补液盐、滴液或糖浆（维生素、矿物质及药物）。

（二）母乳喂养的好处

1. **母乳喂养对婴儿的好处**

（1）母乳可以提供婴儿生长发育所需的全部营养,是绝对不会出现因为制造商的错误而被召回的,是婴儿最为安全的食品,在婴儿 6 个月内,母乳可以提供其生长发育所需的全部营养和水分。在婴儿 1 岁前的后半年,母乳也满足了一半或更多的婴儿营养需要,而且在婴儿 2 岁的这一年中,母乳可提供三分之一的营养。

（2）母乳还具有免疫学优势,可以增强新生儿的免疫力和抵抗外界不良因素侵袭的能力,母乳中含有多种免疫活性物质,经哺乳到达婴幼儿体内可发挥积极的抗病作用。巴西一项研究结果显示,人工喂养儿患肺炎死亡的可能性是纯母乳喂养儿的3~4倍。

（3）母乳不仅是婴儿的食物也是药物。世界卫生组织推荐不能由其母亲哺乳的低出生体重婴儿,应当喂以捐赠母乳。越来越多的证据显示,捐赠母乳可以降低低体重儿坏死性小肠结肠炎的发生率。据世界卫生组织的数据显示,在2岁之前对所有婴儿进行母乳喂养,每年就可挽救逾82万名5岁以下儿童的生命。

（4）母乳喂养时,婴儿与母亲进行亲密而频繁的皮肤接触,可以促进母婴之间的感情,对婴儿建立健康的心理有重要作用。

（5）母乳喂养保障婴儿的最初健康。"母乳的益处有助于婴儿在生命之初保持健康,并可使人在成年期持续获益",联合国儿童基金会执行主任亨丽埃塔·福尔说。在婴儿阶段得到母乳喂养的儿童和青少年出现超重或肥胖的可能性更低、罹患病毒性肝炎的概率也低。研究表明,母乳喂养的婴儿在成年时期患2型糖尿病、冠心病的概率也会下降。

（6）母乳喂养还可提高儿童期和成人期智力测试成绩,提高教育程度和收入水平。母乳喂养有利于婴儿牙齿的发育和保护,吸吮时的肌肉运动还有助于面部正常发育。可以说母乳喂养对婴儿健康会产生长达一生的积极影响。

2. 母乳喂养对母亲的好处

（1）母乳喂养不仅对婴儿有诸多好处,对母亲也同样有益处。婴儿吸吮刺激母亲体内催乳素的产生,同时可促进催产素的产生,有助于防止产后出血。

（2）母乳喂养可以延迟月经复潮和排卵,有利于延长生育周期。文献综述表明,较高水平的母乳喂养（特别是纯母乳喂养和以母乳喂养为主的喂养）可延长闭经期。

（3）母乳喂养可以降低卵巢癌和乳腺癌的患病概率。有证据表明,总母乳喂养时间每增加12个月,浸润性乳腺癌的发生率即降低4.3%,且相比于较短的母乳喂养时间,较长的母乳喂养时间可使浸润性乳腺癌的发生率降低7%。较长时间的母乳喂养可使卵巢癌的发生率降低18%。

（4）母乳喂养与较低水平的产妇抑郁症间存在显著关联,但两者的因果关系更可能是抑郁影响了母乳喂养。

3. 母乳喂养对家庭和社会的好处

（1）从经济方面讲,母乳喂养经济、价廉,婴儿父母不需负担购买配方奶、喂养工具等的费用,同时减少因婴儿生病就诊的费用。

（2）母乳喂养十分方便,可以随时、随地哺乳,免去配奶、温奶、洗刷奶瓶等的麻烦。

（3）母乳喂养的母亲对婴儿比较慈爱,有助于孩子的智力发育,不可能遗弃或虐待她的孩子,有助于家庭和睦,社会和谐。

二、母乳喂养技巧

虽然母乳喂养是一种自然行为,但对于大多数产妇来说还是需要通过实际的帮助和学习才能成功地做到母乳喂养。因此,母乳喂养技巧是保证母乳喂养成功的基本要素,包括促进母乳喂养成功的措施和喂养技巧等。

（一）促进和支持母乳喂养的措施

世界卫生组织和联合国儿童基金会于2018年发布了《成功促进母乳喂养十项措施》，以增进对提供孕产妇和新生儿服务的医疗机构的母乳喂养支持。十项措施包括两大方面，一是关键管理规程，二是重要的临床实践，从两个层面做出了建议。

1. 关键管理规程

（1）第一部分从管理层面提出要完全遵守《国际母乳代用品销售法则》和世界卫生大会相关决议，有效阻止母乳代用品的侵略；制订书面的婴儿喂养政策，并定期与员工及家长沟通，使母乳喂养的护理有证可依并能实行问责；建立持续的监控和数据管理系统。

（2）确保工作人员有足够的知识、能力和技能以支持母乳喂养，较之前的十项措施，新出台的措施侧重于对工作人员进行评估和评价，以确保促进母乳喂养的措施能不走样地实施下去。

2. 重要的临床实践

（1）十项措施第二部分则是从临床实践的角度出发，其中提到，孕妇应该自产前即开始接受有关母乳喂养的课程、培训和咨询，让孕妇在产前对母乳喂养方面做出正确的决定。

（2）皮肤接触也是新措施中强调的，鼓励新生儿出生后5min内与母亲进行不间断的皮肤接触，至少接触60min，剖宫产的产妇同样需要这样做。肌肤接触有利于新生儿寻乳反射，早期哺乳会增加泌乳反射，是母乳喂养成功的基础。

（3）新措施中还强调，除非有医学指征，否则不要为母乳喂养的新生儿提供母乳以外的任何食物和液体。

（4）新措施中再次强调母婴同室的重要性。

（5）帮助产妇识别和回应新生儿需要进食的迹象，这一点在临床工作中常会遇到，许多产妇不知道如何判断新生儿是否需要进食。

（6）新十项措施更新了之前禁止使用奶瓶、奶嘴、安抚奶嘴的观念，变更为向产妇讲解使用以上产品的风险。

（7）协调出院，以便父母和婴儿获得持续的支持和照顾，这符合我们延续性护理的理念，也可以使母乳喂养维持下去。

（二）母乳喂养的体位

母乳喂养时，采用合适的体位，既不会使产妇感到疲劳和不适，还会让婴儿顺利吃到母乳。

1. 摇篮式　摇篮式的哺乳方法是用一侧乳房哺乳时，用同侧的前臂和手来支撑孩子的头部和身体，另外一只手可以用来承托乳房并将乳头送进婴儿的口中（图10-1）。建议使用哺乳枕，一次哺乳时间较长，将婴儿置于哺乳枕上可以减轻产妇的负担。这种姿势能够让产妇更清楚地看到孩子吃奶的情况，特别适用于早产或者吃奶有困难的婴儿。

2. 橄榄球式（环抱式）　让婴儿躺在产妇身体一侧，用同侧前臂支撑婴儿的头部，手要扶住婴儿的颈部和头部，另一只手托着乳房，这样容易观察婴儿是否已经正确的含接，以便形成有效哺乳（图10-2）。这种体位非常适合剖宫产的产妇，因为哺乳时不用直接抱着婴儿，所以不会压到腹部伤口，也适合乳房较大或者乳头扁平、内陷的产妇。

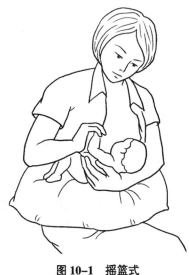

图 10-1 摇篮式

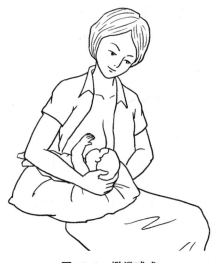

图 10-2 橄榄球式

3. **半躺式** 产妇的后背靠在沙发、床或躺椅上,身体与靠背呈 45°,让婴儿趴在身上,产妇用双手护着婴儿,注意保证婴儿安全,避免跌落。此种体位能最大程度地让产妇得到放松(图 10-3)。

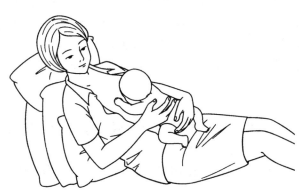

图 10-3 半躺式

4. **侧卧式** 产妇在床上侧卧,为了使产妇哺乳时更舒适,可以在其背后垫枕头来支撑身体。产妇与婴儿面对面,产妇身体下面的手臂上举放在枕头旁边。同时用另一只胳膊的前臂支撑住婴儿的后背(见图 10-4)。这种体位不用负重,适合剖宫产产妇,及有侧切伤口的产妇。

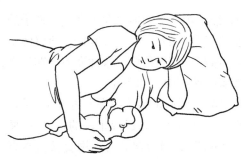

图 10-4 侧卧式

5. **直立抱式** 适合稍大一点婴儿的体位,直立抱式也称考拉式。让婴儿跨坐在母亲的腿上,需要婴儿坐直,用同侧手臂扶好婴儿,另一只手托着乳房,行成有效的哺乳姿势。

6. **双侧摇篮式和双侧橄榄球式** 对于生双胞胎的产妇,同时哺喂两个婴儿时,可以采取双侧摇篮式和双侧橄榄球式。双侧摇篮式:在产妇身上放一个哺乳枕,将两个婴儿都放在哺乳枕上,两个婴儿分别躺在产妇的臂弯中,让他们的腿彼此交叉。采用此种体位哺乳时,应该在护士或家人的协助下完成。双侧橄榄球式:同样在产妇身上放一个哺乳枕,两个婴儿分别躺在产妇身体的两侧,头枕在哺乳枕上,产妇以橄榄球式的体位进行哺乳。

7. 特殊情况下母乳喂养的最佳体位 当婴儿出现以下情况时,可尝试最佳的哺乳体位。

(1)婴儿有较严重的胃食管反流或胀气时:可采用半躺式或直立抱式,这样可以使婴儿处于半直立或直立,依靠重力的作用减少、防止胃食管反流。婴儿刚吃过奶,不要坐着或者晃动婴儿,因为这样更容易造成胃食管反流。

(2)婴儿鼻塞严重时:当婴儿因感冒等原因造成鼻塞时,最好采用半躺式或直立抱式、环抱式的体位。

(3)产妇胀奶时:当产妇胀奶的时候,母乳量大而且流速很快,容易导致婴儿呛奶、胀气或者吐奶。这时需要减轻重力的作用,最好采用半躺式,这种方式在母乳喷出时婴儿更容易躲开,可防止被呛到。或开始哺乳时,托起乳房的手可用"剪刀"式夹住乳房,等到射乳反射减弱以后再松开手。

(三)婴儿正确的含接姿势

母乳喂养时,婴儿正确的含接姿势至关重要,只有正确含接才能达到有效吸吮,刺激产妇分泌更多的乳汁,保证足够的乳汁供应;同时还能预防乳头疼痛、皲裂、感染等情况的发生。婴儿含接姿势正确,有以下几点技巧:

1. 正确地托起乳房 产妇每次哺乳时,先用"C"形手法托起乳房,即一手放在乳房外侧,把除拇指外的四根手指贴在乳房下的胸壁上,支撑乳房基底部,然后将拇指放在乳房上方,托起的同时可以轻轻挤压乳房,这样可以使乳晕紧缩,乳头更突出,利于含接。注意不要将手指放在乳晕上,否则在婴儿含接时挡住婴儿的嘴。

2. 新生儿正确含接 当婴儿嘴张得很大的时候,将乳头送到婴儿口中。产妇可以托起乳房,用乳头触碰婴儿的下唇,可刺激婴儿张开嘴,在婴儿像打哈欠那样张大嘴巴时,快而轻地将乳头送到其口中。注意一定不要带有强迫性地将乳头塞入婴儿口中,这样会使婴儿感到害怕而拒绝吃奶。

3. 婴儿含接正确的征象 婴儿颏部贴到乳房,下唇外翻,面颊鼓起呈圆形,含住乳晕而不是乳头,含接时可见到口唇上方的乳晕比下方多(图 10-5),有慢而深的吸吮,有时会有暂停,能看到吞咽动作和听到吞咽的声音。如果新生儿只含着乳头或乳头加少许乳晕,为错误的含接,吸吮时不能吸出乳汁,为无效吸吮(图 10-6)。

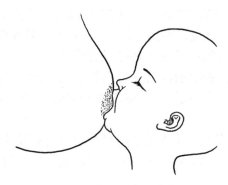

图 10-5 新生儿含住乳头和
大部分乳晕(正确含接)

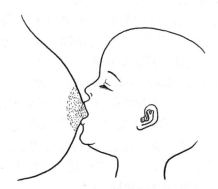

图 10-6 新生儿含住乳头或乳头
加少部分乳晕(错误含接)

4. 新生儿出生一小时之内做到早开奶 有研究表明,可以熟练含接的婴儿都有出生后即刻被放到妈妈肚子上的经历,他们面对妈妈的乳头,可以自己练习含接和吸吮,称为"觅乳爬行"。

5. 正确地从婴儿口中取出乳头 当婴儿含接姿势不正确时,可用手指轻轻从婴儿嘴角插入婴儿口中,向下按压乳头,中断哺乳。不正确的含接姿势是使产妇感到乳头疼痛的最主要原因,切忌直接将乳头拉出,而是重复上面的动作来中断哺乳,否则会使乳头损伤。

(四)提高母乳分泌量

1. 母乳不足的原因

(1)泌乳刺激减少:由于婴儿含接姿势不当造成产妇感到乳头疼痛甚至皲裂、感染,严重时发生乳腺炎,从而影响哺乳刺激。

(2)过早地添加配方奶、水等,增加了婴儿的饱腹感,使吸吮刺激减少;使用安慰奶嘴会减少婴儿吃母乳的次数。

(3)过于严格地按照 4h 一次的程序为婴儿哺乳;婴儿睡眠时间长,产妇没有叫醒吃奶,或没有将奶挤出。

(4)婴儿有口腔感染等问题,因疼痛不适而不愿意吃奶。产妇精神焦虑、抑郁、心情不佳,睡眠不足均会影响母乳的分泌。

(5)引起母乳不足的疾病和状况:产妇内分泌紊乱、产后大量失血、服用复方避孕药、乳房受伤或手术等。

2. 促进母乳分泌的措施

(1)促进乳汁分泌:产妇要想有充分的乳汁分泌,除了避免以上造成母乳不足的原因外,还要尽可能地培养良好的心态和生活方式。

(2)建立信心:帮助产妇建立母乳喂养自信心,提高母乳喂养自我效能,是母乳喂养能够成功的基石;鼓励产妇母乳喂养是一种自然的行为,是母亲的本能和天性,只要多加练习很快便能顺利进行母乳喂养了,让产妇感受到身边有医生、护士、家人的支持和帮助。

(3)按需哺乳:频繁、有效的吸吮是保证母乳充足的关键因素之一,做到早接触、早开奶,保证 24h 母婴同室,按需哺乳。

(4)格外关注剖宫产产妇:剖宫产的产妇需要格外关注,因为多项研究揭示剖宫产手术是影响母乳喂养的独立因素,提示医护人员应采用促进泌乳的临床干预方法,如鼓励皮肤接触、勤吸吮、使用吸奶器定时吸奶等。

(5)适量摄入液体:研究表明,产妇每天摄入水量与乳汁分泌量有密切关系。产妇摄入适量的水分,对乳汁的分泌帮助很大,若水分不足,直接影响乳汁分泌量。产妇及时补充足够的水分,也可适量喝豆浆、牛奶、果汁、蔬菜汤、鱼汤、肉汤等,都利于乳汁分泌。

(6)应用辅助方法:按摩乳房也可以起到刺激泌乳的作用,先用干净的用温开水浸湿的毛巾由乳头中心往乳晕方向呈环形擦拭,轮流热敷两侧乳房,每侧各敷 15min,同时配合按摩,按摩时动作要轻柔、力度适当而均匀。

(7)产妇充分休息:保持良好的心情。家人尤其是丈夫的支持对产妇来说不可或缺。由于激素的影响产妇产后情绪波动较大,丈夫要在母乳喂养整个过程中鼓励、协助产妇,要予以理解并保持平和的态度。

(8)处理问题:产妇如果出现乳头皲裂,每次哺乳时让婴儿先吃健侧乳房,患侧乳头保持清洁、干燥,可在哺乳后挤出几滴母乳均匀地涂抹在乳头上,将患侧乳头完全暴露在空气中晾干。如果乳头疼痛难忍,患侧可停止哺乳 24h,用手工挤奶法或吸奶器清空乳房。

3. 判断母乳是否充足

(1)哺乳时,产妇感到婴儿的吸吮有力看到婴儿缓慢的吞咽,甚至有时乳汁从婴儿的嘴角溢出,并能听到婴儿吞咽的声音,婴儿吃完奶后,能安静地睡 2~3h。

(2)根据婴儿排尿、排便情况来判断

1)母乳喂养的新生儿,出生一周以后每天排尿 6 次以上,大便颜色为淡黄色、质软,说明母乳的量可以满足婴儿的需求。如果大便呈绿色,粪质少,且含有黏液,说明婴儿没有吃饱。

2)婴儿体重增长情况也可以反映母乳是否充足,可以说体重增长是最客观、精准的判断指标。足月新生儿出生一周内会有生理性的体重下降,如果体重下降超过 10% 或更多,则代表母乳喂养不足;满月时体重一般增加达 600g 及以上则达标,如果体重增长未达标,说明母乳不足。

4. 适时停止母乳喂养 停止母乳喂养(断奶)要选对合适时机,不仅乳母要做好充分的心理准备,婴儿也要做好提前的训练,要提前适应使用奶瓶、吃配方奶或其他代乳品。不要在婴儿生病或不适的时候断奶,断奶的最佳季节是秋季。

三、母乳喂养常见问题的处理

世界卫生组织建议所有的婴儿在出生的前六个月内纯母乳喂养,之后在添加辅食的基础上持续哺乳到婴儿两岁及以上。母乳喂养中常见的问题有母亲和婴儿两方面。母亲的问题包括乳头异常、乳头疼痛、乳汁分泌不足、乳房肿胀、乳腺管阻塞、乳腺炎、乳腺脓肿;婴儿的问题包括拒绝母乳喂养、舌系带过短、念珠菌感染等。

(一)临床评估

1. 评估母亲方面

(1)健康史:本次妊娠分娩经过、既往史、现病史。

(2)生理状况:乳房发育是否正常、乳头有无扁平或凹陷、乳头有无过长或过大。

(3)喂养史:既往哺乳经历、母乳喂养模式(频率、时长、一侧或双侧)、乳汁的挤出频率、乳汁排出方式(手挤奶和/或吸奶器的类型)、哺乳意愿以及哺乳目标。

(4)乳房疾病因素:乳头疼痛、乳头皲裂、乳房肿胀、乳腺管阻塞、乳腺炎等。

(5)心理社会因素:母乳喂养自我效能、母乳喂养知识及技能的掌握情况、家庭支持系统。

2. 评估婴儿方面

(1)生理状况:一般健康状况、营养、精神状态、肌张力、月龄、出生胎龄、出生体重、体重增长趋势。

(2)喂养行为:含接姿势、吸吮强度、吸吮模式、在乳房上的行为(有无推开、扭动、咬、咳嗽、呼吸短促、嗜睡、易激惹的表现)。

(3)疾病因素:产伤或者检查中的异常情况(鼻塞、呼吸困难、鹅口疮、黄疸、脱水、舌系带过短、唇系带过紧、唇腭裂)、胃肠道问题(反流综合征、血便、黏液便)。

（二）护理措施

1. 乳头扁平与凹陷的母乳喂养

（1）分娩后即刻进行母婴皮肤接触，尽早哺乳。

（2）帮助母亲及家庭建立母乳喂养的信心，告知母亲乳晕的延展性比乳头的形状更为重要（孕末期到分娩后 1~2 周，乳房受到激素的影响，乳头、乳晕会变软），婴儿吸吮有助于乳头向外牵拉。

（3）鼓励母婴间更多的肌肤接触，实施以婴儿为主导的喂养，只要婴儿感兴趣就让他自己试着去寻找和含接乳房。

（4）指导母亲尝试不同的喂哺体位，在喂哺前帮助乳头凸起，有利于婴儿含接：可用手牵拉刺激乳头，也可用乳头吸引器或空针筒将乳头吸出，指导母亲托起乳房，用拇指轻压于乳房上部，将乳房调整成一定形状，易于婴儿含接，注意手指不要太靠近乳头。

（5）必要时指导母亲使用乳头保护罩，帮助婴儿含接。

（6）婴儿不能有效吸吮时，指导母亲挤出乳汁，使用喂杯喂哺。避免使用奶瓶，以免引起乳头错觉。

2. 乳头过长与乳头过大者的母乳喂养

（1）乳头过长时，要防止无效吸吮，帮助婴儿将部分乳晕含入口中，防止乳头水肿和皲裂。

（2）乳头过大时，让婴儿多接触乳房，尝试含接和调整哺乳姿势。

（3）识别婴儿摄入不足的征象，指导母亲挤出乳汁，使用喂杯喂哺婴儿。避免使用奶瓶，以免引起乳头错觉。

（4）指导母亲选择与乳头直径、长度相匹配的吸乳器或乳头保护罩。

知识拓展

乳头形态对母乳喂养的影响

根据乳头直径的大小，分为大乳头、小乳头。通常把乳头根部直径小于 12mm 的乳头称为小乳头；乳头根部直径一般为 12~15mm，乳头根部直径为 16~23mm 称为大乳头；乳头根部直径大于 23mm 称为超大乳头。大乳头可能影响婴儿上、下唇的含接及舌的运动而造成含接困难，对哺乳的影响大于小乳头。根据乳头高度不同，分为长乳头（该种乳头在静止状况下高度约 15mm）、短小乳头及扁平乳头。长乳头中有一小部分在哺乳时会影响婴儿舌的运动，有发生含接不良的可能，但随着婴儿的生长，这种情况往往也能得到改善，短小乳头及扁平乳头也是婴儿含接困难的因素，若母亲乳头乳晕伸展性好，可以通过有效塑形来达到有效含接。

不推荐单纯依靠乳头大小、长短及形态来预先判断母乳喂养困难与否，无论何种类型乳头的母亲，产后第一时间都应进行皮肤接触，实施由婴儿主导的母乳喂养。对于含接确实存在困难的，指导母亲及时排出乳汁，耐心等待，在婴儿口腔空间增大到可以有效含接时，多数母亲可以实现在乳房上喂养。

3. **乳头/乳房疼痛临床表现及处理**　产妇发生乳头、乳房疼痛时的临床表现(表10-1)。

表 10-1　乳头/乳房疼痛临床表现及处理

发生原因	临床表现	处理
婴儿含接姿势不正确	乳头变形或反复皲裂,婴儿吸吮时两颊凹陷	矫正哺乳体位,调整婴儿含接姿势,指导采用婴儿主导的母乳喂养方法。每次哺乳后,涂抹乳汁(后奶)或羊脂膏在乳头上。若乳头疼痛无法缓解、破损严重,指导母亲将乳汁挤出后喂养婴儿
婴儿舌系带短缩	持续性乳头损伤,婴儿舌系带紧,舌头移动受限	转介至口腔科,遵医嘱予以舌系带修整术
吸乳器创伤/使用不当	乳头或者软组织损伤/擦伤	观察一次哺乳过程,检查吸乳器压力,选用内径与乳头大小相匹配的喇叭罩,采用最大舒适压吸乳
湿疹	红斑状皮肤 急性发作期:水疱,糜烂 慢性期:干燥,脱屑,病变区域会瘙痒、疼痛,甚至灼烧感	避免接触明确的诱发因素 遵医嘱使用弱/中效类固醇软膏(2次/d,持续2周,哺乳后即刻涂抹)、第二代抗组胺药物等进行抗炎、抗过敏治疗。如持续发作,采用口服泼尼松或泼尼松龙短期治疗(少于3周)
乳头 Raynauds 现象	乳房电击样或烧灼样疼痛伴乳头颜色变紫或者变红	减少血管收缩性药物的使用,哺乳后用干、热的毛巾外敷疼痛处,避免乳房以及乳头暴露在冷空气中
单纯疱疹	红斑上簇状小囊泡聚集成团,有触痛感,基底部水肿伴单发小溃疡,可触及腋窝淋巴结肿大	口服阿昔洛韦抗病毒治疗。避免患侧哺乳或者将患侧乳汁挤出喂养婴儿,直至病灶愈合
带状疱疹	呈片状皮肤的疼痛和水疱	同单纯疱疹

知识拓展

乳头损伤分期

Mohrbacher(2004)提出了统一乳头损伤的描述,并研发了一个乳头创伤分期系统来鉴别其损伤的分级和严重程度。

Ⅰ期:乳头表面疼痛,皮肤完整(红、淤血、肿胀)。

Ⅱ期:乳头表面疼痛,组织破损(磨损、浅裂痕、压缩条、水疱)。

Ⅲ期:真皮浅层的糜烂(皮肤破损到真皮层的下层、深部裂缝)。

Ⅳ期:真皮全层的糜烂(糜烂穿过真皮)。

4. **乳汁不足者的母乳喂养**

(1)采集喂养史,全面评估母乳喂养情况。

(2)倾听母亲对自己泌乳量的看法,给予适当的表扬与支持,告知泌乳原理,建立母乳喂养的信心。

（3）鼓励母婴持续肌肤接触,实行以婴儿为主导的喂养方式;教会母亲识别婴儿的觅食信号（婴儿头扭动、紧闭的双眼快速转动,有吸吮的动作如咂嘴）,按需哺乳,加强夜间喂哺;喂哺结束后再用手法挤奶或联合吸乳器吸乳的方式,增加对乳房的刺激达10min以上。

（4）母婴分室时,指导母亲在产后1h内开始挤奶,24h挤奶次数不少于8次。挤奶前可按摩颈背部、温水淋浴、热敷乳房建立喷乳反射（又称射乳反射）。

（5）持续追踪婴儿的排泄模式,观察体重的变化,体重增加是有效喂养的最佳指标。

（6）仅在有医学指征的情况下进行补充喂养,指导母亲正确使用喂养辅助器（滴管、喂杯、乳旁加奶）。建议健康、足月婴儿的补充喂养量见表10-2。

表10-2 医院补充喂养指南

时间	摄入量/（ml/顿）	时间	摄入量/（ml/顿）
第一个24h	2~10	48~72h	15~30
24~48h	5~15	72~96h	30~60

知识拓展

泌乳分期与机制

1. 泌乳Ⅰ期 孕中期16~22周到产后2d,雌激素水平刺激乳腺导管的形成,泌乳素刺激乳腺细胞开始分泌乳汁,初乳就已经开始产生。由于孕期高浓度的孕激素抑制了乳汁的分泌,所以初乳的量非常少。

2. 泌乳Ⅱ期 产后3~8d,胎盘娩出后,雌激素、孕激素水平开始下降,泌乳素水平开始升高,此时频繁、不设限制地喂养,可刺激乳汁分泌量增加。该时期泌乳量由内分泌激素控制。

3. 泌乳Ⅲ期 产后9d到退化期的开始,泌乳素水平开始下降,乳汁产生的速度与乳房的排空速度呈正相关,乳房排空越快则乳汁生成越快。该时期泌乳量由腺体自我调整维持。

4. 退化期 在最后一次哺乳的40d后,进入退化期,当乳汁的产生系统不再被利用时,上皮分泌细胞开始凋亡,乳汁量逐渐减少,乳汁中的钠浓度开始增加。该时期乳汁失去水分,性状黏稠。

5. 乳腺肿胀者的母乳喂养

（1）针对原因指导母亲处理乳房肿胀

1）开奶晚或吸吮次数不够时,指导多吸吮。

2）含接姿势不正确时,纠正婴儿的含接姿势,调整喂哺体位。

3）托乳房方法不正确时,指导母亲纠正不良的哺乳习惯。

（2）哺乳前温敷乳房,时间控制在3~5min内。哺乳后冷敷乳房,避开乳头、乳晕处,缓解肿胀不适感。

（3）指导母亲在一次哺乳中让婴儿吃到前奶和后奶，保证营养的摄入，同时在哺乳结束后及时排空乳房，避免再次发生乳房肿胀。

（4）当乳晕水肿明显、婴儿含接困难时，使用反向施压法（反向施压法：手指在乳头基底部，向胸壁方向轻柔的反向施压，软化乳晕周围，持续1min），促进组织液回流，改善乳头弹性，促进含接。

（5）当婴儿无法吸吮或母婴分室时，指导母亲手法挤奶或使用吸乳器排出乳汁。

（6）指导母亲佩戴与乳房大小匹配的哺乳胸罩，夜间应摘掉避免局部受压。

知识拓展

乳房充盈与乳房肿胀的鉴别要点

要点	乳房充盈	乳房肿胀
时间	可发生在整个哺乳期间，皮肤温度升高（热）	多发生在早期，乳腺导管没有通畅期间，表现为疼痛
原因	乳房排空后再次泌乳充满整个乳房，乳房沉（重量增加）	没有频繁吸吮，乳腺管不通畅，乳汁淤积在乳房内，发生水肿
表现	乳房发硬，皮肤颜色正常，乳汁流出通畅，不发热	乳房皮肤温度升高，皮肤绷紧，特别是乳头部分发亮，甚至发红，乳汁流出不畅，可能持续发热24h
预防	按需哺乳	早开奶，早期让婴儿频繁吸吮乳房使乳腺管通畅

6. 乳腺导管阻塞、乳腺炎和乳腺脓肿者母乳喂养

（1）改进乳房引流

1）指导正确的含接姿势、避免乳头皲裂。

2）指导母亲穿着松紧适宜的衣物，尤其避免哺乳胸罩或手指的过度挤压，造成乳腺管排出不畅。

3）大乳房引流差时，建议母亲变换不同的哺乳姿势，使乳房各腺管吸引通畅。

（2）婴儿吸吮时，指导母亲用指腹轻轻向乳头方向按摩，刺激泌乳反射。

（3）哺乳时先喂健侧，变换哺乳体位。

（4）当出现乳腺炎、乳腺脓肿时，应咨询医生，选择不影响母乳喂养的抗生素。

（5）乳腺脓肿需要外科手术切开或引流时，可以继续母乳喂养。

（6）鼓励摄入充足的水分、合理营养，保证膳食平衡。

（7）建立家庭支持系统，家庭成员协助照顾婴儿，让母亲获得足够的休息。

7. 婴儿拒绝母乳喂养者的母乳喂养

（1）指导喂哺的方式，母亲可挤出少量乳汁到婴儿嘴里，同时调整婴儿吃奶的体位，使之易于含接乳房，喂哺时不要按压婴儿头部、摇晃乳房，不要强迫婴儿吸吮。

（2）有产伤的婴儿，帮助母亲选择合适的喂哺姿势，避免接触产伤部位。

（3）婴儿鼻塞期间，增加喂哺次数，缩短每次吸吮时间。

（4）母亲使用镇静剂时，试着唤醒婴儿，如吸吮困难，采用辅助喂养技术。

（5）发生乳头错觉时，将母乳挤出用喂杯（或勺）喂哺婴儿，避免使用奶瓶、奶嘴或安抚奶嘴。

（6）鼓励母婴进行长时间的肌肤接触，减少母婴分离和环境的改变，母亲不要频繁更换香皂、香水等改变气味的日用品。

8. 新生儿舌系带短缩者的母乳喂养

（1）调整母乳喂养的姿势，建议采用俯卧位，将新生儿颏部紧贴乳房、缩短舌头与乳房的距离，以便能含住甚至包裹住乳房。

（2）必要时使用乳头保护罩进行乳头的塑形，帮助新生儿含接。

（3）如果新生儿对乳房刺激不足，或乳汁不能排出，指导母亲手法挤奶或吸乳器排出乳汁，维持泌乳。

（4）监测新生儿体重增长情况、大小便次数。

（5）新生儿未行舌系带修整术前，如母亲乳头疼痛无法缓解时，指导母亲挤出乳汁进行喂养。

（6）新生儿舌系带切开术后，可立即进行母乳喂养。

9. 念珠菌感染者的母乳喂养

（1）指导母亲每次喂哺前洗净双手，喂哺后用清水清洁乳头，有助于清除残留的乳汁，减少念珠菌的生长。

（2）哺乳后用1ml制霉菌素滴入婴儿口中，每天4次，共7d，或至母亲治愈为止。为避免婴儿口腔和母亲乳头之间的交叉感染，母婴应同时治疗。

（3）停止使用安慰奶嘴、乳头保护罩。对混合喂养的婴儿，奶瓶、奶嘴应一婴一用一消毒。

（4）需要时帮助母亲减轻乳胀，鼓励频繁喂哺或者挤奶，如果婴儿口腔或母亲乳头疼痛，可将乳汁挤出，用小勺或喂杯喂养。

（5）帮助母亲及家庭树立母乳喂养的信心。

四、特殊情况下的母乳喂养

特殊情况下的母乳喂养包括乳母罹患某些疾病和使用某些药物时的母乳喂养。

【母亲患病期间的母乳喂养】

母乳喂养是婴儿喂养的"金标准"，对于适合进行母乳喂养的产妇，世界卫生组织倡导婴儿出生后前6个月需进行纯母乳喂养。但临床上仍存在一些有特殊情况的母亲不知能否进行母乳喂养，医护人员应根据现代医学和营养学观点，综合评估哺乳对母婴的安全性和危害性，结合母亲具体状况做出正确的选择。

（一）母亲患急慢性传染病的母乳喂养指导

1. 肝炎

（1）甲型肝炎（HAV）

1）传播途径：①粪口传播，通常通过食物和水源传播。②母婴传播。患有甲肝的母亲在分娩时可以垂直传播给新生儿。

2）传播预防：分娩后母婴需要被隔离（在母婴同室病区）。如果母亲在分娩后感染甲型肝炎可给婴儿注射丙种球蛋白。母亲需注意个人卫生，勤洗手，尤其是大小便后、哺乳前必须彻底清洁双手，防止病毒传播。

3）母乳喂养：甲型肝炎病毒不会通过乳汁传播给婴儿，不影响哺乳。

（2）乙型肝炎（HBV）

1）传播途径：①血液传染。②母婴传播。母婴传播是我国慢性乙型肝炎病毒（HBV）感染的主要原因，即 HBsAg 阳性孕产妇将 HBV 传给子代，主要发生在分娩过程中或分娩后，而垂直传播（分娩前的宫内感染）感染率 <3%，多见于 HBeAg 阳性孕妇。

2）传播预防：接种乙型肝炎疫苗（0、1、6 个月方案）是预防 HBV 感染最有效的措施，孕妇 HBsAg 阳性时，无论 HBeAg 是阳性还是阴性，新生儿必须于分娩 12h 内注射乙型肝炎人免疫球蛋白（HBIg）。

3）母乳喂养：虽然乙型肝炎的母亲乳汁中可检出乙肝病毒，而且有学者认为乳头皲裂、婴儿过度吸吮甚至咬伤乳头等可能将病毒传给婴儿，但这些均为理论分析，缺乏循证医学证据。即使无免疫预防，母乳喂养和人工喂养的新生儿的感染率几乎相同。更多证据证明，即使产妇 HBeAg 阳性，母乳喂养并不感染风险。因此，正规预防后不管母亲 HBeAg 阳性还是阴性，其新生儿都可以母乳喂养，无需检测乳汁中有无 HBV DNA。

（3）丙型肝炎（HCV）

1）传播途径：①丙型肝炎病毒通过血液进行传播，主要是通过献血员和血液制品进行传播。②母婴传播。抗 –HCV 阳性母亲将 HCV 传播给新生儿的概率为 2%，若母亲在分娩时 HCV–RNA 阳性，则传播的概率可高达 4%~7%；合并 HIV 感染时，传播的概率增至 20%。HCV 病毒高载量可能增加传播的危险性。

2）传播预防：目前我国预防丙型肝炎的重点放在对献血员的管理上。加强消毒隔离制度，防止医源性传播。

3）母乳喂养：感染 HCV 的母亲乳汁中可检测到抗丙肝抗体，但经母乳传播 HCV 的风险尚未有记载。现有的母乳喂养指导指出，母亲感染丙肝不是母乳喂养的禁忌证，因而可以哺乳。

2. 人类免疫缺陷病毒（HIV）感染和艾滋病（AIDS）

1）传播途径：①HIV 感染者是传染源，通过性接触或血液传播。②母婴传播。感染了 HIV 的妇女在妊娠及分娩过程中，也可将病毒传给胎儿，感染的产妇还可通过母乳喂养将病毒传给孩子。

2）传播预防：预防儿童 AIDS 的关键在于预防围生期传播。如健康教育、避孕、孕产期综合筛查及终止妊娠。一旦 HIV 阳性母亲怀孕并要求继续妊娠需进行抗反转录病毒的药物治疗。

3）母乳喂养：美国儿科学会和卫生部建议 HIV 母亲不应该母乳喂养。但在发展中国家应提倡母乳喂养，因为它明显降低了死亡率，其重要性超过了这种方式所引起的 HIV 感染的危害性。南非的一项研究表明：与非母乳喂养相比，6 个月内绝对母乳喂养危险性没有增加；而实质上混合喂养传播的危险性却增加了。婴儿 6 个月后，母乳喂养的利弊平衡可能逆转，高达 4% 感染母亲的婴儿在围生期后期发生 HIV 获得性感染。

3. 梅毒

（1）传播途径：①梅毒是由梅毒螺旋体引起的一种慢性传染病，性接触为最主要的传播途径。②母婴传播。患梅毒孕妇将梅毒螺旋体通过胎盘传给胎儿，引起晚期流产、早产、死产或分娩胎传梅毒儿（也称先天性梅毒儿）。

（2）传播预防：由于梅毒对孕妇和胎儿的严重危害，妊娠期筛查和治疗梅毒的重要目标之一是预防胎传梅毒。首选青霉素治疗有双重目的，一方面治疗孕妇梅毒，另一方面预防或减少婴儿患先天性梅毒。在妊娠早期治疗有可能避免胎儿感染，在妊娠中晚期治疗可能使受感染胎儿在分娩前治愈。如孕妇梅毒血清学试验阳性，又不能排除梅毒时，尽管曾接受过抗梅毒治疗，为保护胎儿应再次接受抗梅毒治疗。梅毒患者妊娠时，如果已经接受正规治疗和随诊，则无需再治疗。如果对上次治疗和随诊有疑问，或此次检查发现有梅毒活动征象，应再接受一个疗程的治疗。

（3）母乳喂养：在分娩前已接受规范抗梅毒治疗并对治疗反应良好者，排除胎儿感染后，可以母乳喂养，就是说妊娠合并梅毒孕妇所分娩的婴儿，如果母亲在孕期已经接受规范抗梅毒治疗并对治疗反应良好者，不会在乳汁中出现梅毒螺旋体。一些患者由于在孕期应用非青霉素治疗，不能确保药物通过胎盘治愈胎儿，可能出现胎儿感染梅毒，母乳喂养有可能使已经治愈的产妇再次感染，所以需排除胎儿感染后才可以母乳喂养。

4. 结核病

（1）传播途径：①结核病是由结核分枝杆菌引起的呼吸系统慢性传染病。②母婴传播。当怀孕母亲有临床结核或近期有原发性感染，可通过胎盘感染。

（2）传播预防：WHO建议，患有结核病的母亲应给予积极治疗，治疗原则与孕产期相同，推荐标准短方案，即强化期2个月/巩固期4个月。强化期四种药物（吡嗪酰胺、乙胺丁醇、利福平和异烟肼）联合使用，此后继续4~6个月的巩固期治疗。如果是分娩前2个月或产后2个月之内诊断为活动性肺结核的产妇，新生儿出生后接种的卡介苗（BCG）不能为其婴儿提供保护，婴儿需要进行6个月的异烟肼预防性治疗，预防性治疗结束后接种BCG。

（3）母乳喂养：在服用抗结核药物的同时，可以进行母乳喂养；但有传染性期间建议暂不哺乳。

（二）母亲患其他疾病的母乳喂养指导

孕妇在妊娠前已有的各种内外科疾病可在妊娠期间加重，孕妇也可在妊娠期间发生各种内外科疾病，故医护人员需根据孕产妇的疾病、治疗及个体具体情况进行母乳喂养指导。

1. 糖尿病　妊娠合并糖尿病包括：孕前糖尿病患者妊娠以及妊娠期发生的糖代谢异常（妊娠期糖尿病，GDM）。

（1）临床表现

1）实验室检查：妊娠24周后空腹血糖≥5.1mmol/L或75gOGTT空腹及服葡萄糖后1h、2h任何一点血糖值达到或超过5.1mmol/L、10.0mmol/L、8.5mmol/L即诊断为GDM。

2）妊娠期有三多症状（多饮、多食、多尿），或外阴阴道假丝酵母菌感染反复发作，孕妇肥胖或消瘦，本次妊娠并发羊水过多或巨大胎儿者。

（2）对母儿影响：妊娠合并糖尿病对母儿的影响及影响程度取决于糖尿病病情及血糖控制水平。病情较重或血糖控制不良者，对母、儿的影响极大，母儿的近期、远期并发症较多。

1）对孕妇的影响：①妊娠早期高血糖可导致胚胎发育异常流产。②发生妊娠期高血压疾病是非糖尿病孕妇的 2~4 倍。③血糖控制不好的孕妇易发生感染如外阴阴道假丝酵母菌病、肾盂肾炎、无症状菌尿症、产褥感染及乳腺炎。④羊水过多发生率较非糖尿病孕妇多 10 倍。⑤巨大儿发生率明显增高，难产、产道损伤、手术产概率增高，产程延长易发生产后出血。⑥易发生糖尿病酮症酸中毒。⑦GDM 孕妇再次妊娠时复发率高达 33%~69%，且 17%~63% 将发展为 2 型糖尿病。

2）对胎儿的影响：①巨大儿发生率高达 25%~42%，因高血糖环境可促进胎儿蛋白、脂肪合成和抑制脂解作用。②胎儿生长发育受限发生率为 21%，妊娠早期高血糖可抑制胚胎发育导致早期胚胎发育落后。③糖尿病合并微血管病变者常出现胎盘血管异常，影响胎儿发育。④流产和早产。⑤胎儿畸形。

3）对新生儿的影响：①新生儿呼吸窘迫综合征发生率高：因高血糖刺激胎儿胰岛素分泌增加，形成高胰岛素血症，具有拮抗糖皮质激素促进肺泡Ⅱ型细胞表面活性物质合成及稀释的作用，使胎儿肺表面活性物质产生及分泌减少，胎儿肺成熟延迟。②新生儿低血糖：新生儿脱离母体高血糖环境后，高胰岛素血症仍存在，若不及时补充糖，易发生低血糖，严重时危急新生儿性命。

（3）母乳喂养指导：流行病学研究发现哺乳时间的长短与后期患有 2 型糖尿病相关，每哺乳一年，患病风险降低 15%。

1）乳汁合成过程中，葡萄糖对半乳糖和乳糖的不断转化会降低胰岛素的需求量，因此应鼓励糖尿病母亲进行母乳喂养，母婴分离者也应尽快挤奶或使用吸奶器吸奶。

2）妊娠糖尿病产妇分娩的新生儿易发生低血糖，故需频繁哺乳供给能量。因乳房有胰岛素敏感组织，需要胰岛素启动乳汁的生成，而糖尿病母亲的身体会与乳房竞争仅存的胰岛素，导致泌乳活化期可能延迟 15~28h。

3）母亲低血糖可能会增加肾上腺素的释放，导致乳汁减少并干扰排乳反射（射乳反射），因而糖尿病母亲在哺乳期需注意能量的补充；但如果热量和碳水化合物过多会产生丙酮，进入乳汁加重新生儿肝肾负担。

4）胰岛素是大分子，不会进入乳汁，故使用胰岛素的母亲可以母乳喂养。

2. 心脏病　妊娠合并心脏病发生率为 1%~2%，妊娠期、分娩期及产褥期均可能使心脏病患者心脏负担加重而诱发心力衰竭，是孕产妇死亡的重要原因，在我国是孕产妇死亡的第二位原因。

（1）临床表现：心衰的表现主要有轻微活动后出现胸闷、心悸、气促，休息时心率超过 110 次 /min，严重者端坐呼吸、发绀、咳嗽、咯血等。协助检查：X 线检查、超声心动图均提示心脏有器质性病变；心电图检查显示异常心电图波形特点。

（2）治疗原则：减轻心脏负担，积极去除诱发心衰的因素，提高心肌的代偿能力，减少体液潴留，包括强心、利尿、扩血管等措施。

（3）对母儿影响：已有心脏病变的孕妇在妊娠 32~34 周、分娩期、产后 3 天内由于血容量增加易发生心衰、亚急性感染性心内膜炎和肺栓塞。不宜妊娠的心脏病患者一旦妊娠或妊娠后心功能恶化者，流产、早产、死胎、胎儿生长受限、胎儿窘迫及新生儿窒息率均明显增高。

（4）母乳喂养指导：考虑母乳喂养的高代谢需求和不能很好休息，对于疾病严重的心脏病产妇即使心功能Ⅰ级也建议人工喂养,回奶不宜应用雌激素,以免水钠潴留加重心血管疾病。华法林可以分泌至乳汁中长期服用者建议人工喂养。心脏病妊娠风险分级Ⅰ~Ⅱ级且心功能Ⅰ~Ⅱ级者可母乳喂养。

3. 高血压 妊娠20周以后出现高血压、蛋白尿及水肿,严重时抽搐、昏迷,甚至母婴死亡的一组临床综合征。妊娠期高血压疾病可分为五类:妊娠期高血压、子痫前期、子痫、慢性高血压并发子痫前期、妊娠合并慢性高血压。

(1)临床表现

1)妊娠期高血压:妊娠期首次出现血压≥140/90mmHg,并于产后12周恢复;尿蛋白(−),少数患者可伴有腹部不适或血小板减少。

2)轻度子痫前期:妊娠20周以后出现血压≥140/90mmHg;尿蛋白≥0.3g/24h或随机尿蛋白(+);可伴上腹不适、头痛等症状。

3)重度子痫前期:血压≥160/110mmHg;尿蛋白≥2g/24h或随机尿蛋白(++);血清肌酐>106μmol/L,血小板<100×10⁹/L;血LDH升高;血清ALT或AST升高;持续性头痛或其他脑神经或视觉障碍,持续上腹不适。

4)子痫:全身抽搐。

(2)治疗原则

1)妊娠期高血压:①保证充足的睡眠。②镇静。对于精神紧张、焦虑或睡眠欠佳者可给予镇静剂。③密切监护母儿状态。询问孕妇是否出现头痛、视力改变、上腹不适等症状。患者每天测体重及血压,每2d复查尿蛋白。④饮食。摄取充足的蛋白质、热量,不限盐和液体。

2)子痫前期:①充分休息。②镇静。适当镇定可消除患者的焦虑和精神紧张,达到降低血压、缓解症状及预防子痫发作的目的。③解痉。首选药物为硫酸镁。④降压。降压的目的是延长孕周或改变围生期结局。⑤利尿。仅用于全身水肿、急性心力衰竭、肺水肿、血容量过多且伴有潜在性肺水肿者。常用利尿剂有呋塞米、甘露醇等。

3)子痫:立即取左侧卧位以减少误吸,开放呼吸道,建立静脉通路。

(3)对母儿影响:因全身小血管痉挛、内皮损伤及局部缺血使各系统各脏器灌流减少,对脑、肾、肝脏、心血管系统都可造成不同程度的损害,如脑血栓或出血、肝肾功能损害、肺水肿、心衰、胎盘早剥等。

(4)母乳喂养指导:

1)是否进行母乳喂养取决于母婴情况。母乳喂养时母婴肌肤接触,分泌的泌乳素和催产素可起到镇静和镇定作用,可减轻压力和减少有害刺激诱发抽搐。

2)哺乳期间使用硫酸镁是安全的。

3)协助母婴分离的母亲用手或吸奶器规律挤奶或吸奶,以免乳腺泡膨胀导致泌乳素释放泌乳细胞的量减少。

4. 甲状腺疾病 妊娠合并甲状腺疾病常见为甲状腺功能减退症(简称甲减)和甲状腺功能亢进症(简称甲亢)。

(1)临床表现

1)甲减:全身乏力、困倦、记忆力减退、食欲缺乏、声音嘶哑、便秘、言语迟缓和精神活动迟钝等。

2）甲亢：症状与非妊娠期相同，孕妇反复出现心悸、休息时心率超过 100 次 /min、食欲旺盛但体重不能按孕周增加、怕热、多汗、皮肤潮红、腹泻等；常有皮温升高、突眼、手震颤、心律不齐等体征。

（2）治疗原则：甲减者需服用左旋甲状腺素 L–T$_4$，治疗后血清促甲状腺激素（TSH）达到的目标为妊娠早期 0.1~2.5mIU/L，妊娠中期 0.2~3.0mIU/L，妊娠晚期 0.3~3.0mIU/L。甲亢患者首选药物为妊娠前 3 个月用丙硫氧嘧啶（TPU）和妊娠 3 个月后用甲巯咪唑（MMI），治疗目标为游离甲状腺素 T$_4$（FT$_4$）达到参考值或接近参考值的上限。

（3）对母儿影响：妊娠期间的甲状腺功能异常可以导致多种不良妊娠结局，包括妊娠期高血压疾病、流产、早产、胎死宫内、胎儿发育迟缓等。

（4）母乳喂养指导：甲状腺参与妊娠期和哺乳期的激素分泌。低甲状腺水平与低乳汁产量及婴儿体重增长不足有关；甲状腺功能亢进者泌乳功能不受影响，哺乳期服用的抗甲状腺药通常是安全的。微量的甲状腺激素可通过乳汁排出，因此哺乳期必须进行严密监护，以防止甲状腺功能亢进或减退对婴儿造成不良影响。

5. 产后抑郁障碍 目前认为产后抑郁障碍（PPD）并不是一个独立的疾病，而是特发于女性产后这一特殊时段的抑郁症。产后雌二醇及孕酮的迅速撤离是某些易感产妇发生 PPD 和产后心绪不良的原因。流行病学资料显示，西方发达国家 PPD 的患病率为 7%~40%，亚洲国家 PPD 患病率为 3.5%~63.3%，而我国报道的 PPD 患病率为 1.1%~52.1%，平均为 14.7%，与目前国际上比较公认的 PPD 10%~15% 的患病率基本一致。入睡所需的时间长短是抑郁的重要指标之一，如果母亲入睡需花 25min 以上，则属抑郁高危人群。

（1）临床表现：①核心症状群。主要包括情感低落、兴趣和愉快感丧失、导致劳累感增强和活动减少的精力降低这三个症状。诊断 PPD 时至少应包括上述三个症状中的两个。②心理症状群。PPD 还包含许多心理学症状，常见的有焦虑、集中注意力能力降低、自我评价和自信降低、自罪观念和无价值感、认为前途暗淡悲观、自杀或伤婴的观念或行为、强迫观念、精神病性症状。③躯体症状群。如睡眠障碍（早醒最具有特性）、食欲缺乏及体质量下降、性欲缺乏、非特异性的躯体症状（头痛、腰背痛、恶心）。

（2）治疗原则：减轻抑郁症状，改善社会适应能力，减少对后代的影响。治疗方式有心理治疗、药物治疗和物理治疗。

（3）对母儿影响：患者可以出现自伤、自杀行为，精力、体力恢复慢，滥用药物或酒精的风险增加，产后并发症恶化或慢性化。患者可能对孩子造成器质性危害、母婴交流障碍；导致孩子智力、情绪与个性发育障碍，增加青少年发生暴力行为的风险。

（4）母乳喂养指导：多个研究发现纯母乳喂养母亲比混合喂养或人工喂养的母亲睡得更好。母乳喂养可维护母亲心理健康，但因哺乳衍生出来的问题也可能增加产后抑郁的风险。美国 FDA 和我国 CFDA 均未正式批准任何一种精神药物可以用于哺乳期。所有的精神科药物均会渗入乳汁，婴儿通过母乳接触药物后对发育的远期影响尚不清楚。因此，原则上尽量避免在哺乳期用药，若必须在哺乳期用药，应采取最小有效剂量，以使婴儿接触的药量最小，而且加量的速度要慢。

【母乳喂养与药物】
母乳是婴儿最宝贵和最佳的营养来源，但是很多哺乳期的母亲因为需要用药，这些药物是否会通过乳汁传给婴儿,是否对婴儿产生健康风险,到底用药了还能不能继续给孩子喂母乳,都是她们关心的问题。

（一）药物转运至人乳的机制

所有的药物均可不同程度地转运到母乳之中,但转运量比较少。正常情况下,大多数药物的平均转运量达不到母体摄入量的1%,仅有少数药物转运至母乳的量可达到婴儿的临床剂量。

1. 药物扩散　药物进入乳汁主要通过扩散,驱动力源自母亲血浆房室和乳汁房室之间的平衡。来自母亲血浆的药物通过毛细血管壁进入排列于小泡的小泡细胞的双层脂质膜才能进入乳汁,但早期（产后72h内）小泡细胞间存在较大的间隙,药物可能经小泡间更容易进入乳汁,包括多种免疫球蛋白、母亲的活性细胞和其他蛋白质。直至分娩后第1周末,小泡细胞在催乳素的影响下水肿,随着细胞间隙关闭,通过细胞间隙进入乳汁房室的大多数药物、蛋白和其他物质均减少。但初乳期药物转运的绝对量较少,因为最初几天每日的总泌乳量不超过30~100ml。

2. 蛋白结合率和脂溶性　脂溶性高的药物在乳汁中的浓度也高。具有中枢神经系统活性的药物均具备进入乳汁的特征。母体蛋白结合率高的药物（如华法林）由于其被乳汁房室排除在外,因此,乳汁的药物水平降低。

3. 婴儿胃肠道吸收　一旦药物进入母乳并被婴儿摄取,药物吸收前必须通过婴儿的胃肠道,有些药物在胃肠环境中很不稳定,包括氨基糖苷类、奥美拉唑和大分子肽类药物（肝素和胰岛素）。其他药物在婴儿胃肠道很少吸收,不会进入婴儿的血液循环。早产儿及病情不稳定的婴儿因胃肠稳定差会增加用药风险。

（二）哺乳期用药原则

1. 不可自己随意乱服药　有些药物对婴儿是安全的,有些药物却会产生不良甚至非常严重的反应,如病理性黄疸、发绀、耳聋、肝肾功能损害或呕吐等,所以,哺乳妇女一定要慎重使用药物。需要用药时,应向医生说明自己正在喂奶,更不可自己随意乱服药。

2. 应给予最低的有效量　乳汁中药物浓度和服药剂量有关,所以哺乳期用药给予最低的有效量,这样尽可能降低乳汁中的药物浓度,以减少对婴儿的影响。

3. 不应随意中断哺乳　一般来说,乳汁中的药量很少超过摄入量的1%~2%,一般不至于给婴儿带来危害。所以服用的药量不大或药物副作用不太大时,不应中断哺乳。

4. 服药后调整哺乳时间　如果哺乳期需要用药,而且是一种比较安全的药,应在哺乳后立刻服药,并尽可能推迟下次哺乳时间（最好间隔4h）,以最大程度地减少婴儿从乳汁中吸入的药量。

（三）影响母乳分泌的主要药物

1. 生物碱代谢药　能够影响泌乳素的产生,从而抑制泌乳。

2. 镇痛药　所有普通镇痛药,如可卡因、安乃近都应避免使用。因为这些药物会通过乳汁分泌出来给婴儿造成伤害。可以选择扑热息痛等来代替。

3. 镇静药　如果哺乳期妇女服用了地西泮、巴比妥等镇静药后,会加重婴儿肝的代谢负担,而且药物易于蓄积在婴儿体内。此外可引起婴儿的困倦和嗜睡。

（四）哺乳期避免使用的药物

目前确认能对婴儿造成伤害的药物有下列种类,哺乳期用药应禁用:

1. **抑制泌乳药物** 常见的避孕药就具有抑制泌乳成分,服用该类药物对哺乳期妇女不好,也影响婴儿的健康发育。

2. **抗肿瘤药物** 一般的抗肿瘤药物都有较大的副作用,尤其是西药,这类药物对哺乳期妇女的影响很大。各种抗肿瘤药物都可能损害婴儿,抑制婴儿机体免疫和骨髓造血功能。哺乳妇女如果患了癌症,应停止哺乳,否则抗癌药随乳汁进入婴儿体内会引起骨髓抑制,出现颗粒性白细胞减少。

3. **抗精神药物** 这是属于中枢系统的药物,如苯巴比妥、苯妥英钠会引起婴儿出现嗜睡、皮肤"出血点"等症状。

4. **抗凝药物** 需用抗凝血药时,不能用肝素,以免引起新生儿凝血机制障碍,发生出血。以用双香豆素乙酯为宜。

5. **抗甲状腺药** 如碘剂、他巴唑、硫氧嘧啶,可由母亲乳汁里转移到婴儿体内,抑制婴儿的甲状腺功能。口服硫脲嘧啶等,可导致婴儿甲状腺肿和颗粒性白细胞缺乏症,故应禁用。

6. **氨基糖苷类抗生素** 儿童特别是新生儿,肝脏解毒功能尚未健全,若通过乳汁吸入氨基糖苷类抗生素,易导致儿童肝肾功能损伤和引起耳毒性耳聋。此外,四环素可影响小儿牙齿、骨骼发育,氯霉素影响小儿骨骼造血,都应避免使用。

7. **谨慎使用中草药** 有些中药产妇吃后会有滋阴养血、活血化瘀的作用,可增强体质,促进子宫收缩和预防产褥感染,但是有些中药应忌用。产褥期间一定要忌用大黄,因为该药不仅会引起盆腔充血、阴道出血增多,又会进入乳汁中,使乳汁变黄,婴儿吃了此奶还会造成腹泻。另外还有一些药有回奶作用,如炒麦芽、逍遥散、薄荷等,哺乳期妇女也要忌用。

知识拓展

我国法定传染病

法定传染病有 39 种,分为甲、乙、丙三类。

1. 甲类传染病 2 种 鼠疫、霍乱。

2. 乙类传染病 26 种 传染性非典型肺炎、艾滋病、病毒性肝炎、脊髓灰质炎、人感染高致病性禽流感、甲型 H1N1 流感、麻疹、流行性出血热、狂犬病、流行性乙型脑炎、登革热、炭疽、细菌性和阿米巴性痢疾、肺结核、伤寒和副伤寒、流行性脑脊髓膜、百日咳、白喉、新生破伤风、猩红热、布鲁氏菌病、淋病、钩端螺旋体病、血吸虫病、疟疾、非典型肺炎和新型冠状病毒肺炎(甲类管理)。

3. 丙类传染病 11 种 流行性感冒(简称流感)、流行性腮腺炎、风疹、急性出血性结膜炎、麻风病、流行性和地方性斑疹伤寒、黑热病、包虫病、丝虫病,除霍乱、细菌性和阿米巴性痢疾、伤寒和副伤寒以外的感染性腹泻病及手足口病。

对乙类传染病中的传染性非典型肺炎、炭疽中的肺炭疽、人感染高致病性禽流感,应执行本办法规定的甲类传染病的预防、控制措施。

美国食品药品监督管理局（FDA）妊娠药物分级

FDA 根据动物实验和临床用药经验对胎儿致畸相关的影响，将药物分为 A、B、C、D、X 五级。

A 级：在设对照组的药物研究中，在妊娠首 3 个月的妇女未见到药物对胎儿产生危害的迹象（并且也没有在其后 6 个月具有危害性的证据），该类药物对胎儿的影响甚微。如各种维生素 B、维生素 C 及正常范围量的维生素 A 等。

B 级：在动物繁殖研究中（并未进行孕妇的对照研究），未见到药物对胎儿的不良影响，或在动物繁殖性研究中发现药物有副作用，但这些副作用并未在设对照的、妊娠首 3 个月的妇女中得到证实（也没有在其后 6 个月具有危害性的证据）。如常用的抗生素（青霉素类及绝大多数的头孢菌素类）、甲硝唑、乙胺丁醇、解热镇痛药（双氯芬酸、布洛芬、32 周前使用吲哚苏辛）、心血管系统药物（洋地黄、狄高辛及西地兰）、泼尼松等。

C 级：动物研究证明药物对胎儿有危害性（致畸或胚胎死亡等），或尚无设对照的妊娠妇女研究，或尚未对妊娠妇女及动物进行研究。本类药物只有在权衡对孕妇的益处大于对胎儿的危害之后，方可使用。如抗结核药（对氨基水杨酸钠、异烟肼）、抗病毒药（阿昔洛韦、齐多夫定）、部分抗癫痫药和镇静剂（乙琥胺、非氨酯、巴比妥、戊巴比妥）、部分拟肾上腺素药（肾上腺素、麻黄素、多巴胺）、降压药（甲基多巴、哌唑嗪）、血管扩张药（酚妥拉明、安拉唑林、戊四硝酯）、拟胆碱药、抗胆碱药、利尿剂（呋塞米、甘露醇）、肾上腺皮质激素类（倍他米松及地塞米松）等。

D 级：有明确证据显示，药物对人类胎儿有危害性，但尽管如此，孕妇用药后绝对有益（例如用该药物来挽救孕妇的生命，或治疗用其他较安全的药物无效的严重疾病）。如四环素或土霉素、氨基糖苷类药物、抗肿瘤药、抗癫痫药、镇静和催眠药（地西泮、氯氮䓬、甲丙氨酯及去甲羟基地西泮）、利尿剂（氢氯噻嗪、依他尼酸、苄噻嗪）等。

X 级：对动物和人类的药物研究或人类用药的经验表明，药物对胎儿有危害，而且孕妇应用这类药物无益，因此禁用于妊娠或可能怀孕的患者。如酞胺哌啶酮（thalidomide，反应停）、大剂量维生素 A、大量饮酒、镇静药（氟西泮、氟硝西泮）、抗肿瘤药（氨基蝶呤）等。

（秦瑛　朱珠　刘悦新）

第十一章　产科常用护理技术

第一节　产前监护

学习目标

完成本内容学习后,学生将能:

1. 复述产前监护的内容和目的。
2. 列出产前操作的用物和人员准备内容。
3. 描述产科常用技术各操作的步骤。
4. 应用产前操作为孕妇做孕期监测。

通过产前检查的各项操作了解子宫大小、胎儿大小、胎方位等,胎儿宫内发育情况;孕妇孕期是否正常,及时发现异常,及早干预,最后达到分娩结局良好,母婴健康的目的。产前护理方面的监护内容包括:测量宫高和腹围、胎动计数、四步触诊、听诊胎心音、胎心监护等。

一、测宫高、腹围

【操作目的】

1. 通过测量宫高和腹围,间接了解子宫大小。
2. 初步判断孕周,并间接了解胎儿生长发育状况,估计胎儿体重。
3. 有助动态观察胎儿发育,及时发现胎儿宫内生长受限、巨大儿或羊水过多等妊娠异常,使其有可能通过及时治疗得到纠正。

【操作前准备】

1. **用物准备**　检查床、皮尺,准备屏风或幕帘。
2. **人员准备**

（1）孕妇:排空膀胱,取仰卧屈膝位。

（2）操作者:着装规范、洗手,寒冷季节时,检查前要将手预热。操作前评估孕妇情况,核实孕周。

【操作步骤】

1. 备齐用物到孕妇床边,核对孕妇及腕带上信息。
2. 向孕妇解释检查目的与内容,取得配合。注意保护隐私,必要时用幕帘或屏风遮挡。
3. 洗手或手消毒,协助孕妇取仰卧屈膝位:仰卧,头部稍垫高,暴露腹部,双腿略屈曲稍分开,使腹肌放松。

4. 操作者站立于孕妇右侧,首先摸清宫底高度,用皮尺一端放在耻骨联合上缘,拉开皮尺,另一端贴腹壁沿子宫弧度到子宫底最高点,读出厘米数即为所测得的宫高数,以厘米(cm)为单位记录。

5. 测量腹围时,用皮尺以脐水平绕腹部一周,读出厘米数为所测得的腹围数,以厘米(cm)为单位记录。

6. 协助孕妇起床,告知测量结果是否正常,帮助孕妇整理衣裤。

7. 洗手,记录。

【注意事项】

1. 孕妇身体暴露时,注意保护孕妇隐私和保暖,做到一室一患。

2. 测量数字要准确。

3. 测量时注意观察孕妇腹部形状大小。如腹部过大、宫底高度大于应有的妊娠月份,应考虑双胎妊娠、巨大儿、羊水过多的可能;腹部过小,宫底高度过低者,应考虑胎儿宫内生长受限或孕周推算错误;腹部两侧向外膨出且宫底位置较低者,子宫横轴直径较纵轴长,多为肩先露;尖腹或悬垂腹,有骨盆狭窄的可能。

4. 正常情况下,宫底高度在孕周满36周时最高,至孕足月时略有下降。

5. **预防仰卧位低血压**　孕妇若较长时间取仰卧位,由于增大的妊娠子宫压迫下腔静脉,使回心血量及心排血量突然减少,出现低血压。孕妇发生低血压时,应立即指导孕妇取左侧卧位,血压即恢复正常。

6. **预防跌倒**　孕妇上下检查床时,应协助孕妇,以免因行动不便而跌倒。如发生跌倒应立即察看孕妇并报告医生,评估孕妇意识、受伤部位与伤情、疼痛情况、全身状况、胎儿情况等;协助医生完成相关检查,密切观察病情变化,做好记录。

二、胎动计数

【操作目的】
指导孕妇掌握孕晚期自我监护胎儿宫内情况的方法。

【操作前准备】

1. **用物准备**　用于计数的物件、App(应用软件)或纸笔,计时器或时钟等有时间指示的物品。

2. **人员准备**

(1)孕妇:排空膀胱,取舒适体位。

(2)操作者:着装规范、洗手,寒冷季节应将手预热。评估孕妇情况,如孕周,孕期检查资料等。

【操作步骤】

1. 携用物至床旁,核对孕妇腕带上信息。

2. 向孕妇解释操作目的,取得配合,协助孕妇取舒适体位。

3. **指导孕妇胎动计数的方法**　一手放在腹部上,每感受到1次胎动,记录1次,如胎儿连续活动则记为1次,间隔5min记以上动则记录为第2次,持续计数胎动1h,早中晚各计数胎动一次。

4. 告知孕妇正常胎动范围 单次 1h 胎动计数应 >3 次；或早、中、晚各数一次，每次 1h，将 3h 胎动数相加再乘以 4 得出 12h 胎动次数，12h 胎动 >30 次为正常。

5. 告知孕妇，正常胎动为每小时 3~5 次，如胎动减少，可能是胎盘功能不足、胎儿宫内缺氧。12h 胎动总数减少，不足 30 次时，应及时到医院就诊，做进一步的诊断和处理。

【注意事项】

1. 计数胎动时，孕妇最好采取左侧卧位，环境要安静，孕妇注意力要集中，心情要平静，以确保计数的数据准确。

2. 计数胎动的时候应该注意胎儿有睡眠觉醒周期，一般胎儿睡眠为 40min，如果胎动不多，可以延长时间计数。

3. 胎儿在饥饿时、凌晨处于睡眠状态时胎动较少，孕妇使用镇静、解痉药物时胎动亦减少，胎动幅度亦小；而在孕妇饭后或者晚间 18：00~22：00 胎动则较多，胎动幅度较大。若胎动较少，可以通过改变睡觉姿势，或更换体位，或抚摸腹部等方式，再观察胎动情况。

三、听诊胎心音

【操作目的】

了解胎心音节律、频率，监测胎儿在子宫内情况。

【操作前准备】

1. **用物准备** 胎心音听诊器或胎心音多普勒仪、耦合剂、秒表、纸巾。

2. **人员准备**

（1）孕妇：排空膀胱，取仰卧屈膝位。

（2）操作者：着装规范、洗手，寒冷季节应将手预热。评估孕妇情况，如孕周、孕期检查资料、产程进展等。

【操作步骤】

1. 携用物至床旁，核对孕妇腕带上信息。

2. 向孕妇解释操作目的，取得配合，必要时拉好幕帘或屏风遮挡，保护隐私。

3. 协助孕妇取仰卧屈膝位，头部稍垫高，暴露腹部，双腿略弯曲分开，腹肌放松。

4. 用四步触诊法确定胎儿背部位置，在靠近胎儿背部一侧的孕妇腹壁处听诊 1min（正常范围：110~160 次 /min，节律整齐）。

5. 听诊完毕，用纸巾擦净孕妇腹部及探头上的耦合剂。

6. 协助孕妇整理好衣物，告诉孕妇胎心率数值是否正常。

7. 洗手，记录。

【注意事项】

1. **听诊部位选择** 妊娠 24 周前，胎心音听诊部位多在脐下正中或稍偏左、右。妊娠 24 周后，听诊部位如下。①枕先露：听诊部位在脐左（右）下。②臀先露：听诊部位在脐左（右）上方。③肩先露：听诊部位在脐周围。

2. 保持环境安静，注意保护孕妇隐私，冬季注意为孕妇保暖。

3. 听诊时应注意胎心音的节律及频率，应与子宫杂音、腹主动脉音及脐带杂音相鉴别。

4. 告知孕妇胎心音的正常值范围,测得胎心 >160 次 /min 或 <110 次 /min,应立即报告医师及时处理。

5. 若有宫缩,应在宫缩间歇时听诊。

四、四步触诊

【操作目的】

通过腹部四步触诊法,了解子宫大小、胎产式、胎方位、胎先露及胎先露是否与骨盆衔接。

【操作前准备】

1. 用物准备　检查床、幕帘或屏风。

2. 人员准备

(1)孕妇:排空膀胱,取仰卧屈膝位。

(2)操作者:着装规范、洗手,寒冷季节检查前手预热。操作前评估孕妇情况,核实孕周。

【操作步骤】

1. 核对孕妇及腕带上信息。

2. 向孕妇解释操作目的,取得配合。注意保护隐私,必要时用幕帘或屏风遮挡。

3. 协助孕妇取仰卧屈膝位,头部稍垫高,暴露腹部,双腿略曲稍分开,腹肌放松。

4. 四步触诊(前三步检查者面向孕妇头部,第四步面向孕妇足部)。

(1)第一步:检查者站在孕妇右侧,两手相对置于宫底部,手摸宫底高度,了解子宫外形,估计胎儿大小与妊娠周数是否相符。然后以两手指腹在宫底部相对交替轻推,判断宫底部的胎儿部分。若为胎头则硬且有浮球感,若为胎臀则柔软而宽且形态不规则。

(2)第二步:检查者两手分别置于腹部左右两侧,一手固定,另一手轻轻深按检查,两手交替。分辨胎儿背部位置及方向,平坦饱满的部分为胎儿背;凹凸不平的部分为胎儿肢体,有时可感到胎儿肢体活动。

(3)第三步:检查者右手拇指与其余 4 指分开,置于耻骨联合上方握住先露部,进一步查清是胎头或是胎臀;然后左右推动以确定是否衔接。若先露部仍浮动,表示尚未衔接入盆,若已衔接,胎先露不能被推动。

(4)第四步:检查者面向孕妇足端,两手分别置于胎先露部的两侧,向骨盆入口方向往下深按,进一步确诊胎先露及胎先露入盆程度。

5. 协助孕妇起床,整理好衣裤。告诉孕妇检查结果。

6. 洗手,记录。

【注意事项】

1. 触诊前应视诊孕妇的腹形及大小,腹部有无妊娠纹、手术瘢痕及水肿。

2. 触诊过程中,注意腹壁肌紧张度、有无腹直肌分离、羊水量及子宫肌敏感度。

3. 每步手法触诊时间不宜过长,避免刺激宫缩及引起孕妇仰卧位低血压。注意动作轻柔保护隐私;冬季注意保暖。

4. 在触诊时应注意,若腹部过大者,应考虑双胎、羊水过多、巨大儿的可能;腹部过小、子宫底过低者,应考虑胎儿生长发育受限、孕周推算错误等;若孕妇腹部向前突出(尖腹,多见于初产妇）或向下悬垂（悬垂腹，多见于经产妇）应考虑有骨盆狭窄的可能；若腹部宽，子宫横轴直径较纵轴长，多为肩先露（横位）。

五、电子胎心监护

【操作目的】

通过监测胎心基线率水平、胎心基线变异、周期性胎心改变来综合判断胎儿储备能力，评估胎儿宫内安危情况。

【操作前准备】

1. 物品准备 胎心监护仪、耦合剂、腹带、纸巾。

2. 人员准备

（1）孕妇：排空膀胱，取舒适体位。

（2）操作者：着装规范，洗手。操作前评估，如孕周、宫高、腹围、孕妇自理能力、理解情况和合作程度、局部皮肤情况、胎方位、胎动情况（如临产，需评估产程进展等）。

【操作步骤】

1. 携用物至床旁，核对孕妇腕带信息。

2. 向孕妇解释操作目的，取得合作。

3. 协助孕妇取合适的体位（半卧位或侧卧位、坐位）。

4. 接通电源，打开监护仪开关，核对时间。

5. 适当暴露孕妇腹部，注意保暖和保护孕妇隐私，触诊确定胎背位置。

6. 在孕妇腹部涂耦合剂，用胎心探头找到胎心音最强处，固定。

7. 如为无应激反应，将胎动计数按钮交予孕妇，嘱其自觉胎动时按动按钮。

8. 如为宫缩应激试验，将宫缩压力探头置于子宫底部，固定。

9. 在无宫缩时将宫缩压力调整到基线起始状态。

10. 打开描记开关，观察胎心显示，以及胎心、宫缩曲线描记情况。

11. 监测 20min，视胎心、胎动及监测情况决定是否延长监测时间。

12. 监测完毕，取下监护探头。用纸巾擦净孕妇腹部的耦合剂，协助孕妇取舒适卧位。

13. 取下监护记录纸，关闭监护仪开关，拔去电源，胎心监护仪归位放置。

14. 洗手，分析胎心监护描记图纸，记录。

15. 告知孕妇监护结果。

【注意事项】

1. 监测前检查监护仪运行是否正常，时间是否准确。

2. 操作时注意孕妇保暖和保护隐私。

3. 教会孕妇自觉胎动时手按胎动按钮的方法，注意孕妇是否及时记录胎动。

4. 监护过程中应关注胎心率的变化，注意仪器走纸是否正常，图纸描记线是否连续。

5. 注意孕妇有无不适主诉，有无翻身，探头是否脱落及腹带松紧度等。

【胎儿监护判读】

1. 胎心基线率水平

（1）正常胎心基线范围：110~160 次/min。

（2）胎儿心动过速：胎心基线 >160 次 /min,持续≥10min。

（3）胎儿心动过缓：胎心基线 <110 次 /min,持续≥10min。

2. 基线变异

（1）变异缺失：指振幅波动消失。

（2）缩小变异：指振幅波动≤5 次 /min。

（3）正常变异：指振幅波动 6~25 次 /min。

（4）显著变异：指振幅波动 >25 次 /min。

3. 三种基本典型图形

（1）早期减速：胎心减速几乎与宫缩同时开始,胎心率最低点在宫缩的高峰,下降幅度 <50 次 /min,持续时间短,恢复快。一般发生在第一产程后期,为宫缩时胎头受压引起。

（2）晚期减速：胎心率减速多在宫缩高峰后开始出现,下降缓慢,下降幅度 <50 次 /min,持续时间长,恢复缓慢。一般认为是胎盘功能不良、胎儿缺氧的表现。

（3）变异减速：胎心率变异形态不规则,减速与宫缩无恒定关系,持续时间长短不一,下降幅度 >70 次 /min,恢复迅速。一般认为其为宫缩时脐带受压,兴奋迷走神经所致。

（徐鑫芬）

第二节　产后康复护理

学习目标

完成本内容学习后,学生将能：

1. 复述产后康复的概念。

2. 列出产后康复的内容。

3. 描述产后康复每项内容的实施步骤。

4. 为产后产妇评估和指导产妇进行产后康复。

产后康复是指在先进的健康理念指导下,利用现代科技手段和方法,针对妇女产后这一特殊时期的生理和心理变化进行主动的、系统的康复指导和训练,使产妇在分娩后 1 年内身体和精神状况得到快速、全面的健康恢复。目前,可利用现代产后康复技术和设备,对妇女产后身体和生殖器官出现的变化进行主动性的康复治疗,促进妇女产后内分泌调节、子宫复旧、阴道弹性恢复、乳腺疏通、性生活和谐以及形体恢复等,提高产妇的健康保健水平和生活质量。如果在产后不能得到正确的、系统的、主动的产后康复保健,产妇可能发生产后康复不良的情况,如阴道松弛、子宫复旧不良、子宫脱垂、产后抑郁、产后肥胖、耻骨联合分离、腹直肌分离、腹壁松弛、腹肌张力下降、性冷淡,从而影响妇女产后的身心健康、正常生活和工作,甚至造成家庭关系紧张,影响孩子的正常发育。

因此,开展产后康复护理服务,能促进妇女产后身体和精神的康复,减少妇女产后身体和精神疾患的发生率,提高妇女产后的健康保健水平和生活质量,对家庭和谐与幸福也起到非常重要的作用。

一、产后乳房护理

【操作目的】

通过乳房护理,清洁乳房,促进乳汁分泌和乳腺管通畅。

【操作前准备】

1. **环境** 整洁、安静、安全、光线充足、温湿度适宜,注意保护产妇隐私,准备幕帘或屏风遮挡。

2. **体位** 嘱产妇排空膀胱,取仰卧位或半坐卧位床上。

【操作步骤】

1. 操作者衣着整洁,备齐用物到产妇床旁,核对产妇及腕带上信息,洗手。

2. 向产妇解释乳房护理目的和重要性,取得配合;注意保护产妇隐私,必要时用幕帘或屏风遮挡。

3. 评估乳房的状况、产妇母乳喂养的姿势以及婴儿的含接姿势,指导产妇采取正确、有效的母乳喂养姿势和婴儿正确含接姿势的方法。

4. 母婴分离时指导产妇正确的挤奶方法。

5. 若产妇在母乳喂养过程中出现乳头皲裂、乳房胀痛,应采取相应的乳房护理,促进乳头皲裂的修复,保持乳汁流出通畅;若出现乳腺炎,建议产妇及时到乳腺科就诊。

(1)乳头皲裂的护理:①哺乳时观察婴儿的含接乳房的姿势,若婴儿没有把乳头和大部分乳晕含到嘴里,则予以纠正。②哺乳结束后观察乳头的状况,如有没有皮肤发红、水疱以及损伤等。③若有以上状况,婴儿下次哺乳时先喂健侧再喂患侧乳房,并在哺乳结束时在乳头和乳晕上涂上乳汁,以保持乳头和乳晕皮肤滋润,促进伤口愈合;或在哺乳后使用纯羊脂膏,减少疼痛、促进愈合,下次哺乳时无须擦去;也可使用亲密接触型乳头护罩,帮助产妇继续哺乳,缓解哺乳时疼痛。④及时关注乳头损伤的修复状况。

(2)生理性乳房胀痛:①评估乳房时,乳房皮肤应是紧绷的和发亮的,皮肤温度稍高,并可感到疼痛。②鼓励产妇按需哺乳,婴儿频繁、有效的吸吮可有效地减轻乳房胀痛。③两次哺乳期间采取冷疗法以减轻乳房的疼痛:采用冷毛巾、卷心菜和甘蓝叶敷于乳房上,可降低局部皮肤温度,减轻乳房充血和疼痛。

(3)病理性乳房胀痛:①评估乳房时,发现乳房肿胀,触及硬块,皮肤温度高,产妇感觉非常疼痛。②鼓励产妇按需哺乳,婴儿频繁、有效的吸吮可有效地减轻乳房胀痛。③哺乳前进行热敷并轻柔按摩乳房,哺乳过程中轻柔按压硬块处,可帮助乳汁排出;变换婴儿哺乳姿势可减少硬块,喂完一侧再喂另一侧。④哺乳结束后评估乳房硬块的状况,若硬块仍存在可采取手挤奶或吸乳器吸奶,保持乳汁流出通畅。⑤如果经以上处理硬结仍然存在,建议乳腺外科就诊。

(4)低频脉冲治疗仪促进乳汁分泌及预防乳汁淤积

1)评估产妇病史:心脏病、高血压、生命体征不平稳、戴心脏起搏器、不能经受刺激的患者如精神病患者等不宜进行此操作。

2）评估产妇需求：如大小便、哺乳、进食等。

3）操作前查对：查对产妇腕带信息，医嘱执行单上姓名、病案号、医嘱内容等。

4）操作步骤：产妇取半卧位→涂耦合剂→放置电极片于双侧乳房上（开口向下）→露出乳头→约束绑带固定→根据乳房情况选择理疗模式和能量，以产妇能耐受为宜。

5）操作结束后：协助进行皮肤清洁，根据乳房的情况协助母乳喂养或挤奶，做好仪器的清洁和消毒、整理，防止交叉感染。

【操作要点】

1. 动作轻柔，禁止暴力按摩。

2. 在操作过程中要关注产妇和婴儿的舒适度。

3. 手挤奶和收集奶的过程中避免母乳被污染。

【注意事项】

1. 注意保护产妇隐私和保暖。

2. 操作者在操作前要洗手。

3. 在生理性乳房胀痛期，避免不必要的干预。

4. 在进行仪器操作时，加强巡视，严禁家属自行调节能量键，保障产妇的安全。

二、产后盆底康复训练

（一）产后盆底康复训练（无仪器 -kegel 训练）

【操作目的】

通过非侵入性操作，加强盆底肌力量，达到产后盆底康复的目的。

【操作前准备】

1. **环境** 整洁、安静、安全、光线充足、温湿度适宜，注意保护产妇隐私，准备幕帘或屏风遮挡。

2. **体位** 嘱产妇排空膀胱，坐位、站位、卧位均可。

【操作步骤】（以仰卧位为例）

1. 仰卧，双臂平放于身体两侧；双腿屈曲并适当分开。

2. 最大力量收缩阴道和肛门肌肉，每收缩 1s，放松 2~3s（放松时间是收缩时间的 2~3 倍）。

3. 用一半的力量收缩阴道和肛门肌肉，每收缩 3s，放松 3s；根据自身训练情况逐渐延长时间，从 3s 开始，逐渐延长到 10s；收缩时间与放松时间相同。

4. 第 2 步和第 3 步交替练习，连续做 15~20min，一般各占一半的时间。

【操作要点】

1. 收缩阴道肌肉时，阴道和肛门应同时用力，正常呼吸不憋气，不能使用腹部、臀部及大腿的力量来收缩。

2. 每日练习 2~3 次，每次 50~70 个，每收缩和放松一次为 1 个。

【注意事项】

1. 月经期间不能练习。

2. **健康教育** 通过讲解、发放与 kegel 运动相关的资料或视频等，让产妇及其家属了解 kegel 运动的作用及重要性，充分发挥他们的积极性和主动性。

3. **灵活练习** 初次开始训练者,若训练的次数和个数均达不到要求时,可循序渐进,逐渐增加,收缩的最大力量也要根据自身情况逐渐加强。

4. **训练强度** 训练以不疲劳为原则,练习时有疲劳感可暂停,休息至疲劳感消失后再继续进行;如果疲劳感不缓解,当天则不再练习。

（二）产后盆底康复训练（有仪器 –PHENIX 神经肌肉刺激治疗仪）

【操作目的】

通过对盆底神经、肌肉刺激,达到盆底功能康复的目的。

【操作前准备】

1. **环境** 整洁、安静、安全、光线充足、温湿度适宜,注意保护产妇隐私,准备幕帘或屏风遮挡。

2. **体位** 嘱产妇排空膀胱,头部稍垫高,脱去一侧裤腿,取屈膝仰卧位躺于检查床上。

【操作步骤】

1. 评估产妇外阴及其周围皮肤情况。

2. 根据医嘱在 PHENIX 神经肌肉刺激治疗仪上选择相对应的训练方案。

3. 在产妇身上贴好电极片,将肌电治疗头放入阴道内,正确连接 PHENIX 神经肌肉刺激治疗仪。

4. 根据产妇情况,在 PHENIX 神经肌肉刺激治疗仪上调节各治疗部位合适的电刺激参数,开始训练。

5. 嘱产妇配合进行 kegel 练习。

【操作要点】

1. 电极片应贴于皮肤完整处,避开有破损、红肿的部位。

2. 训练方案包括电刺激和生物反馈训练,电刺激训练在调节各部位刺激参数时,应从小到大,逐步调节至患者可耐受的最大程度;生物反馈练习时需根据显示器图示对患者主动收缩方法及强度进行指导。

3. 电刺激与生物反馈交替进行,根据情况进行Ⅰ类和Ⅱ类纤维的收缩。

4. 每次 20~30min,每周 2 次,10 次为 1 个疗程。

【注意事项】

1. 月经期和有阴道炎症时不能练习。

2. **健康教育** 通过讲解、发放与 PHENIX 神经肌肉电刺激相关的资料或视频等,让产妇及其家属了解其作用及重要性,增强治疗效果。

3. **心理干预** 产妇康复训练期间,应对其提供心理支持,减轻她们的焦虑、难堪等心理问题。

4. **及时复查** 嘱产妇在一个疗程训练结束后,及时复查。

三、产后体操

【操作目的】

通过做产后体操,帮助产妇身体恢复。

【操作前准备】

1. **环境** 整洁、安静、安全、光线充足、温湿度适宜,注意保护孕妇隐私,准备幕帘或屏风遮挡。

2. 体位　嘱产妇排空膀胱,取合适体位。

【操作步骤】

1. 仰卧,深吸气,收腹部,然后呼气。

2. 仰卧,两臂伸直放于身旁,进行缩肛与放松动作。吸气时收缩肛门括约肌,呼气时尽量放松。

3. 仰卧,两臂伸直放于身旁,双腿轮流上举和并举,与身体呈直角。保持几秒钟后把腿放下、放平。

4. 仰卧,髋与腿放松,分开稍屈,足底支撑,尽力抬高臀部及背部。

5. 仰卧起坐。

6. 跪姿,双膝分开,肩肘垂直,双手平放床上,腰部进行左右旋转动作。

7. 全身运动,跪姿,双臂伸直支撑,左右腿交替向背后抬高。

【操作要点】

1. 根据产妇的情况,运动量由小到大、由弱到强,循序渐进。

2. 在产后第 2d 开始,每 1~2d 增加一节,每节做 8~16 次。出院后继续做产后操直至产后 6 周。

【注意事项】

1. 健康教育　开始做产后体操前,通过讲解、发放产后体操相关资料或视频等,让产妇及其家属了解产后体操的作用及重要性,充分发挥他们的积极性和主动性。

2. 专人指导　行产后体操过程中,应从轻微的运动开始,逐步加大运动量,以配合体力的恢复,每次做操 30min 内完成,以自己的身体不过度疲劳为宜。

3. 配乐训练　产后操训练期间可播放健美体操音乐,音量控制在 27~36 分贝。

(罗碧如)

第三节　母婴同室病房常用护理技术

学习目标

完成本内容学习后,学生将能:

1. 复述母婴同室病房应用护理技术的意义。
2. 列出母婴同室病房护理技术的内容和操作步骤。
3. 描述每项母婴同室病房操作技术的注意要点。
4. 应用母婴同室病房护理技术对母婴进行护理。

母婴同室病房是妇女分娩后母婴休养的地方,在产后最初阶段,护理人员要观察母婴病情的变化,做好异常情况早发现、早处理,保证母婴安全。通过相应的护理技术,如会阴清洁、湿热敷、坐浴等,帮助产妇会阴清洁,消除水肿、促进舒适和会阴伤口愈合。通过按摩子宫,促进子宫收缩,减少产后出血的发生等。

一、会阴冲洗

【操作目的】

清洁会阴皮肤,促进产妇舒适,避免会阴伤口感染。

【操作前准备】

1. **环境**　环境整洁、安静、安全、光线充足、温湿度适宜;注意保护隐私,准备幕帘或屏风遮挡。

2. **体位**　嘱孕产妇排空膀胱,协助其取仰卧屈膝位,头部稍垫高,双腿曲屈、稍分开,腹肌放松。

【操作步骤】

1. 备物到孕产妇床旁,核对医嘱、治疗卡、孕产妇姓名及腕带上信息。

2. 向孕产妇解释会阴冲洗的目的与操作内容,取得配合。

3. 评估孕产妇全身情况及操作局部情况,协助孕产妇取仰卧屈膝位,脱去对侧裤腿盖于同侧,对侧盖上大毛巾、被子、被单以保暖,两腿分开,暴露会阴,臀下放一次性便盆和 / 或冲洗垫。

4. 操作者站于孕产妇对面,面向孕产妇。

5. 用镊子夹取肥皂水纱布一块,先擦洗阴阜、左右腹股沟、左右大腿内侧上 1/3,再擦洗会阴体、两侧臀部,擦洗时稍用力,然后弃掉纱布。

6. 再取肥皂水纱布一块,按下列顺序擦洗:阴裂、左右小阴唇、左右大阴唇、会阴体,最后擦肛门,弃掉纱布及镊子。

7. 用温水自上而下缓慢冲净皂迹。

8. 用无菌镊子夹取碘伏原液纱布一块,按下列顺序消毒外阴:阴裂、左右侧小阴唇、左右侧大阴唇、阴阜、腹股沟、大腿内上 1/3、会阴体、肛门。注意不要超出肥皂擦洗清洁范围,弃掉镊子。

9. 撤下一次性便盆和 / 或冲洗垫,垫无菌治疗巾于产妇臀下。

10. 若不再进行其他操作,协助孕产妇取舒适体位,整理衣裤和床单位。

11. 洗手,做记录。

【操作要点】

1. 按顺序擦拭、冲洗和消毒,力度适宜。

2. 冲洗速度不可过快,缓慢冲净皂迹。

3. 若作为其他操作前准备,应保持体位;若为独立操作,应更换会阴垫,保持会阴部清洁。

【注意事项】

1. 动作轻柔,冬季操作注意保暖。

2. 冲洗壶内水温适宜(38~41℃),或以产妇感觉舒适为宜,不可过冷、过热,导致不适和烫伤。

二、会阴湿热敷

【操作目的】

通过湿热敷促进会阴部血液循环,消除会阴水肿,促进舒适和伤口愈合。

【操作前准备】

1. **环境** 环境整洁、安静、安全、光线充足、温湿度适宜;注意保护隐私,准备幕帘或屏风遮挡。

2. **体位** 嘱孕产妇排空膀胱,取仰卧膀胱截石位。

【操作步骤】

1. 备用物到孕产妇床旁,核对医嘱、治疗卡、孕产妇姓名及腕带上信息。

2. 向孕产妇解释会阴湿热敷的目的与内容,取得配合。

3. 评估孕产妇全身情况及操作局部情况,协助孕产妇取仰卧膀胱截石位,暴露会阴,臀下垫治疗巾,治疗巾下加一层隔水护理垫。

4. 操作者站于产妇对面或一侧。

5. 先行会阴部擦洗,清洁外阴局部皮肤和伤口。

6. 在热敷部位皮肤上涂一薄层凡士林,盖上纱布,再轻轻敷上热敷溶液浸过的温纱布,外面再盖上棉垫。

7. 每 3~5min 更换热敷纱布 1 次,或将热水袋(水温 60~70℃)放在棉垫外,延长更换敷料时间,一次热敷 15~30min。

8. 操作结束,更换会阴垫,协助孕产妇取舒适体位。

9. 正确处理用物,洗手,做记录。

【操作要点】

1. 动作轻柔,注意保暖及保护隐私。

2. 湿热敷的温度为 41~48℃,用 50~60℃的水温,将纱布浸湿,然后拧干,以手腕部试温,以不烫为宜。

3. 湿热敷的面积应是病损范围的 2 倍。

【注意事项】

1. 涂抹凡士林时应避开伤口。

2. 湿热敷的过程中,应定期检查热水袋的完整性,防止烫伤,对休克、虚脱、昏迷及术后感觉不灵敏的患者应避免湿热敷。

3. 随时评价热敷效果,为产妇提供相应的照护。

三、坐浴

【操作目的】

通过坐浴促进会阴部血液循环,局部用药起到治疗炎症作用。

【操作前准备】

1. **环境** 关好门窗、室内保持温暖、光线充足,注意保护产妇隐私,准备幕帘或屏风遮挡。

2. **体位** 嘱孕产妇排空膀胱,取蹲立位。

【操作步骤】

1. 备物到孕产妇床旁,将坐浴盆放置在合适的位置。

2. 核对医嘱、治疗卡、孕产妇姓名及腕带上信息,向孕产妇解释坐浴的目的,取得配合。

3. 评估孕产妇全身情况及操作局部情况,协助孕产妇起床。

4. 操作者站于孕产妇一侧,搀扶其下床并将臀部移至坐浴盆放置的地方,借床栏或椅子支撑其下蹲,将臀部移至浴盆内,让会阴部浸泡于水中,持续 15~20min。

5. 坐浴毕,协助孕产妇站立,擦干臀部,整理衣裤。

6. 洗手,做记录。

【操作要点】

1. 消毒好坐浴盆,按医嘱及治疗目的配制坐浴液,准备一块消毒纱布。

2. 配置水温达 40~45℃的坐浴液,量为满 1/2~1/3 盆。

【注意事项】

1. 坐浴过程中,注意观察产妇有无头晕、心悸等不适,必要时停止坐浴。

2. 坐浴前应评估产妇的全身及局部皮肤情况,确认没有不适宜坐浴的情况。

3. 坐浴液的选择应严格根据坐浴的目的,遵医嘱进行。

四、子宫按摩

【操作目的】

分娩后,为产妇按摩子宫,促进子宫收缩,预防产后出血。

【操作前准备】

1. **环境** 关门窗,调节室温至 24~26℃;注意保持隐私,必要时准备幕帘或屏风遮挡。

2. **体位** 嘱产妇排空膀胱,取仰卧位,双腿屈曲,脱对侧裤腿,注意保暖及隐私保护,臀部垫一次性消毒垫巾或聚血器。

【操作步骤】

1. 备物到产妇床旁,核对医嘱、治疗卡、产妇姓名及腕带上信息,评估产妇情况、自理能力及合作程度。

2. 向产妇解释操作的目的与内容,取得配合。

3. 评估子宫收缩及阴道出血情况。

4. 操作者站于产妇一侧,以单手或双手按摩子宫。

(1)单手按摩:操作者用一手置于产妇腹部,拇指在子宫前壁,其余 4 指在子宫后壁,握住子宫底部,均匀而有节奏地按摩子宫,促进子宫收缩。

(2)双手按摩:操作者一手在产妇耻骨联合上缘按压下腹中部,将子宫底向上托起,另一手握住宫体,使其高出盆腔,在子宫底部有节律地按摩子宫。同时,双手配合,间断地用力挤压子宫,使积存在子宫腔内的血块及时排出。

(3)双合按摩

1)常规消毒产妇会阴部,铺无菌巾,操作者戴无菌手套。

2）操作者一手进入产妇阴道,握拳置于阴道前穹窿,顶住子宫前壁,另一手在腹部按压子宫后壁,使宫体前屈,两手相对紧压并均匀有节律地按摩子宫,不仅可刺激子宫收缩,还可以压迫子宫血窦,减少出血。

5. 至子宫恢复有效收缩,出血减少时停止按摩。

6. 按摩结束,撤出会阴垫或聚血器,评估出血量。

7. 更换会阴垫,协助产妇穿好衣裤,取舒适体位,整理床单位,给予相关健康指导。

8. 整理用物并分类处置。

9. 洗手、记录。

【操作要点】

1. **操作前**　做好宣教与沟通,解释操作的目的,取得产妇的理解与配合,嘱产妇排空膀胱,必要时行导尿术。

2. **操作中**　注意与产妇沟通,指导配合方法,保持放松状态,同时注意保暖和隐私保护。

3. **操作后**　告知产妇子宫收缩和产后出血情况,嘱安静休息,避免疲劳,及时排空膀胱,出血多或有不适及时告知医护人员。

【注意事项】

1. 按摩子宫手法正确,用力均匀。

2. 按摩子宫时,要关注宫底高度和子宫的硬度,正确评估阴道流血量及性状;同时观察产妇的面色、表情,重视产妇主诉,必要时监测生命体征。

3. 按摩同时,积极寻找子宫收缩不良及产后出血的原因,必要时汇报医生及时处理。

4. 行腹部 – 阴道双手操作时,应严格执行无菌操作。

五、会阴伤口观察和拆线

【操作目的】

通过观察会阴伤口,判断伤口愈合过程中是否有出血、渗血、感染等异常情况;拆除皮肤层缝线。

【操作前准备】

1. **环境**　环境整洁、安静、安全、光线充足、温湿度适宜;注意保护产妇隐私,准备幕帘或屏风遮挡。

2. **体位**　嘱产妇排空膀胱,取仰卧屈膝位。

【操作步骤】

1. 准备用物到产妇床旁,核对医嘱、治疗卡、产妇姓名及腕带上信息,评估产妇全身情况及操作局部情况。

2. 向孕妇解释会阴伤口观察及拆线的目的与内容,取得配合。

3. 操作若在床旁进行,操作者站于产妇一侧;若在检查室的检查床上,站于对侧,面向产妇。

4. 先进行会阴擦洗、消毒,评估伤口愈合情况并核对需拆线的缝针数量与病历记录是否一致。

5. 操作者左手持有齿镊,夹住线尾及线结,轻轻上提,让线与皮肤出现一定的空隙,右手持线剪,剪端从缝隙处进入,剪断缝线,左手提起线结顺着线的走向向外牵引,直至全部抽出,依次拆除所有缝线,核对拆除数量与病历记录是否相符。

6. 再次消毒伤口。

7. 操作毕,协助产妇穿好衣裤,舒适体位休息。

8. 分类处理用物,洗手,做记录。

【操作要点】

1. 操作前认真评估伤口愈合情况,做好决策。

2. 动作轻柔,用力得当。

3. 仔细核对缝针数量,以免造成遗漏。

4. 严格无菌操作。

【注意事项】

拆除缝线时,一定要按缝线走向,向外向前用力,不可反向用力;速度要适宜,不可过快或过慢,过快宜造成缝线挣断残留于体内,过慢会导致疼痛不适。

（熊永芳）

第四节　新生儿护理技术

学习目标

完成本内容学习后,学生将能:

1. 复述新生儿护理的意义。

2. 列出护理的操作内容及步骤。

3. 描述新生儿护理各操作的注意事项。

4. 应用新生儿护理技术对新生儿实施护理。

新生儿娩出后,情况无异常时会随母亲回到母婴同室病房。在住院期间产科责任护士会观察和护理新生儿,指导母亲喂养。责任护士通过新生儿护理操作为其清洁皮肤、接种疫苗等,促进新生儿舒适,发现异常及时遵医嘱给予处理,同时为产妇做新生儿护理知识健康教育。目前鼓励新生儿在母亲床旁护理,减少母婴分离以及交叉感染概率。

一、新生儿沐浴

【操作目的】

1. 使新生儿皮肤清洁舒适,避免感染。

2. 帮助新生儿活动肢体和肌肉,促进血液循环,增强皮肤排泄及散热功能。

3. 促进新生儿对食物的吸收,使新生儿体重增加。

4. 有助于观察新生儿全身情况,尤其是皮肤情况。

5. 对产妇做好新生儿沐浴的健康教育,促进母婴情感联系。

【操作前准备】

1. **操作者准备** 实施标准预防措施,修剪指甲,取下手部饰品,洗手。提倡在新生儿首次沐浴期间全程戴手套,母亲患有体液感染性疾病或可能患感染性疾病时必须戴手套。为产妇详细讲解沐浴步骤和要点,产妇及家属共同参与学习,最终掌握新生儿沐浴的方法及注意事项。

2. **新生儿准备** 准备核对新生儿胎龄与出生时间、出生体重、脐带情况、皮肤完整性、有无感染及破损,四肢活动情况以及有无产伤等。沐浴应选择在新生儿两次喂奶之间(前或后 1h)。

3. **环境准备** 关闭门窗,避免空气对流,维持室温在 26~28℃。

4. **用物准备** 新生儿沐浴专用盆、婴儿秤、清洁或消毒的浴巾、小毛巾、婴儿服及尿布、包被、婴儿专用物品(沐浴液、护臀霜、润肤露等)、消毒棉签、75% 乙醇,水温计,如进行床旁沐浴准备婴儿床旁护理车。

【操作步骤】

1. **核对新生儿** 核对新生儿信息(脚踝带、手腕带、被牌或腰牌、性别等),脱下衣物进行全身皮肤检查及评估。注意观察新生儿全身皮肤情况,称体重、裹上浴巾;用水温计测试水温 38~40℃,沐浴时操作者再次用手腕内侧测试水温,感觉温暖即可。

2. **洗脸** 用干净的小毛巾蘸水拧干,清洗眼部、鼻、口唇四周、面颊及前额。注意眼部应由内眦向外眦清洗。

3. **洗头部** 将新生儿抱起,用肘关节夹住新生儿的身体,并托稳头颈部,用一只手的拇指及示指(或中指)堵住新生儿双耳孔,取适量婴儿沐浴露,轻柔按摩头部,用清水洗净,擦干(首次沐浴时头和身体要分开清洗,洗头时单独用一个盆打水清洗)。

4. **洗躯干** 将新生儿头部枕于操作者前臂,手置于新生儿腋下,按以下顺序清洗全身:颈部、腋下、上肢、前胸、腹部、腹股沟、会阴、下肢。

5. **背部清洗** 用手托住新生儿的腋下,让其趴在操作者的手腕上,清洗背部和臀部,洗完后将新生儿放置在备好的浴巾上;蘸干全身,注意保暖,给新生儿戴上帽子。

6. 检查全身各部位情况,用消毒棉签将脐窝内的水蘸干。

7. **臀部护理** 为预防尿布皮炎,沐浴后,臀部可涂抹婴儿护臀霜。

8. **皮肤护理** 根据皮肤评估的情况,以及季节、地域和环境温湿度合理使用润肤剂,一般 1~2 次 /d(建议在沐浴后 5min 内完成润肤过程,起到为皮肤保湿作用)。

9. **润肤手法** 从上到下、从前到后,轻柔涂抹全身;可根据季节、地域和环境温湿度在皮肤皱褶处使用婴儿专用润肤露、润肤油或爽身粉。使用爽身粉时,先将爽身粉倒入护理者手中,再轻柔地涂抹在新生儿的皮肤皱褶处,切忌喷洒,使用时避开女婴会阴处。

10. 移开大毛巾,穿好衣服及一次性纸尿裤;根据实际情况进行耳、鼻清洁。

【注意事项】

1. 严格掌握新生儿沐浴的时机,应在新生儿喂奶前或后 1h、不哭闹、清醒状态下进行,避免在新生儿饥饿时沐浴。操作过程规范、动作轻柔、迅速（尽量在10min内完成），注意保暖和安全。

2. 在沐浴过程中，应与产妇进行健康教育并与新生儿进行情感交流。

3. **沐浴时间和频率** 新生儿出生24h以后开始沐浴，母亲患传染性疾病的新生儿出生后4~6h且生命体征必须平稳后可沐浴；沐浴的频率根据每个新生儿的个体需要来确定，同时结合不同地区、不同季节和环境洁净程度等综合因素考虑，通常情况下隔日进行一次即可。

4. 应使用婴儿专用、无泪配方、中性或弱酸性的沐浴液，沐浴后使用婴儿润肤露轻柔涂抹全身，并为新生儿戴好帽子，注意头部保暖。新生儿用物要一婴一用，避免交叉感染。

5. 新生儿手腕带脚踝带、被牌（腰牌）脱落后应双人核对无误后及时完善。

二、新生儿抚触

【操作目的】

新生儿抚触是通过抚触者双手对新生儿皮肤的各部位进行有次序、有技巧的抚摩，让温和而良好的刺激通过皮肤感受器传至中枢神经系统产生生理效应。新生儿抚触可以促进母婴情感交流，促进乳汁分泌，刺激新生儿的淋巴系统，增强抵抗能力，促进新生儿睡眠并改善睡眠质量。帮助平复新生儿暴躁的情绪、减少哭闹，有利新生儿生长发育。

【操作前准备】

1. **环境准备** 室温保持在26~28℃；抚触时可播放柔和的音乐，有助于母亲和新生儿放松。

2. **物品准备** 毛巾、一次性纸尿裤、干净衣服、温和无刺激的新生儿润肤油等。

3. **人员准备** 操作者取下手上所有佩饰，洗净双手；在掌心倒入适量的润肤剂轻轻揉搓温暖双手。

【操作步骤】

1. **头面部** 新生儿仰卧，操作者用两拇指指腹自额部中央向两侧推至太阳穴处；双手两拇指指腹自新生儿下颌中央向上推至耳前划出微笑状；除拇指外的其余四指指腹自新生儿前额发际向后推按至两耳后乳突处，避开囟门。每个动作重复三次。

2. **胸部** 双手放在新生儿两侧肋缘，用右手示指和中指的指腹向新生儿右斜上方推进至右肩，左手以同样方法进行，另一只手放在新生儿躯干侧固定新生儿，两手交替进行。抚触时应注意避开乳头，避免新生儿不适。

3. **腹部** 右手四指指腹自新生儿右下腹滑向右上腹，自右上腹经左上腹滑向左下腹，操作时避开脐部。一手操作，另一手在躯干一侧固定新生儿，两手可交替进行。

4. **上肢** 双手握住新生儿一侧手臂，自上臂至手腕轻轻挤捏和搓揉；用四指按摩新生儿手背，拇指从新生儿手掌心按摩至手指尖；同法抚触对侧上肢。

5. **下肢** 双手握住新生儿一侧下肢，自股根部至踝部轻轻挤捏和搓揉；用拇指从新生儿脚后跟按摩足心至脚趾。同法抚触对侧下肢。

6. **背部及臀部** 新生儿俯卧，头偏向一侧。操作者用四指指腹由背中线向两侧按摩，由上至下；用手掌自新生儿枕部至腰骶部按摩，结束前可用双手掌轻揉臀部。

【注意事项】

1. 注意室温适宜，避免新生儿着凉。

2. 抚触的时间应选择在新生儿沐浴后、晚上睡觉前，两次喂奶之间，清醒、不疲倦、不过饱、不饥饿、不烦躁时。

3. 每日抚触 1~2 次，每次 10~15min。

4. 抚触时，应动作轻柔，力度适当。

5. 抚触不能局限于机械的手法，应传递爱和关怀，通过目光、语言等与新生儿进行情感交流，结合"触觉、视觉、听觉、嗅觉"等对新生儿进行多感官刺激。

6. 抚触过程中，如新生儿出现哭闹、肤色异常、呕吐等应暂停抚触，经过安抚无好转，应停止抚触。

7. 抚触过程中，指导父母亲自操作并掌握规范的手法；回家后，建议父母亲自操作。

8. 根据不同的季节，选用婴儿润肤油或润肤露为新生儿抚触和滋润皮肤。

三、新生儿疫苗接种

按照护理操作规范携带用物，做好人员及环境准备。建立床旁新生儿注射的相关安全管理制度与应急预案，要求一针一苗一位操作者。规范疫苗的领取、储存流程，掌握疫苗接种禁忌证和适应证。规范注射时间、地点、部位等。注射前要再次详细核查新生儿信息、疫苗有效期等，注射后半小时内观察新生儿有无异常反应。整个过程需与新生儿父母讲解相关知识，进行有效沟通，取得配合、理解。

（一）新生儿乙肝疫苗接种技术

【操作目的】

通过人工自动免疫，使新生儿体内产生抗体，防止乙肝病毒感染，阻断母婴传播。

【操作前准备】

1. **查对**　核对新生儿腕带信息，核对产妇信息，核对医嘱。

2. **评估**

（1）新生儿的评估：评估出生时 Apgar 评分、体重、生理反射情况、体表有无畸形、生命体征、局部皮肤情况。

（2）产妇心理状态的评估：评估产妇年龄、知识水平、个性特点及沟通能力；评估对接种乙肝疫苗必要性的认识程度以及对如何实施乙肝疫苗全程接种的了解程度，是否愿意接受；评估有无影响新生儿乙肝疫苗接种的其他因素。

3. **环境准备**　环境整洁、安静、安全；室温适宜（室温保持在 22~24℃）、光线充足。

4. **用物准备**　治疗盘、1ml 注射器、乙肝疫苗、乙肝疫苗接种卡片、冷链盒（冰盒）。

【操作方法】

1. 操作人员洗手、修剪指甲、戴口罩、着装整洁；备齐用物；核对医嘱。

2. **携用物至床旁**　①再次核对用物。②核对新生儿。③评估环境。

3. 告知产妇新生儿乙肝疫苗接种的目的、方法、注意事项及接种局部可能出现的不良反应。

4. 操作者摆好新生儿体位,暴露新生儿右上臂外侧三角肌,用 75% 乙醇消毒皮肤,待干。

5. 接种乙肝疫苗　①用 1ml 注射器抽取 10μg 重组乙型肝炎疫苗(CHO 细胞)。②反复抽吸至药液均匀。③操作者左手绷紧新生儿注射部位皮肤。④右手持注射器在三角肌中部垂直进针(肌内注射)。⑤针头进针深度为针头的 1/2~2/3。⑥回抽无回血时开始注射药物。

6. 注射完毕后,勿用棉签压迫局部;为新生儿穿好衣服。

7. 再次核对疫苗名称、剂量、接种途径、产妇及新生儿信息。

8. 再次告知　注射后的注意事项及可能出现的反应,第 2 次、第 3 次接种时间,出现异常及时就诊。

9. 整理床单位及用物。

10. 用物依据《消毒技术规范》和《医疗废物管理条例》做相应处理。

11. 填写乙肝疫苗接种卡交予产妇。

【注意事项】

1. 乙肝疫苗基础免疫程序为 3 针,分别在第 0、1、6 个月时接种。新生儿第 1 针在出生后 24h 内注射,并将接种程序告知新生儿家长。

2. 一般易感者每剂注射使用重组乙型肝炎疫苗(CHO 细胞)10μg/ 瓶,母婴阻断的新生儿每剂注射 20μg/ 瓶。

3. 评估新生儿情况,有肝炎或其他严重疾病者不宜进行接种。

4. 注射前应认真核对乙肝疫苗剂量、批号、有效期;使用时应充分摇匀,如发现有不可摇散的颗粒、药瓶有裂纹、瓶签不清楚及疫苗过期等情况应严禁使用。接种后须在接种卡上注明疫苗名称、剂量、批号、生产地、厂名。

5. 疫苗瓶开启后应立即使用。

6. 应备有肾上腺素等药物,以备偶有发生严重变态反应时急救使用。

7. 注射第 1 针后出现高热、惊厥等异常情况者,一般不再注射第 2 针。对于母婴阻断的新生儿,应遵照医嘱注射第 2、3 针。

8. 疫苗严禁冻结。

9. 婴儿 1 周岁时复查免疫效果,免疫成功者 3~5 年内加强注射乙肝疫苗 1 剂 10μg 瓶;免疫失败者,重复基础免疫。

10. 不良反应

1)常见不良反应:一般接种疫苗后 24h 内,在注射部位可出现疼痛和触痛,多数情况下 2~3d 内自行消失。

2)罕见不良反应:①一般接种疫苗后 72h 内,可能出现一过性发热反应,一般持续 1~2d 后可自行消退。②接种部位轻中度的红肿、疼痛,一般持续 1~2d 后可自行缓解,不需处理。③接种部位可出现硬结,一般 1~2 个月后可自行吸收。

11. 操作者应注意自身防护,必要时戴护目镜,如不慎将药液溅至眼内或皮肤上应立即用清水反复冲洗,再用生理盐水反复冲洗。注意预防针刺伤,并注意操作环境的管理。

（二）新生儿卡介苗接种技术

【操作目的】

通过人工自动免疫，使新生儿体内产生抗体，防止结核分枝杆菌感染。

【操作前准备】

1. **查对**　核对新生儿手腕带、脚踝带信息，核对产妇信息，核对医嘱。

2. **评估**

（1）新生儿评估：评估出生时 Apgar 评分、体重、胎龄、生理反射、体表有无畸形、生命体征、局部皮肤情况、有无合并症。

（2）产妇心理状态的评估：评估产妇年龄、知识水平及沟通能力，对接种卡介苗必要性的认识程度以及对如何实施卡介苗接种全程的了解程度，是否愿意接受；评估有无影响新生儿卡介苗接种的其他因素。

3. **环境准备**　环境整洁、安静、安全；室温适宜（室温保持在 22~24℃ ）、光线充足。

4. **用物准备**　治疗盘、1ml 注射器、卡介苗、卡介苗接种卡片、冷链盒（冰盒）。

【操作步骤】

1. 操作人员洗手、修剪指甲、戴口罩、着装整洁；备齐用物；核对医嘱。

2. 携用物至床旁，再次核对用物，核对新生儿，评估环境。

3. 告知产妇新生儿卡介苗接种的目的、方法、注意事项及接种局部可能出现的不良反应。

4. 操作者为新生儿摆好体位，暴露新生儿右上臂外侧三角肌，用 75% 乙醇消毒皮肤，待干。

5. 将卡介苗冻干粉加入 0.5ml 所附稀释剂，放置约 1min，震动使之溶解并充分混匀。

6. 用 1ml 注射器抽取 0.1ml 卡介苗药液，随时摇匀；再次核对；操作者左手绷紧新生儿注射部位皮肤，右手持注射器，针头斜面朝上与皮肤呈 5° 角进针于左上臂外侧三角肌中部略下处皮内。

7. 放平注射器，左手拇指固定针栓，右手注射药液 0.1ml（严禁皮下或肌内注射皮丘），使局部形成一圆形隆起的皮丘，直径 5~6mm、皮肤变白、毛孔显露（如药液有漏出，即刻补足）。

8. 注射完毕后，将针头顺时针或逆时针旋转 30° ~45° 后拔出，以防药液漏出（勿用棉签按压局部）。

9. 为新生儿穿好衣服。

10. 再次核对疫苗名称、剂量、接种途径；再次核对产妇及新生儿信息。

11. 填写卡介苗接种卡，交予产妇；告知注射后的注意事项及局部反应、复查时间、地点；告知出现异常及时就诊。

12. 未接种者须注明原因，告知补种时间。

13. 整理床单位及用物。

14. 用物依据《消毒技术规范》和《医疗废物管理条例》做相应处理。

【注意事项】

1. 卡介苗为活菌苗，应保存在冰箱内（2~8℃ ）。

2. 注射前应认真核对卡介苗品名、剂量、批号、有效期；接种前需震荡菌苗使之混合均匀,抽吸注射器内也应随时摇匀;如发现有不可摇散的颗粒、药瓶有破漏、瓶签不清楚及菌苗过期等情况都应废弃。接种后须记录疫苗名称、剂量、批号、生产地、厂名。

3. 疫苗开启后应立即使用,如需放置,应放置在温度为 2~8℃冰箱内,并于 30min 内用完,剩余药液均应废弃。

4. 严禁皮下或肌内注射。

5. 接种卡介苗的注射器应专用,不得用作其他注射,以防产生化脓反应。

6. 开启疫苗瓶和注射时,切勿使消毒剂接触疫苗。

7. 应备有肾上腺素等药物,以备偶有发生严重变态反应时急救使用;接受注射者在注射后应在现场观察至少 30min。

8. 注射免疫球蛋白者,应至少相隔 1 个月以上接种本品,以免影响免疫效果。

9. 卡介苗严禁冻结。

10. 使用时应注意避光。

11. 防治不良反应

(1)常见不良反应:①接种后 2 周左右,接种局部可出现红肿浸润,若随后化脓,形成小溃疡,8~12 周后结痂,一般不需要处理,但要注意局部清洁,防止继发感染;脓疱或浅表溃疡注意保持其干燥结痂,避免感染;有继发感染者,遵医嘱可在创面涂撒消炎药粉,不要自行排脓或揭除痂皮。②局部脓肿或溃疡直径 >10mm 及长期不愈(>12 周),应及时诊治。③淋巴结反应:接种侧腋下淋巴结(少数在锁骨上或对侧腋下淋巴结)可出现轻微增大,一般≤10mm,1~2 个月后消退;如遇局部淋巴结增大、软化形成脓疱,应及时诊治。④接种疫苗后可出现一过性发热反应,大多数为轻度发热反应,持续 1~2d 后可自行缓解,一般不需处理;对于中度发热反应或发热时间 >48h 者,可给予对症处理。

(2)罕见不良反应:①严重淋巴结反应。临床上分为干酪型、脓肿型、窦道型等,表现为接种处附近如腋下、锁骨上下或颈部淋巴结强反应,局部淋巴结增大软化形成脓疱,应及时诊治。②复种时偶见瘢痕。

(3)极罕见不良反应:①骨髓炎。②过敏性皮疹和过敏性紫癜。

12. **接种对象** 出生 3 个月以内的婴儿或用 5IU PPD 试验阴性的儿童(PPD 试验后 72h 局部硬结 <5mm)。

四、新生儿足跟血的采集

【操作目的】

对新生儿进行普查,及早发现先天性甲状腺功能减退症(GH)、苯丙酮尿症(PKU)等,尽早确诊,给予有效治疗,从而保证患儿健康成长。

【操作前准备】

1. **查对** 核对新生儿手腕带、脚腕带信息,核对产妇信息,核对医嘱。

2. **评估** ①评估新生儿日龄、生命体征、分娩经过、出生体重、有无并发症及母乳喂养情况等。②评估产妇乳汁分泌、有无影响采集新生儿足跟血的其他因素。③评估产妇对采集新生儿足跟血筛查先天性疾病的认知度,是否愿意主动配合。

3. **用物准备** 治疗盘、一次性采血针、登记卡、登记册、采血架、滤纸、医嘱执行单,必要时备热水盆、小毛巾。

4. 环境准备　环境整洁、安静、安全,室温适宜,光线充足。

【操作过程】

1. 操作人员洗手、修剪指甲、戴口罩、着装整洁;备齐用物;核对医嘱。

2. 告知产妇采集新生儿足跟血的时间、目的、意义、筛查疾病病种、方法及注意事项。

3. 请产妇填写《新生儿疾病筛查知情同意书》。

4. 查对无误,协助新生儿取适宜体位。

5. 操作者戴无滑石粉无菌手套。

6. 按摩或热敷新生儿足跟,用 75% 乙醇消毒皮肤,待干。

7. 使用一次性采血针刺足跟内侧或外侧,深度 <3mm,用干棉球拭去第 1 滴血,从第 2 滴血开始取样,将滤纸片接触血滴,使血自然渗透至滤纸背面,滤纸正反面血斑一致。

8. 根据新生儿疾病筛查的项目,采集相应个数的血斑,每个血斑直径 >8mm,不可在同一部位的血斑上重复滴入血液。滤纸切勿触及足跟皮肤,血滴采集规范。消毒棉球轻压针刺部位止血。

9. 将血片置于采血架上,悬空平置,自然晾干,避免阳光及紫外线照射、烘烤、挥发性化学物质污染。

10. 所有血片应当按照血源性传染病标本对待,将检查合格的滤纸干血片,置于塑料袋内,保存在 2~8℃冰箱中,在规定时间内将滤纸干血片递送至实验室。

11. 对特殊传染病标本,如艾滋病等,应当做标识并单独包装用物,根据《消毒技术规范》和《医疗废物管理条例》的具体要求做相应处理。

【注意事项】

1. 正常采血时间为新生儿出生 72h 后至 7d 之内,并充分哺乳;对于各种原因(早产儿、低体重儿、正在治疗疾病的新生儿、提前出院者等)未采血者,采血时间一般不超过出生后 20d。

2. 血片采集是新生儿遗传代谢病筛查技术流程中最重要的环节,应严格执行保证血片质量的规范和流程。

3. 血片采集的滤纸应当与试剂盒标准品、质控品血片所用滤纸一致。

4. 认真填写采血卡片,做到字迹清楚、登记完整。卡片内容包括采血单位、母亲姓名、病案号、居住地址、联系电话、新生儿性别、孕周、出生体重、出生日期、采血日期和采血者等。

5. 严格按照新生儿遗传代谢病筛查血片采集步骤采集足跟血,制成滤纸干血片,并在规定时间内递送至新生儿遗传代谢病筛查实验室检验。

6. 采集的血标本,避免阳光及紫外线照射、烘烤、挥发性化学物质等污染。

7. 采血针必须一婴一针。

8. 操作者应注意自身防护,注意预防针刺伤,并注意操作环境的管理。

五、新生儿听力筛查

【操作目的】

通过耳声发射测试探头内的两个扬声器和一个传声器的作用向耳道内发出刺激声音,声音通过中耳进入耳蜗,耳蜗中的毛细血管对此声音做出反应,产生并发送第三种声音,被探头传声器监测到。用于测试新生儿、儿童和成人的耳蜗功能。

【操作前准备】

1. **查对** 核对医嘱和医嘱执行单、新生儿腕带信息,新生儿母亲姓名和床号。

2. **评估** ①评估新生儿日龄、出生体重、孕周、Apgar 评分、生命体征、有无并发症,告知产妇听力筛查目的、方法及注意事项。②评估新生儿耳郭内有无胎脂、破损、血迹、畸形,如有污垢用干棉签轻拭耳道后再检测。③评估产妇心理状态、合作与理解程度、是否了解筛查的目的、是否愿意配合和明确如何配合此项检查。

3. **用物准备** 治疗盘、消毒棉棒、听力测试仪、快速手消毒剂。

4. **环境准备** 环境整洁、安静、安全、温度适宜,便于操作。

【操作步骤】

1. 操作人员洗手、修剪指甲、戴口罩、着装整洁;备齐用物;核对医嘱。

2. 告知产妇此操作的目的、方法及注意事项,病室保持安静。

3. 检查探头过滤管是否清洁,选取合适的耳塞连接到探管上,启动设备。

4. 将新生儿的耳垂往下后方轻拉,将套好耳塞头的探头顶部插到新生儿耳道内,确保完好密闭,即开始左耳或右耳测试。

5. 清理用物,用物依据《消毒技术规范》和《医疗废物管理条例》做相应处理。

6. 核对信息并填写听力筛查报告单。

【注意事项】

1. 测试需在安静的房间里进行测试时,新生儿必须保持安静,并且不能移动、哭闹、吸吮;测试者握探头的手应保持稳定,不可抖动。

2. 测试者插入探头前,先检查外耳道内是否有耳垢或胎儿皮脂,用干棉签轻擦拭耳道后再测试。

3. 测试时根据新生儿外耳道口的大小选择合适的耳塞。在插入探头前,先轻轻向下拉耳垂使外耳道伸直,尽量使探头插得深入耳道,增加敏感度。

六、新生儿脐部护理

【操作目的】

保持脐部清洁,预防感染。

【操作前准备】

1. **查对** 核对新生儿腕带信息,核对产妇姓名和床号。

2. **评估** ①评估新生儿日龄、生命征、分娩经过、意识状态、脐部情况。②评估有无影响脐部护理的其他因素。③了解产妇情绪反应、心理需求;评估产妇对脐部护理知识的掌握与接受程度,是否愿意学习并主动配合。

3. **环境准备** 环境安静、室温和湿度适宜、光线充足,室温保持在 26~28℃。

4. **用物准备** 治疗盘、75% 乙醇、安尔碘、3% 过氧化氢溶液、棉签、脐绷带、医嘱执行单、一次性手消毒液,必要时备无菌纱布、胶布、结扎线、外用药品及培养皿。

【操作步骤】

1. 告知产妇新生儿脐部护理的目的、意义及注意事项。

2. 携用物至产妇床旁,严格查对无误。松解衣被,暴露脐部,注意保暖。

3. 评估脐部有无血肿,渗血、渗液、异常气味、结扎线是否脱落、有无被尿液污染、有无红色肉芽组织增生。

4. 操作者一手轻轻上提脐部结扎线,暴露脐带根部。另一手用 75% 乙醇棉签环形消毒脐轮及脐带残端、脐根部至脐窝清洁无分泌物为止(每根棉签限用一次、动作轻柔)。

5. 指导并教会产妇脐部护理的方法。

6. 脐轮红肿或有脓性分泌物,先用 3% 过氧化氢涂抹,后用安尔碘涂抹,并保持干燥。遵医嘱使用药物或分泌物送检。

7. 脐带脱落后,若脐带断端有红色肉芽组织增生,用 2.5% 硝酸银溶液烧灼,再用生理盐水棉签擦洗局部。

8. 消毒完毕,暴露脐部,用干棉签擦干脐部。为新生儿整理衣物、尿布,置新生儿于舒适体位。

9. 再次核对产妇及新生儿信息。

10. 清理用物,用物依据《消毒技术规范》和《医疗废物管理条例》做相应处理,记录并核对信息。

【注意事项】

1. 脐部护理的原则为清洁和干燥。不要给脐带断端外敷任何药物,包括草药或其他消毒剂。不要在脐带上缠绷带、盖上纸尿裤或包裹其他东西。脐带暴露在空气中并保持清洁和干燥,有利于促进脐带残端脱落。如脐带被尿、粪污染,可用清水清洁后,用消毒干棉签擦干。

2. 脐带未脱落前勿强行剥离。如果脐带断端出血,要重新结扎脐带。

3. 发现脐部异常,要遵照医嘱处理。

七、新生儿臀部护理

【操作目的】

保持新生儿臀部清洁、干燥,预防臀红。

【操作前准备】

1. **核查**　核对新生儿腕带信息和母亲姓名和床号。

2. **评估**　评估新生儿胎龄与出生时间、出生体重、皮肤完整性、有无感染及破损、四肢活动以及有无产伤等。

3. **环境准备**　关闭门窗,避免对流,维持室温在 26~28℃。

4. **用物准备**　38~40℃温水、水盆、小毛巾 1~2 块、婴儿湿纸巾、婴儿沐浴液、一次性纸尿裤、婴儿护臀霜、消毒棉签。

【操作步骤】

1. 操作人员洗手、修剪指甲、着装整洁、核对医嘱。

2. 用温水或滴有适量婴儿专用沐浴液的温水清洗臀部皮肤,也可用婴儿湿纸巾轻柔擦拭清洁,顺序应从前向后,并注意会阴、腹股沟和皮肤皱褶处的清洗。

3. 擦干皮肤,均匀涂抹婴儿护臀霜。

4. 穿戴好纸尿裤,要注意松紧适宜。

【注意事项】

1. 操作时动作要轻柔,注意保暖,防止新生儿受凉或损伤。

2. 如果尿布区皮肤污染严重时,用温和、无刺激的婴儿沐浴液清洗尿布区皮肤;外出和夜间可使用温和无刺激的婴儿湿巾轻柔擦拭清洁。

3. 每次臀部清洁后,均匀涂抹婴儿护臀霜,不建议使用抗生素药膏。如确诊为细菌感染,则需要在医生的指导下进行治疗。

4. 应根据新生儿自身情况,按需更换尿布。通常情况下,白天每 1~3h 更换一次。建议使用一次性尿布。

八、新生儿血糖监测

【操作目的】

1. 了解血糖有无异常。

2. 动态监测血糖变化,了解胰岛素功能状况,评价代谢指标。

3. 协助临床诊断,为预防、治疗、护理提供依据。

【操作前准备】

1. 查对 核对医嘱和医嘱执行单、新生儿腕带信息、新生儿母亲姓名和床号。

2. 评估 ①评估新生儿是否足月、生命体征、喂养、治疗等情况。②评估穿刺部位皮肤状况。③评估产妇情绪反应、合作与理解程度、是否了解监测的目的、是否愿意配合和明确如何配合此项监测。

3. 环境准备 环境整洁、安静、安全、便于操作。

4. 用物准备 治疗盘、75% 乙醇、棉签、血糖仪、一次性采血针、快速手消毒剂。

【操作步骤】

1. 操作人员洗手、修剪指甲、着装整洁、戴口罩、核对医嘱。

2. 建议在母亲床旁进行。告知产妇此操作的目的、方法及注意事项。

3. 确认血糖仪处于备用状态、确认血糖仪的型号和试纸型号一致,核对医嘱。

4. 选择合适穿刺部位(新生儿采集足跟);用 75% 乙醇消毒皮肤 2 次,待干。

5. 血糖仪中直接插入血糖试纸;从穿刺部位取血一滴,将血滴在插入血糖仪的血糖试纸上,按压穿刺部位至不出血为止,待血糖仪显示数值后,准确记下血糖值和监测时间。

6. 取出试纸,弃于医疗垃圾袋内,将采血针弃于锐器盒内,整理床单位;告知新生儿母亲监测结果,交代注意事项。

7. 用物依据《消毒技术规范》和《医疗废物管理条例》做相应处理;操作者洗手并记录测试结果。

【注意事项】

1. 选择皮肤完整、无硬结、无炎症破溃处穿刺。

2. 穿刺采血保证采血量充足、使试纸试区完全变成红色。

3. 需多次采集血监测血糖者,应注意更换穿刺部位。

4. 采血纸在 30℃ 以下的环境下存放,请勿冷藏。

5. 确认穿刺部位消毒使用的乙醇干透后再实施采血。

九、新生儿黄疸监测

【操作目的】

监测新生儿胆红素数值,对新生儿进行黄疸动态监测,及时发现病理性黄疸。

【操作前准备】

1. **查对** 核对医嘱和医嘱执行单、新生儿床号、母亲姓名、新生儿性别、病案号、床头卡、腕带。

2. **评估** ①评估新生儿日龄、生命体征、精神状态,是否足月等情况。②评估操作部位皮肤的完整性、皮肤有无红肿、破溃、炎症等。③评估新生儿母亲心理状态、合作理解程度、是否了解监测的目的、是否愿意配合和明确如何配合此项监测。④检查仪器性能是否良好。

3. **环境准备** 环境整洁、安静、安全、便于操作。

4. **用物准备** 新生儿经皮测疸仪、新生儿护理记录单、生理盐水、快速手消毒剂,必要时备纱布数块。

【操作步骤】

1. 操作人员洗手、修剪指甲、着装整洁、戴口罩、核对医嘱。

2. 告知新生儿母亲此操作的目的、方法及注意事项。

3. 打开电源开关,等待"READY"指示灯亮起。

4. **测试方法**

(1)额部测试法:新生儿取平卧位,露出前额,观察新生儿皮肤,如有血渍、胎脂等,先用油纱后用生理盐水纱布轻轻擦净,待干后再行测试。一手固定新生儿头部,另一手将测试仪探头紧贴前额中点,垂直按压探头,出现闪光并发出"咔嗒"声,移开探头,显示窗出现检测值,读取数据,记录。按压"RESET"复位键,待"READY"灯亮起。

(2)胸部测试法:解开新生儿衣物,暴露胸部,将测试仪探头紧贴胸部两乳头连线中点处皮肤。垂直按压探头,出现闪光并发出"咔嗒"声,移开探头,显示窗出现检测值,读取数据,记录。整理新生儿衣物。按压"RESET"复位键,待"READY"灯亮起。

(3)下肢测试法:暴露并固定新生儿一侧下肢,另一手将测试仪探头紧贴小腿外侧中点处皮肤,垂直按压探头,出现闪光,发出"咔嗒"声移开探头,显示窗出现检测值,读取数据,记录。

5. 操作完毕应再次核对治疗单、新生儿腕带信息及腰牌(两处以上查对点)。包好包被,新生儿取舒适体位。操作者关闭仪器开关,切断电源,将仪器清洁擦拭,充电备用。

【注意事项】

1. 新生儿哭闹、烦躁时不宜测试。

2. 测试时探头垂直对准测量点,使探头与皮肤全面接触/不留空隙。

3. 测试新生儿额部时,避免刺激新生儿双眼。

4. 在测试过程中应注意给新生儿保暖。

(万宾)

第十二章　案例及分析

第一节　一例正常妊娠期妇女的管理

学习目标

完成本内容学习后,学生将能:

1. 复述正常产前检查孕周及主要产检内容。
2. 列出孕晚期评估胎儿健康的方法及结果判读。
3. 描述产前诊断的疾病及方法。
4. 应用护理程序为正常妊娠孕妇孕期常见症状制订护理计划。

案例 12-1-1

孕妇,26 岁。停经 8^{+1} 周,最近一直感觉乏力、嗜睡,夜间尿频明显,末次月经 2019 年 3 月 12 日,平时月经规律,6/30,家中自测验孕棒,怀孕(阳性),故来院就诊。

问题:

需要进行哪些进一步检查与评估?

---

1. 该妇女需要进一步检查的内容　该孕妇为育龄妇女,停经 8^{+1} 周,首先考虑为早期妊娠。早期妊娠的诊断主要是确定妊娠、胎数、孕龄,排除异位妊娠等病理情况。需要进一步妊娠试验和 B 型超声检查。

(1)症状与体征:①停经。生育期、有性生活史的健康妇女,平素月经周期规律,一旦月经过期,应考虑妊娠,停经 10d 以上,尤应高度怀疑妊娠。②早孕反应。停经 6 周出现畏寒、头晕、嗜睡、乏力、偏食、挑食、恶心、晨起呕吐等症状,称为早孕反应,多在停经 12 周左右消退。③尿频。由前倾增大的子宫在盆腔内压迫膀胱所致,当子宫增大超出盆腔后,尿频症状自然消失。④乳房变化。自觉乳房胀痛。检查乳房体积逐渐增大,有明显的静脉显露,乳头增大,乳头、乳晕着色加深。乳晕周围皮脂腺增生出现深褐色结节,此为蒙氏结节。哺乳妇女妊娠后乳汁明显减少。⑤妇科检查。阴道黏膜和宫颈阴道部充血、呈紫蓝色。妊娠 6~8 周时,双合诊检查子宫峡部极软,感觉宫颈与宫体之间似不相连,此称为黑加征。

(2)辅助检查:①妊娠试验。受精卵着床后不久,即可用放射免疫法测出受检者血液中 HCG 水平升高,临床上多用早孕试纸法检测受检者尿液,结果阳性结合临床表现可诊断妊娠,但要确定是否为宫内妊娠,尚需超声检查。②B 型超声检查。妊娠早期超声检查的主要目的是确定宫内妊娠,排除异位妊娠、滋养细胞疾病、盆腔肿块等。确定胎儿数量,若为多胎,可通过胚囊数目和形态判断绒毛膜性。估计孕周,停经 35d 时,宫腔内见到圆形或椭圆形妊娠囊;妊娠 6 周时,可见到胚芽和原始心管搏动。妊娠 11~13^{+6} 周测量胎儿头臀长度(GRL)能较准确地估计孕周,校正预产期,同时检测胎儿颈项透明层厚度(NT)和胎儿鼻骨等,可作为早孕期染色体疾病筛查的指标。妊娠 9~13^{+6} 周超声检查,可排除严重的胎儿畸形,如无脑儿。

案例 12-1-2

检查结果:

该妇女确诊为宫内妊娠,单胎,医生让其一个月后行第一次产前检查,并告知最近的不适是早孕反应,一般停经 12 周左右会自行消失。

一个月后,孕妇进行第一次产前检查,医生为其核算孕周为 12^{+3} 周,预产期:2019 年 12 月 19 日,孕前体重 63kg,身高 166cm,BMI22.9,血压 118/76mmHg,无头晕、视物模糊。受孕方式为自然受孕,孕 1 产 0,无药物过敏史,手术史:2017 年腹腔镜左卵巢畸胎瘤剥除术。

医生开出以下检查:血常规,尿常规,血型(ABO 和 Rh),空腹血糖,肝功能和肾功能,乙型肝炎表面抗原,梅毒血清抗体筛查和 HIV 筛查等。

问题:

1. 孕妇如何进行产前检查?

2. 第一次产检的内容包括哪些?

---

2. 产前检查的时间、次数及孕周 合理的产前检查时间及次数不仅能保证孕期保健的质量,也能节省医疗卫生资源。针对发展中国家无合并症的孕妇,世界卫生组织(2016 年)建议产前检查次数至少 8 次,分别为妊娠 <12 周、20 周、26 周、30 周、34 周、36 周、38 周和 40 周。根据我国《孕前和孕期保健指南(2018 年)》,目前推荐的产前检查孕周分别是妊娠 6~13^{+6} 周、14~19^{+6} 周、20~24 周、25~28 周、29~32 周、33~36 周、37~41 周(每周 1 次),有高危因素者,可酌情增加次数。

3. 确诊妊娠后需进一步评估内容 详细询问病史,评估孕期高危因素,全面体格检查。

(1)病史:①年龄。<18 岁或≥35 岁妊娠为高危因素,≥35 岁妊娠者为高龄孕妇。②职业。从事接触有毒物质或放射线等工作的孕妇,其母儿不良结局的风险增加,建议计划妊娠前或妊娠后调换工作岗位。③本次妊娠的经过。了解妊娠早期有无早孕反应、病毒感染及用药史;胎动开始时间和胎动变化;饮食、睡眠和运动情况;有无阴道流血、头痛、视物模糊、心悸、气短、下肢水肿等症状。④推算及核对预产期(EDC)。推算方法是按末次月经(LMP)第一日算起,月份减 3 或加 9,日数加 7。有条件者应根据妊娠早期超声检查的报告来核对预产期,尤其对记不清末次月经日期或于哺乳期无月经来潮而受孕者,应采用超声检查来协助推算预产期。若根据末次月经推算的孕周与妊娠早期超声检查推算的孕周时间间隔超过 5 日,应根据妊娠早期超声结果校正预产期;妊娠早期超声检测胎儿头臀长(CRL)是估计孕周最准确的指标。⑤月经史及既往孕产史。询问初潮年龄、月经周期。经产妇应

了解有无难产史、死胎死产史、分娩方式、新生儿情况以及有无产后出血史,了解末次分娩或流产的时间及转归。⑥既往史及手术史。了解有无高血压、心脏病、结核病、糖尿病、血液病、肝肾疾病等,注意其发生时间及治疗情况,并了解做过何种手术。⑦家族史。询问家族有无结核病、高血压、糖尿病、双胎妊娠及其他与遗传相关的疾病。⑧孕妇配偶健康情况。着重询问健康状况,有无遗传性疾病等。

(2)体格检查:观察发育、营养及精神状态;注意步态及身高,身材矮小者(<145cm)常伴有骨盆狭窄;注意检查心脏有无病变;检查脊柱及下肢有无畸形;检查乳房情况;测量血压、体重和身高,计算体质指数(BMI),BMI= 体重(kg)/ 身高 ^{2}(m^2),注意有无水肿。

4. 第一次产检的主要内容 建立孕期保健手册;确定孕周、推算预产期;评估孕期高危因素,测血压、体重与体质指数;妇科检查;测胎心率(妊娠 12 周左右)。

案例 12-1-3

检查结果:尿常规正常,血红蛋白 96g/L,B 型超声检查提示:CRL 56mm;NT 1.3mm;EKG 正常。

孕 17^{+2} 周,孕妇突然出现了鼻塞,咽喉肿痛等症状。她赶紧来医院,医生为她做了血常规及 CRP 检查。测量宫底高度 17cm,腹围 86cm,胎心率 146 次 /min,未感胎动。血常规结果提示 WBC 增高,16×10^9/L。医生开出了头孢让她口服。孕妇焦虑地询问:"医生,我现在吃药,会不会对胎儿造成影响?"

问题:

1. 产前筛查的项目及其意义?

2. 孕期用药的原则是什么?

---

5. 产前筛查的项目及其意义

在妊娠早期和中期采用由超声、血清学检查和无创产前检测技术组成的各种筛查策略,可以发现非整倍体染色体异常的高风险。胎儿在妊娠 20~24 周期间通过 B 型超声对胎儿的各器官进行系统的筛查,可发现严重的、致死性胎儿结构异常。产前筛查的内容如下。

(1)非整倍体染色体异常的筛查:以唐氏综合征为代表的非整倍体染色体异常是产前筛查的重点。妊娠早期联合筛查,包括 B 型超声测定,胎儿颈项透明层厚度和孕妇血清学检查两类。妊娠中期的筛查策略为血清学标志物联合筛查,包括甲胎蛋白、人绒毛膜促性腺激素或游离 β- 人绒毛膜促性腺激素、游离雌三醇三联筛查。

(2)神经管畸形的筛查:可通过血清学筛查,约有 95% 的神经管缺陷患儿无家族史,但约 90% 的孕妇血清和羊水中的 AFP 水平升高。或者通过 B 型超声筛查,99% 的 NTDs 可通过妊娠中期的超声检查获得诊断。

(3)胎儿结构畸形的筛查:对于出生缺陷的低危人群,可在妊娠 20~24 周通过 B 型超声检查对胎儿各器官进行系统的筛查,可以发现胎儿结构畸形,如无脑儿、严重脑膨出、严重开放性脊柱裂、严重胸腹壁缺损并内脏外翻、单腔心、致死性软骨发育不良等。

胎儿颈项透明层 NT

是指胎儿颈椎水平矢状切面皮肤至皮下软组织之间的最大厚度。NT 检查就是针对这一指标的测定。

颈项透明层检查的目的是在妊娠较早阶段诊断染色体疾病和发现多种原因造成的胎儿异常。研究发现,在怀孕 11~14 周,如果胎儿是唐氏儿或者是心脏发育不好,颈项透明层会增厚。颈项透明层增厚与胎儿染色体核型、胎儿先天性心脏病以及其他结构畸形有关,颈项透明层越厚,胎儿异常的概率越大。

案例 12-1-4

孕 25^{+2} 周,孕妇来院做糖耐量实验,医生告知前一次 B 型超声检查,胎儿侧脑室扩张,需要做进一步的磁共振检查来排除畸形。产前筛查诊断:唐氏筛查低风险。

问题:

产前诊断的对象及主要方法有哪些?

---

6. 产前诊断的对象　产前诊断的对象为出生缺陷的高危人群,除了产前筛查检出的高风险人群外,还需要根据病史和其他检查确定高风险人群。

（1）建议其进行产前诊断检查的指征

1）羊水过多或过少。

2）筛查发现染色体核型异常的高危人群、胎儿发育异常或可疑结构畸形。

3）妊娠早期时接触过可能导致胎儿先天缺陷的物质。

4）夫妻一方患有先天性疾病或遗传性疾病,或有遗传病家族史。

5）曾经分娩过先天性严重缺陷新生儿。

6）年龄达到或超过 35 周岁。

（2）产前诊断的主要方法:产前诊断的策略是综合各种方法获得胎儿疾病的诊断。首先利用 B 型超声、磁共振等检查观察胎儿的结构是否存在畸形,然后利用羊水、绒毛、胎儿细胞培养获得胎儿染色体疾病的诊断,再采用染色体核型分析和分子生物学方法做出染色体或基因疾病的诊断,最后部分代谢性疾病患儿可以利用羊水、羊水细胞、绒毛细胞或胎儿血液,进行蛋白质、酶和代谢产物检测获得诊断。

磁共振产前诊断

磁共振不作为常规筛查方法,只对 B 型超声检查发现异常,但不能明确诊断的胎儿选择磁共振检查。为确保胎儿安全,对妊娠 3 个月以内的胎儿尽可能避免磁共振检查。

知识拓展

唐氏筛查与羊水穿刺两种检测方法的比较

唐氏筛查是唐氏综合征产前筛选检查的简称。目的是通过化验孕妇的血液,检测母体血清中甲型胎儿蛋白、绒毛膜促性腺激素和游离雌三醇的浓度,并结合孕妇的年龄、体重、孕周等方面来判断胎儿患唐氏综合征、神经管缺陷的危险系数。

临床意义:目前唐氏筛查是化验孕妇血液中的甲型胎儿蛋白(AFP)、人类绒毛膜性腺激素(β-HCG)的浓度,并结合孕妇的年龄,运用计算机精密计算出孕妇怀有唐氏征胎儿的危险性。

正常人有 46 个、23 对染色体,21、18、13 三体就是胎儿的第 21 对、第 18 对、第 13 对染色体比正常的 2 个染色体多出 1 个,称为 XX 三体。其中 21 三体就是唐氏综合征。染色体异常的发生率随着孕妇年龄的增长而明显增加,如 35 岁以下的孕妇中染色体异常的发生概率为 1:1 185,而 35 岁时则高达 1:335,故 35 岁以上的高龄孕妇需做染色体检查。

检测方法:抽取羊水 20ml,培养胎儿脱落在羊水中的细胞,检验细胞的染色体(检验胎儿的 21 染色体)。其风险是可能感染、羊水泄露、流产(流产的概率为 1/1 000),培养胎儿脱落在羊水中的细胞成功率 98%,检验细胞的染色体(检验胎儿的 21 染色体)准确率 100%。

唐氏筛查正常值范围:临界值为 1/250~380。

案例 12-1-5

检查结果:OGTT 正常,MR 检查未见胎儿明显异常。

孕 34^{+2} 周,B 型超声检查估计胎儿体重 2 858~2 901g,追问病史,自述最近一日三餐都要吃水果,由于天气冷了,也不愿意运动了,体重半个月增加了 2kg。"医生我这样还能顺产吗? 我不想剖宫产呀!"由于糖耐量检查正常,孕妇认为多吃水果不会长胖,而且还可以补充维生素,没有想到自己的无节制饮食让胎儿的体重增长过快。

问题:

1. 孕期产妇体重应该如何管理? 如何做其健康教育?

2. 如何进行糖耐量试验?

3. 胎儿体重如何计算?

---

7. 孕期产妇体重管理和健康教育 妇女妊娠以后,每日所吃的食物除了维持自身的机体代谢所需的营养物质外,还要供给体内胎儿生长发育所需。因此指导孕妇合理摄入蛋白质、脂肪、碳水化合物、维生素和矿物质,摄入由多样化食物组成的营养均衡膳食,对改善母儿结局十分重要。

(1)膳食指南:根据 2016 年中国营养学会发布的《孕期妇女膳食指南》,建议孕妇在一般人群膳食指南的基础上,增加以下五条内容:

1)补充叶酸,还要常吃含铁丰富的食物,选用碘盐。

2)妊娠呕吐严重者,可少量多餐,保证摄入含必要量碳水化合物的食物。

3)妊娠中晚期适量增加奶、鱼、禽、蛋、瘦肉的摄入。

4）适量身体活动,维持孕期适宜增重。

5）禁烟酒,积极准备母乳喂养。

（2）体重管理:孕妇体重增长可以影响母儿的近远期健康。近年来超重与肥胖孕妇的增加,孕妇体重增长过多增加了发生大于胎龄儿、难产、产伤、妊娠期糖尿病等的风险;孕妇体重增长不足与胎儿生长受限、早产儿、低出生体重等不良妊娠结局有关。因此要重视孕妇体重管理。2009年美国医学研究所（IOM）发布了基于孕前不同体质指数的孕妇体重增长推荐（表12-1）,应当在第一次产检时确定孕前BMI,提供个体化的孕妇增重、饮食和运动指导。

表 12-1 孕妇体重增长推荐

孕前体重分类	BMI/（kg/m²）	孕期总增重范围/kg	孕中晚期体重增长速度/（平均增重范围,kg/周）
低体重	<18.5	12.5~18	0.51（0.44~0.58）
正常体重	18.5~24.9	11.5~16	0.42（0.35~0.50）
超重	25.0~29.9	7~11.5	0.28（0.23~0.33）
肥胖	≥30	5~9	0.22（0.17~0.27）

8. 糖耐量试验

（1）用途及操作方法:糖耐量试验也称葡萄糖耐量试验,是诊断糖尿病的一种实验室检查方法。主要有静脉和口服两种,前者称IVGTT,后者称OGTT。IVGTT只用于评价葡萄糖利用的临床研究手段,或胃切除后、吸收不良综合征等特殊患者。OGTT则是临床最常见的检查手段。

临床上常用糖耐量试验来诊断患者有无糖代谢异常,常用口服的糖耐量试验,被试者清晨空腹静脉采血测定血糖浓度,然后一次服用75g葡萄糖,服糖后的30min、1h、2h（必要时可在3h）各测血糖一次,以测定血糖的时间为横坐标（空腹时为0时）,血糖浓度为纵坐标,绘制糖耐量曲线,正常人服糖后0.5~1h达到高峰,然后逐渐降低,一般在2h进食左右恢复正常值,糖尿病患者空腹血糖高于正常值,服糖后血糖浓度急剧升高,2h后仍可高于正常。

（2）试验前的准备:①试验前3d,每天进食的碳水化合物不能少于200~300g,否则可使糖耐量减低而出现假阳性。对有营养不良者,上述饮食应延长1~2周后才能做试验。②试验前应禁食10~16h,可以喝水,但试验前一天及试验时禁止喝咖啡、喝茶、饮酒和抽烟。③试验前避免剧烈体力活动,试验前患者至少应静坐或静卧30min,并避免精神刺激。④如遇急性心肌梗死、脑血管意外、外科手术等应激状态,或有感冒、肺炎等急性病,都可使糖耐量减低,需等病情完全恢复后再做试验。⑤许多药物如水杨酸钠、烟酸、口服避孕药、口服降糖药等,均可使糖耐量降低,在试验前应至少停用3~4d。⑥应停用可能影响血糖的药物一段时间,如影响血糖测定的利尿剂、糖类皮质激素（可的松一类药物）以及口服避孕药等。⑦试验前空腹10~14h,也就是说前一天必须进晚餐,但入睡后就不要再吃东西了。⑧试验中服用的葡萄糖水浓度不应过高或者过低,一般来说75g糖粉溶于300ml温开水就可以了,糖水要在5min内服完。⑨要准时抽血、留尿。

（3）诊断标准:口服葡萄糖75g,1h后≥10.0mmol/L、2h≥8.5mmol/L、3h≥8.0mmol/L。其中两项高就考虑糖尿病。正常范围:空腹3.9~6.1mmol/L（70~110mg/dl）;60min 6.7~9.5mmol/L（120~170mg/dl）;120min≤7.8mmol/L（≤140mg/dl）;180min 3.9~6.1mmol/L（70~110mg/dl）;

3h≥8.0mmol/L。其中两项高就考虑糖尿病。

9. 评估胎儿体重的方法 触诊估测法，公式：胎儿体重（g）= 宫高（cm）× 腹围（cm）+200，宫高和腹围的测量方法为孕妇排空膀胱，平卧位，用软皮尺测量。从耻骨联合上缘中点至宫底中点的弧形距离为宫高，在脐水平处测量腹部周长为腹围。若胎儿先露部位已入盆，且位置比较低，公式采用 +200；若胎儿先露部位未入盆，公式则可酌情不加 200。但是由于受到腹壁厚度、子宫张力、羊水量、胎位等多种因素的影响，这种方法估计胎儿体重不够精确，但是方便、快捷，可以作为临床筛选应用。

案例 12-1-6

经过几周的饮食调整，孕妇的体重得到了控制，38⁺⁶ 周，产前检查胎心监护时，发现电子胎心监护出现了胎心减速，但能迅速恢复，医生建议孕妇住院做进一步的检查，并注意胎动情况。

入院后，医生安排孕妇做 B 型超声检查，发现 S/D 正常，四项评分 8 分，胎儿颈周见脐血流，并且给予催产素激惹实验（OCT）。OCT 检查正常，在检查过程中，孕妇胎膜自然破裂，查宫口扩张 3cm，不久孕妇分娩一男婴，Apgar 评分 10 分，生产过程顺利，两天后出院了。

问题：

1. 妊娠晚期胎儿宫内情况判断的方法有哪些？

2. 如何判读 NST、OCT 及胎心监护图形？

---

10. 妊娠晚期胎儿宫内情况的监测方法

（1）每次产前检查测量宫底高度和腹围，并听取胎心率。

（2）胎动监测：胎动监测是孕妇自我评价胎儿宫内状况的简便经济的有效方法。一般妊娠 20 周开始自觉胎动，胎动夜间和下午较为活跃。妊娠 28 周后，胎动计数 <10 次 /2h 或减少 50% 者提示胎儿缺氧可能。

（3）电子胎心监护：连续观察并记录胎心率的动态变化，同时描记子宫收缩和胎动情况反映三者间的关系。

（4）预测胎儿宫内储备能力：①无应激试验，用于产前监护。②缩宫素激惹试验（OCT）：OCT 的原理为用缩宫素诱导宫缩并用电子胎心监护仪记录胎心率的变化，OCT 可用于产前监护及引产时胎盘功能的评价。

（5）胎儿生物物理评分（BPP）：是综合电子胎心监护及超声检查所示某些生理活动，以判断胎儿有无急慢性缺氧的一种产前监护方法，可供临床参考。常用的是 Manning 评分法。但由于 BPP 评分较费时，且受诸多主观因素的影响，故临床应用日趋减少。

（6）彩色多普勒超声胎儿血流监测：应用该技术监测胎儿血流动力学，可以对有高危因素的胎儿状况做出客观判断，为临床选择适宜的终止妊娠时机提供有力的证据。常用的指标包括脐动脉和胎儿大脑中动脉的 S/D 值、RI 值（阻力指数）、PI 值（搏动指数）、脐静脉和静脉导管的血流波形等。

11. NST、OCT 及胎心监护图形的判读

（1）NST 的判读：参照 2007 年加拿大妇产科医学医师学会指南（SOGC）（表 12-2），需要注意的是 NST 结果的假阳性率较高，异常 NST 需要复查，延长监护时间，必要时行生物理评分。

表 12-2 NST 的结果判读及处理

参数	正常 NST（先前的"有反应型"）	不典型 NST（先前的"可疑型"）	异常 NST（先前的"无反应型"）
胎心基线率	110~160 次 /min	100~110 次 /min；>160 次 /min，<30min	胎心过缓 <100 次 /min 胎心过速 >160 次 /min，超过 30min
基线变异	6~25 次 /min（中度变异）；≤5 次 /min（变异缺失及微小变异）持续 <40min	≤5 次 /min，持续 40~80min 内	≤5 次 /min，持续 ≥80min ≥25 次 /min，持续 >10min 正弦波形
减速	无减速或偶发变异减速，持续 <40min	变异减速，持续 30~60s 内	变异减速，持续时间 ≥60s 晚期减速
加速（≥32 周）	40min 内 2 次或 2 次以上加速超过 15 次 /min，持续 15s	40~80min 内 2 次以下加速超过 15 次 /min，持续 15s	大于 80min 2 次以下加速超过 15 次 /min，持续 15s
（<32 周）	40min 内 2 次或 2 次以上加速超过 10 次 /min，持续 10s	40~80min 内 2 次以下加速超过 15 次 /min，持续 10s	大于 80min 2 次以下加速超过 15 次 /min，持续 10s
处理	继续随访或进一步评估	需要进一步评估复查	复查：全面评估胎儿状况；生物物理评分；及时终止妊娠

（2）OCT 的判读：OCT 图形的判读主要基于是否出现晚期减速和变异减速。①阴性：没有晚期减速或重度变异减速。②可疑（有下述任一种表现）：间断出现晚期减速或重度变异减速；宫缩过频（>5 次 /10min）；宫缩伴胎心减速，时间 >90s 出现无法解释的监护图形。③阳性：≥50% 的宫缩伴随晚期减速。

（3）产时胎心监护图形的判读：产程过程中，为了避免不必要的产时剖宫产，推荐采用产时胎心监护图形的三级判读系统。该判读系统参照 2009 年美国妇产科医师学会指南及 2015 年中华医学会围产医学分会制订的《电子胎心监护应用专家共识》（表 12-3）。

表 12-3 三级电子胎心监护判读标准

Ⅰ类电子胎心监护需同时满足下列条件：①胎心率基线 110~160 次 /min。②基线变异为中度变异。③无晚期减速及变异减速。④存在或者缺乏早期减速。⑤存在或者缺乏加速 Ⅰ类电子胎心监护结果提示胎儿酸碱平衡正常，可常规监护不需采取特殊措施。
Ⅱ类电子胎心监护除了第Ⅰ类和第Ⅲ类电子胎心监护图形外的其他情况均为第Ⅱ类。 Ⅱ类电子胎心监护结果尚不能说明存在胎儿酸碱平衡紊乱，但是应该综合考虑临床情况、持续胎心监护、采取其他评估方法来判定胎儿有无缺氧，可能需要宫内复苏来改善胎儿状况。Ⅲ类电子胎心监护有两种情况。 ● 胎心率基线无变异并且存在下面任何一种情况：①复发性晚期减速。②复发性变异减速。③胎心过缓（胎心率基线 <110 次 /min） ● 正弦波型
Ⅲ类电子胎心监护提示胎儿存在酸碱平衡失调及胎儿缺氧，应该立即采取相应措施纠正胎儿缺氧，包括改变孕妇体位、吸氧、停止缩宫素使用、抑制宫缩、纠正孕妇低血压等措施，如果这些措施均不奏效，应该紧急终止妊娠。

（黄 群）

第二节 一例妊娠剧吐孕妇的护理

学习目标

完成本内容学习后,学生将能:

1. 复述妊娠剧吐临床表现。
2. 列出妊娠剧吐常用药物的评估要点。
3. 结合病例描述妊娠剧吐治疗的观察要点。
4. 应用护理程序为妊娠剧吐患者制订护理计划。

案例 12-2-1

孕妇,29 岁。停经 9^{+5} 周,恶心、呕吐 10d 左右,加重 2d 伴尿酮体(+++),停经 8 周开始出现恶心、呕吐等早孕反应。体温 36.5℃,脉搏 78 次 /min,血压 120/80mmHg,身高 155cm,孕前体重 73kg,孕后体重 71kg。

问题:

该孕妇需要进行哪些进一步检查与评估?

---

1. 该孕妇需要继续检查与评估的内容

(1)评估病史及临床表现

1)病史:妊娠剧吐为排除性诊断,应仔细询问病史,排除可能引起呕吐的其他疾病,如胃肠道感染、胆囊炎、胆道蛔虫、胰腺炎、尿路感染、病毒性肝炎或孕前疾病,如糖尿病引起的呕吐。应特别询问是否伴上腹部疼痛及呕血或其他病变,如胃溃疡引起的症状。

2)症状:妊娠剧吐几乎均发生于妊娠 9 周以前,表现为孕 6 周左右出现恶心、呕吐,并随妊娠进展逐渐加重,至孕 8 周左右发展为持续性呕吐,不能进食,极为严重者出现嗜睡、意识模糊、谵妄,甚至昏迷、死亡。

3)体征:孕妇体质量下降,下降幅度甚至超过发病前的 5%,出现明显消瘦、极度疲乏、口唇干裂、皮肤干燥、眼窝凹陷及尿量减少等症状。

4)实验室评估:a. 尿液检查。饥饿状态下机体因动员脂肪组织供给能量,使脂肪代谢的中间产物酮体聚积,因此尿酮体检测阳性;同时测定尿量、尿比重,注意有无蛋白尿及管型尿;中段尿细菌培养以排除泌尿系统感染。b. 血常规。因血液浓缩致血红蛋白水平升高,可达 150g/L 以上,血细胞比容达 45% 以上。c. 生化检查。血清钾、钠、氯水平降低,呈代谢性低氯性碱中毒,67% 的妊娠剧吐孕妇转氨酶水平升高,但通常不超过正常上限值的 4 倍或 300U/L。d. 动脉血气分析。二氧化碳结合力下降至 <22mmol/L。上述异常指标通常在纠正脱水、恢复进食后迅速恢复正常。e. 眼底检查。妊娠剧吐严重者可

出现视神经炎及视网膜出血。

（2）健康史：包括本次妊娠情况、既往病史及婚育史。评估本次妊娠是否顺利，进行了哪些项目检查，检查结果是否正常，妊娠期间是否出现其他症状以及有无特殊用药等。

（3）心理社会状况：精神过度紧张、焦急、忧虑及生活环境和经济状况较差的孕妇易发生妊娠剧吐，提示此病可能与精神、心理等因素有关。妊娠剧吐的原因与自主神经系统功能紊乱及血中绒毛膜促性腺激素水平急剧上升有关，紧张、焦虑等不良情绪会刺激中枢神经系统，导致患者呕吐频率加剧。

案例 12-2-2

评估结果：

孕妇既往体健，结婚时 22 岁，孕 2 产 1；4 年前因胎儿窘迫行剖宫产术，分娩一男活婴，体重 3 550g，现体健。平素月经规律，7/30。本次怀孕停经 8 周开始出现恶心、呕吐等早孕反应，恶心、呕吐严重，每日 5 次以上。体温 36.5℃，脉搏 78 次/min，血压 120/80mmHg，身高 155cm，孕前体重 73kg，孕后目前体重 69kg。孕妇现无头痛、头晕、水肿等不适。孕妇近两日恶心、呕吐较前加重，无法进食。精神过度紧张、焦急。今日就诊，化验结果回报尿酮体阳性（+++），尿蛋白（+），血清钾、钠、氯水平降低，转氨酶水平升高，游离甲状腺素（FT_4）升高为 45pmol/L，促甲状腺激素（TSH）降低为 0.21μU/ml，心肌酶、超声心动图、心电图检查均正常，血常规和凝血功能检查结果大致正常。监测血糖在正常范围。

问题：

1. 目前孕妇可能主要的医疗诊断是什么？
2. 下一步的治疗原则是什么？

---

2. 孕妇目前主要的医疗诊断　妊娠剧吐指妊娠早期孕妇出现严重持续的恶心、呕吐引起脱水、酮症甚至酸中毒，需要住院治疗。有恶心、呕吐的孕妇中通常只有 0.3%~1.0% 发展为妊娠剧吐。

妊娠剧吐诊断需根据病史、临床表现及妇科检查确诊。其诊断至少应包括每日呕吐次数≥3 次、尿酮体阳性、体重较孕前减轻≥5%。

该孕妇诊断依据：妊娠 9^{+5} 周，孕 2 产 1。根据末次月经，停经 8 周开始出现恶心、呕吐，加重 10 余天，每日呕吐次数≥5 次。尿酮体（+++），体重较妊娠前减轻≥5%，生化检查钠 128.6mmol/L，钾 3.2mmol/L，肝功能：ALT 111U/L，AST 60.4U/L，总胆红素 26.75μmol/L，故目前患者主要医疗诊断：孕 9^{+5} 周，孕 2 产 1；妊娠剧吐伴酮症；肝功能异常。

3. 下一步治疗原则　持续性呕吐合并酮症的妊娠剧吐孕妇需要住院治疗，包括一般支持治疗，通过静脉补液、合理使用止吐药物、补充多种维生素防治并发症，纠正脱水及电解质紊乱。

4. 妊娠剧吐患者治疗目标

（1）心理治疗：消除孕妇的焦急、忧虑、精神紧张等不良情绪，解除其思想顾虑。给予一般处理及心理支持治疗。应让孕妇尽量避免接触容易诱发呕吐的气味、食品或添加剂。避免早晨空腹，鼓励少量多餐，两餐之间饮水、进食清淡及高蛋白的食物。医护人员和家属应给予孕妇心理疏导，告知妊娠剧吐经积极治疗 2~3d 后，病情多迅速好转，仅少数孕妇出院后症状复发,需再次入院治疗。从而增强孕妇的治疗信心。

（2）纠正脱水及电解质紊乱

1）每天静脉滴注葡萄糖液、葡萄糖盐水、生理盐水及平衡液共3 000ml左右,其中加入维生素 B_6 100mg、维生素 B_1 100mg、维生素 C 2~3g,用药视呕吐缓解程度和进食情况而定,连续输液至少3d,维持每天尿量≥1 000ml。可按照葡萄糖4~5g+胰岛素1U+10%KCl 1.0~1.5g配成极化液,输注补充能量,但应注意先补充维生素 B_1 后再输注葡萄糖,以防止发生Wernicke脑病。常规治疗无效不能维持正常体重者可考虑鼻胃管肠内营养。

2）一般补钾3~4g/d,严重低钾血症时可补钾至6~8g/d。注意观察尿量,原则上每500ml尿量补钾1g较为安全,同时监测血清钾水平和做心电图监测,低钾血症的心电图会出现ST段下移、T波改变、U波、Q-T间期明显延长等改变,还会导致各种心律失常,酌情调整剂量。根据血二氧化碳水平适当补充碳酸氢钠或乳酸钠溶液纠正代谢性酸中毒,常用量为125~250ml/次。

（3）止吐治疗

1）止吐药物的安全性:由于妊娠剧吐发生于妊娠早期,正值胎儿最易致畸的敏感时期,因而止吐药物的安全性备受关注。

2）常用的止吐药物:①维生素 B_6。早孕期妊娠剧吐应用安全、有效,于2013年通过美国食品与药品监督管理局（FDA）认证,推荐作为一线用药。②甲氧氯普胺。早孕期应用甲氧氯普胺并未增加胎儿畸形、自然流产的发生风险。③恩丹西酮。为5-羟色胺3型受体拮抗剂,早孕期孕妇应用安全性研究显示,该药未增加自然流产、胎死宫内、新生儿出生缺陷、早产、新生儿低出生体重及小于胎龄儿的发生风险,但也有报道与胎儿唇裂有关。④异丙嗪。异丙嗪的止吐疗效与甲氧氯普胺基本相似,但甲氧氯普胺的不良反应发生率低于异丙嗪。

3）止吐药物使用流程:①单种药物疗法。口服维生素 B_6 片10~25mg,每日3次。妊娠剧吐无明显改善加用苯海拉明50~100mg,每4h一次,口服或直肠内给药（每日不超过400mg）。②如果无脱水,联合应用下列任何一种药物:甲氧氯普胺5~10mg,每8h一次,口服、肌内注射或静脉滴注。恩丹西酮4~8mg,每12h一次,肌内注射或口服;异丙嗪12.5~25mg,每4h一次,肌内注射或口服,也可直肠内给药。③如果有脱水应静脉补液及静脉补充多种维生素,联合应用下列任何一种药物:甲氧氯普胺5~10mg,每8h一次静脉滴注;恩丹西酮8mg,每12h一次静脉滴注,至少在15min静脉滴注完;异丙嗪12.5~25mg,每4h一次静脉滴注。

4）在上述药物无效时加甲基强的松龙16mg,每9h一次,静脉滴注或口服,连续3d,用药超过2周即逐渐减量,直至最低有效剂量;如果有效,使用总期限不应超过6周。

（4）营养支持:营养不良者,静脉补充必需氨基酸、脂肪乳。体重减轻大于5%~10%,不能进食者,可选择鼻饲管或中心静脉全胃肠外营养。

（5）护肝治疗:妊娠剧吐是妊娠期特有的肝脏损害性疾病。妊娠剧吐患者因内环境的紊乱可以加重肝脏损害,应注意保肝治疗。

知识拓展

甲状腺功能与妊娠剧吐

甲状腺功能亢进症：60%~70% 的妊娠剧吐孕妇可出现短暂的甲状腺功能亢进症（甲亢），表现为促甲状腺激素（TSH）水平下降或游离 T_4 水平升高，原因在于 β-HCG 的 β 亚单位结构与 TSH 化学结构相似，妊娠后 β-HCG 平升高，刺激甲状腺分泌甲状腺激素，继而反馈性抑制 TSH 水平。常为暂时性，多数并不严重，一般无需使用抗甲状腺药物。原发性甲亢患者很少出现呕吐，而妊娠剧吐孕妇没有甲亢的临床表现（如甲状腺肿大）或甲状腺抗体，应在孕 20 周复查甲状腺功能，甲状腺激素水平通常会恢复正常。

知识拓展

韦尼克脑病（Wernicke 脑病）

一般在妊娠剧吐持续 3 周后发病，为严重呕吐引起维生素 B_1 严重缺乏所致。约 10% 的妊娠剧吐孕妇并发该病，主要特征为眼肌麻痹、躯干共济失调和遗忘性精神症状。临床表现为眼球震颤、视力障碍、步态和站立姿势受影响，个别可发生木僵或昏迷。孕妇经治疗后死亡率仍为 10%，未治疗者的死亡率高达 50%。

案例 12-2-3

孕妇住院后进行全面评估，情况如下：体温 36.5℃，脉搏 78 次 /min，血压 120/80mmHg，心肺无异常；腹软，无压痛；双下肢无水肿。孕妇现无头痛、头晕、水肿等不适，主诉全身乏力，比较焦虑、烦躁，担心恶心、呕吐会影响胎儿生长，呕吐频繁，夜里不能入睡。查尿酮体（+++）。B 型超声检查子宫前位，子宫增大，肌壁回声均匀，宫腔内见胎囊样回声，大小 4.4cm×2.1cm，其内可见胎芽，长约 1.3cm，可见原始心管搏动。产前检查肝功能：ALT 111U/L，AST 60.4U/L，总胆红素 26.75μmol/L。入院后给予静脉补液、补钾治疗，输液完毕复查尿常规。每日补液量不少于 3 000ml，尿量维持在每天 1 000ml 以上。输液中加入维生素 C、维生素 B_6，并给予维生素 B_1 肌内注射。

问题：

1. 孕妇可能存在的护理诊断 / 合作性问题？

2. 妊娠剧吐用药护理有哪些？

5. 孕妇可能存在的护理诊断 / 合作性问题

（1）体液不足　与长时间呕吐及进食少有关。

评估孕妇皮肤、黏膜有无脱水症状及尿量和尿液颜色。记录孕妇出入量，出现异常及时通知医生。患者呕吐剧烈时应禁食水，保持口腔清洁。不能进食时遵医嘱给予输液治疗，输液时要根据病情，调整输液速度。根据化验检查结果，如有明显失水及电解质紊乱的情况，静脉补充电解质和水分，每日补液量不少于 3 000ml。能进食时嘱孕妇进食易消化的流质,少量多餐,避免油炸、甜腻的食物,适量进食蔬菜、水果以防便秘。

（2）营养失调　与低于机体需要量及进食少有关。

评估孕妇的营养状况,观察和记录恶心、呕吐情况,呕吐的次数及呕吐物的量、颜色。帮助患者建立良好的饮食环境,帮助患者采取合适的体位以利于吞咽。定期称体重并记录,鼓励适当活动。在孕妇胃肠功能恢复后,逐渐增加食物食入量和水分。呕吐缓解时鼓励患者进食少量的流质,需要进食高蛋、高白维生素、高热量食物,并适当补充含钾盐维生素C含量高的食物,食物要色香味俱全,以增强食欲。应尽量避免接触容易诱发呕吐的气味、食品或添加剂。避免早晨空腹,鼓励少量多餐,两餐之间适量增加饮水。

（3）知识缺乏:缺乏本病相关知识。

评估孕妇妊娠剧吐知识的掌握水平、能力及影响学习因素。根据孕妇的身体情况和心理状态制订合适的教学计划,评估孕妇对妊娠知识的掌握程度、对妊娠呕吐的病因及病情的了解程度。鼓励孕妇出院后保持情绪稳定,解除不必要的心理负担,根据孕妇的顾虑给予解释或指导。指导孕妇正确认识妊娠反应:妊娠是一个正常的生理过程,在妊娠早期出现恶心、呕吐等不适属于正常反应,不久即可消失,不要有过重的思想负担,保持心情舒畅。

（4）焦虑　与知识缺乏有关。

责任护士主动向孕妇家属介绍责任医生、相关护士、同室病友,介绍病房环境,态度热情,缓解孕妇焦虑、紧张情绪。掌握好时机与孕妇交谈,观察和了解病情和心理需要,尽量满足孕妇的心理和生理等需求,利用沟通技巧和和蔼可亲的态度取得孕妇的信任。保持病房干净、整洁,保持室内光线柔和,通风良好,温湿度适宜,及时更换呕吐物污染的衣被,加强巡视病情,提高护理质量,以免因环境的改变而加重紧张、焦虑的情绪。引导孕妇说出焦虑的心理感受,分析原因并评估焦虑的程度。指导孕妇掌握自我心理调节的方法,如听音乐、散步、聊天等。妊娠剧吐患者在妊娠过程当中情绪低落、烦躁以及易怒等相关负性情绪也是使患者引发剧吐的主要因素,故应主动跟孕妇及其家属解释疾病的相关知识及治疗情况。

（5）活动无耐力　与能量供给不足有关。

孕妇呕吐严重时嘱其减少活动,卧床休息,减少能量的消耗。不能进食者遵医嘱给予补液,提供能量;能进食时进食清淡、易消化、营养丰富的食物。给予心理护理,让孕妇保持情绪稳定。加强巡视,满足孕妇生活需求。

（6）睡眠形态紊乱　与病程长有关。

引导孕妇说出睡眠形态改变的性质分析其原因,估计失眠的程度。加强心理护理,关心、体贴、耐心开导,让孕妇正确认识病情、保持情绪稳定,配合治疗。晚间睡前温水泡脚或温水浴,病情允许的情况下喝200ml温热牛奶,使机体充分放松、促进睡眠。提供安静舒适的睡眠环境,避免声音和光线的刺激,增加舒适感。

（7）潜在并发症:酮症酸中毒。

观察呕吐物中有无胆汁和咖啡色物,以及呕吐的量、呕吐次数,记录24h出入液量,以便及时发现脱水、酸中毒。及时留取尿标本,加强病情观察,注意倾听孕妇主诉。发现异常及时通知医生。

妊娠剧吐引起电解质和酸碱平衡紊乱

妊娠剧吐引起电解质和酸碱平衡紊乱,包括低钾血症、低钠血症、低氯血症、酮症酸中毒和碱中毒。由于长期摄入不足,机体利用脂肪供能增多,导致脂肪代谢的中间产物乙酰乙酸、丙酮、β-羟丁酸增多,从而引起代谢性酸中毒。而碱中毒的主要是呕吐所致,呕吐导致大量胃酸丢失,还伴随钾离子丢失。当细胞外液中的钾离子浓度下降后,细胞内的钾离子外渗,同时交换细胞外的氢离子增多,导致细胞外液的氢离子浓度进一步降低,引起代谢性碱中毒。

妊娠剧吐可出现电解质紊乱,孕妇胃肠道症状加重,包括食欲缺乏、恶心、呕吐。部分患者呼气中可有类似烂苹果气味的酮臭味。中重度酮症酸中毒患者常有脱水症状,脱水达5%者可有尿量减少、皮肤干燥、眼窝下陷等症状。脱水超过体重15%时则可有循环衰竭,出现心率加快、脉搏细弱、血压及体温下降等表现,严重者可危及生命。早期有头痛、头晕、精神萎靡,继而烦躁、嗜睡,严重者昏迷。

妊娠剧吐其他治疗

维生素 B_6 作为一线药物治疗孕期恶心和呕吐安全有效,孕前1个月服用复合维生素可降低孕期恶心和呕吐的发病率和严重程度。生姜治疗孕期恶心和呕吐可减轻恶心程度,对于缓解症状有益,可作为非药物治疗的选择。孕期呕吐和恶心的早期干预可能有益于防止妊娠剧吐的进展。长期无法耐受口服液或出现脱水症状的患者,应予静脉输液以纠正酮症酸中毒和防治维生素缺乏症。长期呕吐者应给予葡萄糖和维生素治疗。维生素 B_1 可预防韦尼克脑病。

案例 12-2-4

孕妇住院转归:孕妇常规治疗包括禁食,纠正水、电解质紊乱和酸碱平衡失调以及加用维生素 B_6、维生素 C,及时补充维生素 B_1 后,孕妇恶心、呕吐减轻。每日呕吐少于一次,可进食。血尿常规、肝肾功能检查无异常,胎心 140 次 /min,住院 14d 后出院。

问题:

此时护理要点有哪些?

---

6. 此时该孕妇的护理要点　评估孕妇对妊娠剧吐的知识掌握,使其能够明确了解妊娠剧吐属于一种较为常见的妊娠现象,缓解其焦虑紧张情绪,指导孕妇适当参加一些轻缓活动,如室外散步、做孕妇保健操等,可以改善心情,规律产检。嘱孕妇适当休息、营养均衡、保持大便通畅,避免干燥。出院后1个月内每周1次电话随访。通过交谈,了解孕妇的心理、饮食等情况,根据孕妇的具体情况,针对性地进行孕期保健知识宣教。嘱孕妇按要求做产前检查。

（杨　捷）

第三节　一例妊娠期高血压疾病孕妇的护理

案例 12-3-1

孕妇,30 岁。停经 32^{+2} 周,因剧烈头痛就诊。测血压 180/120mmHg,脉搏 92 次 /min,急诊收入院。该孕妇为流动人口,此前未规律做产前检查。

问题:

需要进行哪些进一步检查与评估?

1. 该孕妇需要继续评估的内容　该孕妇发生在妊娠晚期的高血压,最常见的疾病为重度子痫前期。但孕妇无规律产前检查,并不能排除其他原因所致的高血压,故应该全面评估病情。

(1)健康情况:重点评估有无靶器官受累表现,包括如下内容:

1)颅内血管严重受累的表现:颅内血管受累可以出现高血压脑病、子痫,甚至颅内出血等,因而应该评估孕妇有无意识改变、剧烈头痛、恶心等症状。颅内血管严重受累时可以出现颈抵抗或者病理征阳性,颅内和头面部水肿严重时可以出现严重的球结膜水肿,因而需要评估孕妇有无颈抵抗、病理征以及球结膜水肿,还要评估血压变化以及眼底血管情况,必要时进行颅内 MRI 检查。头痛评估对于妊娠期高血压疾病患者颅内血管是否受累有重要临床意义,因此,临床中需要重点评估有无头痛、头痛部位及严重程度。

2)心脏和肺受累的表现:重度子痫前期孕妇外周血管阻力增加,容易出现急性左心衰,而由于妊娠期高血压疾病孕妇血液呈浓缩状态,因而其心衰特点为低排高阻性,即外周阻力增加,心脏排出量减少,表现为血压升高,超声心动图显示射血分数下降。同时,患者可能出现肺水肿。需要评估患者有无早期心衰的表现,如夜间阵发性呼吸困难、胸闷、憋气、咳嗽、咳痰、出入量正平衡、体重明显增加、不能平卧需要半坐卧位等。护理过程中需要进行生命体征、心电和血氧饱和度监护,观察患者是否出现心率增加、呼吸加快以及血氧饱和度下降等表现。必要时进一步做血气分析、超声心动图以及血 B 型尿钠肽(BNP)等检查。

3）肝脏受累的表现：肝脏受累可以出现 HELLP 综合征。HELLP 综合征严重时可以出现肝脏被膜下破裂，表现为剑突下疼痛，伴肩背部疼痛，肝功能异常时可以出现恶心、食欲缺乏、厌油腻等症状。体征上可以出现肝区叩痛，血小板减少时可以出现皮肤自发性出血点甚至瘀斑，胆红素升高时可以出现皮肤和巩膜黄染。很多患者由于出现食欲缺乏、恶心等表现，容易将剑突下疼痛主诉成胃痛，因而临床评估时需要谨慎。辅助检查出现血小板降低、乳酸脱氢酶升高、转氨酶升高。

4）肾脏受累表现：肾功能受损，可以出现尿量减少，辅助检查显示血 Cre 升高。

5）下肢血栓表现：妊娠期高血压孕妇血液呈高凝状态，容易出现下肢深静脉血栓，表现为双下肢不对称性水肿和腓肠肌压痛等。因而需要评估孕妇双下肢水肿程度以及皮肤颜色改变情况、双侧大腿和小腿腿围是否一致、腓肠肌有无压痛。

6）子宫、胎盘受累的表现：子宫、胎盘受累表现为胎儿生长受限、胎动减少或消失，严重者出现胎盘早剥，甚至胎死宫内。护理上需要评估孕妇有无腹痛及阴道出血以及胎动情况，并进行胎心监护，必要时行腹部 B 型超声检查。重度子痫前期是胎盘早剥最常见的高危因素之一，而后壁胎盘的患者在发生胎盘早剥时常无明显的剧烈腹痛，临床评估时需要谨慎评估其他体征和辅助检查。

（2）健康史：包括本次妊娠情况、既往病史及婚育史。评估本次妊娠是否顺利，进行了哪些项目检查，检查结果是否正常，妊娠期间是否出现其他症状以及有无特殊用药等。评估孕妇既往有无慢性高血压疾病、慢性肾病及其他风湿免疫病等。评估孕妇既往生育史，如为经产妇需要评估既往妊娠是否顺利以及妊娠结局，尤其需要评估既往妊娠过程中有无妊娠期高血压疾病。

（3）心理社会状况：孕妇为早发型重度子痫前期，由于发病孕周较早，容易出现母儿双方并发症，且该病临床上缺乏对因治疗手段，在期待治疗的过程中如出现严重并发症常常需要通过终止妊娠来缓解病情，因而医源性早产的发生率高，而在产妇救治尤其是在早产儿救治过程中往往医疗花费也较大，故很多孕妇和家庭都面临较为突出的心理问题。护理上需要评估患者的心理状况、家庭经济情况以及对于胎儿预后的期望等。

案例 12-3-2

评估结果：

孕妇为初次妊娠，既往体健，无高血压及糖尿病病史。孕期共计增重 10kg（体重 70kg），最近 1 周体重增加 1.5kg。追问病史，夜间可以平卧，无胸闷憋气等不适。现无胸闷、憋气，视力清楚，肝区无叩痛。双侧下肢水肿（++），双小腿对称，无腓肠肌压痛。胎心、胎动好，无子宫收缩，子宫松弛好。

医生为孕妇开出以下检查：血常规、凝血功能、24h 尿蛋白定量、甲状腺功能、肝功能、肾功能、心肌酶、风湿病相关实验室检查、超声心动图、心电图、24h 动态血压监测。

问题：

1. 目前孕妇可能主要的医疗诊断是什么？

2. 重度子痫前期孕妇血压控制目标是多少？该孕妇是否需要降压药治疗？

2. **该孕妇目前的医疗诊断**　子痫前期的诊断标准如下：妊娠20周后出现收缩压≥140mmHg和/或舒张压≥90mmHg，伴有尿蛋白≥0.3g/24h，或随机尿蛋白至少（+）；无蛋白尿但合并下列任何一项者：血小板减少（血小板 <100×10⁹/L），肝功能损害（血清转氨酶为正常2倍以上），肾功能损害（血肌酐水平 >1.1mg/dl 或正常值2倍以上），肺水肿，新发生的中枢神经系统异常或视觉障碍。子痫前期孕妇出现下述任一表现可诊断为重度子痫前期。①血压持续升高：收缩压≥160mmHg和/或舒张压≥110mmHg（卧床休息，两次测量间隔时间至少4h）。②血小板 <100×10⁹/L。③肝功能损害（血清转氨酶为正常值2倍以上），严重持续性右上腹疼痛或上腹疼痛，不能用其他疾病解释，或两者均存在。④肾功能损害（血肌酐水平 >1.1mg/dl 或无其他肾脏疾病时肌酐浓度为正常值2倍以上）。⑤肺水肿。⑥新发生的中枢神经系统异常或视觉障碍。

该孕妇血压 >160/110mmHg，目前可以诊断为重度子痫前期（早发型）。

3. **重度子痫前期孕妇血压控制目标**　降压治疗的目的为预防子痫、心脑血管意外和胎盘早剥等严重母儿并发症。收缩压≥160mmHg和/或舒张压≥110mmHg 的严重高血压必须降压治疗；收缩压≥150mmHg和/或舒张压≥100mmHg 的非严重高血压建议降压治疗；收缩压 140~150mmHg和/或舒张压 90~100mmHg 不建议治疗，但对并发脏器功能损伤者可考虑降压治疗。血压控制的目标：未并发脏器功能损伤者，收缩压应控制在 130~155mmHg，舒张压控制在 80~105mmHg；并发脏器功能损伤者，则收缩压应控制在 130~139mmHg，舒张压控制在 80~89mmHg。为保证子宫胎盘血流灌注，血压不建议低于 130/80mmHg。

当孕妇血压达到或超过 160/100mmHg 时，为严重高血压，需要尽快使用降压药治疗，并且至少每15min复测血压。该孕妇血压最高达 180/120mmHg，需要尽快使用降压药治疗，因为静脉降压药较口服药更容易调整血压，故一般使用静脉降压药，并且至少每15min复测1次，逐步调整降压药，使血压平稳下降，直至血压控制在合理范围。

知识拓展

早发型子痫前期的诊断及疾病特点

按照重度子痫前期的发病时间，临床上可以将其分为早发型重度子痫前期和晚发型重度子痫前期。对于发病时间目前临床尚未明确界定，有学者将妊娠32周前发病的重度子痫前期定义为早发型重度子痫前期，也有学者将妊娠34周前的重度子痫前期定义为早发型重度子痫前期，但人民卫生出版社第9版《妇产科学》中写道"普遍认为 <34周发病的子痫前期为早发型子痫前期"。

目前的很多研究显示，早发型子痫前期与晚发型子痫前期在病因、发病机制、临床表现以及妊娠结局上都存在不同。有学者认为早发型子痫前期和晚发型子痫前期可能为两种不同的疾病，早发型子痫前期对母儿的影响更大，围产结局也比晚发型子痫前期更差，而且发病越早对母儿的影响越大。

知识拓展

妊娠期高血压疾病患者血压控制目标

对于妊娠期高血压疾病患者的血压控制目标,目前不同指南的标准并不统一。既往对于妊娠期高血压疾病的血压控制目标的理论基础认为,妊娠期血压适度升高可能提高胎盘灌注,而过度积极的降压可能会影响胎盘血供。而近年来的研究发现,积极的降压并未影响胎盘血供,且可能降低母体器官损伤的风险。

控制血压指征:收缩压≥160mmHg和/或舒张压≥110mmHg的严重高血压必须降压治疗;收缩压≥150mmHg和/或舒张压≥100mmHg的非严重高血压建议降压治疗;收缩压140~150mmHg和/或舒张压90~100mmHg不建议治疗,但对并发脏器功能损伤者可考虑降压治疗。血压控制的目标:未并发脏器功能损伤者,收缩压应控制在130~155mmHg,舒张压控制在80~105mmHg;并发脏器功能损伤者,则收缩压应控制在130~139mmHg,舒张压控制在80~89mmHg。为保证子宫胎盘血流灌注,血压不建议低于130/80mmHg。

而国际妊娠高血压协会2018年指南则推荐更积极的降压治疗,认为无论何种高血压,当孕妇血压达到或超过140/90mmHg,均应采取积极的降压治疗,血压的控制目标为110~140/80~85mmHg。ACOG2019年妊娠高血压和子痫前期指南中推荐使用降压药的标准依然为收缩压≥160mmHg,舒张压≥110mmHg,但该指南中未提及血压控制的目标范围。

案例 12-3-3

孕妇入院后给予盐酸乌拉地尔静脉降压、硫酸镁预防子痫、地塞米松促胎肺成熟。

在缓慢调整乌拉地尔降压药过程中,孕妇血压突然从170/115mmHg降至120/80mmHg。

问题:

1. 此时该如何评估和处理?

2. 硫酸镁的用药护理有哪些?

---

4. **评估和处理措施** 妊娠期高血压疾病孕妇在使用降压药控制血压过程中力求平稳降压,以避免胎盘灌注的急剧变化。尽管该孕妇使用降压药时缓慢调整降压药,但由于孕妇对于降压药敏感,仍然出现了血压的骤然下降。此时应立即下调降压药的用量,并更加严密地监测血压变化,同时进行胎心监护。待血压恢复后,再次上调降压药时需要更小幅度地提高降压药浓度,从而使孕妇血压实现平稳下降。

5. **硫酸镁的用药护理** 硫酸镁是预防子痫发作的一线药物,其作用为控制子痫抽搐,预防重度子痫前期发展成为子痫。但由于血清镁离子有效治疗量和中毒量非常接近,且硫酸镁中毒可以导致严重的母儿并发症。镁离子有效治疗浓度为1.8~3.0mmol/L,超过3.5mmol/L即可出现中毒症状,因而临床需要严格控制硫酸镁用药的条件和剂量,24h用量不超过25g。使用硫酸镁的指征:①膝腱反射正常存在。②呼吸≥16次/min。③尿量≥25ml/h,每天尿量>600ml。因此,需要严密评估有无膝腱反射、呼吸和尿量,必要时需要复查血清镁离子浓度。如孕妇合并肾功能不全或心肌病等,硫酸镁需要慎用或减量使用。

镁中毒时最常见的首要表现为膝腱反射减弱或消失。镁中毒时使用 10% 葡萄糖酸钙缓慢静脉推注,要求推注时间在 5~10min。

案例 12-3-4

为产妇逐渐调整降压药,6h 后血压维持基本稳定,范围在 140~150/90~100mmHg,脉搏 84~92 次 /min。降压后,产妇主诉头痛缓解,无头晕及视物不清等不适。

住院第 2d 检查结果回报:肝肾功能、甲状腺功能、心肌酶、超声心动图、风湿相关检查、心电图均正常;血常规和凝血功能大致正常;监测血糖在正常范围;监测胎心监护为反应型;腹部超声检查胎儿孕周相当于 31 周,羊水指数 8.5cm,S/D 比值为 3.5。在评估时,孕妇多次询问"我的病情严重吗? 我的孩子如果早产了会不会很危险?",且当医生与孕妇和家属交代病情,询问其如果出现病情变化需要紧急终止妊娠时,是否为了抢救胎儿进行剖宫产手术时,孕妇哭泣。

问题:

1. 孕妇进一步处理措施有哪些?

2. 孕妇目前主要的护理诊断 / 合作性问题有哪些?

---

6. 孕妇进一步处理措施 目前孕妇孕周 32^{+3} 周,并无明显的器官损伤表现,无终止妊娠的指征,因而应该在严密监护下进一步期待治疗。期待治疗期间的主要治疗原则:硫酸镁预防子痫的发生;降压药合理控制血压;地塞米松促胎儿肺成熟;适当控制入量,加强病情监护,适时终止妊娠。

7. 孕妇可能存在的护理诊断 / 合作性问题 孕妇目前妊娠 32^{+3} 周,为早发型重度子痫前期,血压最高 180/120mmHg,胎儿相当于 31 周大小,其他检查目前尚正常,该孕妇目前没有需要紧急终止妊娠的严重器官受累表现,可以在严密监护下继续期待治疗。但由于早发型重度子痫前期疾病往往病情发展较快,且临床缺乏对因治疗,容易发生多器官受累的表现,因而期待治疗过程中需要严密观察病情变化。对于孕妇目前情况,存在以下护理诊断。

(1)潜在并发症

1)子痫:该孕妇目前血压最高 180/120mmHg,故孕妇存在子痫的潜在并发症。临床上需要积极控制血压并使用硫酸镁预防子痫的发生。

2)胎儿受损:妊娠期高血压疾病由于子宫和胎盘血管受累,容易出现胎儿窘迫、胎儿生长受限,甚至胎盘早剥。

该孕妇实际孕周 32^{+3} 周,但超声评估相当于 31 周,S/D 升高,提示已经存在一定程度的胎儿宫内受损,但目前胎心监护为反应型且超声检查未显示舒张期血流消失或反向,故可以在严密监护下继续妊娠。

(2)焦虑 与担心妊娠不良结局有关。

妊娠期高血压疾病容易发生母儿双方的严重并发症,而且医源性早产的发生率高,很多孕妇表现出焦虑情绪。该孕妇多次提问,均表明其非常担心妊娠不良结局,尤其是胎儿的结局,说明其有明显的焦虑情绪。

S/D 比值

正常生理状态下,随妊娠进展,脐动脉 S/D 值呈降低趋势,妊娠 24 周后急剧下降,尤其孕晚期脐血流阻力逐渐降低,胎盘血流增加以保证胎儿正常发育所需的血液供应。妊娠 24~30 周 S/D 比值一般不超过 5,妊娠 30~36 周 S/D 比值一般不超过 4,妊娠 36~40 周 S/D 比值一般不超过 3。胎儿脐动脉 S/D 值是反映胎盘阻力的敏感指标,可以对流向胎儿的血流的充足程度进行间接预测,为临床提供用来评估胎儿宫内状态的间接手段。S/D 值增高容易出现胎儿生长受限、胎儿窘迫,甚至胎死宫内。妊娠期高血压疾病全身小动脉痉挛可造成子宫、胎盘血管床发育受阻,胎盘阻力增加,容易出现 S/D 比值增高。

案例 12-3-5

孕妇住院后前 4d 的出入量情况如下:

第 1 日入量 2 000ml,尿量 1 400ml;第 2 日入量 1 900ml,尿量 1 000ml;第 3d 入量 2 100ml,尿量 900ml;第 4 日入量 2 200ml,尿量 900ml。

问题:

1. 该孕妇(体重 70kg)入量应该如何控制?

2. 如何评价孕妇出入量情况?应该如何进一步评估和处理?

---

8. 孕妇入量控制 子痫前期孕妇因为血压高,后负荷过重,过多入量容易加重心脏负担,出现急性左心衰。而孕妇使用硫酸镁,且该类孕妇血液高凝且有肾脏损伤的风险,过度控制入量则可能加重血液高凝状态、肾脏损伤,甚至导致硫酸镁中毒。故子痫前期孕妇应合理控制入量,既不能过多也不能过少,需要保证孕妇正常生理需要量。正常成人每天生理需要量为 25~30ml/kg,对于正常成人,每天的入量控制在约 30ml/kg,对于活动量减少或者有心衰风险的患者每天入量可以控制在 25ml/kg 左右。对于妊娠期高血压疾病的患者,国际妊娠期高血压协会 2018 年指南推荐入量不超过 80~100ml/h。同时由于患者夜间迷走神经兴奋,更容易出现急性左心衰竭,故在控制总入量的同时,还需要合理控制夜间入量,使夜间入量在总入量的 1/3 以内。

该孕妇 70kg,每天入量应该控制在 1 800~2 400ml。孕妇入院前 4d 入量基本控制在合理范围。

9. 孕妇目前出入量情况及处理 正常成人基础状态下不显性失水 500~800ml/d,发热时,体温每增加 1℃,不显性失水每小时增加 0.5~1ml/kg。孕妇住院后体温正常,第 1 天出入量基本平衡,第 2 天之后逐渐出现正平衡。

这种情况下应该同时评估孕妇的体重变化和血浆清蛋白水平。连续的正平衡对于重度子痫前期孕妇容易加重心脏负担,诱发急性左心衰竭。根据清蛋白情况,遵医嘱适当给予白蛋白提高胶体渗透压,并适当给予利尿剂。严密观察孕妇有无急性左心衰的临床表现,以及有无夜间阵发性呼吸困难。

孕妇当日急查清蛋白为 25g/L,遵医嘱给予白蛋白 20g 缓慢静脉滴注,给予呋塞米 20mg

静脉注射。第 5 天入量 2 200ml,尿量 3 000ml。急查电解质,血钾为 4.0mmol/L。

案例 12-3-6

入院后第 12d(目前孕周为 34 周),孕妇诉早晨进食牛奶后感剑突下疼痛,测血压 150/100mmHg,脉搏 92 次/min,呼吸 18 次/min,体温 36.8℃。孕妇意识清楚,无头痛,视物清楚,无心悸、憋气不适,可平卧,无腹痛。胎心、胎动好,子宫松弛好,无明显宫缩,双下肢水肿Ⅱ度,水肿程度较前无明显加重,双侧腿围对称,腓肠肌无压痛,双侧膝腱反射对称引出。孕妇配偶仍然表达希望继续延长孕周。

问题:

1. 此时还应该评估什么?

2. 此时如何评价孕妇的病情状态,给予家属正确的指导?

10. 此时还应该评估的内容 重度子痫前期孕妇出现剑突下疼痛时,不要轻率地认为是饮食选择不当等原因造成的不适,因为重度子痫前期患者容易出现 HELLP 综合征。需要评估有无 HELLP 综合征表现,检查有无肝区叩痛,有无皮肤黄染和皮肤出血点,复查血常规以评估 PLT 的变化,复查 LDH 水平和肝功能。

11. 评价孕妇目前状态 重度子痫前期终止妊娠的时机:妊娠不足 26 周孕妇经治疗病情危重者建议终止妊娠;孕 26 周至不满 28 周患者根据母胎情况及当地母儿诊治能力决定是否可以行期待治疗;孕 28~34 周,如病情不稳定,经积极治疗病情仍加重,应终止妊娠,如病情稳定,可以考虑期待治疗,并建议转至具备早产儿救治能力的医疗机构;孕 34 周以上的孕妇,可考虑终止妊娠。研究显示重度子痫前期孕妇在妊娠 >34 周以上继续延长孕周其风险大于获益,且从胎儿远期生存质量来评估,妊娠 34 周以上的胎儿其远期生存质量接近足月妊娠的胎儿。该孕妇目前已经孕 34 周,如确实已经出现 HELLP 综合征,常危及母儿生命,故需在控制病情后尽快终止妊娠。给予孕妇和家属进一步的病情交代和利弊平衡,孕妇和家属同意结束分娩。

孕妇进一步评估及处理情况:当日复查血常规、肝功能、心肌酶,结果 AST、ALT、总胆红素升高,且以间接胆红素升高为主,血小板 80×10^9/L,LDH 1 100IU/L,被诊断为 HELLP 综合征,当日给予地塞米松静脉给药后,剖宫产终止妊娠,娩出一男婴,重 2 000g,Apgar 评分10 分,新生儿转儿科治疗。

案例 12-3-7

产妇产后 48h 内继续予硫酸镁解痉治疗,产后 24h 内使用乌拉地尔静脉降压治疗,产后第 2d 改为硝苯地平控释片口服降压治疗,血压控制良好。产后 24h 记录出血量,术中至产后 24h 阴道出血共计 350ml。产后 48h 内记录出入量,每天入量在 2 200~2 400ml,尿量在 2 600~2 900ml。产后 24h 给予镇静剂,并给予下肢梯度压力仪促进下肢静脉回流,指导产妇卧床期间下肢主动和被动运动。在医护人员的宣教下,产妇有强烈母乳喂养意愿,指导并协助产妇每 3h 挤奶 1 次,产妇未出现胀奶情况。剖宫产术后第 1 天,产妇多次向医护人员询问新生儿在儿科的情况,医护人员及时联系儿科医生,得知新生儿状况良好,并将新生儿在儿科的照片拿给其观看,之后产妇焦虑情绪明显缓解。产后第 3 天,产妇主诉左下肢疼痛。

问题：

此时还应该评估什么？护理要点有哪些？

---

12. 应该评估的内容　产妇血液处于高凝状态,重度子痫前期由于体内缩血管物质增多、舒血管物质减少,更加重血液高凝。该产妇自诉下肢疼痛时应该评估患者有无下肢静脉血栓的表现,评估双侧下肢皮温和皮色是否一致,测量双侧腿围是否对称、有无腓肠肌压痛,以及动态评估 D- 二聚体的变化。小腿腿围测量方法为测量髌骨下缘 10cm 处小腿周径,大腿腿围为髌骨上缘 10cm 处大腿周径,双侧差异 >1cm 为异常。霍曼征(Homans)即直腿伸踝试验,用来检查有无腓肠肌和比目鱼肌血栓,检查时嘱患者下肢伸直,将踝关节背屈时,由于腓肠肌和比目鱼肌被动拉长而刺激小腿肌肉内病变的静脉,引起小腿肌肉深部疼痛,为阳性。

产后第 3 日,产妇当日进行双下肢血管彩色超声,显示左下肢肌间静脉血栓,给予低分子肝素抗凝治疗,并卧床 14d 后,产妇痊愈出院。新生儿于生后 17d 随母同时出院。

（卢 挈）

第四节　一例妊娠期糖尿病孕妇的护理

学习目标

完成本内容学习后,学生将能：

1. 复述妊娠期糖尿病的诊断标准。
2. 描述妊娠期糖尿病的健康教育重点。
3. 阐述妊娠期糖尿病患者低血糖时的临床表现。
4. 结合病例解释妊娠期糖尿病的血糖调节护理措施和护理要点。

妊娠期糖尿病的糖尿病包括两种,一种是妊娠前已有糖尿病或妊娠期首次发现且血糖升高已经达到糖尿病标准,称为孕前糖尿病(pre-gestational mellitus, PGDM);另一种是妊娠后首次发现的糖代谢异常,称为妊娠期糖尿病(gestational diabetes mellitus, GDM)。1979 年世界卫生组织(WHO)将 GDM 列为糖尿病的一个独立类型。GDM 是围生期常见的并发症之一,通常好发于妊娠中晚期。如果不能得到及时治疗或血糖控制不良(母体的空腹血糖水平升高超过 4.2mmol/L,或 1h 和 2h 的 OGTT 检测值从最低七分位数增至最高七分位数,这些不良结局的风险会增加),易并发妊娠期高血压疾病、羊水过多、巨大儿、母婴产伤、手术分娩、新生儿呼吸系统问题及代谢性并发症(低血糖、高胆红素血症、低钙血症和红细胞增多症)等,严重威胁着母婴的健康和生命,同时也增加了母体和子代远期发生高血糖和代谢综合征的风险,因此平稳控制血糖对于 GDM 患者尤为重要。要实现这一目标,需要医生和护士密切的合作,从血糖监测、饮食控制、运动指导、合理用药、健康教育五个方面对患者进行综合性的管理。

案例 12-4-1

孕妇,32 岁。停经 35 周,因近期血糖控制不佳、B 型超声检查提示羊水过多入院。孕妇 24^{+1} 周糖耐量试验结果:5.10mmol/L、10.02mmol/L、9.14mmol/L。诊断为妊娠期糖尿病,给予调整饮食及运动控制血糖。该孕妇此前定期做产前检查。

问题:

需要进行或回顾哪些检查和评估?

---

1. 该孕妇需要评估的内容 该孕妇于孕晚期因血糖控制不佳入院,需评估其平日血糖情况、用药情况及饮食及运动情况。同时需要关注孕妇体重增长、血压变化、是否有感染和尿酮体、胎儿发育、羊水等情况。

(1)健康情况:妊娠期糖尿病与母体各种健康问题的发病率增加相关,包括慢性糖尿病的临床表现(代谢紊乱症状、大血管病变、视网膜病变、糖尿病肾病、糖尿病神经病变等)、早产、剖宫产、肩难产、产伤、妊娠期高血压疾病(子痫),以及产后发生 2 型糖尿病;围产儿和新生儿健康问题发生率也会增加,后者包括巨大儿、产伤、低血糖、红细胞增多症、高胆红素血症等。妊娠期糖尿病对新生儿也存在远期影响,包括肥胖和糖尿病的发生风险增加。重点评估母体合并症与胎儿状况。

妊娠期糖尿病对孕妇的影响如下:

1)子痫:妊娠期糖尿病与子痫前期发病机制尚未完全阐明,可能与胰岛素抵抗和高胰岛素血症、血流动力学改变等其他因素有关。糖化血红蛋白(HbA1C,其值反映的是最近 6~12 周的平均水平)及糖化清蛋白(GA 其值是反映最近 2~3 周的平均水平)。糖化血红蛋白和糖化清蛋白数值能够反映一段周期内患者血糖水平,不受血糖浓度暂时波动的影响。当 HbA1C 升高时,提示孕妇血糖持续增高,血管可能受累,易造成子痫前期。子痫前期的表现:妊娠 20 周后出现血压≥140/90mmHg,尿蛋白≥0.3g/24h 或随机尿蛋白(+);可伴上腹部不适、头痛、视物模糊等症状。当妊娠期糖尿病合并子痫前期出现下述情况提示需要提前终止妊娠:①子痫前期患者孕龄小于 34 周,经过积极治疗 48~72h 仍然不见好转者。②重度子痫前期妊娠达 34 周,经治疗病情已好转者。③严重的胎儿生长受限或者出现胎儿窘迫者。④子痫已控制 12h 者或积极治疗后抽搐难以控制者。⑤严重的心、脑、肾功能受损者。

2)早产:高血糖可诱发胎儿宫内缺氧、先天畸形、胎儿低血糖及宫内感染、胎膜早破,引起自发早产;当妊娠期糖尿病合并重度子痫前期、胎儿宫内发育不良或孕妇本身出现酮症酸中毒、肾功能严重受损等需要提前终止妊娠。当出现不良的血糖控制导致了前列腺素分泌增加,同时高血糖增加了早产基因位点敏感性,会增加早产发生率。妊娠期糖尿病血糖控制不理想或其他因素导致的感染也是早产的重要原因之一。

3)羊水过多:妊娠期孕妇血糖情况和羊水量有密切关系,妊娠期糖尿病孕妇羊水过多的发病率明显增高。目前妊娠期糖尿病导致羊水过多的诱因尚不明确,可能由于以下原因:①母亲高血糖引起胎儿高血糖,导致渗透性利尿。②葡萄糖通过胎盘胎膜转运到羊膜腔,渗

317

透性产生羊膜腔液增多。③糖尿病胎儿的过度发育和肾小球滤过率增加导致胎儿尿量增多。④妊娠晚期糖尿病胎儿存在羊水吞咽和尿液排出不平衡,胎肺结构的改变导致羊水吸收能力减弱等。羊水过多可能导致产后出血、胎盘早剥、妊娠期高血压、休克、脐带脱垂、胎儿窘迫等严重后果。当羊水过多合并胎儿畸形时,应在确诊后立即终止妊娠;当羊水过多合并正常妊娠,需严密观察,继续妊娠。在32周前可运用吲哚美辛等前列腺素合成酶抑制剂,减少胎儿尿液生成,从而减少羊水量。但32周后该药物可能出现胎儿动脉导管提前关闭,因此32周后不应使用此类药物。

妊娠期糖尿病对胎儿的影响如下。

1)胎儿高胰岛素血症:由于血糖升高甚至高酮血症,引起胰岛素抵抗和胰岛素分泌不足,同时可引发胎儿高胰岛素血症,可导致自然流产、胎儿畸形等多种不良后果。

2)胎儿生长发育受限:在胎儿发育方面,糖尿病微血管病变的主要特征是血管的基底膜增厚,严重的时候受累的微血管可部分或全部堵塞,引起组织供血不足,致胎儿生长发育受限。

3)巨大儿:妊娠期糖尿病孕妇体内过多的葡萄糖通过胎盘从母亲血液循环弥散到胎儿血内,刺激胎儿胰岛 B 细胞增殖、肥大,胰岛素分泌增多,从而产生过多的胰岛素,导致胎儿过早产生非生理性成人性胰岛素分泌类型,胰岛素可促进胎儿细胞摄取氨基酸,加快胎儿组织蛋白质及脂肪的合成并抑制脂肪分解,导致巨大儿的形成。由于胎儿体重大,从而增加了产伤、肩难产、剖宫产等风险。

4)新生儿呼吸窘迫综合征:胎儿高血糖和高胰岛素血症能降低可的松分泌,并拮抗可的松在妊娠晚期促进肺表面活性物质合成即诱导其分泌的作用,推迟胎儿肺部成熟,导致新生儿呼吸窘迫综合征的发生。

5)新生儿及后代血糖代谢障碍:妊娠合并糖尿病母亲分娩的新生儿常见低血糖,新生儿还存在低钙血症和低镁血症的可能性。高胰岛素血症使得胎儿合成代谢增强,机体氧耗量增大,容易导致胎儿宫内慢性缺氧和酸中毒。慢性缺氧诱导红细胞生成增多出现红细胞增多症。此外,糖尿病产妇的后代在青少年期肥胖、糖耐量异常发生率明显增加,容易发生成年期代谢综合征,使得糖尿病、高血压、冠心病等代谢性疾病发病率增高。

(2)健康史:包括本次妊娠情况、既往病史、家族遗传病史、婚育史。评估本次妊娠是否顺利,进行了哪些项目检查,检查结果是否正常,妊娠期间是否出现其他症状、血糖控制情况、B 型超声探测羊水量及胎儿生长发育情况、尿酮体及尿蛋白等实验室检查项目结果、有无特殊用药等。评估孕妇既往有无糖尿病、慢性高血压疾病、慢性肾病、视网膜病变等合并症的体征等,孕妇直系亲属是否有糖尿病病史。评估孕妇既往生育史,如为经产妇需要评估既往妊娠是否顺利以及妊娠结局,尤其需要评估既往妊娠过程中有无妊娠期糖尿病、巨大儿分娩史等情况。

(3)心理社会状况:孕妇为妊娠期糖尿病,目前血糖控制不理想,容易出现母儿双方并发症。需评估孕妇对糖尿病疾病知识的了解和控制情况,帮助孕妇严格控制血糖,完善检查结果并根据结果确定产生的并发症,进行后续治疗。由于妊娠期糖尿病产生的影响包括近期和远期影响,需通过完善健康教育,向孕妇详述造成的不良后果(早产、产伤等)及远期影响,取得患者和家庭成员的理解和支持,持续调整分娩期、产后及远期血糖,最终建立良好的生活方式和习惯。孕妇的情绪(如紧张、焦虑等状态)导致孕妇体内升血糖激素分泌增多,可使得孕妇血糖波动增大,因此需充分评估孕妇的心理状态并给予安慰。在护理上需要评估孕妇的心理状况、家庭经济情况,以及对于可能出现的胎儿并发症预后的期望。

案例 12-4-2

评估结果:

该孕妇为初次妊娠,既往体健,无高血压及糖尿病病史,无高血压及糖尿病家族史。孕前 BMI 24kg/m²,孕期共增重 18kg,最近一周增重 2kg。自数胎动正常。35⁺⁴ 周产科 B 型超声检查提示:宫内活胎,头位,未见畸形,胎儿各径线(头臀经 CRL、双顶径 BPD、腹围 AC)与孕周相符合且无异常,估重 3 200g;宫颈管长度 30.1mm,AFI 26cm。妊娠期通过饮食和运动控制血糖,近期未进行血糖监测。本次产检入院血压 125/70mmHg,脉搏 88 次 /min,无不适主诉。入院后胎心监护反应型,胎动正常。

医生为孕妇开出以下检查:邀请眼科大夫进行会诊,开具血常规、凝血功能、糖化清蛋白、糖化血红蛋白、甲胎蛋白;开具血糖轮廓及尿酮体轮廓监测。

结果回报:眼底血管无病变。血常规、凝血功能、甲胎蛋白、尿酮体在正常范围。HbA1C 6.3%,GA 20%。空腹 / 餐前血糖 6.0~6.2mmol/L,餐后 2h 血糖:8.8~9.0mmol/L,夜间血糖 8.0mmol/L。

问题:

1. 孕妇可能主要的医疗诊断是什么?

2. 下一步的治疗原则是什么?

3. 妊娠期糖尿病患者的血糖控制目标是多少?

---

2. 孕妇目前的医疗诊断

(1)妊娠期糖尿病:妊娠期糖尿病的诊断标准及控制范围:按照 IADPSG(2010)和 WHO(2013)建议,妊娠期糖尿病的诊断可采用一步法 75gOGTT 试验。在 24~28 周,出现下述一个或多个结果即可做出诊断:服糖前及服糖后 1h、2h,3 项血糖值应分别低于 5.1mmol/L、10.0mmol/L、8.5mmol/L,任何一项血糖值达到或超过上述标准即诊断为 GDM。

妊娠期糖尿病的血糖控制与非孕期糖尿病不完全相同,具体控制范围如下:空腹及餐前 30min 血糖 3.3~5.3mmol/L;餐后 2h 血糖:4.4~6.7mmol/L;夜间血糖 4.4~6.7mmol/L。HbA1C 应控制在≤6%。

当医学营养治疗无法达到以下任一标准,应加用胰岛素治疗:空腹血糖(FPG)≤5.3mmol/L;餐后 1h 血糖≤7.8mmol/L;餐后 2h 血糖≤6.7mmol/L。

(2)羊水过多:凡在妊娠任何期间内羊水量超过 2 000ml,称为羊水过多。目前 B 型超声检查是羊水过多最重要的辅助检查方法。B 型超声检查诊断羊水过多的标准:①测量羊水最大暗区垂直深度,≥8cm 可诊断羊水过多。②计算羊水指数;将孕妇腹部经脐横线与腹白线作为标志线,分 4 个区域,4 个区域羊水最大暗区垂直深度之和称为羊水指数(AFI)。AFI>25cm 则称为羊水过多。

(3)孕期体重增长范围:根据孕前体质指数(BMI),美国医学研究所推荐的体重增长范围增长(表 12-4)。

表 12-4 美国医学研究所对孕期体重增加程度的一般建议

孕前体质指数（BMI）/（kg/m²）	体重增长 /kg	孕中晚期增长区间 /（kg/w）
≤18.4	12.5~18.0	0.44~0.58
18.5~24.9	11.5~16.0	0.35~0.50
25.0~29.9	7.0~11.5	0.23~0.33
≥30.0	5.0~9.0	0.17~0.27

该孕妇血糖值为空腹 / 餐前血糖 6.0~6.2mmol/L，餐后 2h 血糖 8.8~9.0mmol/L，夜间血糖 8.0mmol/L；AFI 26cm；孕前 BMI 24kg/m²，孕期共增重 18kg，最近一周增重 2kg。综合以上情况可能主要的医疗诊断是妊娠期糖尿病、羊水过多。

3. **下一步治疗原则** 孕妇目前自述通过饮食调整及运动控制血糖，但血糖控制不理想，且未进行规律监测。应在住院期间严格遵照 GDM 营养治疗原则进行饮食和运动调节，同时遵医嘱运用血糖调节药物或运用胰岛素对血糖进行治疗。在治疗期间应谨防低血糖的出现。对孕妇进行规范的体重管理，控制后期增重范围。积极关注孕妇有无血管并发症的出现。目前胎儿生长发育正常，每 1~2 周应行 B 型超声监测羊水变化和胎儿生长发育情况，必要时终止妊娠。

4. **妊娠期糖尿病血糖推荐控制范围** 空腹及餐前 30min 血糖 3.3~5.3mmol/L；餐后 2h 血糖：4.4~6.7mmol/L；夜间血糖 4.4~6.7mmol/L。HbA1C 应控制在 ≤6%。

（1）血糖监测：2015 年 FIGO 糖尿病倡议指南指出，所有 GDM 女性应在孕期进行血糖自我监测，每日 3~4 次：空腹每日 1 次，整夜禁食至少 8h；餐后每日 2~3 次，餐后 1h/2h（从开始进食第一口记时），每日轮换选择监测不同餐次的餐后血糖。

（2）饮食方案构建：孕中晚期每日总能量应控制在 1 800~2 000kcal 为宜，也根据体重以 105kJ（25kcal）/（kg·d）控制摄入能量。适当限制碳水化合物，占每日总能量比 50%~55% 为宜；合理摄入蛋白质，推荐饮食蛋白质占总能量的 15%~20%，动物性蛋白至少占 1/3；合理摄入脂肪（25%~40%），饱和脂肪酸摄入量不应超过 7%；增加膳食纤维的摄入量，同时保证足够的维生素、矿物质。每日 5~6 餐，使血糖尽可能波动小，早餐占总能量比 10%~15%，中餐 30%，晚餐 30%，上午 9~10 点、下午 3~4 点及睡前各加餐一次，占总能量 5%~10%。

（3）进行适当的体力活动：除先兆流产、先兆早产、产前出血、子痫前期患者外，鼓励患者坚持适量规律运动，有计划的体力活动，以 30min/d 中等强度有氧运动为宜。适量的体力活动可改善血糖控制、减少胰岛素抵抗、降低心血管疾病发病率、利于体重控制和身心健康。可选择：散步、上臂运动、孕妇瑜伽等运动，户外运动应避免恶劣天气。运动以餐后 1h 为宜，每次运动持续 20~40min。

（4）药物治疗：胰岛素、格列苯脲和二甲双胍可用于孕中晚期的 GDM 治疗，均可作为单纯生活方式干预无法使得血糖达标时的起始一线药物。在口服降糖药（OAD）中，二甲双胍可能是比格列苯脲更好的选择。当存在以下因素时 GDM 女性进行 OAD 治疗失败风险较高，胰岛素应作为一线药物：①诊断糖尿病时间 < 孕 20 周。②孕 30 周后需要药物治疗。③空腹血浆血糖 >6.1mmol/L。④餐后 1h 血糖 >7.8mmol/L。⑤孕期体重增加 >12kg。

知识拓展

食物交换份法

食物交换份是目前国际上通用的糖尿病饮食控制方法,按照食物的性质、来源分类,同类食物在一定重量内,所含的营养物质及能量相似。一般将食物分为四大类(八小类),每份食物所含能量约 90kcal,同类食物可以任意交换,具体"份量"如下:

类别	重量 /g	主要营养素
谷薯类	25	碳水化合物、膳食纤维
蔬菜类	500	无机盐、维生素、膳食纤维
水果类	200	
大豆类	25	蛋白质、脂肪
奶制品	160	
肉蛋类	50	
硬果类	15	脂肪
油脂类	10	

其中等值食物可以进行交换,以谷薯类为例:

食物	重量 /g
大米小米糯米薏米	25
高粱米玉米渣	25
荞麦面挂面	25
马铃薯	100
……	

食物交换份法易于达到平衡、便于控制和计算总能量,能够做到食品多样化。

知识拓展

血糖指数(GI)和血糖负荷(GL)的概念及运用

血糖指数:即 50g 碳水化合物试验食物的血糖应答曲线下面积与等量碳水化合物标准参考物的血糖应答之比,它是一个比较而言的数值,反映了食物和葡萄糖相比升高血糖的速度和能力,通常把葡萄糖指数定为 100。一般而言,GI>70 为高 GI 食物;GI 55~70 为中 GI 食物;GI<55 为低 GI 食物。妊娠期糖尿病患者可以用下列方式来选择 GI 较低的食物:粗粮不要细作;烹饪从简,如蔬菜不用切细,整粒谷物优于研磨谷物;多吃膳食纤维;增加主食中的蛋白质;急火烹饪,少加水,保持食材硬度;吃点醋;高低 GI 食物搭配。

血糖负荷:即单位食物中可利用碳水化合物的数量与 GI 的乘积,将摄入碳水化合物的数量及质量结合,能够对实际提供的食物或总体模式的血糖效应进行定量测定。GL>20 为高,GL11~19 为中,GL<10 为低。总体来说,影响食物血糖应答的常见因素与淀粉糊化有关,糊化程度越低则消化率越低。

GDM 患者应在控制每日摄入总能量的基础下,结合 GI/GL 数据进行食物的选择。

知识拓展

妊娠期运动指南

2015 年,World J Diabetes 杂志刊发了妊娠期糖尿病运动指南,对运动强度和持续时间有了较为具体的推荐,详见下表。

运动类型	强度	持续时间	频率选择
有氧运动:如散步、慢跑、游泳、单车训练	中等:维持 60%~90% 最大心率范围;久坐或缺乏运动人群从 20%~30% 最大心率范围开始	30~45min	若未进行阻抗运动,至少 2d 一次
阻抗运动:如举哑铃、拉弹性带、妊娠普拉提	中等:8~15 次 / 组,重复 1~2 组	60min	2~3 次 / 周

案例 12-4-3

孕妇入院后进行全面评估,情况如下:

孕妇意识清楚,心电监护下显示心率 86~100 次 /min,血压波动在 116~130/70~78mmHg,呼吸波动在 17~20 次 /min,血氧饱和度维持在 97%~100%,体温 36.8℃。无头痛、头晕及视物模糊,无胸闷、憋气症状,可以平卧。无恶心、呕吐,胎心胎动好。头颅无畸形,双眼睑无水肿,眼球无突出及震颤,结膜无苍白、充血、出血及水肿,巩膜无黄染。双侧瞳孔等大正圆,对光反射灵敏。口唇无苍白、发绀、伸舌居中、无震颤,咽无出血,双侧扁桃体无肿大。未见颈动脉异常搏动及颈静脉怒张。甲状腺无肿大,质软。无子宫收缩和阴道出血,子宫松弛好,肝区无叩痛,全身皮肤无黄染和出血点。下肢无水肿,双侧腿围、皮温和皮色一致,双侧腓肠肌无压痛,病理征阴性。监测胎心监护反应型。在评估孕妇时,孕妇提及:"我以为快足月了可以多吃点,我孩子才 6 斤太轻了""最近没检测血糖,喝糖水那时候就高一点点,我以为没事""羊水多,我的孩子是不是非常危险?"。

入院后当日医生开医嘱糖尿病饮食 1 800kcal/d,经调整,予三餐前诺门冬胰岛素注射液 7-16-16IU、睡前地特胰岛素 7IU,行血糖轮廓监测及尿酮体监测。

问题:

1. 孕妇可能存在哪些护理诊断 / 合作性问题?

2. 该孕妇如何进行血糖监测?

3. 胰岛素的用药注意事项有哪些?

4. 如何预防、识别和处理低血糖症状?

5. 孕妇可能存在的护理诊断/合作性问题 孕妇目前 35^{+5} 周,妊娠期糖尿病血糖控制不佳,羊水过多,体重增长过快,其他生命体征及辅助检查目前正常。该孕妇目前没有需要紧急终止妊娠的指征,可调节血糖、监测羊水变化,继续妊娠。但目前孕妇疾病相关认知不佳,需进行健康教育,同时观察病情变化。对于孕妇目前情况,存在以下护理诊断。

(1)知识缺乏:缺乏妊娠期糖尿病饮食控制及血糖监测的相关知识。

该孕妇在评估过程中提及的观点显示其未进行规范的血糖监测,对孕期合理的体重增长范围及胎儿正常体重增长范围不够明确。需进一步进行血糖监测、饮食与运动方案、胰岛素使用的健康教育。

(2)营养失调:高于机体需要量 与血糖代谢异常及近期饮食有关。

该孕妇近期体重增长过快,且总体重增长已超过推荐范围,需要进行相应的饮食运动调节来管理体重增长速度,防止后期出现巨大儿、产伤等情况。告知孕妇合理的体重增长范围,帮助其进行体重管理。

(3)潜在并发症(PC):有胎儿受伤的危险。

羊水过多可致胎膜破裂,与破膜时易并发胎盘早剥、脐带脱垂、早产有关。目前该孕妇出现了羊水过多的情况,但尚未出现胎儿畸形等异常。应严密监测后期羊水及胎儿生长发育状况。同时,妊娠期糖尿病可能导致新生儿呼吸窘迫综合征、新生儿低血糖、高胆红素血症等其他疾病。应嘱孕妇合理控制血糖范围,适量运动,定期复诊,每日自行计数胎动,如有不适或胎膜早破及时就诊。

(4)焦虑 与担心胎儿不良结局有关。

妊娠期糖尿病及羊水过多易发生胎儿受伤的情况,对母儿也具有远期影响。该孕妇提及相关疑问,说明其有焦虑情绪。应耐心解释病情状况,给予孕妇分娩信心,缓解焦虑情绪;同时强调病情监测的重要性,提高孕妇的依从性。

6. 该孕妇如何进行血糖监测 2015 年《中国糖尿病杂志》提出胰岛素强化治疗(包括多次胰岛素注射或应用胰岛素泵进行治疗)的血糖监测方式。治疗开始阶段应每日监测 5~7 次,涵盖空腹、三餐前后、睡前。如出现不可解释的空腹高血糖或夜间低血糖,应监测夜间 2~3 时血糖。当血糖控制达到合理范围后,每日监测 2~4 次,主要涵盖空腹、睡前血糖,必要时监测餐后血糖。该孕妇应遵医嘱予血糖轮廓监测,包括三餐前、三餐后、夜间 0:00 血糖监测,共计 7 次。

7. 胰岛素的用药注意事项 该孕妇使用的门冬胰岛素注射液为速效胰岛素,在院监测期间及健康教育时应告知孕妇于三餐前注射,注射后立即用餐,不可提前预注射;地特胰岛素为长效胰岛素,应告知孕妇于晚睡前每日定时注射。在使用胰岛素期间,应配合规律的血糖监测,如遗忘不可自行补测。

在进行胰岛素注射时,应选择臀部、腹部、大腿、上臂进行皮下注射。根据针头规格的不同,注射角度也有差异。在运用 32G×4mm 针头规格时,以 90° 垂直进针,无需捏皮;运用 31G×5mm 针头时,以 90° 进针,除消瘦者均不需捏皮;运用 31G×8mm 针头时,若以 90° 垂直进针则需要捏皮,若以 45° 进针则不需捏皮。

未开封的胰岛素应放于冰箱冷藏室,2~8℃保存;已启用胰岛素既可于 2~8℃下保存,也可于 25℃以内室温保存,保存期为开启后 1 个月内,且不能超过保质期。禁止曝晒、高温或过低温保存。

8. 预防、识别和处理低血糖症状 建议患者经常进行自我血糖监测,有条件者可以进行动态血糖监测。控制血糖范围:空腹及餐前30min血糖3.3~5.3mmol/L,餐后2h血糖4.4~6.7mmol/L,夜间血糖4.4~6.7mmol/L。出行携带方糖、饼干等糖类食物,建议携带糖尿病急救卡。在运动期及药物使用过程中,若出现心悸、出汗、面色苍白、饥饿感或出现恶心、呕吐,呼吸快,甚至呼气中有烂苹果味等交感神经兴奋和中枢神经系统症状时,立刻检测血糖以明确诊断,无法测定时按低血糖予以处理。若意识清楚,口服15~20g糖类食品(如4片苏打饼干、一片面包、一个橙子等,以葡萄糖为主最佳);若意识障碍者,予50%葡萄糖液20~40ml静脉注射/胰高血糖素0.5~1.0ml肌内注射。每15min重复监测血糖1次,若血糖持续低于3.0mmol/L,再给予50%葡萄糖60ml静脉注射;若血糖≤3.9mmol/L但>3mmol/L,再次口服或静脉注射葡萄糖;若血糖>3.9mmol/L,但距离下一次进餐时间在1h以上,给予含淀粉或蛋白质的食物口服。

知识拓展

胰岛素类别及注射注意事项

临床使用的胰岛素主要包括速效、短效、预混、中效、长效5种类别,具体见下表:

	起效时间	维持时间	注射后用餐时间	注射时间
速效	5min	0.5~1h	注射后立即用餐(见餐注射)	三餐前注射
短效	0.5h	2~4h	注射后15~30min进餐	三餐前注射
预混	0.5h	2~12h		早晚餐前各注射一次
中效	4~6h	6~12h	注射后可以不进餐	早餐前、晚睡前或晚餐前
长效	3~8h	14~24h		每天固定时间注射一次

该孕妇评估结果:孕妇住院期间使用胰岛素配合饮食及运动管理,血糖监测范围如下:空腹及餐前30min血糖4.6~4.8mmol/L,餐后2h血糖5.8~6.2mmol/L,夜间血糖5.0~5.2mmol/L。孕37周各项生理指标正常,羊水指数26cm,情绪状态和良好。出院并定期复诊。

案例12-4-4

宫内孕38⁺⁵周,该孕妇因胎膜早破入院。孕妇生命体征无异常,体格检查无异常。孕期增重共18kg。宫高39cm,腹围98cm,FHR 144次/min。胎儿头位。阴道检查:宫颈管1.0cm,质软,中位,先露头,胎头S-2,羊水清。于3日前彩色超声检查:宫内孕,活胎,头位,已衔接。AFI 26.2mm,胎儿估重3 300g。

该孕妇于10h后顺利分娩一女婴,3 550g,会阴Ⅰ度撕裂。产后新生儿反应良好,产妇生命体征平稳,阴道出血较少。医护人员指导并协助产妇进行母乳喂养。产后第三天,产妇携新生儿出院。

问题:

产时、产后的护理要点是什么?

9. 产时、产后的护理要点

（1）胎膜早破护理要点：注意监测胎心变化，进行阴道检查确定有无隐性脐带脱垂，必要时结束分娩；严密监测胎儿情况，观察羊水性状和羊水量；积极预防感染，遵医嘱予抗生素治疗；破膜24h未临产者可遵医嘱采取相应措施，尽快结束分娩。

（2）孕妇产时血糖控制要点：产程中应监测血糖水平，每2h进行一次监测，同时测量尿酮体。如果任意血糖 >7.8mmol/L，应给予胰岛素治疗。

（3）新生儿血糖监测要点：妊娠期糖尿病产妇新生儿应鼓励尽早进行母乳喂养。糖尿病合并妊娠（DM）、大于胎龄儿、小于胎龄儿、早产儿应进行血糖定期检测，分别监测生后30min、3h、6h、9h喂奶前血糖，目标血糖应≥2.6mmol/L；妊娠期糖尿病（GDM）所分娩的新生儿不是大于胎龄儿时，如无症状可于出生后1h检测血糖，如正常则不再进行定期检测。当血糖 <2.6mmol/L 应告知儿科医生，并遵医嘱喂奶或5%葡萄糖10ml，30min后复测；血糖2.2~2.6mmol/L时需继续每3h检测血糖情况，至少两次以上正常才可终止；血糖 <2.2mmol/L 或出现其他临床症状者，需转儿科治疗。

（4）妊娠期糖尿病的产后随访：GDM患者产后6~12周行OGTT检查。产后OGTT的试验方法和标准同非孕期。产后OGTT正常者，此后每3年至少检查一次血糖。

（刘 军 路简羽）

第五节 一例妊娠合并心脏病孕妇的护理

学习目标

完成本内容学习后，学生将能：

1. 复述妊娠合并心脏病心功能分级及妊娠风险分级标准。
2. 列举不同妊娠风险分级和心功能分级孕妇终止妊娠的时机和方式。
3. 描述妊娠合并心脏病孕妇产后护理要点。
4. 应用相关知识对产妇进行避孕和母乳喂养指导。

案例 12-5-1

孕妇，30岁。停经6周，测尿妊娠反应试验阳性，B型超声检查提示宫内早孕，可见胎心搏动。孕妇诉自幼发现患有先天性心脏病，未行手术治疗。已婚2年，此次为初次妊娠，夫妻双方均希望继续妊娠。

问题：

该孕妇还需评估什么？

1. 该孕妇需要继续评估的内容　该孕妇诉自幼发现患先天性心脏病,除对孕妇孕期常规需要评估的内容以外,尚需重点评估心脏病严重程度,包括症状、体征和辅助检查。症状包括有无夜间阵发性呼吸困难表现,静息状态下有无心悸、乏力等症状,心脏病对于日常生活的影响程度等。体征包括生命体征、血氧饱和度及有无发绀等。常用的辅助检查包括心电图、超声心动图,严重者还可以测定 BNP(脑钠肽)、心肌酶等,还可以由专业人员进行运动试验测定心脏对运动的耐受程度。

案例 12-5-2

评估孕妇情况:初产妇,结婚 2 年,日常生活和运动时无心悸、乏力等不适。现血压120/80mmHg,脉搏 80 次 /min,口唇、甲床无发绀。心电图示:窦性心律,律齐,72 次 /min。超声心动图示:室间隔缺损 3mm,左向右分流,LVEF 60%,肺动脉压 20mmHg。心肌酶正常。心内科评价:目前心功能 I 级,可继续妊娠。

问题:

1. 妊娠合并心脏病孕妇常用的妊娠风险分级方法有哪些?

2. 该孕妇的心脏病分级及产检频率如何确定?

2. 妊娠合并心脏病孕妇妊娠风险分级方法　对于妊娠风险分级,目前有多种不同的分级方法,常用的有 NYHA 心功能分级和 2018 年欧洲心脏病协会心脏病妊娠风险分级方法。2016 年中华医学会妇产科学分会产科学组根据 WHO 分级方法结合中国国情也制订了相应分级方法,并根据不同分级给出相应孕期管理建议。

NYHA 简单易行,主要根据患者的主观感受,其不足是主观症状和客观检查不一定一致,体力活动的能力水平受平时训练、体力强弱、感觉敏感性的影响,个体差异较大。该分级方法按孕妇所能耐受的日常体力活动分为四级。心功能 I 级:进行一般体力活动不受限制,运动后也不产生心悸、气短、胸痛等不适;心功能 II 级:进行一般体力活动略受限制,休息时无不适,运动后感乏力、心悸、轻度气短或心绞痛;心功能 III 级:一般体力活动显著受限制,休息时无不适,轻微活动即感乏力、心悸、轻度气短或心绞痛,还包括目前虽无心力衰竭症状但过去有心力衰竭病史者;心功能 IV 级:不能进行任何体力活动,休息时仍有心悸、气短等不适。

mWHO 妊娠风险评估分级方法,由欧洲心脏病协会于 2018 年发布,目前被广泛使用(表 12-5)。2016 年中华医学会妇产科分会产科学组制订的分级方法见表 12-6。其他的风险分级方法还有加拿大妊娠合并心脏病风险评分方法(CARPREG 评分)及 ZAHARA 评分方法等。

表 12-5　2018 年 ESC 新版妊娠合并心脏病改良 WHO(mWHO)风险分级标准

分级	评价标准
mWHO I (2.5%~5% 孕产妇心血管事件)	①成功修复的房室间隔缺损、动脉导管未闭、肺静脉畸形引流。②单纯二尖瓣脱垂无明显反流。③轻度肺动脉狭窄、动脉导管未闭。④单纯房性或室性异位搏动
mWHO II (5.7%~10.5% 孕产妇心血管事件)	①未接受手术的房缺或室缺。②法洛四联症术后。③大多数心律失常(室上性)。④无主动脉扩张的 Turner 综合征

续表

分级	评价标准
mWHO Ⅱ ~ Ⅲ （10%~19% 孕产妇心血管事件）	①肥厚性心肌病。②大量左向右分流。③无主动脉扩张的 Marfan。④先天性组织瓣膜病（轻度二尖瓣狭窄，中度主动脉瓣缩窄）。⑤主动脉瓣二瓣畸形，主动脉直径 <45mm。⑥矫治后的主动脉狭窄。⑦轻度左室功能异常（EF>45%）。⑧房室间隔缺损
mWHO Ⅲ （19%~27% 孕产妇心血管事件）	①中度左室功能损害（EF 30%~45%）。②无左室功能损害的围产期心肌病史。③机械瓣应用抗凝药物。④轻度右心功能不全。⑤Fantan 循环（患者心功能状态良好）。⑥未矫治发绀型先天性心脏病。⑦其他复杂心脏病。⑧中度二尖瓣狭窄 / 无症状的中度主动脉瓣狭窄。⑨室性心动过速。⑩中度主动脉扩张：Marfan 主动脉直径（40~45mm）；主动脉瓣二瓣畸形，主动脉直径（45~50mm）
mWHO Ⅳ （19%~27% 孕产妇心血管事件）	①肺动脉高压。②严重心室功能异常（EF<30%，NYHA Ⅲ – Ⅳ）。③有左室功能损害的围生期心肌病史。④重度二尖瓣狭窄、有症状重度主动脉瓣狭窄。⑤中重度右室功能不全。⑥重度主动脉扩张：Marfan 主动脉直径 >45mm；主动脉瓣二瓣畸形主动脉直径 >50mm ⑦发绀型先天性心脏病。⑧未矫治重度主动脉狭窄。⑨有并发症的 Fantan 循环

表 12-6　2016 中华医学会专家共识"心脏病妇女妊娠风险分级及分层管理"

妊娠风险分级	疾病种类	就诊医院说明
Ⅰ级（孕妇死亡率未增加，母儿并发症未增加或轻度增加）	①无合并症的轻度肺动脉狭窄和二尖瓣脱垂；小的动脉导管未闭（内径 <3mm）。②已手术修补的不伴有肺动脉高压的房间隔缺损、室间隔缺损、动脉导管未闭和肺静脉畸形引流。③不伴有心脏结构异常的单源、偶发的室上性或室性期前收缩	二、三级妇产科专科医院或者二级及以上综合医院
Ⅱ级（孕妇死亡率轻度增加，或者母儿并发症中度增加）	①未手术的不伴有肺动脉高压的房间隔缺损，室间隔缺损、动脉导管未闭。②法洛四联症修补术后且无残余的心脏结构异常。③不伴有心脏结构异常的大多数心律失常	二、三级妇产科专科医院或者二级及以上综合医院
Ⅲ级（孕妇死亡率中度增加，或者母儿并发症重度增加）	①轻度二尖瓣狭窄（瓣口面积 >1.5cm²）。②Marfan 综合征（无主动脉扩张），二叶式主动脉瓣疾病，主动脉疾病（主动脉直径 <45mm），主动脉缩窄矫治术后。非梗阻性肥厚型心肌病。③各种原因导致的轻度肺动脉高压（<50mmHg）。④轻度左心功能障碍或者左心射血分数 40%~49%	
Ⅳ级（孕妇死亡率明显增加，或者母儿并发症重度增加；需要专家咨询；如果继续妊娠，需告知风险；需要产科和心脏科专家在孕期、分娩期和产褥期严密监护母儿情况）	①机械瓣膜置换术后。②中度二尖瓣狭窄（瓣口面积 1.0~1.5cm²）和主动脉瓣狭窄（跨瓣压差≥50mmHg）。③右心室体循环患者或 Fantan 循环术后。④复杂先天性心脏病和未手术的发绀型心脏病（血氧饱和度 85%~90%）。⑤Marfan 综合征（主动脉直径 40~45mm）；主动脉疾病（主动脉直径 45~50mm）。⑥严重心律失常（房颤）完全性房室传导阻滞、恶性室性早搏、频发的阵发性室性心动过速等）。⑦急性心肌梗死、急性冠状动脉综合征。⑧梗阻性肥厚性心肌病。⑨心脏肿瘤、心脏血栓。⑩各种原因导致的中度肺动脉高压（50~80mmHg）。⑪左心功能不全（左心室射血分数 30%~39%）	有良好心脏专科的三级甲等综合医院或者综合实力强的心脏监护中心

妊娠风险分级	疾病种类	就诊医院说明
Ⅴ级（极高的孕妇死亡率和严重的母儿并发症，属妊娠禁忌证；如果妊娠，需讨论终止问题；如果继续妊娠，需充分告知风险；需由产科和心脏科专家在孕期、分娩期和产褥期严密监护母儿情况	①严重的左室流出道梗阻。②重度二尖瓣狭窄（瓣口面积<1.0cm^2）或有症状的主动脉瓣狭窄。③复杂先天性心脏病和未手术的发绀型心脏病（氧饱和度<85%）。④Marfan综合征（主动脉直径>45mm）；主动脉疾病（主动脉直径>50mm），先天性的严重主动脉缩窄。⑤有围产期心肌病病史并伴左心功能不全。⑥感染性心内膜炎。⑦任何原因引起的重度肺动脉高压（≥80mmHg）。⑧严重的左心功能不全（左心射血分数<30%）。⑨纽约心脏协会心功能分级Ⅲ~Ⅳ级。⑩各种原因导致的中度肺动脉高压（50~80mmHg）	有良好心脏专科的三级甲等综合医院或者综合实力强的心脏监护中心

3. 该孕妇心脏病分级及产检频率 孕妇目前一般体力活动不受限制，按照NYHA心功能分级为心功能Ⅰ级。超声心动图射血分数在正常范围，无肺动脉高压（肺动脉高压定义为在右心导管测定下，平均肺动脉压>25mmHg，临床上常用超声心动图检查估测肺动脉压）。按照2016年中华医学会专家共识，该孕妇的妊娠风险分级为Ⅱ级，按照mWHO风险分级也为Ⅱ级。根据该孕妇目前的心功能情况以及心脏病妊娠风险分级，目前孕妇妊娠风险较小，可以继续妊娠。根据2016年中华医学会专家共识，其产检频率同正常产检频率。

案例 12-5-3

孕妇32周时，因为肺部感染急诊入院。体温38.2℃，脉搏110次/min，血压110/80mmHg，呼吸28次/min。静卧状态下即感憋气，予面罩吸氧5L/min下，外周血氧饱和度监测为92%。心电图检查提示：窦性心动过速，律齐。床旁超声心动图检查提示：左向右分流，LVEF 60%，肺动脉压55mmHg。血气分析：PO_2 80mmHg，PCO_2 24mmHg，余正常（吸氧5L/min）。

问题：

1. 该孕妇目前的氧合指数为多少？

2. 该孕妇何时要用何种方式终止妊娠？

4. 孕妇氧合指数 氧合指数是反映肺部氧合状态简单且较为敏感的指标，正常值为400~500，氧合指数小于300提示肺呼吸功能障碍。计算方法为PO_2/FiO_2（FiO_2为氧浓度），氧合指数在肺部损伤时会降低。该孕妇氧浓度为（21+4×5）%=41%，氧合指数为195，表明该孕妇已出现比较严重的呼吸功能障碍。

5. 孕妇终止妊娠的方法和时机 按照2016年中华医学会专家共识，根据其分级方法，心脏病妊娠风险分Ⅰ~Ⅱ级且心功能Ⅰ级者可以妊娠至足月，如果出现严重的心脏并发症或心功能下降则提前终止妊娠。心脏病妊娠风险分级Ⅲ级且心功能Ⅰ级者可以妊娠至34~35周终止妊娠，如果有良好的监护条件，可妊娠至37周再终止妊娠；如果出现严重的心脏并发症或心功能下降则提前终止妊娠。心脏妊娠风险分级Ⅳ级且继续妊娠者，即使心功能Ⅰ级，也建议在妊娠32~34周终止妊娠；如果有很好的综合监测实力，部分患者可以适当延长孕周;出现严重的心脏并发症或心功能下降则及时终止妊娠。心脏病妊娠风险Ⅴ级者属妊娠禁忌证,一旦诊断需要尽快终止妊娠。

对于终止妊娠的方式,按照2016中华医学会的专家共识,并根据其分级方法,心脏病妊娠风险分级Ⅰ~Ⅱ级且心功能Ⅰ级者一般可耐受阴道分娩。心脏病风险分级≥Ⅲ级且心功能Ⅱ级者,行剖宫产终止妊娠。

该孕妇因肺部炎症,诱发了心脏疾病的加重,目前出现了中度肺动脉高压、肺部感染和急性肺功能损伤。目前根据中华医学会的分级标准妊娠风险为Ⅳ级,NYHA心功能为Ⅳ级,且胎儿已32周,应该在控制感染的同时尽快终止妊娠。对于终止妊娠的方式,应该选择剖宫产终止妊娠。

知识拓展

2018 欧洲心脏病协会对妊娠合并心脏病分娩时机和分娩方式的建议

在2018版欧洲心脏病协会指南中建议,有心脏病的孕妇应在妊娠40周时考虑引产,并且建议大部分心脏病患者应首选经阴道分娩,因为阴道分娩出血量少,感染、静脉血栓和栓塞发生风险低。但对于严重的肺动脉高压患者(包括艾森曼格综合征)建议行剖宫产终止妊娠。对于口服抗凝剂、急性难治性心力衰竭、严重的主动脉疾病患者,应考虑剖宫产术终止妊娠。

妊娠合并心脏病病情复杂,尤其复杂性心脏病更是产科比较棘手的疾病,常需要专业的监护措施。故考虑国情和不同医院监护水平的差异,国内专家共识对于分娩方式和分娩时机的选择更趋保守。

知识拓展

肺动脉高压患者是否可以继续妊娠

肺动脉高压是严重心脏病之一,妊娠期和产后由于多种激素及生理改变,加重肺动脉高压病情,容易发生肺动脉高压危象、右心衰、肺栓塞等多种严重并发症,孕产妇死亡率高达16%~30%。肺动脉高压孕妇是否可以继续妊娠,不同的文献观点不一。2016年中华医学会专家共识将肺动脉高压分成轻、中、重度,轻度肺动脉高压妊娠风险分级为Ⅱ级,在严密监护下可以继续妊娠。而2015年国际肺血管病研究所(Pulmonary Vascular Research Institute)在其指南中指出肺动脉高压是妊娠禁忌证,建议所有肺动脉高压患者应严格避孕,发现妊娠的患者应建议采用剖宫产终止妊娠。同样,在2018年欧洲心脏病协会的指南中将肺动脉高压的妊娠风险评级为最高的mWHO Ⅳ级,建议所有肺动脉高压患者严格避孕,如发现怀孕应考虑终止妊娠。

案例 12-5-4

患者入院后多科会诊,在使用抗生素预防感染的同时,急诊行剖宫产术,术后转入 CCU,术后 48h 后转回产科病房。查体:体温 36.7℃,脉搏 90 次/min,血压 110/70mmHg,呼吸 22 次/min,持续低流量吸氧 2L/min,血氧饱和度 96%~98%。子宫收缩好,阴道出血小于月经量。

问题:

1. 该产妇此时护理要点有哪些?

2. 该产妇是否可以母乳喂养?如何进行乳房护理?

3. 如何进行产妇避孕指导?

---

6. 产妇产后护理要点 妊娠合并肺动脉高压患者容易在产后病情加重。该产妇出现了中度肺动脉高压,肺部感染,病情较重,术后需要转重症监护室进行病情监护,术后 48h 病情相对平稳转回产科病房。此时的护理要点包括进行心电监护,维持血压在 100/60mmHg 以上,对于肺动脉高压的患者体循环血压不应过低,从而减少心脏出现右向左分流的风险。同时,对于结构异常的先天性心脏病,肺动脉高压患者,吸氧浓度也以能够维持有效氧合状态下低流量为宜,使氧饱和度维持在 95% 以上即可。对于出入量管理,产后应采取量出为入的方法保持负平衡或平衡状态,必要时通过中心静脉导管监测中心静脉压。术后 24h,如无出血倾向,遵医嘱使用抗凝药物。遵医嘱使用抗生素预防感染。在产妇能够耐受的情况下,鼓励产妇产后床上活动并尽早下床活动,预防下肢静脉血栓。

7. 产妇母乳喂养和乳房护理 2016 年中华医学会专家共识中建议,心脏病妊娠风险分级Ⅰ~Ⅱ级且心功能Ⅰ级者建议哺乳。对于疾病严重的产妇,即使心功能Ⅱ级也建议人工喂养。

该产妇心脏病出现肺动脉高压,不建议母乳喂养。对于回奶方法,可以使用溴隐亭或者芒硝外敷乳房等方法,而不能使用大剂量雌激素回奶。

8. 产后避孕方法 对于妊娠合并肺高压的产妇,应该建议孕妇产后严格避孕。工具避孕(避孕套)和宫内节育器是安全的避孕措施,但由于工具避孕失败率较高需要指导患者和配偶性生活时全程正确使用。而含有雌激素的口服避孕药不仅加重肺血管阻力,同时增加血栓风险,因而不建议妊娠合并心脏病孕妇使用。因该产妇不宜继续妊娠,可以在剖宫产时同时行输卵管绝育术。

知识拓展

妊娠合并心脏病患者不同指南产后措施上的差异

对于妊娠合并心脏病孕产妇,产后是否使用抗生素不同指南差异较大。2016 年中华医学会指南建议对于结构异常型心脏病,建议产后预防性使用抗生素 5~10d。但在 2018 年欧洲心脏病协会的指南中则不建议妊娠合并心脏病孕妇预防性使用抗生素。

而妊娠合并心脏病产后能否母乳喂养,不同指南也存在较大差异。2016年中华医学会专家共识中建议,心脏病妊娠风险分级Ⅰ~Ⅱ级且心功能Ⅰ级者建议哺乳。对于疾病严重的产妇,即使心功能Ⅰ级也建议人工喂养。而在2018年欧洲心脏病协会的指南中则认为对于大多数妊娠合并心脏病孕妇应鼓励母乳喂养,但需要考虑使用药物对于母乳喂养的影响,因为母乳喂养可以减少乳腺炎的发生。但在该指南中认为,对于围产期心肌病不建议母乳喂养。

(卢 挈)

第六节 一例先兆早产孕妇的护理

学习目标

完成本内容学习后,学生将能:

1. 复述先兆早产的临床表现。
2. 列出先兆早产常用药物的评估要点。
3. 结合病例描述先兆早产治疗的观察要点。
4. 应用护理程序为先兆早产孕妇制订护理计划。

案例 12-6-1

孕妇,32岁。平素月经规律,7/34~37,结婚年龄25岁,孕3产0,前2次妊娠均为晚期流产。此次行体外受精-胚胎移植手术,植入第3天囊胚2枚,术后给予黄体酮保胎治疗,停经25d查血HCG阳性。孕4周出现恶心、呕吐等早孕反应,孕早期胎儿大小基本符合孕周,停经18周自觉胎动活跃,孕早期无上呼吸道感染、发热、用药史,孕23^{+3}周B型超声检查提示:胎儿未见异常,宫颈管闭合段长约13.6mm,内口开大16.2mm。考虑宫颈管缩短保胎后好转,现在孕妇孕28^{+5}周,不规律下腹痛3d伴阴道少量血性分泌物,今日18:30下腹痛加剧,15~20min一次,胎心监护20min可见4次宫缩,压力40~70mmHg,无阴道流水,考虑"先兆早产"收入院。

问题:

需要进行哪些进一步检查与评估?

___

1. 该孕妇需要继续评估的内容

(1)评估病史及临床表现

1)病史评估:该孕妇平素月经规律,7/34~37,有不良孕产史,孕3产0,孕妇前两次妊娠有晚期流产史,有早产、流产史孕妇其早产的再发风险是普通孕妇的2倍。此次妊娠为体外受精－胚胎移植手术,孕妇为辅助生殖技术助孕者:采用辅助生殖技术妊娠者其早产发生风险较高,孕 23 周出现宫颈管缩短,行先兆流产保胎治疗。孕中期阴道超声检查发现子宫颈长度 <25mm 的孕妇早产发生风险较高,且该孕妇为双胎妊娠,所以该孕妇为早产高危人群。

2）症状评估:孕妇为现孕 28^{+5} 周,不规律下腹痛 3d 伴阴道少量血性分泌物,今日 18:30 下腹痛加剧,15~20min 一次,胎心监护 20min 可见 3 次宫缩,压力 40~70mmHg,无阴道流水。先兆早产:凡妊娠满 28 周而不满 37 周,孕妇虽有上述规律宫缩,但宫颈尚未扩张,而经阴道超声测量宫颈长度≤20mm 则诊断为先兆早产。

3）体征评估:消毒内诊检查见宫颈消 50%,质中,居中,宫口未开,打开窥器见宫颈口闭合。

4）产科彩超检查:胎儿横位,胎盘位于前壁,0 度;B 型超声检查提示:宫内孕,活胎,宫颈管缩短。

（2）心理社会状况评估:该孕妇有两次流产史,此次妊娠有保胎的历史,故心理压力较大,强化科普宣传:做好健康教育,注意早产的高危因素,积极处理高危因素。特别是应让该孕妇应详细了解早产高危因素,配合做好孕期指导,尽可能针对性进行评价,并做出应对措施。

案例 12-6-2

评估结果:

孕妇入院后完善血常规、尿常规、产科 B 型超声检查、BV、宫颈分泌物检查。查体:体温 36.3℃,脉搏 78 次/min,血压 112/74mmHg,一般状况好,心肺听诊无异常,腹软,未及宫缩,胎心 144~146 次/min。消毒内诊:宫颈消 50%,质中,居中,宫口未开,打开窥器见宫颈口闭合。B 型超声检查提示宫颈缩短 16mm。细菌性阴道病快速测定为阴性。胎心监护 20min 可见 4 次宫缩,压力 40~70mmHg,胎心正常。

问题:

1. 目前孕妇可能主要的医疗诊断是什么?

2. 下一步的治疗原则是什么?

---

2. 目前孕妇可能主要的医疗诊断 先兆早产:凡妊娠满 28 周而不满 37 周,出现规律宫缩(指每 20min 宫缩 4 次或每 60min 内 8 次),但宫颈尚未扩张,而经阴道超声测量宫颈长度≤20mm 则诊断为先兆早产。

该孕妇妊娠 28^{+3} 周胎心监护 20min 可见 4 次宫缩,压力 40~70mmHg,先兆早产,宫颈机能不全,IVF-ET 术后。

3. 先兆早产治疗原则

（1）应用宫缩抑制剂:使用宫缩抑制药物的目的是防止即刻早产,为完成促胎肺成熟治疗以及转运孕妇到有早产儿抢救条件的医院分娩赢得时间。宫缩抑制剂只应用于延长孕周对母儿有益者,故死胎、严重胎儿畸形、重度子痫前期、子痫、绒毛膜羊膜炎等不使用宫缩抑制剂。因 90% 有先兆早产症状的孕妇不会在 7d 内分娩,其中 75% 的孕妇会足月分娩,因此,在有监测条件的医疗机构,对有规律宫缩的孕妇可根据宫颈长度确定是否应用宫缩抑制

332

剂：阴道超声测量宫颈长度 <20mm，用宫缩抑制剂。

（2）应用硫酸镁：孕 32 周前的早产临产，宫口扩张后用药，负荷剂量 4.0g 静脉滴注，30min 静脉滴注完，然后以 1g/h 维持至分娩。

（3）应用糖皮质激素促胎肺成熟：该孕妇入院后完善相关检查，硫酸镁保胎治疗先兆早产。治疗目标为抑制宫缩，延长胎儿在宫内的时间，促胎儿肺部成熟。

有关宫颈机能不全

宫颈机能不全指在没有宫缩的情况下，子宫颈由于解剖或功能缺陷不能维持妊娠至足月。典型的临床表现为孕中期或孕晚期的早期宫颈无痛性扩张，伴妊娠囊膨入阴道，随后不成熟胎儿娩出。宫颈机能不全是导致中晚期流产和早产的主要原因，不予纠正则会反复发生。宫颈环扎术是目前治疗宫颈机能不全的常用方法，在一定程度上改善了围产期母婴结局。宫颈机能不全的诊断主要依据妊娠中期反复自然流产、早产史和阴道 B 型超声测量宫颈内口宽度、宫颈长度。正常妊娠 14~30 周宫颈长度（CL）是 35~40mm，妊娠 30 周前宫颈长度是稳定的。几乎所有孕妇，早期妊娠或中期妊娠的早期宫颈长度是正常的。宫颈长度缩短或漏斗形成常见于 18~22 周。因此，无论是否有典型病史，宫颈长度开始测量的时间应该是 14~16 周，而宫颈长度的临界值定于 25mm。怀疑有宫颈机能不全的孕妇，可于 14~16 周开始，间隔 2 周连续监测宫颈的变化情况。

有关宫颈环扎术

宫颈环扎术是目前治疗宫颈机能不全的常用方法。宫颈环扎术主要有三种手术方式：经阴道完成的改良 McDonalds 术式和 Shirodkar 术式，以及经腹完成的（开放性手术或腹腔镜手术）宫颈环扎术。无论哪种手术，均力求环扎部位尽可能高位。研究表明，三种手术的效果相当，但改良 McDonalds 术式侵入性最小，而经腹宫颈环扎术仅应用于经阴道环扎失败者。有循证证据支持，通过宫颈环扎术能减少早产发生率的适应证，仅有如下两种：

（1）既往有宫颈机能不全妊娠丢失病史，此次妊娠 12~14 周行宫颈环扎术对预防早产有效。

（2）对有前次早产或晚期流产史、此次为单胎妊娠，妊娠 24 周前宫颈长度 <25mm，无早产临产症状，也无绒毛膜羊膜炎、持续阴道流血、胎膜早破、胎儿窘迫、胎儿严重畸形或死胎等宫颈环扎术禁忌证者，推荐使用宫颈环扎术。

案例 12-6-3

患者住院后进行全面评估，血压 122/75mmHg，一般状况好，心肺听诊无异常，腹软，入院后完善相关检查,结果回报:阴道分泌物、BV、血气、超声心动图、双下肢检查均未发现异常;抗心磷脂抗体(+)。B型超声复查提示:宫颈长2.1cm,宫颈管分离,呈"U"形,宽约1.5cm,下段闭合处长约0.9cm。因胎心监护可见宫缩,予以硫酸镁保胎治疗3d,孕妇诉偶有腹部发紧,胎心监护仍可见宫缩2~3min一次,强度达50~70mmHg,宫颈消80%,更换安宝20~60ml/h继续保胎治疗治疗5d,因宫缩较前频繁,强度达平台,宫颈消90%,阴道无流血排液。更换阿托西班8ml/h保胎5d,症状较前好转,暂停阿托西班2d,胎心监护20min可见4次宫缩,强度达平台,予以硫酸镁继续保胎治疗,地塞米松促胎肺成熟。孕妇在有宫缩时常常流泪,焦虑。

问题:

1. 孕妇可能存在哪些护理诊断/合作性问题?

2. 先兆早产用药护理有哪些?

4. 孕妇可能存在的护理诊断/合作性问题

(1)有胎儿受伤的危险 与可能发生早产有关。

嘱孕妇卧床休息,多左侧卧位,以利于胎儿氧供,每天吸氧2次,每次30min。定时听胎心音,指导孕妇自测胎动的方法,告知出现异常的应对措施。经常巡视病房,注意宫缩情况及产兆,检查宫口开大情况并及时报告给医生,备好产包,消毒物品,新生儿复苏抢救用品,以应对早产临产。

(2)自理能力缺陷 与长期卧床有关。

协助生活护理,将日常用物放在孕妇伸手可及之处,保持床单位清洁,保持会阴部卫生。责任护士勤巡视病房,给予孕妇帮助。

(3)焦虑 与担心早产有关。

入院时护士要热情接待,入院后介绍病房环境,介绍主管医生、责任护士,使之产生亲切感,缓解紧张、焦虑情绪。与孕妇及其家属多沟通,了解其心理需求,主动、耐心解答疑问,介绍以往保胎成功案例。因孕妇孕周小,可能会长时间保胎治疗,调整其悲观、不安心态,使其树立保胎成功的信心,并获得孕妇和家属的配合和支持。

(4)知识缺乏:缺乏先兆早产,用药相关知识。

告知先兆早产相关知识,如果出现宫缩频繁要及时告知医生。如用药过程中,可能宫缩不能抑制,造成早产不可避免。让孕妇及其家属有相应的思想准备。经常巡视病房,注意输液是否通畅,观察药物不良反应。用药中连续心电监护,注意观察心率变化和孕妇的自觉反应,因静脉输注保胎药物会使心率加快,应向孕妇耐心、细致地讲解该药物的疗效及可能出现的不良反应,告诉孕妇在用药过程中出现心悸、胸闷等不适,要及时通知医护人员。根据宫缩调节输安宝输液滴数。告知孕妇及其家属不能擅自调节滴数,以防发生不良反应。

(5)有皮肤受损的危险 与长期卧床有关。

指导孕妇卧床的同时也要适当床上翻身活动,避免长时间保持同一姿势。可协助孕妇在骨突出处及受压部位垫软枕。

(6)潜在并发症:便秘 与长期卧床保胎、肠蠕动减少有关。

因孕妇长期卧位导致肠蠕动减少,嘱多食新鲜蔬菜、水果及其他营养丰富的食物。因使用$β_2$肾上腺素能受体兴奋剂(安宝)可能致缺钾,在给口服补钾药的同时可多进食含钾丰富的食物如香蕉、菠菜等。

（7）潜在并发症：下肢静脉血栓　与长期卧床保胎有关。

指导孕妇可适当活动下肢，可多做按摩，指导孕妇每日做踝泵运动，配合使用电子下肢静脉驱动仪，避免下肢静脉血栓的形成。

5. 先兆早产抑制宫缩用药护理

（1）硫酸镁：作为胎儿中枢神经系统保护剂治疗，用于产前子痫和子痫患者、<32孕周的早产孕妇。硫酸镁4.0g，30min静脉滴注完，然后以1g/h维持，24h总量不超过30g。应用前及使用过程中注意监测不良反应。硫酸镁的治疗浓度和中毒浓度相近，严格控制硫酸镁的滴速与总量的摄入量，必要时检查血液中镁离子的浓度。使用硫酸镁应注意的事项：①观察膝反射，膝腱反射必须存在。②呼吸频率每分钟不少于16次。③尿量每小时不少于25ml。④备好10%葡萄糖酸钙10ml。钙离子有拮抗镁离子的作用，硫酸镁中毒时可用10%葡萄糖酸钙10ml缓慢静脉注射。应用过程中注意记录、观察有效抑制宫缩效果，倾听孕妇主诉。

（2）β_2肾上腺素能受体兴奋剂：利托君（ritodrine安保），与子宫平滑肌细胞膜上的β_2肾上腺素能受体结合，使细胞内环磷酸腺苷（c-AMP）水平升高，抑制肌球蛋白轻链激酶活化，从而抑制平滑肌收缩。用法：首次剂量50~100μg/静脉滴注，每10min增加剂量50μg/min，至宫缩停止，最大剂量不超过350μg/min，也可口服。其副作用：在母体方面主要有恶心、头痛、鼻塞、低血钾、心动过速、胸痛、气短、高血糖、肺水肿，偶有心肌缺血等；胎儿及新生儿方面主要有心动过速、低血糖、低血钾、低血压、高胆红素，偶有脑室周围出血等。对合并心脏病、重度高血压、未控制的糖尿病等患者慎用或不用。应注意孕妇主诉及心率、血压、宫缩的变化，限制静脉输液量，控制孕妇心率在140次/min以下，如患者心率>120次/min，应适当减慢滴速及药量；出现胸痛，立即停药并做心电监护，应检测血糖，注意补钾。

用药中一般护理：监测心率、血压、脉搏、宫缩强度与频率、阴道流血流液情况及胎心、胎动变化，并记录。观察药物不良反应，首次用药后宫缩被有效抑制时要记录显效时间，根据心率、宫缩强度与频率、胎心变化、自觉症状等调整滴数直至宫缩消失。改口服安宝片时应准确记录服药时间，督促孕妇按时、定量服药，避免漏服。

用药中静脉输液护理：由于连续输液时间较长，静脉穿刺应选用密闭式静脉留置针，并严格执行无菌操作，每天更换输液器，常规消毒更换静脉留置针处敷贴，防止出现静脉炎。根据孕妇的宫缩抑制情况，调节安宝的输入速度。输液泵每小时巡视，观察输液泵运行是否正常、药物有无外漏以及静脉滴注是否通畅。同时应用安宝时应控制输入液体量，注意电解质平衡，静脉输液量不超过2 000ml/d，以免发生肺水肿。

（3）缩宫素受体拮抗剂：阿托西班，通过竞争性结合子宫平滑肌及蜕膜的缩宫素受体，削弱兴奋子宫平滑肌的作用。用法：首次剂量为6.75mg静脉滴注1min，继之18mg/h维持3h，接着6mg/h持续45h。

（4）钙通道阻断剂：硝苯地平，通过平滑肌细胞膜上的钙通道抑制钙离子重吸收，抑制子宫收缩。用法：口服，首次剂量20mg，然后10~20mg，每日3~4次，根据宫缩调整。服药中应防止血压过低。

（5）前列腺素抑制剂：吲哚美辛，通过抑制环氧合酶，减少花生四烯酸转化为前列腺素，从而抑制子宫收缩,主要用于妊娠 32 周前早产。用法:口服、经阴道或直肠给药,首次剂量50~100mg,25mg 每日 4 次。孕妇会有恶心、胃酸反流、胃炎等。注意监测羊水量,监测发现胎儿动脉导管狭窄立即停药。孕妇有血小板功能不良、出血性疾病、肝功能不良、胃溃疡、有对阿司匹林过敏的哮喘病史者禁用。

糖皮质激素促胎肺成熟

糖皮质激素促胎肺成熟应用的主要药物是倍他米松和地塞米松,两者效果相当。所有妊娠 28~34[+6] 周的先兆早产应当给予一个疗程的糖皮质激素。倍他米松 12mg 肌内注射,24h 重复 1 次,共 2 次;地塞米松 6mg 肌内注射,12h 重复 1 次,共 4 次。若早产临产,来不及完成完整疗程者,也应给药。早产孕妇产前应用糖皮质激素能降低新生儿死亡率,降低呼吸窘迫综合征、脑室周围出血、坏死性小肠炎的发病率,以及缩短新生儿入住ICU 的时间。

案例 12-6-4

孕妇住院转归:

孕妇入院常规治疗,以硫酸镁保胎治疗 3d,更换安宝 20~60ml/h 治疗 5d 继续阿托西班8ml/h 保胎治疗 5d,症状较前好转,暂停阿托西班 2d,胎心监护 20min 可见 4 次宫缩,强度达平台,予以硫酸镁继续保胎治疗 3d,宫缩较前频繁,强度达平台,宫颈消 90% 阴道无流血排液,胎儿促肺成熟。

问题:

此时该孕妇的护理要点有哪些?

---

6. 此时该孕妇护理要点

（1）密切观察孕妇子宫收缩情况及是否有阴道出血及排液。

（2）若孕妇出现临产状态,及时送入产房待产分娩。

（3）第二产程时准备好接产及抢救新生儿用物,如有临产及时通知产科、儿科医生,做好新生儿复苏及转入重症监护室准备。产程中加强胎心监护有助于识别胎儿窘迫,尽早处理;分娩镇痛以硬脊膜外阻滞麻醉镇痛相对安全;不提倡常规会阴侧切,也不支持没有指征的产钳应用;对臀位,特别是足先露者权衡剖宫产利弊,选择分娩方式。早产儿出生后适当延长 30~120s 后断脐带,可减少新生儿输血的需要,大约可减少 50% 的新生儿脑室内出血。

（4）安慰孕妇,解除紧张及焦虑情绪,做好抢救产后出血的准备。

转归小结:孕妇妊娠 30[+5] 周,出现早产临产,产房助娩两新生儿 1 100/900g,转入新儿重症监护室。产妇产后子宫收缩好,阴道出血不多,三日后痊愈出院。

（杨　捷）

第七节 一例妊娠期出血性疾病孕妇的护理

一、前置胎盘

案例 12-7-1

孕妇,31 岁。孕 4 产 0,停经 33^{+5} 周,主诉"无明显诱因出现阴道流血 3h",急诊收入院。急诊室测量生命体征:体温 36.7 ℃,脉搏 106 次 /min,呼吸 22 次 /min,血压 122/72mmHg。

问题:

为进一步确诊,应做哪些评估和检查?

1. 该孕妇需要继续评估和检查的内容

(1)健康史:该孕妇出现无明显诱因的阴道流血,需要评估阴道流血的具体经过及产前检查记录等;评估该孕妇有无前置胎盘的高危因素。

(2)身心状况及体征:完全性前置胎盘初次出血时间多发生在妊娠 28 周左右,边缘性前置胎盘出血多发生在妊娠晚期或临产后,部分性前置胎盘的初次出血时间、出血量及反复出血次数介于两者之间。孕妇一般情况与出血量、出血速度有关。大量出血时孕妇可出现贫血貌,面色苍白、脉搏增快、血压下降等休克表现。腹部检查结果:子宫软,无压痛,轮廓清楚,子宫大小符合妊娠周数。胎位清楚,胎先露高浮,常伴有胎位异常。

孕妇及其家属因突然阴道流血而感到恐惧或焦虑,即担心孕妇的健康,也担心胎儿的安危,显得恐慌、紧张、手足无措等。

(3)辅助检查:①B 型超声检查,可显示子宫壁、胎盘、胎先露部及宫颈的位置,并根据胎盘下缘与宫颈内口的关系,确定前置胎盘的类型。②磁共振(MRI)因对软组织分辨率高,可全面、立体观察胎盘位置,重点关注胎盘下缘与子宫内口的关系。

案例 12-7-2

评估及检查结果:

该孕妇神志清楚,面色及眼睑、口唇黏膜稍苍白,无发绀,呈贫血貌。曾经人工流产3次,本次无明显诱因出现阴道流血,量比月经少,色鲜红,不伴腹痛。全身体格检查除下肢水肿(+)外,其余未发现异常。产科情况:宫高 29cm,腹围 95cm,胎位 LOA,胎心 148次/min,先露为头、浮。B 型超声检查提示子宫内单胎妊娠,胎儿存活,头位,胎盘附着于子宫后壁,胎盘下缘达到宫颈内口。

问题:

1. 该孕妇主要的诊断是什么?

2. 前置胎盘的病因有哪些?

3. 前置胎盘如何分类?

---

2. 孕妇的主要诊断 该孕妇曾人工流产3次,本次妊娠无明显诱因出现阴道流血,B 型超声检查提示胎盘附着于子宫后壁,胎盘下缘达到宫颈内口,结合临床表现,其主要的诊断是前置胎盘。正常的胎盘附着于子宫体部的前壁、后壁或侧壁。妊娠28周后,若胎盘附着于子宫下段,其下缘达到或覆盖宫颈内口,位置低于胎儿先露部,称前置胎盘。前置胎盘是妊娠晚期出血的常见原因。

3. 前置胎盘的病因

(1)子宫内膜病变与损伤:多次流产、刮宫、分娩、剖宫产、产褥感染等可导致子宫内膜损伤或瘢痕,引起子宫内膜炎和内膜萎缩病变。再次妊娠时子宫蜕膜血管生长不良、营养不足,致使胎盘为摄取足够的营养而伸展到子宫下段,形成前置胎盘。该孕妇有多次人工流产史,与本次前置胎盘有关。

(2)胎盘异常:由于多胎妊娠或巨大儿而形成的大胎盘伸展至子宫下段或遮盖子宫颈内口;或有副胎盘延伸至子宫下段。

(3)受精卵滋养层发育迟缓:当受精卵到达宫腔时,因滋养层发育迟缓尚未到达植入条件而继续下移植入子宫下段,在该处生长发育形成前置胎盘。

(4)宫腔形态异常:当子宫畸形或子宫肌瘤等原因使宫腔的形态改变致胎盘附着在子宫下段。

(5)其他高危因素:吸烟、吸毒者可引起胎盘血流减少,缺氧使胎盘代偿性增大,也可导致前置胎盘。

4. 前置胎盘的分类 按胎盘边缘与宫颈内口的关系分类,前置胎盘可分为3种类型。①完全性前置胎盘。胎盘组织完全覆盖宫颈内口。②部分性前置胎盘。胎盘组织部分覆盖宫颈内口。③边缘性前置胎盘。胎盘附着于子宫下段,边缘达到宫颈内口,但未超越。该孕妇属于这种情况。

前置胎盘的不同分类

胎盘附着于子宫下段,边缘距宫颈内口的距离 <20mm,称为低置胎盘。妊娠中期超声检查发现胎盘接近或覆盖宫颈内口时,称为胎盘前置状态。

由于胎盘下缘与宫颈内口的关系可因宫颈管消失、宫口扩张而改变,如临产前为完全性前置胎盘,临产后因宫口扩张而成为部分性前置胎盘,所以,前置胎盘的类型可因诊断时期不同而各异。临床上通常按处理前最后一次检查结果决定分类。

凶险性前置胎盘指前次妊娠有剖宫产史,此次妊娠为前置胎盘,胎盘覆盖原剖宫产切口,发生胎盘植入的风险增加。

凶险性前置胎盘处理的再认识

凶险性前置胎盘患者往往有剖宫产史以及腹腔脏器手术史,手术后腹腔粘连和妊娠后胎盘植入增大了再次手术的困难。凶险性前置胎盘患者出血可发生于产前、产时和产后,且出血迅速、出血量大,所以,临床处理往往需要包括产科、泌尿外科、新生儿科、麻醉科、血液科和重症医学科等多学科的团队合作。根据患者阴道出血量、孕周、生命体征以及胎儿宫内存活情况等进行个体化处理,包括期待治疗和终止妊娠。建立凶险性前置胎盘患者处置路径,组成多学科团队,进行反复演练,由有经验的上级医师担任术者,同时配置麻醉科、新生儿科、泌尿外科和介入科等专科医师,是减少并发症的关键。建立静脉通路、准备抢救的设备和血源是保障严重产后出血患者安全的有效措施。

案例 12-7-3

该孕妇住院期间,阴道仍有少量出血,其精神紧张,不断询问胎儿的情况。医生嘱其绝对卧床休息,实验室检查结果:Hb89g/L, WBC9.8×10⁹/L。

问题:

1. 前置胎盘对母儿有哪些影响?

2. 该孕妇可能存在哪些护理诊断/问题?

3. 对该孕妇恰当的处理是什么?

---

5. 前置胎盘对母儿的影响

(1)对孕妇的影响:主要包括三个方面。①植入性胎盘。子宫下段蜕膜发育不良,胎盘绒毛穿透底蜕膜,侵入子宫肌层,形成植入性胎盘,使胎盘剥离不全而发生产后出血。②产时、产后出血。附着于前壁的胎盘行剖宫产时,当子宫切口无法避开胎盘,则出血明显增多。胎儿娩出后,子宫下段肌组织菲薄,收缩力较差,附着于此处的胎盘不易完全剥离,开放的血窦不易关闭,易发生产后出血。③产褥感染。前置胎盘剥离面接近宫颈外口,细菌易经阴道上行侵入胎盘剥离面,加之多数产妇因反复失血而致贫血、体质虚弱,容易发生产褥期感染。

（2）对胎儿的影响:反复出血或一次出血量过多可使胎儿宫内缺氧,严重者可发生胎死宫内。早产率和新生儿死亡率也增加。

6. 该孕妇可能存在的护理诊断/问题

（1）有心脏组织灌注不足的危险　与阴道反复流血导致循环血量下降有关。

该孕妇实验室检查 Hb89g/L,说明其存在中度贫血。

（2）有感染的危险　与阴道流血、胎盘剥离面靠近子宫颈内口有关。

该孕妇 B 型超声检查结果显示胎盘附着于子宫下段,边缘达到宫颈内口,说明其存在着感染的风险。

（3）焦虑　与担心妊娠不良结局有关。

反复出血或一次出血量过多可使胎儿宫内缺氧,严重者胎死宫内。该孕妇孕 4 产 0,孕 33^{+5} 周,早产发生率高,该孕妇精神紧张,不断询问胎儿情况,均表明其非常担心妊娠不良结局,尤其是胎儿的结局,说明其有明显的焦虑情绪。

（4）舒适度减弱　与绝对卧床休息、活动无耐力有关。

因其阴道反复流血,医生嘱其绝对卧床休息,孕妇活动受限,舒适度减弱。

7. 对该孕妇的处理措施

（1）期待疗法:孕妇妊娠 <34 周、胎儿体重 <2 000g、胎儿存活、阴道流血量不多,一般情况良好的孕妇可采用如下措施:①评估子宫收缩及阴道出血的情况,每小时 1 次,发现异常及时报告医生处理。②取侧卧位,绝对卧床休息,出血停止后方可轻微活动。③适当应用镇静剂,如地西泮等。④纠正贫血。⑤为提高胎儿血氧供应,孕妇每日间断吸氧 1~2 次,每次 20min。⑥使用电子胎心监护仪监测胎儿宫内情况,包括胎心率、胎动计数等。⑦禁止肛门和阴道检查、灌肠,以减少出血机会。⑧定期 B 型超声检查,了解胎盘位置是否上移,与子宫颈内口的关系有无改变等,一般不采用阴道 B 型超声检查。⑨保持会阴清洁、干燥,防止逆行感染及压疮的发生。⑩若经上述处理仍有反复多量出血,需剖宫产终止妊娠。

（2）妊娠达 36 周以后,适时终止妊娠:①对有剖宫产指征者,提前做好剖宫术前准备及新生儿复苏准备。②对具有阴道试产条件者,在开放二条静脉通路、备血等条件下行人工破膜,同时做好剖宫术前准备,阴道分娩接产准备及新生儿复苏准备。③若仍有出血或分娩进展不顺利,应立即改行剖宫产。

案例 12-7-4

该孕妇住院期间进行促胎肺成熟治疗,于 17d 后,即妊娠 36^{+1} 周顺利阴道分娩一女婴,哭声好,新生儿体重 2 520g,Apgar 评分 10 分。胎盘娩出后检查发现胎膜破口距离胎盘边缘为 2cm。

问题:

产后如何确定前置胎盘?

8. 产后检查胎盘胎膜　胎盘分娩后应仔细检查胎盘胎儿面边缘有无血管断裂,可提示有无副胎盘。若前置胎盘的胎盘母体面有陈旧性黑紫色血块附着,或胎膜破口距离胎盘边缘 <7cm,则为前置胎盘。

二、胎盘早剥

学习目标

完成本内容学习后,学生将能:

1. 复述胎盘早剥定义及病理生理变化。
2. 列出胎盘早剥的常见病因和分型。
3. 结合病例描述胎盘早剥的护理要点。
4. 应用护理程序对胎盘早剥及其并发症进行护理。

案例 12-7-5

孕妇,36 岁。孕 2 产 0,以"停经 34^{+3} 周,腹痛 9^{+}h"为主诉入院。9^{+}h 前外出超市购物后,手提 10kg 大米徒步返家,期间大米袋子时不时碰撞到腹部,回家后感腹痛伴腹部紧缩感,下腹紧缩感数分钟一次,无阴道出血、阴道流水,无腰酸、乏力等,未就诊。3^{+}h 前出现阴道流血,色鲜红,在家中阴道出血湿透 3 片日用卫生巾,仍有下腹痛及腹部紧缩感,频率同前,但腹痛程度较前加重,伴阴道出血,鲜红色,无阴道流水,无畏寒、发热等不适。入院后急诊听诊胎心 136 次 /min,可扪及宫缩(宫缩间隙子宫能松弛),窥阴器打开阴道见积血,量约 100ml。

问题:

该孕妇需要进一步评估和检查哪些内容?

---

1. 该孕妇需要进一步评估和检查的内容

(1)健康史:孕妇在妊娠晚期或临产时突然发生腹部剧痛,有急性贫血或休克现象,应引起高度重视。护士需全面评估孕妇既往史与产前检查记录。

(2)身心状况:胎盘早剥典型症状是阴道出血、腹痛、子宫收缩和子宫压痛。触诊时子宫张力增大宫底增高,严重者可出现恶心、呕吐,以及面色苍白、出汗、脉弱及血压下降等休克征象,子宫呈板状,压痛明显,胎位触不清楚。孕妇可无阴道流血或仅有少量阴道流血及血性羊水。

胎盘早剥孕妇入院时情况危急,孕妇及其家属常常表现出高度紧张和恐惧。

(3)辅助检查:①实验室检查,如血常规、凝血功能、肝肾功能、电解质、二氧化碳结合力、血气分析、DIC 筛选试验等。②B 型超声检查:可协助了解胎盘的部位及胎盘早剥的类型,并可明确胎儿大小及存活情况。但是,如 B 型超声检查阴性结果也不能完全排除胎盘早剥,尤其位于子宫后壁的胎盘。③电子胎心监护:可出现胎心基线变异消失、变异减速、晚期减速、胎心过缓等。

案例 12-7-6

入院查体:孕妇血压 132/89mmHg,神志清楚,心肺听诊无异常,腹部膨隆,有宫缩痛,双下肢无浮肿。产科情况：腹围 103cm，宫高 36cm，子宫张力大，可扪及宫缩；阴道指诊：宫颈位置中，质地中，宫颈管容受 80%，宫口开 0.5cm，头先露、浮，先露在棘上 2cm，胎膜未破；胎方位 LOA，胎心 136 次/min；窥阴器打开阴道见积血约 20ml。辅助检查：B 型超声检查提示子宫内单胎妊娠，胎儿存活，头位，胎盘附着于前壁，胎盘局部回声欠均匀。

问题：

1. 该孕妇主要的诊断是什么？

2. 胎盘早剥的病因有哪些？

3. 胎盘早剥的临床表现是什么？

---

2. 该孕妇的主要诊断　因孕妇腹部受到碰撞后出现腹痛，随后出现阴道流血，阴道出血多，子宫张力大，观察有宫缩，B 型超声检查提示胎盘附着于前壁，胎盘局部回声欠均匀。结合该孕妇的病史、症状、体征，B 型超声检查结果可做出胎盘早剥的诊断。

妊娠 20 周后或分娩期，正常位置的胎盘在胎儿娩出前部分或全部从子宫壁剥离，称为胎盘早剥。胎盘早剥是妊娠中晚期出血最常见的原因之一。严重者迅速出现弥散性血管内凝血、急性肾衰竭等，危及母胎生命，是妊娠期的一种严重并发症。

3. 胎盘早剥的病因

（1）血管病变：孕妇患有严重的子痫前期、慢性高血压、慢性肾脏疾病或全身血管病变等，底蜕膜螺旋小动脉痉挛或硬化，引起远端毛细血管缺血坏死以致破裂出血，血液流至底蜕膜层形成血肿，导致胎盘剥离。另外，孕妇长时间仰卧位时由于子宫静脉淤血，静脉压升高，导致蜕膜静脉床淤血或破裂，也可导致胎盘剥离。

（2）子宫内压力突然下降：多胎妊娠、羊水过多等发生胎膜早破，或孕妇在破膜时羊水流出过快，或双胎妊娠的孕妇在分娩第一个胎儿后，均可使宫腔压力骤减而发生胎盘早剥。

（3）机械性因素：当孕妇腹部受撞击、挤压或摔伤等均可造成血管破裂而发生胎盘早剥。此外，脐带过短或脐带绕颈时，分娩过程中胎儿下降牵拉脐带也可造成胎盘早剥。

（4）其他高危因素：如孕妇高龄多产、胎盘早剥史、剖宫产史、吸烟、营养不良、吸毒、有血栓形成倾向、子宫肌瘤（尤其是胎盘附着部位肌瘤）、接受辅助生殖技术助孕等。

4. 胎盘早剥的临床表现及分级　典型临床表现是阴道流血、腹痛，可伴有子宫张力增高和子宫压痛，尤以胎盘剥离处最明显。阴道流血特征为陈旧性不凝血，但出血量往往与疼痛程度、胎盘剥离程度不一定符合，尤其是后壁胎盘的隐性剥离。早期表现通常以胎心率异常为首发变化，宫缩间歇期子宫呈高张状态，胎位触诊不清。严重时子宫呈板状，压痛明显，胎心率改变或消失，甚至出现恶心、呕吐、出汗、面色苍白、脉搏细弱、血压下降等休克征象。

临床上根据胎盘早剥的 Page 分级标准评估病情的严重程度。

（1）0 级：分娩后回顾性产后诊断。

（2）Ⅰ级：外出血，子宫软，无胎儿窘迫。

（3）Ⅱ级：胎儿宫内窘迫或胎死宫内。

（4）Ⅲ级：产妇出现休克症状，伴或不伴弥散性血管内凝血。

结合病史，该孕妇属于胎盘早剥Ⅰ级。

案例 12-7-7

该孕妇入院后，医护人员立即为其完善血尿常规、凝血功能、生化全套等相关检查，备血。随后急诊入手术室在联合腰麻下行子宫下段剖宫产术，术中见腹膜呈紫蓝色，探查：见血性腹腔积液 150ml，子宫足月妊娠大小，下段形成好，取下段横切口进宫腔，见羊水血性，给予吸引，量中，手进宫腔，探及胎位 LOA，随后娩出一男婴，新生儿体重 2 470g，Apgar 评分：1min3 分；5min7 分；10min8 分。胎儿娩出后胎盘随即娩出，胎盘母体面见血块约 300ml，血块压积面占胎盘 4/5，查胎盘、胎膜均完整。盐水纱布擦拭宫腔。两侧宫角及宫底处浆膜面成紫蓝色。子宫软呈组织水肿，收缩差，出血多，给予卡前列素氨丁三醇注射液肌内注射，并行 Hayman 缝合，子宫出血减少，术中出血 600ml，导尿 300ml，尿色清。术后后给予预防感染、补液、促宫缩等治疗。

问题：

1. 胎盘早剥可分为哪几种？该例胎盘早剥属于哪种类型？
2. 严重的胎盘早剥可出现哪些并发症？
3. 该孕妇入院后紧急救治的处理有哪些？

---

5. 胎盘早剥主要病理改变是底蜕膜出血，形成血肿，使该处胎盘自附着处剥离。胎盘早剥分为 3 种类型。

（1）显性剥离或外出血型：胎盘剥离面小，出血停止、血液凝固，临床多无症状。若继续出血，血液冲开胎盘边缘及胎膜，沿胎膜与宫壁间经宫颈向外流出。

（2）隐性剥离或内出血型：血液在胎盘后形成血肿使剥离面逐渐扩大。当血肿不断增大，胎盘边缘仍附着于子宫壁上，或胎膜与子宫壁未剥离，或胎头固定于骨盆入口时，均使血液不能向外流而积聚在胎盘与子宫壁之间。

（3）混合性出血型：当内出血过多时，血液也可冲开胎盘边缘，向宫颈口外流出，形成混合性出血。

内出血严重时，血液向子宫肌层内浸润，引起肌纤维分离、断裂、变性，此时子宫表面呈紫蓝色瘀斑，尤其在胎盘附着处更明显，称为子宫胎盘卒中。

该例胎盘早剥患者既有严重内出血造成子宫胎盘卒中，又有阴道流血（外出血），属于混合性出血型。

6. 严重的胎盘早剥可能出现的并发症

（1）DIC：胎盘早剥是妊娠发生凝血功能障碍最常见的原因，临床表现为皮肤、黏膜及注射部位出血，子宫出血不凝或凝血块较软，甚至发生血尿、咯血和呕血。

（2）产后出血：胎盘早剥发生子宫胎盘卒中时，影响子宫肌层收缩导致产后出血，若并发 DIC，产后出血可能性更大且难以纠正。

（3）急性肾衰竭：主要原因是大量出血使肾灌注严重受损，导致肾皮质或肾小管缺血坏死。且胎盘早剥较多伴发严重妊娠期高血压疾病、慢性高血压、慢性肾脏疾病等，肾血管痉挛也影响肾血流量。

（4）羊水栓塞：胎盘早剥时，羊水可经剥离面开放的子宫血管进入母血液循环，羊水中的有形成分形成栓子,栓塞肺血管导致羊水栓塞。

7. 胎盘早剥的处理 胎盘早剥起病急,发展快,应及时诊断,积极救治。

(1)剖宫产术前需密切观察病情变化:①腹痛的观察:观察腹痛应将手置于孕妇腹部,注意宫缩间歇、子宫是否变软,同时也应注意胎盘附着于子宫后壁者若发生早剥,症状可不明显,仅表现为腰痛或盆腔深部痛。②出血的观察:胎盘早剥的主要病理变化是底蜕膜出血,形成血肿。外出血容易被观察到,内出血不易被发现,应随时观察宫底高度有无上升,可在宫底画一条线做标记,据宫底上升高度及生命体征变化判断出血程度,注意皮肤、黏膜、注射部位有无出血,观察出血量、色、性质及血液是否凝固,注意出血时间、凝血时间、血小板计数等。③胎心的观察:胎盘早剥可导致胎儿供血不足,胎儿急性缺氧,尤其是胎心率减慢,引起胎心音、胎动异常,须密切监测胎心音变化,同时积极完善术前准备。

(2)开放两条静脉通路,积极输液、止血,补充血容量,防治休克,改善孕妇一般情况,同时密切监测胎儿状况,严密观察病情变化。

(3)急诊完善相关化验检查,备血。

(4)通知手术室、麻醉科准备手术,迅速做好术前准备并通知儿科医师做好抢救新生儿准备。及时与孕妇和家属沟通,告知病情,取得理解、支持。

(5)剖宫产术中发现子宫胎盘卒中,取出胎盘后立即注射子宫收缩药并按摩子宫促进子宫收缩,预防产后出血。

知识拓展

前 置 血 管

前置血管是指脐血管穿越胎膜位于宫颈内口,在胎儿先露部前方。

前置血管未受压、未破裂时,没有临床症状。当胎膜破裂时,前置血管随之破裂,极易导致胎儿失血及失血性休克,胎儿死亡率极高。其典型临床症状是无痛性少量阴道流血,色鲜红,多发生在胎膜破裂时,出血稍多,伴胎心异常。胎儿先露部压迫前置的血管同样可以影响胎儿血供。由于出血来自胎儿,孕妇无特殊不适。

产前诊断前置血管十分困难。常规筛查脐带插入位置有助于发现,应用经阴道超声多普勒检查在宫颈内口上方发现脐血管回声,是诊断前置血管的主要手段。产时阴道检查扪及条索状、搏动的血管,胎膜破裂时伴阴道流血,同时出现胎心率变化有助于前置血管诊断。

产前已明确诊断的前置血管,应在具备母儿抢救条件的医疗机构进行待产。妊娠达34~35周,及时剖宫产终止妊娠。若发生前置血管破裂,胎儿存活,应立刻剖宫产终止妊娠;胎儿若已死亡,则选择阴道分娩。

(江秀敏)

第八节 一例胎膜早破孕妇的护理

学习目标

完成本内容学习后,学生将能:
1. 复述脐带脱垂的分类及临床表现。
2. 列出胎膜早破的病因和高危因素。
3. 描述胎膜早破早产的治疗原则。
4. 应用护理程序为胎膜早破的孕妇制订护理计划。

案例 12-8-1

孕妇,35 岁。经产妇,停经 8 个多月,不规律腹部坠胀伴阴道间断流液 9h 收入院,该孕妇为流动人口,未行正规产前检查。

孕入院时生命体征:体温 37℃,血压 130/78mmHg,脉搏 90 次 /min,呼吸 20 次 /min。

查体:腹部膨隆,先露为臀,宫颈质软,居中,容受 100%,宫口开大 1cm,羊水色清,胎儿估计体重 2 200g。

问题:

需要进行哪些进一步检查与评估?

---

1. **该孕妇需要继续检查与评估的内容** 该孕妇妊娠晚期出现不规律宫缩及阴道流液,未临产且未满 37 周胎膜早破易导致早产。孕妇未进行正规产检,需全面评估病情。

(1)发生胎膜早破的病因和高危因素:①母体因素。反复阴道流血、阴道炎、长期应用糖皮质激素、腹部创伤、腹腔内压力突然增加(剧烈咳嗽、排便困难)、吸烟、药物滥用、营养不良、前次妊娠发生早产胎膜早破史、妊娠晚期性生活频繁等。②子宫及胎盘因素。子宫畸形、胎盘早剥、宫颈机能不全、子宫颈环扎术后、子宫颈锥切术后、子宫颈缩短、先兆早产、子宫过度膨胀(羊水过多、多胎妊娠)、头盆不称、胎位异常(臀位、横位)、绒毛膜羊膜炎、亚临床宫内感染等。

(2)健康史:评估本次妊娠情况、既往病史及婚育史等。

(3)心理社会状况:由于早产胎膜早破,易出现母儿双方并发症,且早产儿在救治过程中费用较高,很多孕妇和家庭都面临较为突出的心理问题。需评估孕妇心理状况、家庭经济情况以及对胎儿预后的期望等。

案例 12-8-2

评估结果：

该孕妇为经产妇,既往体健,无高血压及糖尿病史。胎心胎动好,宫缩不规律,阴道检查先露为臀,宫口开大 1cm,容受 100%,阴道流液色清。

入院后给予抗生素抗感染治疗,肌内注射地松米塞磷酸钠注射液促胎肺成熟,静脉滴注硫酸镁注射液保胎治疗,行胎心监护,监测胎儿宫内储备情况,低流量吸氧。会阴护理保持孕妇外阴清洁,如会阴有便、血污染随时清洁,预防感染。

医嘱相关检查：血常规、凝血功能检测、全生化检查、B 型超声检查、心电图检查、阴道分泌物检查等。

结果回报：血常规、凝血功能检测,全生化检查、心电图等检查结果正常。B 型超声检查回报：胎头位于上方,双顶径 8.2cm,股骨长 6.5cm,可见胎心及胎动。胎盘位于子宫右后壁,成熟度 2 级。羊水指数 5.8cm,宫颈内口上方探及脐带血流信号,提示：宫内妊娠,单活胎 32 周、臀位、脐带先露、羊水少。

问题：

1. 目前孕妇主要的医疗诊断是什么?

2. 下一步的治疗原则是什么?

3. 该孕妇可能存在哪些护理诊断和合作性问题?

4. 宫缩抑制剂的用药护理有哪些?

---

2. **该孕妇目前主要的医疗诊断**　宫内妊娠 32 周、胎膜早破、先兆早产、臀位、脐带先露。目前孕周不足 37 周,临产前胎膜自然破裂称为胎膜早破。胎膜早破可引起早产、羊水过少,脐带先露可导致脐带脱垂、胎儿窘迫甚至胎死宫内等情况出现。孕妇及胎儿感染率、围产儿病死率显著升高。

3. **下一步的治疗原则**　孕妇目前诊断为胎膜早破,脐带先露,但因为孕周较小,早产儿出生后存活能力较差,现偶有宫缩,胎心好,血常规等检验结果回报在正常范围内,严密观察下继续期待治疗。治疗原则：①积极完善相关检查。②胎心监护了解胎儿宫内储备情况。③产科 B 型超声复查,了解胎儿胎盘及羊水情况。④卧床休息,防止脐带脱垂。⑤低流量吸氧,嘱孕妇自数胎动。⑥应用抗生素预防感染,肌内注射地塞米松促进胎儿肺成熟,静脉滴注硫酸镁抑制宫缩。⑦加强病情监护：密切观察孕妇体温、心率、宫缩,阴道流液性状、宫缩及阴道出血情况;重视孕妇主诉及心理状况,必要时剖宫产终止妊娠。⑧与孕妇及其家属充分沟通,交代病情,在保胎治疗过程中可能出现的并发症,并取得孕妇和家属的充分理解。

4. **孕妇可能存在的护理诊断和合作性问题**　孕妇目前宫内妊娠 32 周,先兆早产胎膜早破,生命体征平稳,血常规及阴道分泌物检查结果均正常,给予预防感染、促胎肺成熟、抑制宫缩等治疗,孕妇目前情况存在以下护理诊断。

（1）有母儿受损的危险　与胎膜早破发生脐带脱垂有关。

对母体的影响包括感染、胎盘早剥、剖宫产率增加；对围产儿的影响包括早产、感染、脐带脱垂和受压、胎肺发育不良及胎儿受压等。

（2）有感染的风险　与胎膜早破发生宫内感染有关。

孕妇胎膜早破，增加感染发生率，为预防感染，除使用抗生素外应采取相应的护理措施，如保持病室空气清新，严格无菌操作，保持会阴部清洁，避免不必要的阴道检查，监测血常规、体温、胎心，观察羊水的颜色、气味、性状等。

（3）焦虑　与担心妊娠不良结局有关。

过重的心理负担不利于保胎治疗，要主动与孕妇沟通，耐心解释，语气要柔和、肯定，介绍一些保胎治疗成功的案例，稳定其情绪，促使其主动配合治疗，增强治疗的信心，减轻孕妇焦虑情绪。

5. 宫缩抑制剂的用药护理　使用硫酸镁治疗可降低妊娠 32 周前早产儿脑瘫风险和严重程度，推荐妊娠 32 周前早产者常规应用硫酸镁作为胎儿中枢神经系统保护剂。用药过程中必须监测镁离子浓度，密切注意呼吸、膝反射及尿量。如呼吸 <16 次 /min、尿量 <17ml/h、膝反射消失，应立即停药，并给予钙剂拮抗。阿托西班其抗早产效果与利托君相似，副作用少，妊娠满 24~32 足周诊断为早产时才能使用。

案例 12-8-3

保胎治疗第五日凌晨，孕妇自诉宫缩渐频繁，宫缩 20s/20min，胎心 148 次 /min，使用阴道窥器下见宫口 1cm，容受 100%，羊水色清。调快硫酸镁滴数后宫缩未能缓解，宫缩 20s/10min，改用醋酸阿托西班注射液进行保胎，静滴 1h 后宫缩仍未缓解。胎儿电子胎心监护中发现变异减速，胎心最低降至 90 次 /min，给予吸氧。检查宫口开大 2cm，阴道内触及条索状物并有血管搏动。立即呼救，通知医生，持续胎心监测，同时改变体位，上推胎先露部及抬高臀部，减少脐带受压。胎心 95~110 次 /min，积极术前准备，通知儿科医生做好新生儿窒息复苏准备。

再次评估孕妇情况，孕妇非常焦虑，医生交代病情，情况紧急需立即手术结束分娩。孕妇家属同意并在手术知情同意书上签字。紧急行剖宫产术，5min 后剖宫产胎儿娩出，体重 2 100g，Apgar 评分 1min8 分，5min10 分，后羊水清，胎盘胎膜完整。给予新生儿初步复苏、观察后裹保鲜膜保暖。儿科医生开医嘱将新生儿转至新生儿重症病房，手术室护士携氧护送早产儿转入新生儿重症病房。

问题：

1. 孕妇可能存在哪些护理诊断 / 合作性问题？

2. 分析发生脐带脱垂的病因有哪些？

3. 发生脐带脱垂后如何应急处置？

---

6. 孕妇可能存在的护理诊断 / 合作性问题　孕妇保胎治疗 5d 后，宫内妊娠 32^{+5} 周，臀位未足月，胎膜早破已临产，脐带脱垂至宫颈口，需尽快剖宫产终止妊娠，以确保母婴的安全，做好新生儿复苏抢救准备。目前存在以下护理诊断。

（1）有母儿受损的危险：与发生脐带脱垂有关。发生脐带脱垂后导致脐带受压，可致胎儿窘迫、死胎、死产率增加。早产儿易发生呼吸窘迫综合征、肺透明膜样变、新生儿硬肿症，早产儿应转儿科治疗。对母体来说，增加剖宫产率及手术助产率。

（2）有感染的风险：与胎膜早破可能发生感染有关。胎膜早破且脐带脱出宫颈口，感染程度与破膜时间长短及自身感染等因素有关，可能发生绒毛膜性羊膜炎。严格无菌操作，监测血常规、体温，应用抗生素预防感染。

（3）焦虑：与病情严重，担心自己和胎儿安危有关。脐带脱垂的发生使孕妇焦虑不安，担心胎儿安危、治疗花费及结局。应稳定孕妇及其家属情绪，做好心理疏导，使其配合治疗。

7. 发生脐带脱垂的病因 凡胎儿先露部与骨盆入口平面不能严密衔接，在两者之间留有空隙者，均可发生脐带脱垂。

8. 发生脐带脱垂后的应急处置 早期发现，正确处理，是围生儿能否存活的关键。

（1）胎膜未破发现隐性脐带脱垂时，产妇应卧床，取臀高头低位，密切观察胎心率的变化。利用重力作用，使胎儿先露退出盆腔，减轻脐带受压，改变体位后，脐带有退回的可能。如为头先露，宫缩良好，先露入盆而胎心率正常，等待胎头衔接，宫口逐渐扩张，胎心持续良好者可经阴道分娩。初产妇足先露或肩先露者则应行剖宫产术结束分娩。

（2）发现脐带脱垂时，争分夺秒进行抢救。为避免或减轻脐带受压，产妇采用臀高头低位，抑制宫缩，助产者戴无菌手套，用手经阴道将胎先露部上推减轻脐带受压。据宫口扩张程度及胎儿情况进行相应处理。

知识拓展

脐带脱垂如何分类

根据脐带脱垂程度的不同可分三类：

1. 脐带隐性脱垂 脐带位于先露一侧与骨盆之间，一般胎膜均未破。

2. 脐带先露（或称脐带前置） 是指胎膜未破而脐带位于先露前方。

3. 完全（或显性）脐带脱垂 胎膜已破，脐带进一步脱出于先露之下，经宫颈进入阴道内，甚至显露于阴道外口，常为脐带先露的结果。

早期发现，正确处理，是围生儿能否存活和愈后良好的关键。

知识拓展

脐带脱垂对母儿的影响

1. 对产妇的影响 增加剖宫产率及手术助产率。

2. 对胎儿的影响 发生在胎先露部尚未衔接、胎膜未破时的脐带先露，因宫缩时胎先露部下降，一过性压迫脐带导致胎心率异常。胎先露已衔接、胎膜已破者，脐带受压于胎先露部与骨盆之间，引起胎儿缺氧，甚至胎心完全消失；以头先露最严重，肩先露最轻。若血液循环阻断超过 7~8min 可发生胎死宫内。

案例 12-8-4

手术过程顺利,术中出血 100ml,尿量 50ml、色清。术中、术后孕妇血压、脉搏平稳,子宫收缩好。术后给予监测血压及脉搏,孕妇血压、脉搏能够维持正常,给予补液、抗生素预防感染,静脉滴注缩宫素,促子宫收缩。

产妇术后回病房,多次询问新生儿的情况,医护人员及时联系儿科医生,告知产妇新生儿目前状况,儿科拍摄新生儿视频给产妇观看,待病情平稳,鼓励母亲亲自哺乳,进行袋鼠式护理,产妇情绪明显平稳,对新生儿充满期望。

问题:

此时护理应评估及注意什么?

9. 护理评估及注意事项 评估产妇术后腹部切口情况、子宫收缩及阴道出血情况等。术后按摩双下肢预防下肢静脉血栓形成,观察产妇排气情况。在生命体征平稳后嘱产妇尽早下地活动。活动前应进行跌倒风险评估并进行预防。

保持床单位干燥、整洁。观察并记录产妇术后体温、脉搏、血压及出入量,观察尿管留置情况,做好尿管及尿道口护理,每日会阴护理,有污染随时进行清洁护理。拔除尿管后观察产妇自解小便情况。

遵医嘱使用抗生素,观察药物疗效和副作用。

案例 12-8-5

产妇术后恢复良好,指导产妇术后早下床活动。因母婴分离,责任护士协助产妇分娩后 6h 内开始挤奶,每 3h 一次,术后未出现乳胀情况。子宫收缩好,阴道少量血性恶露。常规换药,伤口敷料干燥,愈合良好。复查血常规、血红蛋白、C 反应蛋白正常,产妇准备出院。

问题:

护理评估要点及注意事项有哪些?

10. 护理评估要点及注意事项 保持空气清新,减少探视,注意保暖,避免受凉。腹部伤口换药见愈合良好。子宫收缩好,阴道少量血性恶露,出院后注意休息,加强营养。产后 42d 门诊复查,注意避孕,不适随诊。鼓励新生儿出院后坚持母乳喂养,教会母亲挤奶及储存的方法。出院后母亲一直挤奶坚持母乳喂养,并走进无陪病房进行"袋鼠式护理",与新生儿建立了亲密的亲子关系。早产儿于 3 周后出院回家,预后良好。

(万 宾)

第九节　一例紧急分娩孕妇的护理

完成本内容学习后,学生将能:

1. 复述院内出现紧急分娩的处理措施。
2. 列出紧急分娩后产妇和新生儿的护理措施。
3. 描述应对紧急分娩时的人员和物品准备。
4. 应用紧急分娩的护理方法应对紧急分娩,保证母婴安全。

案例 12-9-1

孕妇,29 岁。停经 36^{+3} 周,规律产检,孕期无合并症。今日晨 8:00 开始规律腹痛,3~4min 一次,未就诊。12:35 阴道流液,遂就诊,于 14:10 到达急诊室。14:15,在就诊等待期间内孕妇感疼痛剧烈并哭喊,急诊医生立即给予阴道检查发现宫口开大 8cm。

问题:

需要进行哪些孕妇的检查和评估?

---

1. 需要评估的内容　包括孕妇体重增长、胎儿 B 型超声检查结果及预估体重、妊娠期合并症与并发症、感染性疾病筛查结果、围产期感染、胎儿发育、羊水、胎心等情况。

(1)健康史:包括本次妊娠情况、既往病史、家族遗传病史、婚育史。评估本次妊娠是否顺利,进行了哪些项目检查,妊娠期间是否出现其他症状;评估 B 型超声检查的羊水量及胎儿生长发育情况,评估胎儿大小,减少产伤和分娩困难;判断产程进展快慢,进行转运部署;评估孕妇既往生育史,如为经产妇需要评估既往妊娠是否顺利以及妊娠结局,经产妇较初产妇产程可能更快;评估感染性疾病筛查是否正常,以确保接产医护人员的防护工作到位。

(2)健康状况:评估孕妇孕期体重增长情况;监测孕妇生命体征,心率、血压、呼吸是否在正常范围;评估疼痛,评估孕妇心理因素、身体因素、社会因素、文化因素产生的分娩疼痛,帮助孕妇采用合适的措施缓解分娩疼痛。

(3)专科评估:核对孕周,确认是早产还是足月。评估孕妇骨盆条件、阴道有无炎症及感染、宫缩状况及胎儿胎心状况;对于宫缩过强、子宫收缩迟缓不佳、可疑胎儿窘迫者需及时评估并处理;判断先露部位,若为头先露,判断胎头下降的程度与胎方位;因孕妇胎膜已破裂,需要观察羊水性状及羊水量。评估孕妇是否具有产后出血的高危因素。

(4)环境评估:根据专科评估判断是否具备充分时间完成转运;判断环境是否安全、清洁,是否适宜无菌操作,温度与湿度是否适宜进行分娩;评估是否有无菌物品,创造无菌区域,协助孕妇完成分娩;评估是否有新生儿保暖设施和抢救设施,是否有产后出血抢救的急救药物和设备。

(5)心理评估:评估孕妇心理状态,进行相关健康教育,鼓励并支持孕妇,帮助缓解恐惧与焦虑情绪。

案例 12-9-2

评估结果:

该孕妇孕 2 产 1,2015 年经阴道分娩一女婴,出生体重 3 000g,现体健。孕妇本人既往体健,早孕期核对孕周无误,无高血压及糖尿病病史,无高血压及糖尿病家族史。孕前 BMI 24kg/m^2,孕期共增重 10kg。B 型超声 NT 检查正常,胎儿无畸形。唐氏筛查低风险,骨盆检查各径线正常,GBS(－)。近期自数胎动正常。孕期血压正常,无头痛、头晕、阴道流血等不适。36 周产科 B 型超声检查提示:宫内活胎,头位,未见畸形,胎儿各径线(头臀径 CRL、双顶径 BPD、腹围 AC)符合孕周且无异常,估重 2 300g,AFI 145mm。近一周凝血功能检查与血常规检查结果正常。阴道检查可见清亮羊水,宫口开大 8cm,胎头 S+3,宫缩时感胎头下降感。本次产检入院血压 120/75mmHg,脉搏 100 次/min。胎心监护反应型,胎心基线 140 次/min,变异良好;胎动正常,宫缩持续 30~35s,间隔 2~3min。

医生为孕妇开出以下检查:血常规。

结果回报:血常规水平正常。

问题:

1. 需如何准备人员与用物?

2. 需要对孕妇立刻进行哪些处理措施?

3. 孕妇目前的医疗诊断有什么?

---

2. 人员与用物准备　该孕妇由于为第二次妊娠并分娩,产程进展迅速,短期内无法进行转运,出现院内的非产房环境下的紧急分娩,需在就诊区域内完成分娩的接产工作。

(1)人员准备:紧急呼救,联络产科、新生儿科。人员部署须能保证孕妇分娩安全和新生儿抢救及初步护理工作。组建由产科医生、儿科医生、助产士与产科护士组成的团队;由于胎儿尚未足月,需要联络新生儿科以准备抢救及初步评估早产儿身体状况。

(2)用物准备:紧急分娩的产妇,一般情况下因宫缩频繁导致产程快,分娩后容易出现继发性宫缩乏力,因此,立即建立静脉通路,使用较大口径的留置针穿刺,该通路在胎儿娩出后可用于缩宫素的输注,防止产后出血;电话通知分娩室助产士和医生携产包敷料(包含敷料、无菌治疗巾、无菌纱布、手术衣等)、器械包(包含断脐剪、止血钳、无菌棉球、集血器、胎盘放置容器等)、无菌手套、消毒剂、干燥清洁的毛巾(用于新生儿保暖和产妇保暖)、新生儿包被/毯子等接产物品至急诊室(如急诊室备有上述接产用物,应按照接产程序准备);准备止血药物、促进宫缩药物、常用急救药物,必要时备血;准备胎心监护设备、氧气吸入装置、心电监护装置、产妇转运装置/平车。

3. 处理措施

（1）孕妇：立即给予电子胎心监护（如没有该设备，应立即听胎心判断胎心情况）、测量孕妇生命体征。在分娩室助产士到来前，立刻准备接产工作。协助产妇摆好分娩体位，取仰卧位。助产士到来后协助其将毛巾2块（分别用于新生儿擦干和保暖）置于母亲腹部与肩部；使用消毒剂进行会阴消毒。接产者六步洗手法洗手；铺产台，保证新生儿分娩区域为无菌区；准备好无菌区后刷手（如接产区域没有刷手设备，需洗手，手消毒，戴双层无菌手套），穿无菌手术衣，戴无菌手套，上台接产。按照正常分娩接产流程进行接产，指导产妇用力，期间注意无菌操作原则、会阴保护、控制胎头娩出速度减少产妇会阴裂伤；在接产过程中若出现胎儿窘迫等可进行会阴切开。胎儿娩出后及时给予缩宫素促进宫缩，预防产后出血。观察胎盘剥离征象，协助胎盘娩出。按摩子宫，促进子宫收缩。仔细检查胎盘，避免胎盘、胎膜残留。清洁会阴，换手套，初步检查并评估会阴伤口情况，对出血部位进行局部按压止血，深部撕裂应由产科医生评估和缝合；用集血器等收集阴道出血，准确评估和测量出血量。接产和产后阶段，注意产妇不适主诉，分娩后，注意监测产妇生命体征变化并记录。

（2）新生儿：新生儿娩出后需立即评估其羊水性状、哭声和呼吸、肌张力状况。清理呼吸道，擦干并刺激新生儿。新生儿科医生需评估新生儿情况，若新生儿状态良好且无需转入新生儿科观察，应24h母婴同室。新生儿通过与母亲的皮肤接触进行保暖，鼓励和协助产妇母乳喂养新生儿。

（3）转运：在产妇生命体征平稳、出血较少，新生儿状态良好后，应在医护人员的陪同与监测下转运至分娩室进行仔细的伤口检查和缝合工作。在分娩室产后观察2h，如母婴情况正常，转入母婴同室病房休养。

4. 孕妇目前的医疗诊断　
妊娠满28周不足37周之间分娩为早产。此时出生的新生儿称为早产儿。早产儿一般出生体重多小于2 500g，各器官发育尚不成熟。早产周数越早、早产儿体重越轻，预后越差。

宫内孕 36^{+3} 周，孕2产1，头位，临产。

案例 12-9-3

评估结果：

产妇于14:20分娩一女婴，体重2 305g。哭声响亮，反应好，Apgar评分1min10分，5min10分，10min10分。新生儿科医生检查无异常，建议24h母婴同室病房观察。14:30由急诊室平车推入分娩室。产科情况：胎儿、胎盘已娩出，查胎盘、胎膜完整；检查会阴Ⅱ度裂伤；阴道出血不多，集血器测量共出血250ml。产妇询问："我的孩子没有足月，用不用住暖箱？""早产对孩子的发育会不会有不良影响？""怎么喂孩子？"等问题。

问题：

1. 处理原则包括哪些方面？

2. 产妇存在的护理诊断/合作型问题有哪些？

5. 处理原则

（1）交接班：产妇转运至分娩室助产士接诊产妇，与急诊室护士做好交接班工作，明确已进行的护理步骤和后续护理干预。

（2）完善补充相关检查：遵医嘱进行血常规、CPR、凝血功能检查，与入院指标进行比对，筛查感染、产后出血等情况。

（3）缝合伤口：清洁会阴，铺无菌台，仔细检查会阴伤口，给予再次消毒后缝合伤口并肛查，警惕会阴和阴道血肿出现。及时对产妇进行伤口护理宣教和母乳喂养宣教。

（4）抗感染：遵医嘱给予抗生素抗感染治疗。

（5）早产儿状况：观察早产儿反应和状态，按照早产儿血糖标准进行血糖监测，防止新生儿低血糖，向产妇宣教新生儿观察注意事项（如如何观察新生儿肤色及反应）；协助产妇完成第一次母乳喂养。

（6）心理护理：针对产妇出现的焦虑、恐惧情绪进行安慰，讲解疾病相关知识，减少产妇的不安情绪。

（7）观察第四产程：观察出血状况、子宫收缩情况、生命体征。待平稳后转入母婴同室病房，做好交接工作。

知识拓展

早产儿血糖监测

新生儿低血糖指的是血糖浓度≤2.6mmol/L。新生儿低血糖对其存活率及远期器官发育都有着重要的影响。大多数血液低葡萄糖浓度发生在生命的最初24h内，且可能并无症状。根据uptodate证据支持系统，临床中应规范监测具有低血糖风险的新生儿血糖。这些人群中包括早产儿，小于胎龄儿，大于胎龄儿，胎儿生长受限（FGR）及母亲具有糖尿病的新生儿等。

当出现与低血糖相符的症状时（包括神经源性症状，如颤抖、出汗、呼吸急促、易激惹、苍白等；低碳酸血症症状如吸吮不佳、哭声微弱或尖锐、嗜睡/昏迷等）应立即进行血糖监测，监测部位取足跟部毛细血管丰富区域。

当血糖<2.6mmol/L应告知儿科医生，并遵医嘱喂奶或5%葡萄糖10ml，30min后复测；血糖2.2~2.6mmol/L时需继续每3h监测血糖情况，至少两次以上正常才可终止；血糖<2.2mmol/L或出现其他临床症状者，需转儿科治疗。

对于有低血糖风险的新生儿，应在出生后1h内进行血糖监测，并进行第一次母乳喂养。在出生后24~48h内，每3~6h预喂葡萄糖溶液来继续监测血糖，此阶段是新生儿低血糖的高发期。

在确定低血糖浓度的新生儿中，应继续监测，直至在正常范围内定期喂食可保持浓度：>2.8mmol/L的新生儿<48h，>3.3mmol/L新生儿>48h。

如果新生儿48h后无法维持葡萄糖浓度>3.3mmol/L，则应考虑低血糖，并进行进一步评估和转儿科治疗。

6. 产妇可能存在的护理诊断/合作性问题 产妇于急诊室分娩后转入分娩室观察,但目前产妇疾病相关认知不佳,需进行健康教育,同时观察病情变化。对于产妇目前情况,存在以下护理诊断。

(1)知识缺乏:缺乏早产儿相关知识和母乳喂养相关知识。

需针对产妇疑问解答早产儿护理注意事项、血糖监测方法和低血糖观察要点,指导产妇进行母乳喂养,告知产妇产后伤口护理注意事项。

(2)胎儿潜在的并发症:有胎儿受伤的危险 与新生儿早产有关。

该产妇分娩时胎儿未足月,可能因早产出现新生儿低血糖、多器官生长发育欠佳的潜在问题。嘱产妇早产儿的特异性及观察要点,告知日后复查内容,嘱咐产妇按期复查。

(3)焦虑 与担心新生儿状况有关。

早产易发生新生儿受伤及远期影响。该产妇提及相关疑问,说明其有焦虑情绪。应耐心解释病情状况,给予产妇信心,缓解焦虑情绪。

(4)产妇潜在的并发症:有感染的风险 与非分娩室环境下分娩有关。

应监测产妇生命体征、实验室检查结果,告知产妇产后注意饮食合理,保证营养和下地活动时间及注意事项。遵医嘱给予抗感染治疗。

(5)疼痛 与会阴撕裂伤有关。

及时评估产妇疼痛程度,监测生命体征,观察伤口有无红肿,告知伤口护理事项,进行日常的伤口冲洗和消毒工作。当产妇伤口疼痛、红肿剧烈时,及时告知管床医生,并遵医嘱给予伤口冰敷、口服镇痛药等措施。

案例 12-9-4

产妇产后第 1 日,检验科回报血常规、CPR 与凝血功能指标正常。一般情况好,未诉不适。查体:生命体征平稳,心肺未及异常,双乳房不胀,子宫收缩好,宫底脐下两指,恶露少量、无异味,会阴伤口无红肿、渗出及硬结,准予今日出院。

问题:

出院后的护理要点是什么?

---

7. 产妇出院后的护理要点

(1)伤口护理要点:告知产妇伤口需保持清洁、干燥,排尿排便后需对伤口进行流动水冲洗清洁。产后需积极预防便秘,防止排便疼痛和不适;在产后 7~10d 内出现肿胀和疼痛较为正常,会阴伤口会在产后 3 周左右开始逐渐愈合;若出现伤口化脓、剧烈疼痛影响日常生活、伤口裂开、恶露异常等情况,需及时至门诊就诊。

(2)子宫、恶露、乳房的观察:嘱产妇观察子宫底位置、恶露量、恶露性状、气味等,乳房状况和母乳喂养状况。当出现异常时需及时就诊或寻求专业人员帮助。

(3)新生儿护理要点:促进母乳喂养,观察新生儿生命体征,定期完善后续检查和复诊。

（刘 军 路简羽）

第十节 一例正常分娩产后产妇的护理

案例 12-10-1

产妇,31 岁。孕 1 产 0,孕 40 周,因胎膜早破收入院。入院次日晚 18:00 时行会阴侧切术,自然分娩一女婴,体重 3 600g,产时出血 200ml,会阴侧切伤口内缝可吸收缝线,皮肤层为可吸收线皮内缝合。

问题:

产妇及新生儿产后 2h 内如何观察及护理?

产褥期对于女性来说是一个转变时期,是妊娠的结束和由妊娠引起的身体各系统一系列变化恢复到未孕状态的过程,包括子宫复旧、心脏输出量和血容量减低,雌孕激素水平下降等。母乳喂养的妇女,泌乳－Ⅱ阶段开始启动,泌乳持续数月或数年。但是产后远不止仅有身体的变化,对于产妇和家庭来说它也是社会心理状态的转变时期。

1. 产妇及新生儿产后 2h 内观察及护理内容 第四产程为新生儿娩出后 2 个小时,是分娩后的最初阶段。在第四产程中需要密切观察和频繁评估母婴情况,因为这是一个身体易受突发并发症影响的脆弱时期。产后 2h 内极易发生严重并发症,如会阴血肿、产后出血、产后心衰、产后子痫等,故产后 15min、30min、1h、2h 应严密监测产妇的生命体征、子宫收缩情况及观察阴道出血量,注意宫底高度及膀胱是否充盈,同时观察新生儿的生命体征状况和喂养情况。

为产妇做分娩准备时,工作人员将预热好的大毛巾放于产妇胸腹部,新生儿出生后放于大毛巾上,立即擦干,擦干时间为 20~30s,延迟至脐动脉搏动消失后断脐,移开湿毛巾以便新生儿与母亲裸露的腹部直接接触,新生儿的头放在产妇双乳之间,脸偏向一侧,防止堵住口鼻造成窒息,帮助新生儿伸展手臂和腿,使新生儿俯卧在产妇胸腹部。同时注意保暖,用另一块预热过的干净的毯子覆盖母婴,但不要包裹新生儿,用一顶干燥的帽子戴在新生儿的头上,帮助新生儿头部保暖。产妇用一只手托住新生儿臀部,另一只手放于其背部,持续皮肤接触 90min,并尽早启动母乳喂养。母婴皮肤接触期间其他常规的操作应在皮肤接触结束后再进行,如称体重、测身长、注射维生素 K 等。

知识拓展

分娩后立即母婴皮肤接触的益处

分娩后,工作人员协助新生儿与母亲立即进行皮肤接触及母乳喂养。持续的母婴皮肤接触已经被证实能改善母亲深情的行为;调节新生儿的行为;防止新生儿低体温,稳定新生儿状态并起到保暖的作用;维持新生儿血糖稳定;促进母乳喂养的成功,增加母乳喂养持续时间,使婴儿与母亲联结更紧密互动更多;因此皮肤接触宜早不宜迟。

研究表明,新生儿在出生后 2h 内非常敏感,出生后立即皮肤接触可以促进新生儿出现以下行为:3min 以后唤醒,8min 以后活动,35min 后爬行,45min 以后通过舔、触摸、按摩母亲的乳房,之后新生儿对母亲越来越熟悉,1h 左右新生儿正确地贴到乳头上,开始吸吮母乳,1.5~2h,自然分娩的新生儿由于出生花费大量体力,开始进入睡眠休息的状态。

案例 12-10-2

产妇和新生儿在分娩室观察达 2h,产妇体温 36.8 ℃,血压 125/80mmHg,脉搏 80 次/min,呼吸 19 次/min,子宫收缩好,宫底高度在脐下 2 指,阴道出血 80ml,产妇未诉不适,新生儿情况好,完成了第一次母乳喂养,产妇和新生儿同时转入母婴同室病房休养。

问题:

1. 产妇转入母婴同室病房后的观察护理要点有哪些?

2. 新生儿转入母婴同室病房后的观察护理要点有哪些?

3. 如何进行母乳喂养指导?

---

2. 产妇转入母婴同室病房后的观察护理要点

(1)产妇观察要点

1)生命体征:产妇回到病房 2h 内每小时测量血压、脉搏、呼吸,若有异常及时通知医生。测量体温,若体温超过 38℃,需及时查找原因,并向医生汇报进行处理。

2)子宫收缩及恶露:密切观察产妇子宫的收缩情况、阴道出血量和会阴部伤口的出血量,每小时按摩产妇宫底一次,促进子宫收缩,并记录宫底高度。若发现产妇出现阴道出血量明显增加及时通知医生并配合抢救。每日观察恶露的量、颜色和气味。红色恶露增多且持续时间延长应考虑子宫复旧不全,应及时给予收缩子宫的药物;若合并感染,恶露有臭味且子宫有压痛,应遵医嘱给予广谱抗生素控制感染。如产妇子宫收缩不好,阴道出血多,产妇出现面色苍白、出冷汗,主诉口渴、心悸、头晕,畏寒、寒战、表情淡漠、呼吸急促甚至烦躁不安、转入昏迷,可考虑其发生了产后出血,应立即通知医生查体并配合医生对其进行抢救。

3)观察膀胱充盈程度及排尿情况:产后尿潴留是产褥期常见并发症,主要表现为阴道分娩后或剖宫产术后拔除尿管后产妇不能自行排尿,导致膀胱尿液潴留。产后 6h 以上不能自行排尿或排尿甚少,残余尿量大于 100ml,即可确定发生了尿潴留。产后尿潴留会影响产妇子宫收缩,导致产后出血增多,延长住院时间,给产妇增加痛苦,同时也是造成产褥期泌尿系感染的重要因素。研究结果显示,若只给予常规护理,产后尿潴留发生率可达约18%。

产妇返回病房后,即询问产妇产后排尿情况,测量残余尿量,评估膀胱充盈程度,鼓励产妇进食饮水后尽早自行排尿。排尿后再次测量残余尿量,评估膀胱充盈程度。若产后4h未排尿或第1次排尿量少,都应再次评估膀胱的充盈情况。若出现排尿困难,首先要解除产妇担心排尿引起疼痛的顾虑,鼓励产妇坐起排尿,必要时可协助其排尿:①打开水龙头,让产妇听流水声,刺激排尿。②用热水熏洗外阴或用温开水冲洗尿道外口周围诱导排尿;热敷下腹部、按摩膀胱刺激膀胱肌收缩。③针刺关元、气海、三阴交、阴陵泉等穴位促其排尿。若上述方法均无效,应遵医嘱给予导尿。

（2）产妇护理要点

1）乳房及哺乳情况:评估乳房情况,观察有无乳头扁平、内陷及皲裂,观察乳汁的质和量,观察哺乳姿势是否正确,并协助哺乳。①扁平及凹陷乳头护理:有些产妇的乳头较扁平甚至凹陷,新生儿很难做到有效吸吮(即吸吮乳房时能含住乳头和大部分乳晕),可指导产妇产后尽早地进行皮肤接触,让新生儿含接乳房,如果含接困难,指导产妇使用不同的喂养姿势,推荐使用橄榄球式的方法,这样可以使产妇能够清楚地观察到新生儿的含乳状态。其次,可以选择或者尝试不同的乳头突起方案,最终找到适合自己的方式。哺乳前可以佩戴乳头矫正器或者使用吸乳器使乳头突起,乳头矫正器可以在两次哺乳间隙佩戴;哺乳前伸展乳头和乳头牵拉;喂哺前用毛巾热敷乳房3~5min,同时按摩乳房以刺激喷乳反射,挤出一些乳汁使乳晕变软,继而捻转乳头引起立乳反射;哺乳时,可以对乳房进行"U"形或"C"形造型,帮助新生儿含接,注意挤压方向要与婴儿嘴巴长轴方向一致,便于婴儿含接乳头和大部分乳晕;使用乳头护罩代替乳头,研究发现密切接触型乳头护罩可以帮助含接困难的新生儿含乳,对于早产儿或无法维持含乳婴儿可提高吸入量和持续时间;如果乳头凹陷严重,则不可强行往外拉、拽乳头。确实不能哺乳者应尽早回乳,以免发生急性乳腺炎。②乳房充盈期护理:产后两三天,产妇自觉乳房充盈,或有轻度胀痛,称为"生理性乳胀"。主要是由于激素分泌引起乳房内血液、淋巴液增加,通常伴随着有效的吸吮和乳汁排除很快缓解,需要指导产妇合理应对。首先应保证婴儿按需喂养,频繁哺乳,同时要注意产妇及新生儿姿势,保证婴儿可以有效吸吮。如婴儿很难含接,可以先挤出或者吸出一部分乳汁再让婴儿进行吸吮;如婴儿已经吃饱,乳房仍然很胀,需要挤出或者吸出部分乳汁,产妇不胀即可;指导产妇使用物理方法缓解乳胀,如哺乳前进行热敷,哺乳后进行冷敷,缓解胀痛。如果产妇出现乳房红肿、胀痛、触痛、发热等症状提示"病理性乳胀",建议产妇及时到乳腺科就诊。③乳腺炎护理:一般产后2~3周是发生乳腺炎的高峰期。持续喂哺两侧乳房,哺乳时先喂患侧乳房,因饥饿时新生儿的吸吮力更强,有利于吸通乳腺管。每次哺乳时应充分吸空乳房,同时增加哺乳的次数,每次哺乳至少20min或感觉乳房排空。如果乳汁排出不畅可在哺乳前热敷和按摩。哺乳间歇使用温热湿包或冷冻甘蓝叶敷在乳房上,会使产妇感到舒适。哺乳后尽量卧床休息,增加液体摄入,饮食要清淡。若病情严重,需药物及手术治疗。乳腺炎是在哺乳期间由于乳汁淤积或者感染导致的乳腺炎症反应,指导产妇继续哺乳是乳腺炎的最佳治疗方案,大部分乳腺炎产妇是可以继续哺乳的,因为母亲患乳腺炎后,双侧母乳中免疫细胞可以几十倍的增加,继续哺乳可以将免疫物质传递给新生儿。指导产妇患乳腺炎后,有效地排出淤积的乳汁,使乳汁恢复正常的流动性是非常重要的。正常情况下,建议按需哺乳,哺乳后不需彻底排空乳房,但是患乳腺炎后,需要有效地排出淤积乳汁,以免转化成为乳腺脓肿。④乳头皲裂护理:轻者可继续哺乳,但确保新生儿含接乳房姿势正确。乳头皲裂多是由于新生儿含接姿势不正确导致。哺乳时产妇取舒适的体位,哺乳前湿热敷乳房3~5min,挤出少许乳汁使乳晕变软,让乳头和大部分乳晕含在新生儿口中。哺乳后,挤出少许乳汁涂在乳头和乳晕上,短暂暴露使乳头干燥,因乳汁具有抑菌作用,且含丰富的蛋白质,能起到修复乳头表皮的作用。也可使用乳头修复霜。疼痛严重者,可用吸乳器吸出乳汁喂给新生儿或用乳头保护罩间接哺乳。

2)皮肤护理:产妇在产后第一周会出汗较多,其机制是排除孕期累积的细胞外液。应该帮助产妇消除疑虑,认识到这种现象是正常的,做到保持身体清洁和干燥,勤换衣服,不要为了试图减少排汗而减少液体摄入量。

3)会阴伤口护理:每日观察伤口周围有无渗血、血肿、红肿、硬结及分泌物,并嘱产妇多采取健侧卧位。若伤口异常及时通知医生进行处理。每日用0.5‰的碘伏溶液进行两次会阴擦洗,擦洗的原则为由上到下、从内到外,会阴切口单独擦洗。嘱产妇每次大小便后用温水清洗会阴,保持会阴部清洁,预防感染。会阴切口疼痛剧烈或产妇有肛门坠胀感应及时报告医生,以排除阴道壁及会阴部血肿。

4)产后活动:产后产妇应尽早开始适宜活动,促进子宫收缩,预防下肢静脉血栓形成。自然分娩产妇回到病房后,尽早进食水,补充能量,可由家属陪同下床轻微活动,产后第2日可在室内随意走动,按时做产后健身操。由于产妇产后盆底肌松弛,应避免负重劳动或蹲位活动,以防止子宫脱垂。活动前应评估产妇情况和指导产妇活动要点,避免下床活动时发生晕厥和摔倒(附录2)。

5)产妇心理状态及社会支持:产妇在产后2~3d内发生轻度或中度的情绪反应称为产后压抑。产后压抑的发生可能与产妇体内的雌孕激素水平的急剧下降、产后的心理压力及疲劳等因素有关。因此要注意评估产妇的心理状态:①产妇对分娩经历的感受。产妇在分娩过程中的感受直接影响产后母亲角色的获得。②产妇的自我形象。产妇孕期不适、形体的恢复等均影响其对孩子的接纳。③母亲的行为。评估母亲的行为是否属于适应性行为。母亲能满足孩子的需要并表现出喜悦,积极有效地锻炼身体,学习护理孩子的知识和技能为适应性行为。相反,母亲不愿接触孩子,不亲自喂养孩子,不护理孩子或表现出不悦、不愿交流,食欲缺乏等为不适应性行为。④产妇对孩子行为的看法。评估母亲是否认为孩子吃得好,睡得好又少哭就是好孩子,因而自己是个好母亲;而常啼哭,哺乳困难,常常需要换尿布的孩子是坏孩子,因而自己是一个坏母亲。母亲能正确理解孩子的行为将有利于建立良好的母子关系。⑤其他影响因素。研究表明,产妇的年龄、健康状况、社会支持系统、经济状况、性格特征、文化背景等因素影响产妇的产后心理状态。若产妇出现产后压抑,帮助妇女度过这段时期的关键是来自家庭和照护者持续的支持,尽量增加休息、睡眠的时间,表扬她在照护新生儿中取得的成绩有利于新母亲信心的建立。良好的家庭氛围有助于家庭各成员角色的获得,也有助于建立多种亲情关系。产妇的丈夫等家庭成员在关心新生儿的同时不可忽略对产妇的关心,要给予产妇充分的肯定、支持和鼓励。

3. 新生儿观察与护理要点

(1)新生儿观察要点

1)观察啼哭:正常新生儿的哭声洪亮有力。胎头吸引娩出者,哭声软弱无力;颅内出血者,哭声有脑性尖叫;肺炎患儿哭声无力,口周发绀,呼吸急促;有疼痛或刺激,暴发性高声尖叫;腹痛、腹胀新生儿,阵发性哭声尖锐;不哭不闹、不吃奶者,多为重症表现。

2)观察皮肤:①观察肤色。贫血或末梢循环不良者皮肤苍白,心功能不全和周围循环衰竭者皮肤灰暗,青紫则是缺氧。②观察黄疸。生后2~3d出现生理性黄疸,7~14d消失。若新生儿出生不满24h,观察面部皮肤是否黄染,若新生儿出生大于24h,观察手掌和脚底皮肤是否黄染,若黄染则是重度黄疸,须加强母乳喂养,并通知儿科医生处理。③观察感染。新生儿皮肤易擦伤引起感染。观察颈部、腋窝、腹股沟、脐部等处,是否有皮肤发红、硬结、排脓等感染表现,若有则及时通知儿科医生处理。臀红可涂鞣酸软膏,要勤换尿布,勤洗臀部。每日观察脐带情况,若有感染,用75%乙醇消毒。

3)观察大小便:观察有无腹胀,有无生殖器畸形。新生儿胎便为墨绿色,黏稠无臭,随乳汁摄入逐渐呈棕色、黄色。多次黄色稀水样大便多为消化不良。灰白色可能有先天性胆道闭锁。母乳喂养的新生儿小便次数在出生一周内,基本上与出生天数相同,一周以后,每天小便次数平均6~7次及以上。

4)观察体重变化:新生儿出生48h内体重下降应小于10%,每天床旁护理时给新生儿称体重,计算与出生体重下降的百分比。当超过7%,应引起警惕,评估产妇奶量,鼓励勤哺乳,评估是否存在入量不足;当超过10%,及时通知儿科医生,查找原因,遵医嘱给予相应措施。

（2）新生儿护理要点:每日进行皮肤观察,注意有无皮疹、红斑、糜烂、黄疸等,给予清洁;每日固定时间进行体重测量,监测体重变化;给予脐部清洁消毒,保持脐部清洁、干燥;臀部清洁,保持臀部皮肤清洁、干燥。

4. 进行母乳喂养指导

（1）在新生儿娩出1个小时内分娩室助产士协助母婴进行早接触、早吸吮、早开奶。剖宫产产妇回到母婴同室后,责任护士尽快帮助母婴完成皮肤接触和早吸吮,保证按需哺乳。

（2）产妇回到病房后,为其讲解母乳喂养相关知识,给予母乳喂养指导,树立母乳喂养信心。帮助产妇学会正确的哺乳姿势、新生儿啥接姿势、乳房护理方法、吸奶器的使用方法等,并告知产妇母乳喂养的好处、分娩后皮肤接触及早开奶的重要性、母婴同室的重要性、按需哺乳的重要性、挤奶的目的和技巧,帮助产妇树立母乳喂养信心。

知识拓展

母乳喂养的三个关键时期

1. 新生儿出生后60min内开始母乳喂养　新生儿出生后（60min内）应尽早吸吮母亲乳房,频繁的吸吮一方面促进母亲乳汁早分泌,新生儿可以吃到初乳,另一方面可以帮助新生儿胃肠道正常菌群的建立。

2. 出生至6个月,这个时期实施纯母乳喂养。

3. 婴儿6个月后添加适当的辅助食品,同时继续母乳喂养至婴儿2岁及以上。

（3）指导产妇正确的哺乳姿势和要点：①母亲喂哺新生儿时体位要舒适，肌肉放松，可采取坐位或侧卧位，取坐位时座椅有靠背。②新生儿应紧贴母亲身体，胸贴胸，腹贴腹。③新生儿身体与母亲身体应呈一直线。④鼻子对着乳头，下颌贴乳房。⑤如是新生儿，母亲不只托他的头及肩部，还应托着他的臀部。

（4）帮助产妇识别新生儿正确的含接姿势和要点：①新生儿下颌贴在乳房上。②嘴张得很大。③将乳头及大部分乳晕含在嘴中。④下唇向外翻。⑤面颊鼓起呈圆形。⑥新生儿嘴上方的乳晕比下方多。⑦新生儿慢而深地吸吮，有时突然暂时停止。

（5）教会产妇正确的托起乳房：手呈"C"字形托乳，拇指放在乳房的上方，其余四指支撑着乳房基底部，靠在乳房下的胸壁上；两个手指可以轻压乳房，改善乳房形态，使新生儿容易含接。托乳房的手不要太靠近乳头。如果母亲的乳房大而且下垂，用手托住乳房可帮助乳汁流出。如果母亲的乳房小而且高，在喂奶时手不需要总托住乳房。哺乳时母亲先用乳头触及新生儿的口周围，使新生儿建立觅食反射，当新生儿的口张到足够大时，将乳头和大部分乳晕含在新生儿口中。

（6）教会产妇判断新生儿是否摄入了足够母乳：可通过观察新生儿表现来判断摄入量是否充足：①两次喂奶之间新生儿很满足、安静。②观察新生儿每天的小便次数。母乳喂养时，出生一周以内的新生儿每天小便次数与出生天数基本一致，如出生第一天的新生儿小便次数一次及以上。③观察新生儿体重变化：出生后体重减轻出现生理性体重下降，7~10d 恢复到出生时体重。母乳喂养的新生儿到一个月时增长体重不应少于 500g。

（7）教会识别新生儿饥饿迹象：①新生儿张开嘴，寻找乳房；②出现吸吮动作或发出响声，咂嘴唇、伸舌头；③吃手、快速眼动；④烦躁、哭闹。

（8）教会产妇如何保证乳汁分泌：①可以让新生儿频繁、有效地吸吮乳房，同时也要保持夜间哺乳。②尝试更换哺乳姿势，保证正确的哺乳和含接姿势，哺乳频率：每天 10~12 次。③如果新生儿吸吮无力或不吸吮，可以吸出或挤出乳汁，保证乳房频繁排空，促进乳汁分泌。④产妇注意多休息，补充水分。⑤信心很重要，不要着急焦虑，保持心情舒畅。⑥产妇在喂奶前可喝热饮和汤类，合理营养膳食。⑦辅助哺乳工具将吸出母乳喂给新生儿，不用奶瓶，避免产生乳头错觉。

（9）教会产妇挤奶：挤奶可以缓解奶胀，去除乳管堵塞或乳汁淤积；在母婴分离或早产儿、低体重儿、没有吸吮能力时，通过挤奶，保持泌乳。挤奶方法：①彻底洗净双手。②坐或站均可，以自己感到舒适为准。③刺激射乳反射。④将容器靠近乳房。⑤用拇指及示指向胸壁方向轻轻下压，不可以压得太深，否则将引起乳导管堵塞。⑥压力应作用在拇指及示指间乳晕下方的乳房组织上，也就是说，必须压在乳晕下方的乳窦上。⑦反复一压一放，本操作不应引起疼痛，否则方法不正确。⑧依各个方向按照同样方法压乳晕，要做到使乳房内每一个乳窦的乳汁都被挤出。⑨不要挤压乳头，因为压或按乳头不会出奶。⑩一侧乳房至少挤压 3~5min，待乳汁少了，就可挤压另一侧乳房，如此反复数次，持续 20~30min。

（10）乳房按摩：柔和的乳房按摩能够促进催产素和催乳素的分泌，有利于刺激喷乳反射，增加乳汁分泌。乳房按摩还有助于防止乳房肿胀和乳腺炎，改善乳汁淤积，消除肿块。对于乳头扁平和凹陷的产妇，乳房按摩可以帮助新生儿含乳，减少乳头疼痛等问题的发生。如果没有吸奶器，急需时也可配合乳房按摩用手挤奶。

（11）哺乳之后的注意事项

1）乳头移开：如果在哺乳结束时，新生儿已经睡着，不可以生硬地把乳头拉出。这时，应轻压新生儿颏部，让新生儿松口，乳头自然就会滑脱。

2）拍嗝：喂过奶之后，最好竖着抱起新生儿，从下往上拍后背，待新生儿打嗝后将其放下平躺。

3）排空剩余乳汁：每次喂奶之后，为减少乳汁淤积，产妇应将乳房排空，这样可以有效地预防乳腺炎，还可以促进乳汁分泌。

案例 12-10-3

产妇转入病房后，护士评估乳汁量少，协助其进行母乳喂养，新生儿含接吸吮好。产后 3h 产妇自行排尿，测残余尿量 480ml，嘱其继续排尿，产后 4h 产妇再次自行排尿，测残余尿量 302ml，产后 6.5h 再次排尿，测残余尿量 280ml，主诉仍有尿意。产后 24h，新生儿吸吮 7 次，每次吸吮时间 10~15min。护士巡视病房时，产妇紧张地询问新生儿阴道口处白色物质是否有异常，纸尿裤上有浅红色物质，认为是新生儿尿中有血。

问题：

该产妇可能存在的护理诊断有哪些？

---

5. 可能存在的护理诊断

（1）排尿异常：尿潴留　与产时损伤、活动减少有关。

产妇数次排尿后残余尿量均较多，且主诉仍有尿意，说明膀胱功能产时受到损伤，发生尿潴留。应通知医生，遵医嘱进行留置导尿。

（2）母乳喂养无效：新生儿体重下降　与母乳供给不足或喂养技能不熟有关。

有效的母乳喂养应按需哺乳，保证每 24h 哺乳 10 次以上，每次哺乳 20~30min，产后产妇无乳汁，新生儿 24h 只吸吮了 7 次，每次吸吮时间 10~15min，说明产妇尚未熟练掌握喂养技能，存在母乳喂养无效的情况。应对产妇进行进一步的哺乳喂养指导，增加哺乳时间及次数，帮助产妇增加乳汁分泌，促进母乳喂养的成功。

（3）知识缺乏：缺乏婴儿护理的相关知识。

产妇认为婴儿阴道口处白色物质为异常物质，认为纸尿裤上的浅红色物质是婴儿尿中有血，说明产妇缺乏婴儿护理的相关知识，应对产妇进行健康教育，消除产妇疑虑。女婴出生一周内，阴道可有白带及少量血性分泌物，持续 1~2 日后自然消失，与出生后激素水平的变化有关。婴儿纸尿裤上的浅红色物质为尿酸盐结晶，是摄入水分不足所致，产妇应增加母乳喂养次数，确保婴儿摄入充足。

案例 12-10-4

产后第三天，产妇及婴儿状况好，母乳喂养技能已掌握，遵医嘱给予新生儿随产妇同时出院。出院前，护士对产妇进行了出院指导，着重讲解了产后居家护理注意事项及计划生育相关知识。

问题：

产后性生活何时开始？选择何种避孕措施？

---

6. 产后性生活和避孕 无论分娩方式如何以及是否哺乳,产后 40%~57% 的妇女会在分娩 6 周后恢复性生活。产后如果未哺乳,可在产后 4 周左右出现排卵。大多数的排卵恢复发生在第 1 次月经前。月经复潮和排卵并非同步,所以月经复潮不能作为是否要采取避孕措施的依据,产后采取适宜的避孕措施是非常必要的。生育间隔在 6 个月以内,低出生体质量儿、早产、自然流产等的发生风险升高。WHO 指出,为了减少母亲、胎儿和新生儿的不良结局,建议产后至少间隔 2 年再妊娠。根据是否是剖宫产、产后哺乳方式及产后时间给予避孕方法的选择,推荐对于有意愿再次妊娠的妇女,建议两次妊娠的间隔至少 24 个月,采用长效或短效的高效避孕方法。对于已经完成"二孩"生育的妇女,推荐其采用长效避孕措施。对于 2 次以上剖宫产或合并严重并发症的妇女应建议采用永久避孕方法,如男性、女性绝育术。护士在住院期间应向孕产妇及其伴侣开展有关产后避孕的宣教和知识培训,提高孕产妇对产后避孕的认知,规范其产后避孕行为。

(刘 军 路简羽)

第十一节 一例产后出血产妇的护理

一、一例阴道分娩产后出血产妇的护理

学习目标

完成本内容学习后,学生将能:
1. 复述产后出血的原因。
2. 列出产后出血量的测量方法。
3. 描述产后出血的抢救流程。
4. 列出产后出血的补液原则。

案例 12-11-1

孕妇,32 岁。孕 3 产 1,孕 39 周,见红 10h 伴不规律宫缩 1h 急诊就诊。测量生命体征,体温 36.8℃,脉搏 90 次 /min,呼吸 18 次 /min,血压 110/72mmHg。胎心率 142 次 /min。宫缩 7~8min 一次,宫缩强度(±),持续 25s。

问题:

该孕妇需要进行哪些临床评估及检查?

1. 该孕妇需要评估的内容 评估孕妇的一般情况、本次妊娠情况,是否有妊娠合并症,详细了解既往史、孕产史、上次分娩过程及分娩结局。

(1)一般情况评估:评估孕妇年龄、身高、体重、生命体征等。

（2）健康史：包括本次妊娠情况、既往病史及孕产史。评估本次妊娠是否顺利，进行了哪些项目检查，检查结果是否正常。是否有妊娠期合并症及并发症，是否进行药物干预等。既往是否合并内外科疾病，是否长期服用药物。评估孕产史，既往妊娠是否顺利，有无妊娠期合并症，妊娠结局如何。评估上次分娩过程，是否发生胎盘胎膜残留、产后出血、感染等并发症。

（3）专科评估：听诊了解胎心情况，评估胎儿大小、胎方位、胎产式。评估子宫收缩情况，观察见红量及性质，是否有阴道流液。进行阴道检查了解宫颈位置、软硬度、宫颈管消退、宫口扩张、胎先露位置等情况。胎心监护了解胎儿宫内情况。

（4）心理社会状况：孕妇为经产妇，既往分娩体验及分娩结局对本次妊娠及分娩会造成一定的影响。评估孕妇对本次妊娠及分娩的心理状况，是否存在有紧张、焦虑的心理状态。

案例 12-11-2

评估及检查结果：

孕妇体温 36.6℃，脉搏 84 次 /min，呼吸 20 次 /min，血压 122/80mmHg。身高 158cm，体重 75kg，孕期增重 15kg。面色红润，精神尚可。

产科查体：宫高 36cm，腹围 99cm，胎位为 LOA，估计胎儿体重 3 600g。胎心 140 次 /min，宫缩持续 25s，间隔 7~8min，子宫软，宫口未开，宫颈 Bishop 评分 6 分。胎心监护：胎心基线 150 次 /min，NST 反应型，Ⅰ类图形。

B 型超声检查：宫内单活胎，符合孕 39 周，胎头双顶径（BPD）9.8cm，股骨长（FL）7.7cm，S/D=1.78，羊水指数 11.0cm，胎盘位于子宫右前壁，胎盘功能Ⅲ级，脐带绕颈一周。

血常规：Hb102g/L，RBC3.3×10^9/L，WBC8.5×10^9/L，PLT190×10^9/L，OGTT 检查血糖值：5.8、12.3、8.4mmol/L。

上次孕期平顺，分娩顺利，无胎盘胎膜残留、产后出血、感染等并发症。

问题：

1. 目前孕妇可能主要的医疗诊断是什么？

2. 目前孕妇存在的高危因素有哪些？

---

2. 孕妇目前主要的医疗诊断

（1）孕 3 产 1，宫内孕 39 周，LOA。

（2）先兆临产。

（3）妊娠期糖尿病。

（4）妊娠合并轻度贫血。

3. 目前孕妇存在的高危因素 经产妇、妊娠期糖尿病、轻度贫血。

知识拓展

高危因素评估的重要性及方法

产后出血是导致产妇死亡的主要原因，但绝大多数由产后出血导致的产妇死亡经处理是可避免的。关键在于临床对于产后出血高危因素早期识别、早期诊断及时、正确的处理。

产后出血高危因素的评估方法：孕妇入院后全面了解一般情况，包括身高、体重、孕产史，孕期存在的合并症、并发症，对有高危因素的孕产妇做风险评估并交接班，并将有可能出现的症状及风险告知孕产妇和家属，共同风险防范；产程及术中继续评估是否有新的高危因素发生，对于孕期正常的孕妇要注意随时出现的高危因素，产后24h，尤其是6h严密观察出血量的同时继续评估宫缩、膀胱充盈、伤口等新的高危因素。通过对产后出血高危因素动态的评估，并及时给予正确的处理是减少产后出血发生的关键。

案例 12-11-3

产程及分娩情况：

孕妇 18：20 开始规律宫缩：宫缩 30s/3~4min，强度（＋），宫口开大 2cm，先露 S-2，入分娩室待产。

20：00 自然破水，阴道检查宫口开大 9cm，先露在棘下 1cm。

20：30 经阴道分娩一活女婴，体重 3 720g，Apgar 评分 1、5、10min 均为 10 分。

20：35 胎盘自然娩出，胎盘娩出时阴道瞬间出血 600ml，有鲜红色血液伴有血块。

问题：

此产妇发生了什么？发生的原因是什么？

4. **此产妇发生了产后出血。** 产后出血的原因分析：产前凝血功能正常，产程进展快，急产，现在出血性质为鲜红色血液伴有血块，主要考虑有软产道裂伤、宫缩乏力，因有人流史，也要排除胎盘剥离不全因素。应该尽快评估子宫收缩情况，检查有无软产道裂伤，检查胎盘、胎膜是否完整。

知识拓展

产后出血原因分析

造成产后出血的主要原因有：子宫收缩乏力、胎盘因素、软产道裂伤及凝血功能障碍。

1. **子宫收缩乏力** 是产后出血最常见的原因。任何影响子宫肌收缩和缩复功能的因素，均可引起子宫收缩乏力性出血。①全身因素：产妇精神过度紧张，对分娩恐惧，体质虚弱，高龄，肥胖或合并慢性全身性疾病等。②产科因素：产程过长使体力消耗过多；前置胎盘、胎盘早剥、妊娠期高血压疾病、宫腔内感染等。③子宫因素：子宫过度膨胀（如多胎妊娠、羊水过多、巨大儿），子宫肌壁损伤（剖宫产史、肌瘤剔除术后、产次过多等），子宫病变（子宫肌瘤、子宫畸形、子宫肌纤维变性等）。④药物因素：临产后过多使用镇静剂、麻醉剂或子宫收缩抑制剂等。

子宫收缩乏力引起的产后出血往往表现为胎盘娩出后阴道流血较多，经腹部按摩子宫，宫底较软、子宫轮廓不清。

2. **胎盘因素** ①胎盘滞留：胎盘多在胎儿娩出后 15min 内娩出，若 30min 仍不娩出，将导致出血。常见原因：膀胱充盈，使已剥离胎盘滞留在宫腔内；胎盘嵌顿，宫颈内口肌纤维出现环形收缩,使已剥离的胎盘嵌顿于宫腔;胎盘剥离不全。②胎盘植入:部分性胎盘粘连或植入表现为胎盘部分剥离,部分未剥离,已剥离面血窦开放发生严重出血。完全性胎盘粘连与植入因胎盘未剥离而出血不多。③胎盘部分残留:指部分胎盘小叶、副胎盘或部分胎膜残留于宫腔,影响子宫收缩而出血。胎盘因素造成的产后出血表现为胎儿娩出后数分钟出现阴道流血,色暗红。

3. 软产道裂伤 软产道裂伤包括会阴、阴道和宫颈,严重裂伤者可达阴道穹窿、子宫下段,甚至骨盆壁,导致腹膜后或阔韧带内血肿,甚至导致子宫破例。导致软产道裂伤的原因有阴道手术助产、巨大儿胎儿娩出、急产、软产道静脉曲张、外阴水肿、软产道组织弹性差等。胎儿娩出后立即发生阴道流血,色鲜红,应考虑软产道裂伤。若失血导致的临床表现明显,伴阴道疼痛而阴道流血不多,应考虑隐匿性软产道损伤,如阴道血肿等。

4. 凝血功能障碍 任何原发或继发的凝血功能异常均能造成产后出血。原发性血小板减少、再生障碍性贫血、肝脏疾病等,因凝血功能障碍可引起手术创伤处及子宫剥离面出血。胎儿或胎盘娩出后阴道持续出血,且血液不凝,应考虑凝血功能障碍。

造成产后出血的四大原因,可同时存在、相互影响或互为因果。因此,一旦发生产后出血,在积极寻找出血原因的同时进行对症治疗。

案例 12-11-4

立即检查胎盘胎膜,胎盘、胎膜完整;检查子宫收缩情况,子宫软,轮廓不清;宫颈检查,宫颈 9 点钟位置有 3cm 裂伤。阴道出血总量达 700ml。

问题:

根据产妇目前的情况,其产后出血的急救措施有哪些?

---

5. 产后出血的急救措施

(1)主要措施:呼叫、求助和沟通,立即启动产后出血二级急救处理流程。迅速建立两条以上静脉通路;给予产妇吸氧,连接心电监护仪监测生命体征;保暖;给予留置导尿、详细记录出入量;准确监测出血量;监测血常规、凝血功能、交叉配血,积极寻找出血原因并处理。

(2)抗休克治疗:补充血容量,原则为先给予晶体补液再给予胶体补液。使用晶体液补液时要先给含盐类的液体,后给含糖类液体。严密监测出血量、生命体征和出入量、血氧饱和度、生化指标等,必要时给予成分输血。

此案例中造成产后出血的明确原因为子宫收缩乏力和产道损伤。针对子宫收缩乏力,应该采取的措施有按摩及双合诊按摩子宫,积极应用强效宫缩剂(如卡贝、安列克、麦角新碱等),若子宫收缩仍不见好转者,应给予球囊或纱条填塞子宫腔,或子宫压迫缝合术、子宫血管结扎术等。针对宫颈裂伤,给予积极缝合,仔细检查软产道有无血肿。

在抢救过程中严密动态监测出血量及生命体征变化,注意实验室回报结果,并考虑结果的滞后性,根据临床表现及休克指数判断出血量及液体复苏效果。临床上导致产妇不良结局主要原因是对出血量的低估,未启动早期预警,从而导致诊断和处理滞后。

常用的估计出血量的方法

1. 称重法或容积法 通过容器将丢失的血液搜集起来,采取称重(湿重减去干重再除以 1.05)或测量体积方法,估计出血量是比较准确的方法。

2. 休克指数法 休克指数(SI)=心率/收缩压(mmHg)。出血早期(小于 1 000ml 的代偿期)患者血压和心率无明显变化,当 SI 为 1.0~1.5 时,估计出血量达血容量的 20%~30%。

3. 血红蛋白水平测定 血红蛋白每下降 10g/L,出血量为 400~500ml。在产后出血早期,由于血液浓缩,血红蛋白值常不能准确反映实际出血量。值得注意的是,出血速度也是反映病情轻重的重要指标。重症产后出血情况:出血速度 >150ml/min;3h 内出血量超过总血容量的 50%;24h 内出血量超过全身总血量。妊娠末期总血容量的简易计算方法:非孕期体重(kg)×7%×(1+40%),或非孕期体质量(kg)×10%。

4. 产后出血是一个动态变化过程,因此应该随时评估出血量、失血速度,重视监测生命体征、尿量和精神状态,综合判断出血量。

5. 切记不要用目测法,因为目测法只有实际出血量的 50% 左右。

产后出血分级抢救流程

(1)一级急救处理:也称为"预警线"。在产后 2h 内出血量 ≥400ml,且出血尚未控制时,启动一级急救处理:迅速建立两条可靠的静脉通路,给予产妇吸氧、监测生命体征、保留导尿并检查尿量,向上级医护人员求助,遵医嘱抽取血标本,急查血常规、凝血功能、交叉配血,同时积极寻找造成产后出血原因并处理。

(2)二级急救处理:出血量在 500~1 500ml 时,在积极抗休克治疗的同时进行病因处理。抗休克治疗措施包括扩容、吸氧,准确监测出血量、生命体征和尿量、血氧饱和度、生化指标等,必要时给予成分输血。病因处理主要内容如下:①子宫收缩乏力。按摩及双合诊按压子宫,积极应用强效宫缩剂(如卡前列氨丁三醇等)、球囊或纱条填塞宫腔、子宫压迫缝合术、子宫血管结扎术等。②产道损伤。缝合裂伤,清除血肿,恢复子宫解剖位置,子宫下段破裂需尽快剖腹探查并手术处理。③胎盘因素。胎盘剥离不全时给予人工剥离胎盘并刮宫。胎盘植入者,行保守型手术治疗或子宫切除。④凝血功能障碍。积极补充凝血因子,包括新鲜冷冻血浆、冷沉淀、凝血酶原复合物、血小板等。

(3)三级急救处理:也称为"危重线"。当产后出血量 ≥1 500ml 时,应迅速启动多学科协作,求助麻醉科、ICU、血液科医生协助抢救。如果缺乏严重产后出血的抢救条件,应尽早合理转诊,给予早期输血及止血复苏,积极治疗 DIC,使用血管活性药物,纠正酸中毒,应用抗生素防止感染,必要时行子宫动脉栓塞或子宫切除术,进行心、脑、肺、肾等重要脏器的保护。

产后出血的补液原则

1. **整体的补液原则** 先快后慢,先晶体后胶体,先盐后糖,见尿补钾。充分液体复苏应尽早、尽快恢复有效血容量,维持正常血压,保证组织灌注。大量输入晶体可导致凝血因子稀释,加重出血,在液体复苏中也要注意晶体液体的入量。

2. **常用扩容晶体液** 复方氯化钠溶液、乳酸林格液、0.9% 生理盐水、平衡盐液等。

3. **主要胶体液** 血浆、悬浮红细胞,输血宜早不宜迟。

4. **具体要求** ①顺序:先晶体后胶体,再输血(晶体:胶体比例 2:1 或 3:1)。②速度:1 000ml 晶体快速输入(15~20min),第 1h 内至少 2 000ml,然后胶体 500~1 000ml 和 / 或血制品。③按照国内外常用的成分血输注推荐方案,建议红细胞:血浆:血小板以 1:1:1 的比例(如 10u 红细胞悬液 +1 000ml、新鲜冷冻血浆 +1u 机采血小板)。

案例 12-11-5

经过积极治疗,产妇子宫收缩好,阴道出血不多,生命体征平稳,在产房观察 2h 后安返病房。

问题:

1. 产妇返病房后的观察要点有哪些?
2. 产妇下一步护理措施有哪些?

---

6. **产妇返回病房后观察要点** 观察产妇生命体征:重点是血压、脉搏、呼吸。观察子宫收缩情况:宫底位置及软硬度;阴道出血情况;膀胱充盈度及尿量(保留尿管是否通畅)。

7. **护理措施**

(1)严密观察产妇生命体征:产妇回室后,立即、30min、1h、2h、3h、4h、8h、12h 各测量一次,正常后每班测量一次。

(2)保持各管路通畅:如产妇回室后有继续的输液治疗,应勤巡视,保证输液管通畅;注意尿袋中的尿量,保证导尿管通畅,保证膀胱排空,避免膀胱充盈影响子宫收缩导致继续出血。

(3)鼓励产妇进食营养丰富、易消化食物,多进食富含铁、蛋白质、维生素的食物。保证能量摄入,防止能量不足造成子宫收缩乏力。

(4)指导母乳喂养:产妇病情允许的情况下,指导和协助产妇母乳喂养。

(5)给予健康宣教:给予伤口护理、新生儿护理、母乳喂养、产褥期营养、避孕以及产后随访等健康知识教育。

产妇和新生儿产后 4d 后,经产科医生对产妇进行评估和新生儿科医生对新生儿情况进行评估,母婴情况好,出院回家休养。

二、一例剖宫产产后出血产妇的护理

案例 12-11-6

孕妇,38岁。孕3产0,孕38^{+5}周,臀位,不规律宫缩1h,急诊就诊。孕妇既往体健,2015年和2016年自然流产各一次。本次妊娠一般情况良好,孕早期无腹痛、阴道流血。唐氏筛查结果低风险。排畸B型超声检查提示:胎儿身体大致结构正常,胎盘后壁,胎盘下缘距离宫颈内口2.0cm。OGTT试验(-),其余各项化验未见异常。孕28周自测胎动至今,胎心胎动好,孕期共计增重8kg(现体重58kg)。

问题:

需要进行哪些临床评估及检查?

1. 该孕妇需要评估的内容

(1)一般情况:评估孕妇年龄、身高、体重、生命体征等。

(2)健康史:包括本次妊娠情况、既往病史及孕产史。评估本次妊娠是否顺利,进行哪些项目检查,检查结果是否正常;是否有妊娠期合并症及并发症,是否进行药物干预等。既往是否合并内外科疾病,是否长期服用药物。评估孕产史,了解以往孕产结局。

(3)专科评估:听诊了解胎心情况,四步触诊评估胎儿大小、胎方位、胎产式。评估子宫收缩情况,观察见红量及性质,是否有阴道流液。B型超声检查评估臀位类型。胎心监护了解胎儿宫内情况。

(4)心理社会状况:孕妇为高龄初产妇且为臀位,因此,要详细评估其精神状态及心理状况,了解是否存在紧张、焦虑的情绪,对分娩结局是否存在担心。

案例 12-11-7

评估结果:

产科查体:宫高35cm,腹围97cm,胎心140次/min,子宫软,宫缩持续时间25s,间隔时间为7~8min,臀位,估计胎儿体重3 400g。医生为孕妇开出以下检查:胎心监护,B型超声检查,急查血常规、配血等。

体格检查:体温36.6℃,脉搏92次/min,呼吸20次/min,血压112/80mmHg。面色红润,精神尚可,呼吸均匀,腹部无压痛及反跳痛。

血常规:Hb 102g/L,RBC 3.3×10⁹/L,WBC 8.5×10⁹/L,PLT 190×10⁹/L,凝血功能基本正常,肝肾功能无明显异常。

胎心监护:胎心基线 150 次/min,有反应。不规律宫缩,强度(±)。

B 型超声检查:宫内单活胎,符合孕 38 周大小,胎儿双顶径(BPD)9.6cm,股骨长(FL)6.9cm,S/D=2.5,羊水指数 10.7cm,胎位为混合臀位,胎盘附着于子宫后壁,胎盘下缘距离宫颈内口 3.8cm。

问题:

1. 目前孕妇可能主要的医疗诊断是什么?

2. 目前孕妇存在的高危因素有哪些?

---

2. 孕妇目前的医疗诊断

(1)孕 3 产 0,宫内孕 38⁺⁵ 周,高龄初产,臀位。

(2)先兆临产。

(3)轻度贫血。

(4)低置胎盘。

3. 目前孕妇存在的高危因素　高龄、初产臀位、轻度贫血、低置胎盘。

知识拓展

臀位类型及分娩方式

胎儿臀先露,为最常见且容易诊断的异常胎位。根据胎儿双下肢的姿势分为单臀先露、完全臀先露及不完全臀先露。

1. 单臀先露　又称腿直臀先露,最多见。胎儿双髋关节屈曲以及双膝关节伸直,先露部位为胎儿臀部。

2. 完全臀先露　又称混合臀先露,较多见。胎儿双髋关节以及双膝关节均屈曲,先露部位为胎儿臀部及双足。

3. 不完全臀先露　较少见。胎儿以一足或双足、一膝或双膝、或一足一膝为先露。膝先露一般是暂时的,产程开始后常转为足先露。

一般情况下,骨盆狭窄、瘢痕子宫、胎儿体重大于 3 500g、胎儿生长受限、胎儿窘迫、胎头仰伸位、有难产史、妊娠合并症、脐带先露、完全和不完全臀先露等,都是择期剖宫产的手术指征。

案例 12-11-8

孕妇入院后,宫缩不断增强,医生与孕妇及其家属充分沟通后,急行剖宫产。胎盘娩出后瞬时出血 600ml,子宫软,立即给予卡贝 100μg 静脉入壶,安列克 250μg 宫体注射。按摩子宫,子宫下段收缩欠佳,继续出血 300ml,再次给予安列克 250μg 宫体注射。给予球囊压迫止血,大囊500ml,小囊300ml。术中共出血1 200ml。输晶体液2 500ml,输悬浮红细胞3个单位,血浆600ml。

2h后,产妇的情况,神清、精神状态可。带入宫腔内止血球囊引流管一根,引流管通畅,引流袋内为暗红色血液10ml。带入尿管一根,保留长期开放,尿袋内尿量200ml,尿色深。术后产妇安返病房。

问题:

1. 产妇目前主要的护理诊断有哪些?

2. 产妇进一步处理措施有哪些?

4. 产妇主要存在的护理诊断

(1)潜在并发症:出血性休克。

(2)有感染的危险 与手术操作、失血机体抵抗力降低有关。

(3)疼痛 与术后宫腔内放置球囊,且持续使用宫缩剂有关。

(4)母乳喂养无效 与产妇术后体质虚弱有关。

(5)有形成血栓的危险 与产妇术后活动受限有关。

(6)有皮肤完整性受损的可能 与产妇术后卧床休息,活动受限有关。

(7)活动无耐力 与贫血、产后出血,身体虚弱有关。

5. 对产妇进一步的护理措施

(1)体位与运动:协助产妇去枕平卧6h,呕吐时头偏向一侧。下肢肌肉每小时做一次踝泵运动,可以促进血液循环,防止下肢静脉血栓形成;术后4h可翻身,促进胃肠蠕动,早期排气,6h可枕枕头。

(2)生命体征观察:给予心电监护,血压、血氧监测6h,严密观察产妇生命体征特别是血压和脉搏;给予低流量鼻导管吸氧2h。

(3)详细了解术中液体入量、出血量,每30min观察子宫收缩、宫底高度、阴道出血及引流量,准确监测并记录;观察伤口敷料有无渗液,保持伤口清洁、干燥。

(4)遵医嘱应用抗生素预防感染,根据产妇疼痛情况给予镇痛剂。协助产妇取舒适体位。

(5)观察臀部、骶尾部等局部受压情况:如发现异常及时护理。指导产妇勤翻身、勤更换护理垫,避免局部长时间受压和潮湿而发生压疮。

(6)保持尿管及引流管通畅,详细记录术后尿量情况。

(7)给予心理护理:了解产妇心理,积极做好产妇及家属的安慰、解释工作,避免精神紧张。

知识拓展

止血球囊观察要点

针对宫缩乏力和胎盘因素导致的产后出血,子宫腔填塞术是产科临床止血常用的、有效的保守治疗方法。而近年来,宫腔球囊作为子宫腔填塞的工具已经广泛应用于临床。宫腔内球囊是按照产后宫腔形态设计的硅胶球囊,通过往球囊内注入无菌溶液,产生一种宫腔由内向外的静水压,该压力大于子宫动脉压,进而达到止血的效果。球囊压迫无绝对的禁忌证,一般对于胎盘残留者不推荐使用,但如果宫腔残留物清除后附着部位仍持续出血者也可考虑使用。在护理方面,针对宫腔放置球囊的术后观察总结了如下几点:

1. 子宫收缩情况的观察 球囊置入宫腔后,整个子宫腔被充分扩张、充满,使宫腔内压力高于动脉压,从而使动脉出血停止;压迫子宫内膜表面静脉,减少渗血,使静脉出血减少或止血。临床护理观察中,由于宫腔被填塞球囊扩张,使得子宫质硬,轮廓清楚,容易误导子宫本身的收缩情况好,所以安置球囊后,可在宫底处用记号笔做一标记,方便观察宫底位置是否升高,并结合患者的生命体征状况及血生化指标,评估是否有隐性出血,临床操作时避免按摩子宫。

2. 阴道出血观察 监测患者的阴道出血情况是安置球囊后的观察重点,有研究报道球囊放置后24h内,尤其是2h内,仍有子宫活跃出血的可能。如果活动性出血不止,应积极地选择其他应对方式,以免延误时机,造成不良后果。在安置球囊时,在引流管上外接一引流袋来观察阴道出血量。有研究显示安置负压吸引装置更不易发生引流管的堵塞,当引流管阻塞时,可造成出血减少的假象。在护理观察过程中,在监测阴道出血量的同时,还应结合宫底高度、生命体征及血生化指标综合判断。一旦发现引流管阻塞,可用无菌生理盐水进行冲洗,注意冲洗时注入宫腔内的液体量与流出液体量要等同。

3. 缩宫素药物的应用 多数文献报道,应用球囊后可持续静脉滴注缩宫素。为维持有效宫缩,给予20U缩宫素+500ml生理盐水以30~40滴/min的速度持续静脉滴注24h。缩宫素起效快,静脉滴注立即起效,半衰期短,具有受体饱和的现象,所以要将药量控制在每人每日60U的范围内。持续静脉滴入,充分保证缩宫素的血药浓度,保证了子宫的收缩力和收缩频率。由于缩宫素和抗利尿激素受体发生交叉反应,放置球囊期间连续使用缩宫素可导致继发性的低钠血症。国外有文献报道,产妇使用卡贝缩宫素6h、24h、72h后的钾、钠、氯与使用前无显著变化。因此,推荐使用卡贝缩宫素作为首选。

4. 感染的预防 放置球囊会导致阴道环境细菌感染风险增加,应遵医嘱按时应用抗生素预防感染。最常用的抗生素是头孢类药物,使用24~48h或根据球囊留置的时间进行相应调整。

5. 球囊止血效果判断及取出时机 球囊置入宫腔后,引流血液为暗红色,24h总量≤500ml或1h引流量≤150ml即为有效。球囊一般留置24h,在球囊取出前,做好备血,使用子宫收缩药物,先缓慢分次抽出生理盐水(50ml/30min),液体完全排空后将球囊从阴道轻轻抽出。取球囊前,建立静脉通路,持续缩宫素静脉滴注,将球囊内的液体缓慢放出后,观察子宫收缩及阴道出血情况,阴道出血在正常范围后,缓慢取出球囊,应在手术室观察30min无异常后,返回病房休息。注意安置该球囊后,如有阴道活动性出血不止或有感染迹象可随时取出球囊。

常用宫缩剂

1. 缩宫素类药物

	缩宫素	卡贝缩宫素
作用部位	主要对宫体作用,对子宫下段与宫颈作用较弱	主要对宫体作用,对子宫下段与宫颈作用较弱
用法	肌内注射、静脉滴注,每次用量 10~20U	单剂量静脉注射 100μg,单次给药
作用特点	1. 静脉滴注能立即起效(3~7min),持续 30~60min 2. 预防和治疗产后出血的一线药物,相对安全,无明显禁忌证	1. 静脉给药后 2min 起效,可持续 12h 2. 给药简便 3. 预防用药。初步止血后预防后续再出血
注意事项	1. 有受体饱和现象,24h 总量控制在 60U 以内 2. 大剂量应用可引起高血压、水钠潴留和心血管副作用 3. 快速静脉注射没有稀释的缩宫素,可导致产妇显著的短暂的低血压、心动过速或心律失常	1. 有受体饱和现象,单剂量注射无效后不能重复使用 2. 产妇有明显的心脏病、高血压史慎用

2. 前列腺类药物

	米索前列醇	卡孕栓	欣母沛
作用部位	可软化宫颈,增强宫体张力及宫内压	主要作用于宫体及子宫下段	主要作用于宫体及子宫下段
用法	1. 200~600μg 单次顿服或舌下给药 2. 对于麻醉下的患者,可以采用直肠给药途径	1. 胎儿娩出后,舌下含化 1 枚(1mg) 2. 用手指将 1 枚药栓置于阴道前壁下 1/3 处或后穹窿 3. 直肠内 3~4cm 4. 总剂量不超过 3mg	1. 250μg 深部肌内注射 2. 子宫肌层注射 3. 30min 达作用高峰,可维持 2h;必要时重复使用,总量不超过 2000μg
作用特点	1. 缩宫素缺乏时替代应用 2. 预防性用药 3. 需提前用药	1. 作用强 2. 预防用药,需提前给药 3. 可重复给药	1. 引发子宫肌群强有力、协调的收缩 2. 联合缩宫素具有协同作用 3. 疗效显著、起效迅速、发生大出血时治疗性用药 4. 可重复给药
注意事项	胃肠道反应较重,发热、寒战的发生率较高	舌下含服给药胃肠道反应较重,呕吐、腹泻等	1. 禁忌证:有活动性心肺肾肝疾病的患者,哮喘、心脏病和青光眼患者禁用 2. 常见不良反应:恶心、呕吐、腹泻、头痛、潮热、高血压等

宫腔内球囊的放置方法

宫腔内球囊的放置方法分为经剖宫产切口放置和经阴道放置两种。操作前准备生理盐水 500ml、卵圆钳 1 把、阴道窥器 1 个、大块无菌纱布 1 块。

1. 剖宫产术中放置　先将球囊注液口的阀门取下,通过剖宫产子宫切口将球囊放入子宫腔内,引流管通过宫颈内口、阴道导出外阴,助手经阴道取出引流管,并重新安装阀门,将导管末端用胶布固定在患者大腿上,阴道消毒后填塞纱布,防止球囊脱落,缝合子宫后,通过阴道外的注液管向球囊内推注生理盐水 300~500ml,直至达到球囊膨胀止血的目的。

2. 剖宫产术后或阴道分娩后放置　通过阴道、子宫颈直接插入球囊,通过腹部超声确定球囊顶端置于子宫底部,阴道后穹窿填塞纱布防止球囊脱落,将导管末端用胶布固定于患者大腿上,注入生理盐水 300~500ml 充盈球囊止血。

产妇术后 1d,子宫收缩好,宫底位于脐上 1 指,无宫底升高,球囊引流量共 80ml,无异味。逐渐放出囊内液体,取出宫腔球囊,碘伏消毒阴道,观察无出血情况。术后 3d,已排气,腹部不胀,生命体征平稳,保持每 3h 泌乳一次,乳汁已分泌,双乳不胀。子宫收缩好,宫底位于脐上 1 指。恶露血性,少量、无异味。继续抗感染和补液治疗,增加营养,及时吸出乳汁,鼓励活动。术后 5d 恢复良好,痊愈出院。

（徐 杨）

第十二节　一例胎死宫内孕妇的护理

完成本内容学习后,学生将能:
1. 复述正常产前检查孕周及主要产前检查内容。
2. 描述可产前诊断的疾病及方法。
3. 列出孕晚期评估胎儿健康的方法及结果判读。
4. 运用护理程序对胎死宫内孕妇制订护理方案。

案例 12-12-1

孕妇,27 岁。孕 1 产 0,停经 8^{+1} 周,最近一直感觉乏力、嗜睡,夜间尿频明显,末次月经 2018 年 5 月 15 日,平时月经规律,6/30,停经后家中自测验孕棒,怀孕(阳性),故来院就诊。

问题：

需要对孕妇进行哪些进一步检查与评估？

---

1. 该妇女需要进一步检查的内容 该妇女为育龄妇女，停经 8^{+1} 周，首先考虑为早期妊娠。早期妊娠的诊断主要是确定妊娠、胎数、孕周，排除异位妊娠等病理情况，还需要进一步妊娠试验和 B 型超声检查。

（1）症状与体征

1）停经：生育期、有性生活史的健康妇女，平素月经周期规律，一旦月经过期，应考虑妊娠，停经 10d 以上，尤应高度怀疑妊娠。

2）早孕反应：停经 6 周出现畏寒、头晕、嗜睡、乏力、偏食、挑食、恶心、晨起呕吐等症状，称为早孕反应，多在停经 12 周左右消退。

3）尿频：由前倾增大的子宫在盆腔内压迫膀胱所致，当子宫增大超出盆腔后，尿频症状自然消失。

4）乳房变化：自觉乳房胀痛。检查乳房体积逐渐增大，有明显的静脉显露，乳头增大，乳头、乳晕着色加深。乳晕周围皮脂腺增生出现深褐色结节，称为蒙氏结节。哺乳妇女妊娠后乳汁明显减少。

5）妇科检查：阴道黏膜和宫颈阴道充血呈紫蓝色。妊娠 6~8 周时，双合诊检查子宫峡部极软，感觉宫颈与宫体之间似不相连，称为黑加征。

（2）辅助检查

1）妊娠试验：受精卵着床后不久，即可用放射免疫法测出受检者血液中 HCG 水平升高，临床上多用早孕试纸法检测受检者尿液，结果阳性结合临床表现可诊断妊娠，但要确定是否为宫内妊娠，尚需 B 型超声检查。

2）B 型超声检查：妊娠早期超声检查的主要目的如下：①确定宫内妊娠，排除异位妊娠、滋养细胞疾病、盆腔肿块等。②确定胎儿数目。若为多胎，可通过胚囊数目和形态判断绒毛膜性。③估计孕周。停经 35d 时，宫腔内见到圆形或椭圆形妊娠囊；妊娠 6 周时，可见到胚芽和原始心管搏动；妊娠 $11~13^{+6}$ 周测量胎儿头臀长度（GRL）能较准确地估计孕周，校正预产期，同时检测胎儿颈项透明层厚度（NT）和胎儿鼻骨等，可作为早孕期染色体疾病筛查的指标。④妊娠 $9~13^{+6}$ 周 B 型超声检查，可排除严重的胎儿畸形，如无脑儿、脊柱裂等。

案例 12-12-2

检查结果：

孕妇确诊为宫内妊娠，单胎，医生让其一个月后第二次来医院做产前检查，并告知最近的不适是早孕反应，一般停经 12 周左右会自行消失。

一个月后，孕妇进行第一次产前检查，医生为其核算孕周为 12^{+3} 周，预产期为 2019 年 2 月 22 日，孕前体重 55kg，身高 160cm，体质指数（BMI）21.4，血压 118/76mmHg，无头晕、视物模糊。受孕方式为自然受孕，孕 1 产 0，无药物过敏史，无手术史。

医生开出以下检查项目：血常规，尿常规，血型（ABO 和 Rh），空腹血糖，肝功能和肾功能，乙型肝炎表面抗原，梅毒血清抗体筛查和 HIV 筛查等。

问题：

1. 孕妇如何进行产前检查？
2. 第一次产前检查的内容包括哪些？
3. 产前筛查的项目及其意义？

---

2. 产前检查的时间、次数及孕周 合理的产前检查时间及次数不仅能保证孕期保健的质量，也能节省医疗卫生资源。针对发展中国家无合并症的孕妇，世界卫生组织（2016 年）建议产前检查次数至少 8 次：妊娠 <12 周、20 周、26 周、30 周、34 周、36 周、38 周和 40 周。根据我国《孕前和孕期保健指南（2018 年）》，目前推荐的产前检查孕周分别是：妊娠 $6\sim13^{+6}$ 周，$14\sim19^{+6}$ 周，$20\sim24$ 周，$25\sim28$ 周，$29\sim32$ 周，$33\sim36$ 周，$37\sim41$ 周（每周 1 次），有高危因素者，可酌情增加次数。

3. 确诊妊娠后需进一步评估内容 详细询问病史，评估孕期高危因素，全面体格检查。

（1）病史

1）年龄：<18 岁或 ≥35 岁妊娠为高危因素，≥35 岁妊娠者为高龄孕妇。

2）职业：从事接触有毒物质或放射线等工作的孕妇，其母儿不良结局的风险增加，建议计划妊娠前或妊娠后调换工作岗位。

3）本次妊娠的经过：了解妊娠早期有无早孕反应、病毒感染及用药史；胎动开始时间和胎动变化；饮食，睡眠和运动情况；有无阴道流血、头痛、视物模糊、心悸、气短、下肢水肿等症状。

4）推算及核对预产期（EDC）。

5）月经史及既往孕产史：询问初潮年龄、月经周期。经产妇应了解有无难产史、死胎死产史、分娩方式、新生儿情况以及有无产后出血史，了解末次分娩或流产的时间及转归。

6）既往史及手术史：了解有无高血压、心脏病、结核病、糖尿病、血液病、肝肾疾病等，注意其发生时间及治疗情况，并了解做过何种手术。

7）家族史：询问家族有无结核病、高血压、糖尿病、双胎妊娠及其他与遗传相关的疾病。

8）配偶健康情况：着重询问健康状况，有无遗传性疾病等。

（2）体格检查：观察发育、营养及精神状态；注意步态及身高，身材矮小（<145cm）者常伴有骨盆狭窄；注意检查心脏有无病变；检查脊柱及下肢有无畸形；检查乳房情况；测量血压、体重和身高，计算体质指数（BMI），BMI= 体重（kg）/ 身高 ^{2}（m^2），注意有无水肿。

4. 第一次产前检查的主要内容 建立孕期保健手册；确定孕周、推算预产期；评估孕期高危因素；血压、体重与体质指数；妇科检查；胎心率（妊娠 12 周左右）。

5. 产前筛查的意义 在妊娠早期和中期采用由超声血清学检查和无创产前检测技术组成的各种筛查策略，可以发现非整倍体染色体异常的高风险。胎儿在妊娠 20~24 周期间通过超声对胎儿的各器官进行系统的筛查，可发现严重的、致死性胎儿结构异常。

6. 产前筛查的内容

（1）非整倍体染色体异常：以唐氏综合征为代表的非整倍体染色体异常是产前筛查的重点。妊娠早期联合筛查，包括超声测定，胎儿颈项透明层厚度和孕妇血清学检查两类。妊娠中期的筛查策略为血清学标志物联合筛查，包括甲胎蛋白、人绒毛膜促性腺激素或游离 β- 人绒毛膜促性腺激素、游离雌三醇三联筛查。

（2）神经管畸形：可通过血清学筛查，约有95%的神经管缺陷患儿无家族史，但约90%的孕妇血清和羊水中的AFP水平升高。或者通过B型超声筛查，99%的神经管畸形（NTDs）可通过妊娠中期的超声检查获得诊断。

（3）胎儿结构畸形筛查：对于出生缺陷的低危人群，可在妊娠20~24周期间通过超声对胎儿各器官进行系统的筛查，可以发现胎儿结构畸形，有无脑儿、严重脑膨出、严重开放性脊柱裂、严重胸腹壁缺损并内脏外翻、单腔心、致死性软骨发育不良等。

知识拓展

预产期的计算方法

推算方法是按末次月经（LMP）第一日算起，月份减3或加9，日数加7。有条件者应根据妊娠早期超声检查的报告来核对预产期，尤其对记不清末次月经日期或于哺乳期无月经来潮而受孕者，应采用B型超声检查来协助推算预产期。若根据末次月经推算的孕周与妊娠早期超声检查推算的孕周时间间隔超过5日，应根据妊娠早期超声结果校正预产期；妊娠早期超声检测胎儿头臀长（CRL）是估计孕周最准确的指标。

案例 12-12-3

孕25^{+2}周，孕妇来院做糖耐量实验检查，医生告知前一次B型超声检查，胎儿侧脑室扩张，需要做进一步的磁共振检查来排除畸形。产前筛查诊断：唐氏筛查低风险。

问题：

产前诊断的对象及主要方法有哪些？

---

7. 产前诊断的对象　产前诊断的对象为出生缺陷的高危人群，除了产前筛查检出的高风险人群外，还需要根据病史和其他检查确定的高风险人群。建议其进行产前诊断检查的指征如下。

（1）羊水过多或过少。

（2）筛查发现染色体核型异常的高危人群、胎儿发育异常或可疑结构畸形。

（3）妊娠早期时接触过可能导致胎儿先天缺陷的物质。

（4）夫妻一方患有先天性疾病或遗传性疾病，或有遗传病家族史。

（5）曾经分娩过先天性严重缺陷新生儿。

（6）孕妇年龄达到或超过35周岁。

8. 产前诊断的主要方法　产前诊断的策略是综合各种方法获得胎儿疾病的诊断。首先利用B型超声、磁共振检查等观察胎儿的结构是否存在畸形；然后利用羊水、绒毛、胎儿细胞培养获得胎儿染色体疾病的诊断；再采用染色体核型分析和分子生物学方法做出染色体或基因疾病的诊断；最后，部分代谢性疾病胎儿可以利用羊水、羊水细胞、绒毛细胞或胎儿血液，进行蛋白质、酶和代谢产物检测获得诊断。

知识拓展

磁共振产前诊断

磁共振产前诊断：磁共振不作为常规筛查方法，只对 B 型超声检查发现异常，但不能明确诊断的胎儿选择磁共振检查。为确保胎儿安全，对妊娠 3 个月以内的胎儿尽可能避免磁共振检查。

案例 12-12-4

检查结果：OGTT 正常，磁共振（MR）检查未见胎儿明显异常。

孕 34^{+2} 周，B 型超声检查估计胎儿体重 2 858~2 901g，追问病史，自述最近一日三餐都要吃水果，由于天气冷了，也不愿意运动，体重半个月增加了 2kg。"医生我这样还能顺产吗？我不想做剖宫产！"由于糖耐量检查正常，孕妇觉得多吃水果不会长胖，而且还可以补充维生素，没有想到自己的无节制饮食让胎儿的体重增长过快。

问题：

1. 孕期体重应该如何管理？如何做其健康教育？

2. 如何进行糖耐量试验？

---

9. 妇女妊娠以后，每日所吃的食物除了维持自身的机体代谢所需要的营养物质外，还要供给体内胎儿生长发育所需。因此，指导孕妇合理摄入蛋白质、脂肪、碳水化合物、维生素和矿物质，摄入由多样化食物组成的营养均衡膳食，对改善母儿结局十分重要。

（1）膳食指南：根据 2016 年中国营养学会发布的《孕期妇女膳食指南》，建议孕妇在一般人群膳食指南的基础上，增加以下五条内容：①补充叶酸，常吃含铁丰富的食物，选用碘盐。②妊娠呕吐严重者，可少量多餐，保证摄入含必要量碳水化合物食物。③妊娠中晚期适量增加奶、鱼、禽、蛋、瘦肉的摄入。④适量身体活动，维持孕期适宜增重。⑤禁烟酒，积极准备母乳喂养。

（2）体重管理：孕妇体重增长可以影响母儿的近远期健康。近年来超重与肥胖孕妇的增加，孕妇体重增长过多增加了大于胎龄儿、难产、产伤、妊娠期糖尿病等的风险；孕妇体重增长不足与胎儿生长受限、早产儿、低出生体重等不良妊娠结局有关。因此要重视孕妇体重管理。2009 年美国医学研究所（IOM）发布了基于孕前不同体质指数的孕妇体重增长推荐（见第三章第五节表 3-6），应当在第一次产检时确定孕前 BMI，提供个体化的孕妇增重、饮食和运动指导。

10. 糖耐量试验

（1）糖耐量试验简述：也称葡萄糖耐量试验，是诊断糖尿病的一种实验室检查方法。临床上常用糖耐量试验来诊断妊娠妇女有无糖代谢异常，常用口服的糖耐量试验，被试者清晨空腹静脉采血测定血糖浓度，一般来说 75g 糖粉溶于 300ml 温开水就可以了，糖水要在 5min 内服完，服糖后的 30min、1h、2h（必要时可在 3h）各测血糖一次。

（2）试验前的准备：①试验前 3d，每天进食的碳水化合物不能少于 200~300g。②试验前应禁食 10~16h，可以喝水，但试验前一天起及试验时禁止喝咖啡、喝茶、饮酒和抽烟。

③试验前避免剧烈体力活动,试验前孕妇至少应静坐或静卧 30min,并避免精神刺激。

（3）诊断标准:口服葡萄糖 75g,服糖前及服糖后 1h、2h,3 项血糖值应分别低于 5.1mmol/L、10.0mmol/L、8.5mmol/L,任何一项血糖值达到或超过上述标准即诊断为 GDM。

知识拓展

评估胎儿体重的方法

触诊估测法,公式:胎儿体重(g)= 宫高(cm)× 腹围(cm)+200,宫高和腹围的测量方法为孕妇排空膀胱,平卧位,用软皮尺测量。从耻骨联合上缘中点至宫底中点的弧形距离为宫高,在脐水平处测量腹部周长为腹围。若胎儿先露部位已入盆,且位置比较低,公式采用加 200;若胎儿先露部位未入盆,公式则可酌情不加 200。由于受到腹壁厚度、子宫张力、羊水量、胎位等多种因素的影响,这种方法估计胎儿体重不够精确,但是方便快捷,可以作为临床筛选应用。

案例 12-12-5

一周后的某天下午,孕妇觉得胎儿的胎动减少了,以为是胎儿睡着了并没有在意。到了晚饭后平时胎儿最喜欢动的时候,显得格外安静,这时她才觉得不安,在家人的陪伴下匆匆赶到医院,急诊护士听不到胎心。医生立即安排急诊 B 型超声检查。

问题:

妊娠晚期胎儿宫内情况判断的方法有哪些?

11. 妊娠晚期胎儿宫内情况的监测方法

（1）每次产前检查测量宫底高度并听取胎心率。

（2）胎动监测:胎动监测是孕妇自我评价胎儿宫内状况的简便经济有效方法。一般妊娠 20 周开始孕妇自觉胎动,胎动夜间和下午较为活跃。妊娠 28 周后,胎动计数 <10 次 /2h 或减少 50% 者提示胎儿缺氧可能。

（3）电子胎心监护:连续观察并记录胎心率的动态变化,同时描记子宫收缩和胎动情况反映三者间的关系。

（4）预测胎儿宫内储备能力:①无应激试验,用于产前监护。②缩宫素激惹试验（OCT）:OCT 的原理为用缩宫素诱导宫缩并用电子胎心监护仪记录胎心率的变化,OCT 可用于产前监护及引产时胎盘功能的评价。

（5）胎儿生物物理评分（BPP）:是综合电子胎心监护及超声检查所示某些生理活动,以判断胎儿有无急、慢性缺氧的一种产前监护方法,可供临床参考。常用的是 Manning 评分法。但由于 BPP 评分比较费时,且受诸多主观因素的影响,故临床应用日趋减少。

（6）彩色多普勒超声胎儿血流监测:应用该技术监测胎儿血流动力学,可以对有高危因素的胎儿状况做出客观判断,为临床选择适宜的终止妊娠时机提供有力的证据。常用的指标包括脐动脉和胎儿大脑中动脉的 S/D 值、RI 值（阻力指数）、PI 值（搏动指数）、脐静脉和静脉导管的血流波形等。

案例 12-12-6

B 型超声检查过程中未见胎心搏动及胎动,羊水指数 19,四项指标:2(活动度 0,呼吸样运动 0,肌张力 0,羊水量 2)。以"孕 1 产 0,孕 35^{+1} 周,胎死宫内"收入院。孕妇听到这个消息一下子不能接受,在家人及医生的劝说下同意住院,行羊膜腔注入依沙吖啶引产。

给药后孕妇逐渐出现宫缩,待宫口开 2cm 进入产房,在待产过程中,因为宫缩疼痛难忍,又想到胎儿的离开,孕妇止不住地哭了起来。助产士轻声地安慰,并鼓励她起身活动,又安排她的家属陪伴她。不久顺利分娩,当这个折翼的天使被助产士轻轻擦干身上的血迹并为其穿好衣服,用襁褓包裹好后,抱给产妇看,产妇轻抚孩子,做了最后的告别,产妇的情绪也渐渐平复下来。

问题:

1. 胎死宫内的处理方法有哪些?

2. 如何做好该类产妇的心理护理?

---

12. 胎死宫内的处理方法　死胎一经确诊,首先应该详尽完善病史,包括家族史、既往史、本次妊娠情况,尽早引产;征求并建议产妇意见,做尸体解剖及胎盘、脐带、胎膜病理检查及染色体检查,尽力寻找死胎原因;做好产后咨询和心理支持。

引产方法有多种,包括米索前列醇,经羊膜腔注入依沙吖啶及催产素引产等,应根据孕周及子宫有无瘢痕,结合产妇意愿,知情同意下选择。原则是尽量经阴道分娩,剖宫产仅限于特殊情况下使用,对于妊娠 28 周前有子宫手术史者,应制订个体化引产方案。妊娠 28 周后的引产应根据产科指南制订执行。

13. 做好该类产妇的心理护理　人文关怀又称人性关怀、关怀照护,医护人员以人道主义的精神,对患者的生命与健康、权利与需求、人格与尊重等真诚进行治疗护理。即除了为患者提供必需的诊疗技术服务之外,还要为患者提供精神的、文化的、情感的服务,以满足患者的身心健康需求,体现对人的生命与身心健康的关爱,是一种实践人类人文精神信仰的具体过程。具体做法如下。

(1)入院时:主动热情地接待孕妇,减少其等待时间,以真诚富有同情心的态度与孕妇及其家属沟通交流,创造融洽的氛围。尽可能将孕妇安置于单人病房,保持病室安静,避免正常待产服务及母婴同室新生儿对孕妇造成刺激。对孕妇所住的房间做好相应的标识,避免不知情的医护人员对孕妇行常规检查(如听胎心)等而造成刺激。明确孕妇的责任医生及责任护士,告知孕妇及其家属,以便能随时为其提供服务。根据孕妇的个性和知识层次以及本次妊娠的经历提供良好的精神支持,使其能平稳情绪,积极面对现实。对孕妇及其家属做好各项诊疗方案的疗效和风险的告知,让患者参与诊疗方案的选择,尽一切努力将对孕妇的损伤程度降到最低,根据孕妇及其家属需求,请专业心理医师会诊,进行心理支持、哀伤辅导,耐心听取孕妇提出的疑问,细心解释。

(2)引产前:在选择合适的引产方式后,护理人员应随时观察产妇宫缩及阴道出血情况,并告知临产时的一些症状,减少产妇的紧张和恐惧感,使其做好心理准备。

(3)产时:产房护理人员应认真负责、态度亲切、关心体贴产妇,从行为举止上给产妇以安全感,稳定其情绪;通过抚摸、擦汗、喂水、鼓励、安慰,帮助产妇树立信心,与工作人员配合顺利分娩。操作时动作轻柔,用通俗的语言鼓励指导产妇配合宫缩,正确运用腹压缩短产程,减少体力消耗。允许一名家属在产房进行陪伴,给产妇精神上安慰和鼓励。

（4）产后:产妇娩出死胎后,护士应动作轻柔地把胎儿身体擦拭干净,穿好衣服用包布包好,以示尊重。做好常规护理工作,严密观察产妇子宫收缩、阴道流血和生命体征的情况,及时对产妇采取回奶措施,避免乳房充盈引起的不适和心理刺激。对有需要的产妇及家属提供胎儿的临终告别服务,包括拥抱、抚摸等。对于有哭泣、紧张、焦虑的产妇,以极大的同情心安慰、疏导产妇,告知不良情绪对身体健康可造成不良影响,要学会控制自己的情绪,并指导家属不要在产妇面前流露不良情绪,促使家人尤其是配偶的经常关心,安抚产妇,消除其焦虑、抑郁情绪。做好卫生保健知识的宣教,让产妇明确围产期保健的重要性,为下一次妊娠做好准备。

（5）出院:应掌握产妇的机体恢复情况,并做好必要的健康教育工作,宣传优生优育知识,指导家属,尤其是丈夫对孕妇给予精神鼓励和心理支持,减轻产妇消极情绪。

（黄 群）

第十三节 一例产褥感染产妇的护理

学习目标

完成本内容学习后,学生将能:
1. 复述产褥感染的定义和临床表现。
2. 列出产褥感染相关实验室检查指标和意义。
3. 结合病例描述产褥感染的评估和观察要点。
4. 应用护理程序给予产妇相应的护理措施。

案例 12-13-1

产妇,38 岁。2018 年 11 月 20 日因"孕 3 产 1,妊娠 30 周,胎膜早破,外院阴道分娩,产后 3d,发热伴下腹痛半天"入院。入室体温 38.8℃,脉搏 102 次/min,呼吸 18 次/min,血压 120/80mmHg。

问题:

需要对产妇进行哪些进一步检查与评估?

---

1. 该产妇需要继续评估的内容 该产妇产后 3d 高热伴下腹痛,最常见的疾病是产褥感染。产妇目前无其他检查,不能排除其他原因导致感染和腹痛。

（1）健康评估:重点评估有无靶器官受累的表现。①子宫感染:产后一旦出现发热,应该立即警惕有无子宫感染。子宫感染会出现子宫内膜炎、子宫肌炎,主要表现为发热、腹痛,发热的程度可能与感染的程度相对应。需要评估产妇体温、脉搏,腹痛的部位、程度、性质、持续时间、伴随症状、诱发因素。检查了解是否有子宫和宫旁压痛,子宫复旧情况,分泌物的量、色、性质、有无异味,还需了解 B 型超声检查和实验室感染相关指标检查的结果。②盆腔结缔组织和腹膜受累:病原体沿宫旁淋巴和血行扩散,会出现急性盆腔结缔组织炎和急性输卵管炎。表现为下腹痛伴肛门坠胀,寒战、高热、脉速、头痛等全身症状。需要评估产妇体温、脉搏,是否有寒战、高热等全身症状;疼痛的性质、范围和伴随症状,是否有宫旁压痛或包块,以及实验室感染相关指标。炎症继续发展形成盆腔腹膜炎或弥漫性腹膜炎时,除腹痛之外全身中毒症状明显,护理过程中还要评估是否存在下腹压痛、反跳痛、肌紧张,腹胀、腹泻、肛门坠胀、里急后重等表现。③血栓性静脉炎:胎盘附着处的感染性栓子经血行播散可引起血栓性静脉炎,常见下肢静脉回流受阻。护理过程中需要评估产妇下肢有无酸胀、疼痛、水肿、皮肤发白等;观察体温、热型(弛张热);了解彩超检查结果。

(2)健康史:了解本次妊娠及分娩情况,孕产次,有无妊娠合并症与并发症,分娩时是否有胎膜早破、产程延长、宫腔操作史,软产道损伤、产前出血、产后出血情况,是否有生殖道发育异常。了解年龄、是否有贫血、营养状况,以及产妇的个人卫生习惯等。

产后发热有可能是乳腺炎、乳汁淤积引起,因而需要评估产妇乳房有无红肿、疼痛、硬结和乳汁分泌情况。

(3)心理社会状况:因为早产原因产妇与新生儿分离,新生儿救治过程中花费高和担心预后,加上对疾病不了解,因而产妇和家庭都面临较为突出的心理问题,护理上需要评估心理状况,家庭支持系统和经济状况,了解新生儿情况和预后。

案例 12-13-2

评估结果:

孕妇,38 岁。孕 3 产 1,妊娠 30 周,双角子宫融合术后,胚胎移植术后(IVF);于 3d 前,胎膜早破,外院阴道分娩一女婴,重 2 000g,Apgar 评分 10 分;羊水Ⅰ度,总产程约 15h,产时出血约 300ml,人工剥离胎盘,会阴完整无裂伤,产后给予缩宫素治疗,恢复良好后出院。本次入院时无咳嗽、胸闷、恶心等不适主诉,体温 38.8℃,脉搏 102 次 /min,呼吸 18 次 /min;乳房松软、无胀痛,子宫压痛明显,宫底脐下 2 指,恶露鲜红色,量约 30ml,伴腥臭味;会阴无红肿;四肢活动自如,双下肢无水肿。妇科检查:宫颈轻度炎症,双侧附件未及异常。B 型超声检查结果为子宫大小为 8.8cm×7.6cm×6.8cm,边界欠清,轮廓欠规则,子宫区域回声欠均匀,宫腔见直径 2.0cm×2.7cm 的不均中回声区,多普勒血流信号(CDFI):子宫区域血流信号不丰富。

还需完善的检查检验项目:血常规、血型、血凝分析、C- 反应蛋白、降钙素原、肝肾功能、心电图、胸部 X 线片等,宫颈分泌物、血培养。

检验结果回报:血红蛋白 112g/L,白细胞 $19.78×10^9$/L,中性粒细胞比 0.89,C- 反应蛋白 124.2mg/L,降钙素原 12.7ng/ml;心电图及胸部 X 线片等检查值均正常。

问题:

1. 目前产妇可能的医疗诊断是什么?

2. 引起产褥感染的主要病原体有哪些?

3. 下一步的治疗原则是什么?

4. 现阶段产妇存在的护理问题和观察要点有哪些?

2. 产妇目前的医疗诊断 发热、疼痛、异常恶露是产褥感染的三大主要症状,所以对产后发热者,首先考虑产褥感染,再排除引起产褥病率的其他疾病。诊断依据:①发热、腹部疼痛、异常恶露等症状。②病史。与感染相关等高危因素。③辅助检查。血液检查包含白细胞、C-反应蛋白、降钙素原等;影像检查:B型超声、CT、磁共振;病原体检查包含宫腔分泌物和血培养。

该产妇有体温升高、子宫压痛明显、恶露伴腥臭味,既往做过双角子宫融合术,本次妊娠是IVF,有胎膜早破、分娩时宫腔操作史,B型超声检查提示有妊娠物残留,实验室检查有白细胞 19.78×10^9/L,中性粒细胞比0.89,C-反应蛋白124.2mg/L,降钙素原12.7ng/ml升高,目前可以诊断为产褥感染。

3. 引起产褥感染的主要病原体 产褥感染多为混合感染,β-溶血性链球菌是最常见的病原体。

（1）β-溶血性链球菌:致病性最强,能产生致热外毒素与溶组织酶,使病变迅速扩散导致严重感染。临床特点为发热早、寒战,体温 >38℃,心率快,腹胀,子宫复旧不良,子宫或附件区域触痛,甚至并发脓毒血症。

（2）克雷伯菌属变形杆菌:是菌血症和感染性休克最常见的病原菌。对常用药物包括第三代头孢菌素和氨基糖苷类呈现出严重的多重耐药性,导致临床抗菌药物治疗失败和病程迁延。病情凶险,可出现感染性休克表现,如四肢厥冷、脉搏细速等。碳青霉烯类抗生素是目前针对此菌属最有效和可靠的抗菌药。

4. 下一步治疗原则 该产妇确诊为产褥感染,具体的治疗原则包含抗生素预防感染、支持疗法、感染灶的处理和持续的感染相关指标检测。

（1）应用抗生素:产妇刚入院,病原学检查结果尚未返回,目前未能确定病原体,遵医嘱用推测性治疗方法给予足量、有效的广谱高效抗生素。等待依据细菌培养和药敏试验结果,调整抗生素种类和剂量,进行针对性治疗。

（2）支持疗法:补充足够的液体维持水电解质平衡,补充维生素,增强全身抵抗力。指导产妇取半卧位利于恶露引流或使炎症局限于盆腔。

（3）胎盘、胎膜残留处理:该产妇B型超声检查提示有妊娠物残留,目前伴高热,在有效抗感染的同时,先清除宫腔内残留物。等感染彻底控制、体温正常后,再彻底清理宫腔,避免因刮宫引起感染扩散、子宫内膜破坏和子宫穿孔。

（4）持续监测感染相关的化验室指标,如白细胞、C-反应蛋白、降钙素原、宫颈分泌物培养和血培养的结果。

5. 产妇现阶段存在的护理问题和观察要点

（1）体温过高 与感染及产后抵抗力下降有关。

护理过程中应该密切观察体温、脉搏的变化,热型,是否有寒战、全身乏力等症状,关注感染相关的实验室指标。

（2）疼痛 与子宫复旧不良,胎盘、胎膜残留,感染有关。

要观察宫底、高度、硬度、压痛等变化,恶露的量、色、气味;密切观察腹痛程度、范围、伴随症状。关注影像学相关结果。

（3）潜在并发症的可能:脓毒血症、菌血症、DIC等。

要注意了解肝肾功能、血凝分析结果;观察产妇的精神状态、体温、脉搏、呼吸、血压、尿量等。

（4）焦虑　与疾病相关知识缺乏，担心疾病预后、母婴分室导致产妇心情低落有关。

因此要注意观察产妇的焦虑、紧张程度，家庭支持系统的状况，以及对疾病的认知水平。

知识拓展

降钙素原（procalcitonin，PCT）的意义

降钙素原是一种蛋白质，当发生系统性感染、严重炎症或脓毒血症时，患者外周血中的降钙素原水平会迅速升高，而在发生移植物宿主排异反应、肿瘤相关发热、病毒感染或过敏等炎性反应时，患者的降钙素原水平不升高或仅轻微升高，故降钙素原水平可用于感染性疾病的鉴别诊断。

中国《降钙素原（PCT）急诊临床应用的专家共识》指出，全身炎症反应综合征、脓毒血症、严重脓毒血症和脓毒血症休克患者的降钙素原水平依次升高，且与病情严重程度呈正相关。小剂量细菌内毒素在2h内可导致健康志愿者降钙素原血清水平出现升高，12~48h达峰值，2~3d后恢复正常。病毒感染释放的干扰素可阻断降钙素原的合成，在病毒感染中降钙素原的升高并不明显。

Assicot等于1993年首次报告了血清降钙素原水平似与细菌感染的严重性有关，后来的研究发现不仅与感染的严重性相关，还与感染的严重程度相关。降钙素原水平在细菌感染后2~3h即升高，并在12~24h达到峰值，会随病情缓解而逐渐下降至正常水平。

正常值：≤0.5ng/ml

案例 12-13-3

产妇存在产褥感染，给予抗生素、补液、支持治疗。2018年11月23日14:00测量产妇体温39.1℃，脉搏120次/min，血压95/49mmHg，血氧饱和度99%，精神状态正常；实验室检查：白细胞24.31×10⁹/L，中性粒细胞比0.92，C-反应蛋白193.7mg/L，降钙素原32.5ng/ml，血小板72×10⁹/L，PT15.2s，APTT43.9s，D-二聚体25mg/L，纤维蛋白原7.68g/L；宫颈分泌物培养结果提示肺炎克雷伯菌生长，请院感科、药剂科会诊，更换抗生素为泰能。

产妇18:00测量体温35.8℃，脉搏106次/min，血压93/45mmHg，呼吸28次/min，面色苍白，皮肤湿冷，左上肢静脉穿刺部位周围有散在瘀点，恶露鲜红色，约20ml。无不适主诉。

问题：

1. 分析产妇病情出现了什么变化？

2. 针对病情变化，护士应采取哪些急救护理措施？

3. 产妇现阶段病情观察要点有哪些？

6. 病情分析

（1）产妇入院妇科彩色B型超声检查提示宫腔存在残留组织。宫颈分泌物培养结果示肺炎克雷伯菌生长，明确产妇存在宫内感染，宫内感染是产妇发生产褥感染的原发灶。现产妇体温35.8℃，脉搏106次/min，白细胞24.31×10⁹/L，符合全身炎性反应综合征的诊断，根

据床旁快速 qSOFA（quickSOFA，qSOFA），产妇呼吸 28 次 /min，收缩压 90mmHg 符合 qSOFA 标准中的 2 项，应该加强监测和完善检查，考虑有无脓毒血症（表 12-7）。

（2）产妇无不适主诉，面色苍白，皮肤湿冷，提示产妇有组织灌注不足的表现。产妇左上肢静脉穿刺部位周围有散在瘀点，提示产妇有出血倾向，应检查凝血功能有无异常。

表 12-7　qSOFA 标准

项目	标准
呼吸频率	≥22 次 /min
意识	改变
收缩压	≤100mmHg

注：符合 qSOFA 标准中的至少 2 项时，应进一步评估产妇是否存在脏器功能障碍。

7. 应给予的急救护理措施

（1）卧床休息，予以吸氧，保暖。

（2）持续心电监护，开放两条以上静脉通路。

（3）遵医嘱采集血标本：血常规、血凝、交叉配血、血生化、电解质，采集血标本应集中于同一时间进行，避免无计划或多点采集，穿刺后延长穿刺部位压迫时间。

（4）保留导尿，记录每小时尿量和 24h 出入量。

（5）在予以抗感染治疗的基础上，做好清宫手术的术前准备。

（6）严格遵守无菌操作原则。做好手卫生，加强生活护理，保持皮肤清洁干燥。护理操作时动作要轻柔，防止皮肤磨损而加剧出血。

（7）保持室内空气新鲜，室内温度及湿度适宜。

（8）备好抢救用物及药品。

8. 现阶段产妇病情观察要点

（1）倾听产妇主诉，动态观察病情变化。

（2）密切监测产妇神志、瞳孔、生命体征：体温、脉搏、呼吸、血压，血氧饱和度。

（3）密切观察产妇皮肤、黏膜的颜色、温度；观察皮肤瘀点、注射部位渗血情况，阴道流血的颜色、量、性状，有无凝血块。

（4）每小时监测尿量，观察尿色，警惕有无血尿。记录 24h 出入量。

（5）动态追踪各项实验室检查结果，异常结果及时汇报医生，及时处理。

（6）观察有无高凝和栓塞症状。内脏栓塞可引起相关症状，如肾栓塞引起腰痛、血尿、少尿；肺栓塞引起呼吸困难、发绀；脑栓塞引起头痛、昏迷等。

知识拓展

全身炎性反应综合征

全身炎性反应综合征（systemic inflammatory response syndrome，SIRS）是指各种致病因素作用于机体，产生应急反应，炎症介质过度释放，引起全身炎性损伤的临床综合征。SIRS 不是单独的疾病，是在原发病基础上出现的全身应激反应过度的临床状态。临床上符合以下 2 项或 2 项以上可诊断为 SIRS：①体温 >38℃或 <36℃。②心率 >90 次 /min。③呼吸 >20 次 /min，或 $PaCO_2$<32mmHg。④白细胞计数 >12×10⁹/L 或 <4×10⁹/L，或未成熟粒细胞 >0.1。

案例 12-13-4

复查血常规、血凝，接到检验科危急值报告，血常规：白细胞 44.33×10⁹/L，血红蛋白 72g/L，血小板 32×10⁹/L，C- 反应蛋白 50.77mg/L。凝血六项：血浆凝血酶原时间（PT）16.8s，活化部分凝血活酶时间（APTT）53.9s，凝血酶时间 224s，纤维蛋白原 0.86g/L，D- 二聚体 >40mg/L。医生开出医嘱，产妇转 ICU 进一步观察治疗。

问题：

1. 分析产妇病情出现了什么变化？可能的原因是什么？
2. 下一步的治疗原则是什么？

---

9. 病情分析

（1）根据中国弥散性血管内凝血诊断积分系统（CDSS），产妇评分 ≥7 分，符合弥散性血管内凝血（disseminated intravascularcoagulation，DIC）的诊断（表 12-8）。DIC 是在许多疾病的基础上，致病因素损伤微血管体系，导致凝血活化，全身微血管血栓形成、凝血因子大量消耗并继发纤溶亢进，引起以出血及微循环衰竭为特征的临床综合征。DIC 不是一个独立的疾病，而是众多疾病复杂病理过程中的中间环节，其主要基础疾病或诱因包括严重感染、恶性肿瘤、病理产科、手术及外伤等。结合产妇病史考虑产妇发生 DIC 的病因是严重感染。

表 12-8　中国弥散新血管内凝血诊断积分系统（CDSS）

积分项	分值
存在导致 DIC 的原发病	2
临床表现	
不能用原发病解释的严重或多发出血倾向	1
不能用原发病解释的微循环障碍或休克	1
广泛性皮肤、黏膜栓塞，灶性缺血性坏死、脱落及溃疡形成，不明原因的肺、肾、脑等脏器衰竭	1
实验室指标	
血小板计数	
非恶性血液病	
≥100×10⁹/L	0
80~100×10⁹/L	1
<80×10⁹/L	2
24h 内下降 ≥50%	1
恶性血液病	
<50×10⁹/L	1
24h 内下降 />50%	1
D- 二聚体	
<5mg/L	0
5~9mg/L	2
≥9mg/L	3

积分项	分值
凝血酶原时间（PT）及部分激活的凝血活酶时间（APTT）延长	
PT 延长 <3s 且 APTT 延长 <10s	0
PT 延长 ≥3s 或 APTT 延长 ≥10s	1
PT 延长 ≥6s	2
纤维蛋白原	
≥1.0g/L	0
<1.0g/L	1

注：非恶性血液病者，每日计分 1 次，≥7 分时可诊断为 DIC。恶性血液病者，临床表现第一项不参与评分，每日计分 1 次，≥6 分时可诊断为 DIC。

（2）产妇血红蛋白 78g/L，提示存在贫血，入院时血红蛋白 112g/L，血红蛋白短期里进行性下降提示出血或溶血。产妇阴道流血少，约 20ml，和血红蛋白下降不成比例，考虑存在溶血，与产妇 DIC 有关。

（3）脓毒血症是指因感染引起的宿主反应失调导致的危及生命的器官功能障碍。根据产妇病情，结合中国脓毒血症 / 脓毒性休克急诊治疗指南（2018）sofa 评分，产妇存在感染，血小板 <50 × 10⁹/L，产妇 sofa 评分 ≥2 分，符合脓毒血症的诊断（表 12-9）。

表 12-9 SOFA 评分标准

系统	评分 / 分				
	0	1	2	3	4
呼吸系统 $PaO_2/FiO_2/mmHg（kPa）$	>400（53.3）	呼吸系统 $PaO_2/FiO_2/mmHg（kPa）$	>400（53.3）	呼吸系统 $PaO_2/FiO_2/mmHg（kPa）$	>400（53.3）
凝血系统 血小板 /（$10^3 · \mu l^{-1}$）	>150	<150	<100	<50	<20
肝脏 胆红素 [$mg · dl^{-}$（$\mu mol · L^{-1}$）]	<1.2（20）	1.2~1.9（0~32）	2.0~5.9（33~101）	<6.0~11.9（102~204）	>12.0（204）
心血管系统	MAP≥ 70mmHg	MAP< 70mmHg	多巴胺 <5 或多巴酚丁胺（任何剂量）	多巴胺 5.1~15.0 或肾上腺素 <0.1 或去甲肾上腺素 >0.1	多巴胺 >15 或肾上腺素 >0.1 或去甲肾上腺素 >0.1
中枢神经系统 格拉斯哥昏迷量表评分	15	13~14	10~12	6~9	<6
肾脏 肌酐 [$mg · dl^{-1}$（$\mu mol · L^{-1}$）]	<1.2（110）	1.2~1.9（110~170）	2.0~3.4（171~299）	3.5~4.9（300~440）	>4.9（440）
尿量（$ml · d^{-1}$）	—	—	—	<500	<200

注：儿茶酚胺类药物给药剂量单位为 $\mu g/（kg · min）$，给药至少 1h；格拉斯哥昏迷量表评分范围为 3~15 分，分数越高代表神经功能越好。

10. 脓毒血症并发 DIC 的治疗 主要包括病因治疗、抗凝治疗、替代治疗、中药治疗，此外及时液体复苏可以扩充血容量、减少血液浓缩，小剂量激素治疗改善毛细血管通透性，减少液体渗出，以及减少炎性因子释放。该患者存在严重感染，血小板、凝血因子减少而导致出血或极高的出血风险，可采用病因治疗和替代治疗。

（1）病因治疗：立即予以（1h 内，延迟不超过 3h）能覆盖所有病原体抗生素，行清宫术控制感染灶。

（2）替代治疗：输注悬浮红细胞纠正贫血，输注血小板、冷沉淀、血浆，补充凝血因子，纠正凝血功能障碍；观察临床与实验室指标的变化调整输血的种类、量。

知识拓展

脓毒血症并发 DIC 的替代治疗

因血小板或凝血因子减少而导致出血或极高的出血风险时（显性 DIC），推荐进行替代治疗。患者如出现以下情况时，可考虑使用血液制品替代治疗。

（1）对于血小板计数（platelet，PLT）$<10 \times 10^9$/L 而无明显出血征象，或者 PLT$<20 \times 10^9$/L 而存在出血高风险，建议预防性输注血小板；对于活动性出血，PLT 需要达到 50×10^9/L。

（2）在没有出血或侵入性操作计划时，不建议使用新鲜冷冻血浆纠正凝血功能异常。伴有凝血酶原时间（prothrombin time，PT）或活化部分凝血活酶时间（activated partial thromboplastin time，APTT）延长 >1.5 倍，或纤维蛋白原（fibrinogen，FIB）<1.5g/L，静脉输注新鲜冷冻血浆 15~30ml/kg 可能有益。

（3）因液体负荷过多导致 DIC 患者出血时，可使用浓缩凝血因子，如浓缩凝血酶原复合物。DIC 患者血浆纤维蛋白原至少应维持在 1.0~1.5g/L。

案例 12-13-5

产妇因"产褥感染、脓毒血症、DIC"，予以输血、抗感染治疗。治疗中产妇血压下降至 75~80/35~40mmHg，心率 105~118 次/min，呼吸 23~28 次/min，在鼻塞吸氧 3L/min 下 $SPO_2$85%~88%，产妇皮肤、黏膜出现花斑，立即行血气分析：pH7.1、HCO_3^-18mmol/L、血乳酸 6mmol/L、PaO_2 90mmHg。

问题：

1. 产妇目前新增的医疗诊断是什么？

2. 该产妇目前的抢救护理要点有哪些？

---

11. 病情分析

（1）脓毒性休克为在脓毒血症的基础上，出现持续性低血压，在充分容量复苏后仍需血管活性药来维持平均动脉压（meanarterialpressure，MAP）≥65mmHg（1mmHg=0.133kPa）以及血乳酸浓度 >2mmol/L。该产妇在脓毒血症的基础上，经过积极的液体复苏，仍然出现持续性低血压，血乳酸浓度 >2mmol/L，考虑产妇存在脓毒性休克。产妇皮肤、黏膜出现花斑提示组织灌注不足存在，与脓毒性休克有关。

（2）血气分析：pH7.1、HCO_3^- 18mmol/L、血乳酸 6mmol/L，提示代谢性酸中毒，与脓毒性休克有关。

（3）产妇 PaO_2 90mmHg，鼻塞吸氧 3L/分，吸氧浓度 33%，计算氧合指数（PaO_2/FiO_2）<300mmHg，考虑产妇存在呼吸衰竭，与脓毒性休克，肺灌注不足，通气/血流比例失调有关。

12. 该产妇目前的抢救护理要点

（1）产妇取仰卧中凹位，保持气道通畅，高流量面罩吸氧，根据病情调节氧流量，必要时协助医生建立人工气道。

（2）建立中心静脉置管和有创动脉测压，进行中心静脉压和动脉血压的监测，妥善固定管路，保持管路通畅。

（3）液体复苏：目标是在 6h MAP 为 65mmHg，血乳酸 <2mmol/L，尿量 ≥0.5ml/（kg·h）。根据产妇血常规、血凝结果、血流动力学状态，采用被动抬腿试验、补液试验评估产妇容量负荷，制订输液方案：立即快速给予 30ml/kg 平衡液，进行成分输血，予以去甲肾上腺素升压治疗。产妇达到复苏初始目标、病情稳定后（1d 后）根据需要最少量输液，使用利尿剂，必要时行肾脏替代治疗。数天至数周后使液体出入量呈负平衡。予以补充血容量。

（4）密切监测心率、血压、动脉血氧饱和度、呼吸频率、体温、每小时尿量、中心静脉压、出入量等指标，及时评估器官灌注改善情况，调节液体输注的速度，预防肺水肿的发生。

（5）合理使用血管活性药：从中心静脉专用通路泵入去甲肾上腺素，观察给药后的效果，根据血流动力学状态调节给药的速度。观察注射部位皮肤情况，有无药物外渗、静脉炎。

（6）联合使用抗菌药物，追踪血培养病原学检查结果。严格遵守无菌操作原则和手卫生原则，做好生活护理，预防呼吸道感染、导管相关性血流感染、导尿管相关泌尿系统感染。

（7）加强各器官、系统功能的观察，发现器官功能障碍的表现，及时处理。①中枢神经系统功能：密切监测意识、瞳孔变化，有无意识障碍的表现，并进行 GLasgow 评分（昏迷评分）。②呼吸功能：密切观察产妇呼吸状况，有无呼吸急促或呼吸困难、发绀等表现，追踪血气分析的结果。③循环功能：监测心电监护和外周循环情况，观察有无心律失常、低血压、毛细血管充盈时间延长，皮肤花斑等心功能障碍和组织灌注不良的表现。④肾功能：监测每小时尿量、尿液的性状、血清肌酐、尿素氮，观察有无少尿、肾功能不全的表现。⑤消化系统：密切观察产妇有无恶心、呕吐、腹胀、黄疸等表现。⑥凝血系统：观察产妇阴道流血的颜色、性状，穿刺部位有无渗血，皮肤、黏膜有无瘀点、瘀斑、花斑，测量瘀斑、花斑的大小。动态追踪产妇血小板计数、凝血六项的结果。

（8）心理护理：评估产妇心理状态，安慰鼓励产妇积极配合治疗护理。

经过积极抗感染治疗及液体复苏，产妇生命体征平稳，血压维持在 110~125/75~85mmHg，血气分析：pH7.3，HCO_3^- 26mmol/L，血乳酸浓度 1mmol/L，停用血管活性药物，11 月 24 日 03：00 送手术室，在静脉麻醉及 B 型超声监视下行刮宫术，术中刮出陈旧性组织量约 5g，组织物送病检，术中失血 30ml。产妇术后回 ICU 监护，宫底脐下三指，阴道流血少，继续予以抗感染、缩宫、支持治疗，术后 4d 病理结果回报：宫腔钳刮组织 - 绒毛及蜕膜组织。血培养：肺炎克雷伯菌，继续予以抗生素联合治疗。术后 7d 复查血常规、血凝、降钙素原正常，痊愈出院。

（朱　珠）

第十四节 一例新生儿低血糖的护理

完成本内容学习后,学生将能:

1. 复述新生儿低血糖的临床表现。
2. 列出新生儿低血糖的评估要点。
3. 结合病例解释新生儿低血糖治疗要点。
4. 应用观察新生儿低血糖临床表现对新生儿进行护理。

案例 12-14-1

产妇,26 岁。孕 2 产 1,38^{+4} 周,因巨大儿,相对头盆不称,于 2018 年 12 月 21 日 7 时 30 分剖宫产娩出,新生儿出生后因巨大儿即测微量血糖为 1.9mmol/L。

问题:

需要进行哪些进一步检查与评估?

1. 新生儿出现低血糖,需要评估产妇孕期情况及新生儿出生后的情况。

(1)健康史:评估新生儿母亲是否有糖尿病病史、妊娠期高血压疾病病史;评估新生儿是否有红细胞增多症,ABO 或 Rh 血型不合溶血病,围产期窒息、感染等。

(2)身体状况:评估新生儿的喂养情况;观察新生儿反应、面色、生命体征等。

(3)相关检查:高危儿应在出生后 4h 内动态监测血糖,以后每隔 4h 复查,至血糖浓度稳定;持续性低血糖者应根据病史测血胰岛素、高血糖素、T$_4$、TSH、生长激素、皮质醇等。

案例 12-14-2

新生儿母亲未进行规律产检,新生儿出生体重 4 500g,Apgar 评分 1min 为 6 分,5min 为 10 分。新生儿因呼吸窘迫,轻度窒息在手术室复苏。

问题:

1. 该新生儿发生低血糖的机制是什么?
2. 新生儿低血糖有哪些症状、体征?

2. 该新生儿发生低血糖的机制 由于母亲孕期未规律产检,因此不能明确做出妊娠期糖尿病的诊断,可能的原因如下。

(1)高胰岛素血症:糖尿病母亲新生儿,由于母亲高血糖时引起胎儿胰岛细胞代偿性增殖,高胰岛素血症,而出生后母亲血糖供给突然中断所致。

（2）葡萄糖消耗增加:应激状态下,如窒息、严重感染等,儿茶酚胺分泌增加,血中高血糖素、皮质醇类物质水平增高,血糖增高,继之糖原耗竭,血糖水平下降。无氧酵解使葡萄糖利用增多,也可引起低血糖。

3. 新生儿低血糖可能出现的症状和体征 新生儿低血糖的症状体征往往较轻微且没有特异性。不同新生儿在不同血糖浓度下出现的症状往往不同,大多数低血糖新生儿无临床症状,临床统计,无症状是症状性低血糖的 10~20 倍,因此,密切监护存在高危因素的新生儿(如母亲有糖尿病病史,小于胎龄儿、败血症、巨大儿等)显得尤其重要。新生儿症状性低血糖其症状和体征也是非特异性的,临床上可表现为反应差、喂养困难、呼吸暂停、震颤、嗜睡、发绀等,经静脉注射葡萄糖后上述症状消失,血糖恢复正常。

知识拓展

推荐监测血糖的高危情况

1. 低出生体质量儿(<1 800g)。
2. 早产(<35 周)。
3. 小于胎龄儿:出生体质量 < 第 10 百分位。
4. 糖尿病母亲新生儿 - 胰岛素依赖和妊娠糖尿病。
5. 出生体质量 > 第 90 百分位的大于胎龄儿。
6. Rh 溶血病新生儿。
7. 母亲接受特布他林、普萘洛尔、口服降糖药治疗。
8. 形体生长发育落后者,包括出生体质量在第 10~25 百分位,合并有胎儿宫内生长受限。
9. 任何合并有新生儿窒息、红细胞增多症、脓毒血症、休克等疾患的新生儿,当其处于疾病活跃期时。一旦病情稳定则不需要持续监测。
10. 给予全胃肠外营养者。

案例 12-14-3

遵医嘱新生儿给予喂食10% 葡萄糖,30min 后复测血糖为 2.3mmol/L。

问题:

1. 目前新生儿采取何种喂养方式?
2. 该新生儿进行母乳喂养时有哪些注意事项?

4. 目前新生儿可采取的喂养方式 现新生儿一般情况好,血糖上升至正常水平,可给予母乳喂养。因为母乳喂养具有较高的酮体水平,这是脑内重要的选择性能量代谢产物,有助于节约葡萄糖。由于母乳喂养儿的母乳量摄入较少,酮体作为选择性能量代谢底物,具有神经保护作用,是正常的适应过程。糖原储存于星形胶质细胞,星形胶质细胞和神经元之间的联系也是重要的神经保护机制。人类的大脑还可以代谢酮体。低血糖时,新生儿的大脑利用酮体的能力也是一种神经保护机制。在健康的足月新生儿,生后第 2、3 日血酮体的水平上升至最高,当血糖水平较低时,酮体水平进一步上升。

5. 该新生儿进行母乳喂养时应注意的事项

(1)目前该新生儿的血糖已上升至正常水平,但该新生儿为高危儿,需要在生后 1、2、4h 监测,随后每 4~6h 监测一次,直至血糖正常后 24h 停止监测。因此在母乳喂养后,需要继续监测血糖。

(2)母亲在母乳喂养时,要注意观察新生儿有无低血糖的表现,如出现低血糖的表现,或新生儿表现异常,如喂养困难、食欲缺乏、发绀、面色苍白等,应告知医护人员,补充葡萄糖,并告知产妇加强母乳喂养。

(3)家属情感支持:对有高危因素的新生儿家属,应积极告知父母低血糖发生的原因及预后,以配合治疗。新生儿低血糖的预后与低血糖持续时间、发作次数、严重程度及潜在病因有关。有症状的、持续的、发生在高危新生儿中的低血糖易引起脑损伤,通常表现为脑瘫、智力低下、视觉障碍、惊厥、小头畸形等。因此要告知新生儿家长可能的后果以及目前采取的治疗措施,缓解其紧张、焦虑情绪。

案例 12-14-4

新生儿出生 40min 后表现为嗜睡,对母乳喂养不感兴趣和肢体颤抖,即刻测微量血糖为 1.3mmol/L。

问题:

1. 该新生儿的低血糖为无症状性低血糖还是症状性低血糖?

2. 对于该新生儿现在处理选择立即喂奶还是补充葡萄糖?如何补充?

---

6. 该新生儿目前出现的是症状性低血糖。

7. 该新生儿应该予以静脉补充葡萄糖

(1)建立血管通路:血管通路能否有效地建立是纠正低血糖的关键。临床医护人员应根据低血糖的严重程度、病情进展情况及时选择合适的输液工具。尤其当新生儿需要输注高浓度葡萄糖才能维持血糖水平时(葡萄糖浓度 >12.5%),则必须建立中心静脉通路,以防止液体渗透压过高、静脉输注速度过快而导致血管损伤外渗,造成机体局部皮下组织坏死、瘢痕形成。

(2)该新生儿出现的是症状性低血糖,予以静脉推注 10% 葡萄糖 2ml/kg,继之以 6~8mg/(kg·min)静脉滴注;无效可增加葡萄糖滴速,每次增加 2mg/(kg·min)最大至 12mg/(kg·min)。葡萄糖输注应在症状消失和血糖恢复正常后 24~48h 停用。若血糖仍不能维持正常水平,可加用肾上腺皮质激素,顽固性低血糖则可加用胰高血糖素治疗。使用胰高血糖素时,需与常规补液分开且必须使用输液泵匀速输注,以免胰高血糖素浓度不稳而造成的血糖波动。

(3)静脉输液过程中,需密切观察输注部位有无肿胀、输液泵的输液速度是否精准,杜绝一切医源性低血糖的发生。

案例 12-14-5

静脉补充葡萄糖后,1h 后复测血糖为 1.9mmol/L。

问题:

1. 该新生儿目前发生了什么情况?

2. 下一步的主要治疗措施是什么?

8. 该新生儿目前的情况为持续性低血糖。反复或持续的低血糖须符合下列条件。

(1)需要较高的糖速 [12~16mg/(kg·min)] 才能维持正常血糖。

(2)出生 7~14d 以后仍持续或反复出现低血糖。

9. **下一步的治疗措施** 可加用氢化可的松 5~10mg/(kg·d)静脉滴注,至症状消失、血糖恢复后 24~48h 停止,激素疗法可持续数日至 1 周。

知识拓展

持续性低血糖常见的重要病因及检查建议

导致新生儿低血糖的病因较多,可以通过监测血糖和相关化验检查查找病因。

持续性低血糖常见的重要病因及检查建议

病因	考虑检查项目
先天性垂体功能低下症	血清胰岛素水平
肾上腺功能减退症	血清皮质醇水平
高胰岛素血症	生长因子水平
半乳糖血症	血氨
糖原贮积紊乱	血乳酸水平
枫糖尿症	尿酮及还原产物
线粒体病	尿氨基酸

案例 12-14-6

30min 后复测微量血糖为 2.9mmol/L,4h 后复测微量血糖 3.2mmol/L,血糖稳定,医生检查后开出予以出院医嘱。

问题:

该新生儿是否需要进行神经系统的检查?

10. 该新生儿需要进行头颅磁共振检查,判断是否有神经系统损伤。大脑不同区域对低血糖的敏感性具有很大差异,导致不同的脑损伤模式及分布。具有显著临床症状的低血糖新生儿其脑损伤更加多样化。因此，头颅磁共振检查应作为症状性低血糖新生儿的常规检查，以便发现神经系统损伤。

（徐 敏）

第十五节 一例新生儿黄疸的护理

学习目标

完成本内容学习后，学生将能：
1. 复述新生儿黄疸的临床表现。
2. 列出新生儿黄疸的评估要点。
3. 结合病例解释新生儿黄疸观察要点。
4. 应用护理程序为新生儿黄疸制订护理计划。

案例 12-15-1

产妇，27 岁。孕 4 产 2，孕 38^{+4} 周，因胎儿宫内窘迫，于 2018 年 11 月 29 日 10 时 30 分剖宫产娩出，新生儿体重 3 190g、Apgar 评分 10 分。

测黄疸值为 TCB15.6-16.0-17.9mg/dl（新生儿前额部、胸骨部位、腿部），黄疸加重，拟出生 1d，"新生儿病理性黄疸" 收入新生儿病房。

问题：

需要进行哪些进一步检查与评估？

---

1. 该新生儿需要继续评估的内容 该新生儿发生新生儿黄疸，最常见的原因为病理性黄疸。但需要进行全面评估，判断发生黄疸的病因。

（1）健康情况：评估导致黄疸的原因。①出现黄疸的时间：发生在生后 24h 之内的黄疸，治疗不及时极易形成胆红素脑病和核黄疸。出生早期新生儿血 - 脑脊液屏障未成熟，通透性较高。游离胆红素极易通过未成熟的血 - 脑脊液屏障进入脑组织，形成急性胆红素脑病，如未得到有效的控制极易导致急性胆红素脑病甚至核黄疸。②新生儿的喂养及体重情况：母乳喂养的新生儿平均血清胆红素值比配方奶喂养较高，主要原因为出生早期母乳产量不足，或新生儿母乳摄入不足，导致出生体重下降超出生理性体重下降范围，甚至轻度脱水，小便量减少，胎便排出延迟，肠肝循环增加，胆红素排出减少所致。出生体重下降的程度是评估预测新生儿高胆红素血症的重要指标。

（2）产妇健康史：①产妇妊娠史。母亲是否合并糖尿病或感染，是否有不明原因流产、死胎或新生儿重度黄疸史。如果产妇曾经分娩的新生儿出现过病理性黄疸，此次新生儿出现严重高胆红素血症的风险明显增加。原因各异，可能存在潜在的遗传基因或与肝脏葡萄糖醛酸转移酶部分缺乏有关。因此要详细询问病史，密切监测胆红素。②家族史。新生儿兄弟姐妹中有黄疸病史者提示血型不合、母乳性黄疸或葡萄糖-6-磷酸脱氢酶（G-6-PD）缺乏。血型不合导致的溶血包括 Rh 血型不合的溶血、ABO 血型不合的溶血、G-6P-D 缺乏等，尤其是 Rh 血型不合，胆红素快速上升，易形成胆红素脑病和核黄疸。溶血发生时红细胞破坏加速，产生大量胆红素，游离胆红素也会快速增加。③分娩过程。分娩过程中造成产伤、窒息、脐带结扎延迟、早产等均可增加新生儿黄疸的发生率。④用药史。使用催产素、磺胺药、抗疟药和呋喃妥英等药物，可引发新生儿 G-6-PD 缺陷性溶血。

（3）体格检查：评估新生儿生命体征、体重、大小便、全身皮肤情况、四肢肌张力、反射等。

（4）实验室检查结果：经皮胆红素水平 TCB、血红蛋白、总胆红素。

案例 12-15-2

评估结果：

产妇产前有胎膜早破 5h，羊水清，脐带绕颈 1 周，松，无脐带扭转，脐血 pH 值未测，Apgar 评分 1min、51min、101min 均 10 分，出生体重 3 190g，身长 51cm。新生儿生后第 2d 时出现皮肤黄染。出生第 4d 母婴同室病房儿科医生测黄疸值为 TCB15.6、16.0、17.9mg/dl，黄疸加重，收入新生儿科。新生儿生后一般情况好，无发热，无气促发绀，无抽搐尖叫，大便色黄，无白陶土样便，小便正常。

体格检查：体温 36.8℃，脉搏 130 次/min，呼吸 42 次/min，体重 3kg，身长 49cm，头围 34cm。足月成熟儿外貌，反应好，哭声响。全身皮肤中度黄染，无发绀，苍白。头颅无水肿及硬肿，五官无畸形，前囟平软，巩膜中度黄染。鼻腔无异常分泌物。口腔无破损、溃疡、鹅口疮，颈无抵抗，双侧锁骨连续，胸廓对称无畸形，无三凹征。腹软，脐部干燥。肝脾肋下未扪及，肠鸣音正常。外生殖器、肛门无畸形。四肢活动度，肌张力正常，觅食反射、吸吮反射、握持反射、拥抱反射正常。

相关检查结果：①经皮测胆红素水平（TCB）15.6、16.0、17.9mg/dl；②总胆红素 328.6μmol/L。

问题：

1. 目前新生儿可能主要的医疗诊断是什么？

2. 下一步的治疗原则是什么？

3. 该治疗原则有哪些指征？

---

2. 新生儿目前的主要诊断　新生儿高胆红素血症的特点：①生后 24h 内出现黄疸。②血清总胆红素值已达到相应日龄及相应危险因素下的光疗干预标准，或每日上升超过 85μmol/L（5mg/d），或每小时 >0.85μmol/L（0.5mg/dl）。③黄疸持续时间长，足月儿 >2 周，早产儿 >4 周。④黄疸退而复现。⑤血清结合胆红素 >34μmol/L（2mg/dl）。具备其中任何一项者即可诊断。该新生儿符合其中第二点，血清总胆红素值已达到相应日龄及相应危险因素下的光疗干预标准。

3. 下一步的治疗原则　给予光照疗法帮助退黄疸。

4. 光照疗法的指征　出生胎龄 35 周以上的晚期早产儿和足月儿可参照 2004 年美

394

国儿科学会推荐的光疗参考标准（图 12-1），或将 TSB 超过 Bhutani 曲线（图 12-2）95 百分位数作为光疗干预标准。在尚未具备密切监测胆红素水平的医疗机构可适当放宽光疗标准。

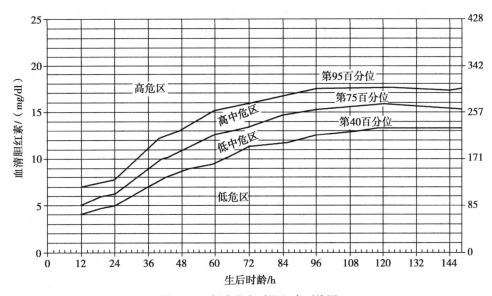

图 12-1　新生儿小时胆红素列线图

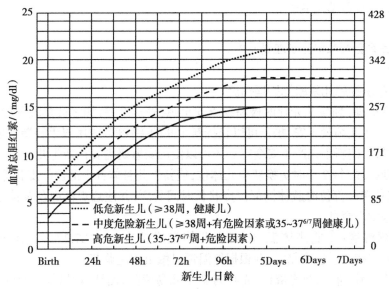

图 12-2　胎龄≥35 周的光疗参考曲线

注：高危因素包括同族免疫性溶血、G-6-PD 缺乏、窒息、显著的嗜睡、体温不稳定、败血症、代谢性酸中毒、低清蛋白血症。

知识拓展

经皮胆红素仪测定法

经皮胆红素仪测定法(transcutaneous bilirubin, TCB)常用的是日本产JM系列经皮胆红素仪以及国产的经皮胆红素测定仪。2013年PHILIPS公司的BiliChek无创胆红素定量仪正式登陆中国大陆,随后各家医院陆续开始使用。

经皮胆红素仪测定时常同时取两个测量部位进行比较,即前额眉心正中和胸骨正中。将探头平放于测量部位,轻轻按下,仪器自动显示出所测数值。不同的仪器显示的单位值不同,一般为 μmol/L 或 mg/dl,两者之间的换算为 1mg/dl=17.1μmol/L。

常用经皮黄疸测定仪的原理:黄疸测定仪探头可以发出两种光波,利用蓝色光波(450nm)和绿色光波(550nm)之间的光波差,来测定沉积于新生儿皮肤组织内胆红素的浓度。当探头置于新生儿前额部或胸骨部位并启动电源后,氙光管发出的光线经玻璃纤维导引到皮肤表面,并直射皮下。射在皮肤上的光波反复分散与吸收,最终回到玻璃纤维。返回到玻璃纤维的光部分经纤维内芯分散在表层皮肤组织内(短光波),另一部分光的外芯(长光波)深入到皮肤组织内,经皮肤组织吸收,返回到相应的光电二极管。通过计算光波密度的差异,表皮和真皮之间共同的光波将被扣除,得到的仅是皮肤组织内两波长区间的光波密度差。光波密度的差异显示出相连的血清胆红素水平,显示器上的读数为总胆红素浓度值。

案例 12-15-3

新生儿予以双面光照治疗。

问题:

光照疗法需要采取哪些护理措施?

---

5. 光照疗法的患儿采取的护理措施

(1)心理护理:新生儿光疗时极易缺乏安全感,舒适度差,加之被黑眼罩遮盖双眼带来的不适,导致新生儿烦躁不安,护士可以轻抚新生儿的头背部,或用双手轻握新生儿双手,同时轻声与之说话,使新生儿产生安全感。还可以使用安慰奶嘴安抚新生儿。

(2)基础护理:每2小时更换新生儿体位,使新生儿身体各个部位的皮肤都能充分接受蓝光照射,避免单一部位时肢体同部位皮肤长时间受压,并注意观察面色及神志等的变化,防止口鼻堵塞发生窒息。

(3)监测温度:①监测体温,使新生儿体温维持在 36.5~37.2℃,如体温 >37.8℃ 或 <35℃,应停止光疗。②监测箱温,并根据体温情况做出相应调节。

(4)合理治疗:静脉补充液体,光疗时新生儿易哭闹、出汗,均增加了显性及不显性失水,因此光疗时应注意液体的补充,维持营养,加快代谢。

(5)病情观察:是否出现光疗不良反应如腹泻、发热、皮疹、青铜症、低钙血症等,生命体征情况,喂奶情况,大小便情况,TCB情况等。

(6)预防感染:加强皮肤护理,预防感染,接触新生儿前后应洗手。

(7)加强喂养:按需喂养,有溢奶时及时清除,避免呛奶,防止窒息发生。

案例 12-15-4

新生儿予以双面光照治疗,治疗后,测 TCB4.6、7.8、7.9mg/dl。

问题:

如何判定停止光疗时间?

6. **停止光疗的时间**　光疗停止的时间与出生后日龄和胆红素水平有关。如果日龄在 7d 以上建议光疗至胆红素水平降至 13~14mg/dl,或者光疗至低于启动光疗标准 3mg/dl;如果是日龄在 7d 以内的新生儿建议停止光疗的标准更低。因为考虑到光疗时仅改变了皮肤和皮下组织循环中的胆红素结构,使胆红素更易从胆汁和尿液中排出,但内脏中的胆红素在光疗后逐渐经血液循环再到皮肤和皮下组织,这样胆红素水平在短时间内会出现反弹,所以在光疗后的 24h 还应该监测胆红素。光疗后当日出院的新生儿应该在次日门诊监测胆红素。

案例 12-15-5

新生儿出院后,黄疸反复,于生后第 8 天,至门诊测 TCB19.6、18.8、17.9mg/dl,再次收入儿科治疗。

问题:

此新生儿目前的治疗,除了光照疗法还需要哪些辅助治疗?

7. **还需要的辅助治疗**

(1)补充液体:光疗时新生儿易哭闹、出汗,均增加了显性及不显性失水,因此光疗时应注意液体的静脉补充,维持营养,加快代谢。

(2)补碱治疗:总胆红素 >18mg/dl,予补碱治疗,碱性环境利于血中未结合胆红素与清蛋白结合从而降低胆红素。

(3)应用白蛋白:主要作用是与血中胆红素结合,减少游离未结合胆红素,阻断其再次被吸收。

(4)应用益生菌:调节肠道菌群,诱导正常菌群的建立,减少肠肝循环。

案例 12-15-6

患儿给予光照治疗及药物治疗后,TCB 4.6、4.8、3.9mg/dl,儿科医生为患儿查体后开出出院医嘱。

问题:

此新生儿光照疗法结束后如何护理?

8. **光照疗法结束后的护理**

(1)记录出蓝光箱的时间。

(2)摘除眼罩时,采用遮光布罩盖光疗箱,再进一步摘取遮光布的方法,使新生儿慢慢适应日常灯光刺激,减少日常灯光直接照射造成的不适,从而提高患儿舒适度。

(3)对新生儿进行沐浴或温水擦浴,注意保暖,防止受凉。

(4)观察皮肤黄染程度及有无副作用。

知识拓展

急性胆红素脑病

急性胆红素脑病是基于临床的诊断,主要见于血清总胆红素(TSB)>20mg/dl(342μmol/L)和/或每小时上升速度>0.5mg/dl(8.5μmol/L)、>35周的新生儿。胆红素神经毒性所致的急性中枢神经系统损害,早期表现为肌张力减低、嗜睡、尖声啼哭、吸吮差,而后出现肌张力增高、角弓反张、易激惹、发热、惊厥,严重者可致死亡。低出生体重儿发生胆红素脑病时通常缺乏典型症状,而表现为呼吸暂停、循环呼吸功能急剧恶化等,不易诊断。通常足月儿发生胆红素脑病的TSB峰值在25mg/dl(427μmol/L)以上,但合并高危因素的新生儿在较低胆红素水平也可能发生,低出生体重儿,甚至在10~14mg/dl(171~239μmol/L)即可发生。发生胆红素脑病的高危因素除了高胆红素血症以外还包括合并同族免疫性溶血、G-6-PD缺乏、窒息、败血症、代谢性酸中毒和低清蛋白血症等。

胆红素脑病的诊断主要依据患儿高胆红素血症及典型的神经系统临床表现;头颅MRI和脑干听觉诱发电位可以辅助诊断。头颅MRI表现为急性期基底神经节苍白球 T_1WI 高信号,数周后可转变为 T_1WI 高信号;脑干听觉诱发电位(BAEP)可见各波潜伏期延长,甚至听力丧失;BAEP早期改变常呈可逆性。

——《新生儿高胆红素血症诊断和治疗专家共识(2014)》

(徐 敏)

第十三章　围生期科研基础知识

第一节　科研基础知识

一、医学文献查询

医学文献查询是指根据用户医学信息需求,利用(医学)检索工具或检索系统从文献集合中找出用户所需医学文献的过程。

（一）文献检索的方法

查找文献、获取信息的基本方法可分为四种:检索工具法、浏览法、引文追踪法和综合法。

1. 检索工具法　检索工具法就是利用各种工具书、数据库、搜索引擎等检索工具查找所需信息的方法,是系统、全面获取文献信息的有效方法,也是进行科研决策的重要手段。检索工具法能够有效运用的前提是需要检索者具备一定的检索知识和技能,在运用过程中需要注意检索工具的选择、检索策略的制订与调整等相关问题。

2. 浏览法　浏览法是通过定期或不定期浏览近期出版的期刊、专著等文献来了解最新研究动态的方法。基于不同文献中所蕴含知识的特点不同,浏览不同种类的文献获益也不尽相同。

3. 引文追踪法　引文追踪法就是以现有文献后所附的参考文献为线索,去追踪、查找相关文献的方法。与现刊浏览法相比,此法获取的信息从时间上来说是越查越旧的;与检索工具法相比,此法获取的信息受论文作者的影响,具有一定的主观性,不够系统、全面,但其优势在于对某些问题的追根溯源,能够了解经典文献,追踪科研发展轨迹。

4. 综合法　综合法又叫循环法,是将前述方法根据需要联合运用以获取文献信息的方法。在学习和科研活动中,需要用户根据实际需求灵活选择适当的检索方法,才能获得满意的结果。

（二）文献检索途径

检索途径是检索系统提的检索入口,在数据库中通常表现为对字段的检索。应用最多的是主题词途径、关键词途径。

1. **主题词途径** 利用主题词途径就是对主题词字段进行检索来查找文献,其检索标识是主题词。由于主题词是一种规范化的检索语言,主题词途径能够在一定程度上提高检索效率,因而往往是课题主题检索的途径。但并非所有检索系统都提供主题词途径,且使用主题词有一定的难度,需要一定的检索语言知识作为基础。常用的支持主题词检索途径的医学检索系统有 CBM 和 PubMed。

主题词是用于描述主题事物或内容的规范化词语,词汇以名词为主,包括某个概念的同义词、近义词、拼法变异词及缩写等。中文版的医学主题词可以通过中国生物医学文献数据库（CBM）的主题检索途径进行查询。

2. **关键词途径** 关键词途径（Key words）是选取关键词字段作为检索入口,其检索标识是关键词。关键词往往是从文章题目、摘要或正文中抽取的并反映文章主题内容的名词术语。文献数据库中的关键词一般由论文作者提取或者由数据库自动标引抽取。它不同于主题词,不需要经过规范化处理,关键词途径因用词灵活、符合用户习惯成为文献数据库的一个常用检索途径,但检索文献时,必须同时考虑到与检索词相关内容的同义词、近义词等不同的表达形式,否则易造成漏检,影响检索质量。

（三）文献检索技术

为了实现有效的计算机检索,掌握与利用计算机检索技术显得尤为重要。需要注意的是,各检索系统支持的检索技术并不相同,即使是同一检索技术,检索运算符号也有差异,因此,需要在理解检索技术原理的基础上,再结合具体检索系统的"使用帮助"正确使用检索技术。检索技术主要包括布尔逻辑检索、截词检索、限定检索、词组检索、扩展检索及位置检索,本章节主要介绍布尔逻辑检索。

布尔逻辑检索是计算机检索最基本、最重要的运算方式,是利用布尔逻辑运算符对若干个检索词进行组合,以表达检索要求的方法。主要有三种布尔逻辑运算符,即逻辑与（AND）、逻辑或（OR）和逻辑非（NOT）。

1. **逻辑与** 符号为 AND 或 "*",既论及 A 概念又论及 B 概念。表达式为 A AND B 或者 A*B。只有同时包含检索词 A 和检索词 B 的文献记录才是命中文献。该运算符的作用是可以缩小检索范围,提高查准率。例如,检索有关鸡尾酒疗法治疗艾滋病的文献,其逻辑表达式为鸡尾酒疗法 AND 艾滋病,表示文献必须同时包括鸡尾酒疗法与艾滋病两个概念才被命中检出。

2. **逻辑或** 符号为 OR 或 "+",表示概念之间的并列关系。表达式为 A OR B 或者 A+B。数据库中凡含有检索词 A 或者检索词 B 或同时含有检索词 A 和 B 的记录均为命中文献。该运算符的作用是可以扩大检索范围,提高查全率。例如,检索有关鸡尾酒疗法治疗艾滋病的文献,其逻辑表达式为鸡尾酒疗法 OR 艾滋病。

3. **逻辑非** 符号为 NOT 或 "–",表示概念之间的不包含关系或排斥关系。表达式为 A NOT B 或者 A–B。数据库中含有检索词 A,但不包含检索词 B 的文献记录才算命中文献。该运算符的作用是通过从某一检索范围（含 A 词的记录）中去除某一部分文献（含 B 词的记录）的方式缩小检索范围,提高查准率。例如,检索有关鸡尾酒疗法治疗艾滋病的文献,其逻辑表达式为鸡尾酒疗法 NOT 艾滋病。

上述三种布尔逻辑算符可以单独使用也可组合使用,计算机在处理检索提问时一般会按 NOT、AND、OR 的次序进行检索,可用括号改变运算次序。但有些检索系统在检索界面中如同时选择了多种逻辑算符,其运算的先后顺序可能是依据逻辑算符出现的先后顺序,如 CNKI 的高级检索界面。

4. 布尔逻辑运算的优先顺序 当一个检索式包含多个布尔算符时,优先执行 NOT,其次为 AND,最后为 OR。如查找"维生素 C 或维生素 E 对糖尿病患者肾脏的保护作用",则检索式为（维生素 C OR 维生素 E）AND 糖尿病 AND 肾脏。

（四）检索步骤

因检索需求,检索系统、检索人员等方面的不同,导致每个课题的检索步骤也不尽相同,但对于初学者,可以遵循以下步骤,再结合实际情况进行检索。

1. 分析检索需求 分析检索课题的需求,包括对课题的类型、背景知识、概念及知识体系的分析,提出拟解决的问题。可利用"5W2H 提问法",即"是什么、为什么、怎么做、有谁在做、在什么时间做、在什么地点做、做的数量及程度如何"等 7 个问题,以对课题进行全面而准确的分析。

2. 选择检索系统 检索系统选择是否恰当直接影响检索的效果。检索者应基本了解各相关检索工具（常用文献检索系统）的学科收录范围、文献类型、时间跨度、检索途径及使用方法、标引情况等方面的信息,再结合检索课题的要求来选择合适的检索系统。

3. 选定检索途径、检索词,制订检索策略式 在前面进行课题分析以及把握所选的检索系统的检索功能的基础上,确定适合的检索途径。然后确定检索词,即基于特定检索系统的功能将课题分析的检索项转化为可被系统识别的检索标识,如作者姓名、主题词、关键词、分类号、化学物质代码等文字与符号。最后将选定的检索标识根据相应的逻辑关系,用各种检索算符（如布尔算符、位置算符等）加以有机组合,形成检索策略式。

4. 评价检索结果,优化检索策略 用初步拟定的检索策略式进行试查后,应根据检索目标对检索结果进行评价,看是否能够满足检索需求。通常情况下,需要多次修改检索策略式,直至相对满意为止。在实际检索中,当放宽检索范围以提高查全率时,往往会降低查准率;反之,当缩小检索范围以提高查准率时,往往会降低查全率。因此要正确分析误检、漏检原因,适当调整检索策略式（图 13-1）。

5. 文献筛选,获取原始文献 反复调整的检索策略所获得的检索结果也并非完全满足检索需求,因此,还需要对检索结果进行人工评判和筛选,再根据选中文献的线索或链接获取所需文献全文或部分信息。

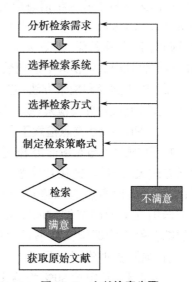

图 13-1 文献检索步骤

（五）常用中文全文数据库

1. 中国知网（CNKI）

（1）CNKI概述：CNKI资源总库中包括源数据库、特色资源库、国外资源库、行业知识库、作品欣赏库、指标索引等。其中最重要的源数据库中又包括期刊、学位论文、报纸、会议四类共10个数据库。其收录自1915年至今出版的期刊，部分期刊回溯至创刊。出版内容以学术、技术、政策指导、高等科普及教育类期刊为主，覆盖自然科学、工程技术、农业、哲学、医学、人文社会科学等各个领域。

（2）CNKI检索方法：CNKI检索方法包括一框式检索、高级检索、出版物检索等，本文以高级检索为例。高级检索如图所示，其中"+"和"-"按钮来增加和减少检索条件，"词频"表示检索词在文中出现的频次（见图13-2）。

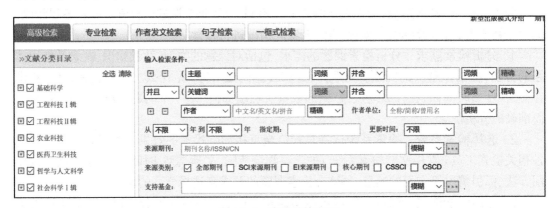

图13-2　高级检索界面

2. 中国生物医学文献数据库

（1）数据库介绍：中国生物医学文献数据库（China biomedical literature database，CBM）是由中国医学科学院医学信息研究所研制的题录型医学文献数据库。CBM数据库收录了1978年以来1 600多种中国生物医学期刊、汇编及会议论文的文献题录。学科覆盖范围涉及基础医学、临床医学、预防医学、药学、中医学及中药学等生物医学的各个领域。CBM是国内目前收录中文生物医学期刊最全的题录型数据库。

（2）检索途径和检索方法：进入CBM首页面。CBM的检索途径共有7条，分别是基本检索、主题词检索、分类检索、期刊检索、作者检索、限定检索、索引检索和检索史。

（六）PubMed文献检索工具

1. PubMed与Medline概述　PubMed具有信息资源丰富、信息质量高、更新及时、检索方式灵活多样、链接功能强大、使用免费等特点，其中PubMed自1997年向用户免费提供Medline检索服务以来已经成为科研人员检索Medline最主要的途径。Medline是由美国国立医学图书馆（National Library of Medicine，NLM）研制开发的在国际上最具权威的综合性生物医学文献书目数据库。其中包括了三种重要的索引：医学索引、牙科文献索引、国际护理索引。收录了1950年以来80多个国家和地区的500多种生物医学及相关学科期刊，其中约80%为英文文献。Medline涉及的学科范围包括基础医学、临床医学、药理学、预防医学、护理学、口腔医学、兽医学、生物学、环境科学、卫生管理和情报科学等。

2. PubMed 检索方法

（1）高级检索（Advanced search）：在 PubMed 首页界面单击检索框下的 Advanced"，即可进入高级检索页面。高级检索由检索构建器（Searcher builder）和检索历史（History）两个部分组成。

1）检索构建器：它由检索表达式显示编辑窗口和表达式构建器组成。在"Builder"下方的左边下拉菜单选择合适的字段（默认"All fields"），在旁边的检索框中输入检索词，此时上方的显示窗口会自动显示格式化的检索表式。若需要对检索表达式进行手工编辑，可单击显示窗口下方的"Edit"进入编辑状态。如果需要多个字段或多个检索词进行逻辑组合，可在最左侧下拉菜单中选择"AND""NOT""OR"，构建的逻辑表达式也会自动显示在上方的显示窗口，无需手动添加。每一行构建框后有"Show index list"按钮，单击它可打开一个下拉框，其中会显示与该行输入检索词相关联的扩展词，与基本检索输入框的自动提示功能类似。构建表达式完成后，单击"Search"按钮即可得到检索结果页面。如果只想获得检索结果篇数并保留在高级检索界面，可单击"Add to history"按钮。

2）检索历史：高级检索界面将检索史直接显示在提问区下方。

（2）主题词检索：在 PubMed 主页单击"MesH Database"，或者在 Entrez 数据库下拉选择框选择"MeSH"，即可进入主题词检索界面进行主题检索。

1）确定主题词：在主题词检索框中输入检索词，点击"Search"按钮，进入主题词选择界面，系统将自动匹配与之对应或相关的主题词，用户可在系统提示的主题词中进行选择查找 MSH 主题词时，PubMed 还提供了专门的限制检索（Limits）和高级检索（Advanced）功能，针对 MeSH 主题词记录的各个字段来进行限制查找或逻辑组配查找。这些限制字段有 All Fields（所有字段）、Mesh terms（主题词）、Record Type（记录类型）、Registry Number（主题词登记号）、Scope note（学科范围）、Substance、ame（物质名）和 Text word（标题和说明文本）。这项功能适用于对主题词进行精确查找

2）主题检索：点击选中的主题词，进入主题词页面选择适当的副主题词（Subheadings）对检索范围进行限定。当选中副主题词后，在相应的副主题词前打勾，然后在页面右侧的主题词检索表达式构建器中单击"Add to search builder"，检索框中会出现相应的表达式，单击"Search　PubMed"即可执行检索。当选择多个副主题词时，它们之间的逻辑关系为"OR"。

【举例】检索母乳喂养研究方面文献

第一步：分析检索内容，确定检索词及其逻辑关系。该课题的内容的关键词为主要由"母乳喂养""心理"2 个关键词构成，即"breastfeeding""psychology"。由于心理可以作为副主题词限定母乳喂养，因此本课题宜采用主题词与副主题词组配的方法进行检索。

第二步：进入 PubMed 主页，单击"Mesh Database"按钮，进入主题词检索界面。在检索框中输入"breastfeeding"，点击"Search"，出现主题词、主题词释义及副主题词表，在副主题词表中勾选"psychology"，点击"add to search builder"按钮，将主、副主题词加入检索式编辑器，构建检索"breastfeeding/psychology"［Mesh］，再点击"Search PubMed"，即可检索到母乳喂养心理相关的所有文章（图 13-3）。

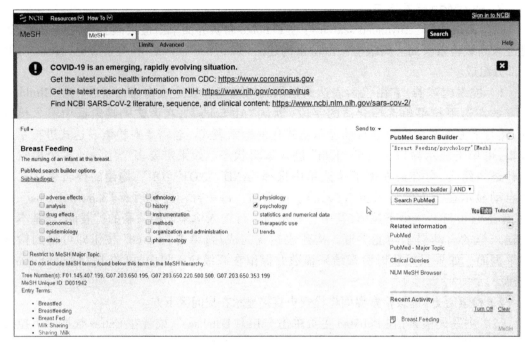

图 13-3　主题检索

二、医学综述写作

医学文献综合评述，简称综述，是一种较为独特的学术论文形式，它是作者以某一专题为中心，收集大量近几年发表的相关原始文献，通过回顾、分析和综合，揭示该专题在一个时期内的研究进展及发展趋势的概述性评论性论文。撰写综述具有以下特点。①综合性：综述要"纵横交错"，既要以某一专题的发展为纵线，反映当前课题的进展，又要从国内到国外，进行横的比较。只有如此，文章才会占有大量素材，经过综合分析、归纳整理、消化鉴别，使材料更精炼、更明确、更有层次和更有逻辑，进而把握本专题发展规律和预测发展趋势。②评述性：是指比较专门地、全面地、深入地、系统地论述某一方面的问题，对所综述的内容进行综合、分析、评价，反映作者的观点和见解，并与综述的内容构成整体。一般来说，综述应有作者的观点，否则就不成为综述，而是手册或讲座了。③先进性：综述不是写学科发展的历史，而是要搜集最新资料，获取最新内容，将最新的医学信息和科研动向及时传递给读者。

（一）综述的写作步骤

1. **选题**　医学文献综述并不是文献的简单罗列和组合，而是一个全新的创作。综述的选题必须建立在客观需要、自我优势的基础上来选定题名。选题要新颖，要选择进展较快、知识尚未普及、原始报道积累较多、意见不一致而存在争论的新课题，一般是自己熟悉的专业课题。另外，综述的题名要准确地反映文章的内容，要恰如其分地反映学科研究范围和学术深度。

2. **收集和整理资料**　确定选题后，要收集和阅读相关文献资料。这一步骤需要进行文献检索(参照医学文献查询)。收集资料时总的要求是齐全、规范、可靠,并严格挑选,不断更新。关于研究的进展部分,要多引用近年来的文献,一般选择近5年的文献,以保证时效性。阅读文献时先看近期,后看远期。关于理论、概念和历史起源等可适当引用远期文献、权威性的专著或教科书。收集资料时,应广泛搜索中文和英文文献,保证文献查全、查准。

收集资料完毕后,需要对其进行筛选、鉴别、分类、归纳等。通过阅读题录、文摘,浏览标题、作者、出版单位、附录文献来识别文献资料与本综述选题的相关性和可靠性,以鉴别出具有实用意义的资料。分类的目的是使资料内容单元化,可从大到小逐层逐级地划分。归纳的意义是使资料内容系统化,可依时间顺序、价值属性等不同情况分别进行归纳。在广泛阅读资料的基础上,选择有代表性的、权威性的文献进行精读。在阅读文献过程中,应做好文献摘录,摘录内容主要包括文献著录项、研究目的、研究方法、主要结果和结论。

3. 草拟提纲 综述不是众多材料的堆积,作者需对获得的文献进行整理、归类、分析,并草拟提纲。提纲是一篇综述的整体框架,代表作者写作的思路。提纲的重点是确定前言的内容和正文的各级标题,要求紧扣主题、层次分明、提纲挈领,为写作方便,可把摘录文献的编号分别置于相应标题下。在拟定提纲时,应对综述的每一小部分的标题和内容加以确定和明确。如引言部分的概要,中心部分的主题内容以及小标题,小结的内容和结尾。大体设计出综述的框架,以保证在写作之前做到心中有数。

4. 撰写成文 作者可根据提纲,把搜集到的资料和文献信息经过分析和整合,添加到相应的各标题下,并进行恰当的评述。完成综述初稿后,作者应反复修改和补充,或请同行予以审定,力求完善。

(二)综述的写作格式与内容

综述的写作格式一般包括文题、作者署名、摘要、关键词、正文、参考文献几部分。其中正文部分又由前言、主体、小结组成。

1. 题目 应能准确概括论文的主要内容,表达出论文的主题,与正文内容相符。读者常从题目来判断文献的阅读价值。所以题目要准确、简短、醒目和新颖,能引起读者注意和兴趣。题目不能太长,一般以不超过20个汉字为宜,英文题目一般不超过10个英文实词,尽量不加标点符号。若遇题目必须很长时,可用副标题说明,副标题前用破折号与主标题分开,副标题是对主标题的说明和补充。题目应尽量避免使用非公认的缩略语、字符、代号等,也不应将原形词和缩略语同时列出。

综述的文题一般由综述涉及的对象及说明语构成,如"新生儿脐带护理方式研究进展"中,"新生儿脐带护理方式"是综述的对象,"研究进展"是说明语。目前国内很多综述以"……的研究进展""……的护理进展"等为题。但是很多研究虽以"进展"为题,正文中却并未体现最新研究成果,此时在确定综述的题目时,可选择更为确切的说明语,如"……现状""……的因素分析""……的应用"等。

2. 作者署名 题目下面要写上作者姓名和工作单位,以便于编辑、读者与作者联系,也是作者对文章内容负责任的体现。若作者在两位以上时,要按照加研究工作的多少和实际贡献大小排列先后次序。第一作者应该参与研究工作的构思、设计、执行,并且是论文主要撰写者。文中在每位作者姓名之间空一格,不加任何标点符号。作者署名要署真实姓名,国内作者外文署名一律用全名汉语拼音,顺序是姓前名后,例如 Li Xiaoming(李晓明)。

国际科技期刊实行通讯作者制(corresponding author),国内很多论文也会标明通讯作者。通讯作者是论文的主要责任人,可以是第一作者,也可以是其他作者,但必须对论文的科学性和结果、结论的可信性负主要责任,一般是第一作者的导师或课题的主要负责人。对研究及论文撰写过程中给予过一定指导和帮助的人,在征得同意后,可入致谢中,对其贡献表示感谢和肯定。

此外,多数杂志要求在论文首页的左下角或题目下面写明作者的工作单位、通信地址、电子邮箱等联系方式,以及第一作者简介等,以便于读者与作者联系,具体需参照杂志的投稿要求。

3. **摘要**　摘要即文章的内容提要,是对论文内容高度概括的简短陈述,能使编辑和读者迅速、准确地了解论文的主要内容。摘要的内容必须完整、具体、一目了然。摘要部分不列图或表,也不用引文,尽量不用缩略语,一般不分段落而是独立成章。综述的摘要属于指示性摘要,一般在 200 字以内,需反映论文的主题思想,囊括全文的各段主题,使读者获得全文纲要性的信息。

4. **关键词**　关键词是最能反映论文主要内容的词或短语,便于读者快速了解论文的主题和进行文献检索。一篇论文可选 3~5 个关键词,常从题目、摘要中选择。关键词要写原形词,不用缩写词,要求尽量选用美国国立医学图书馆出版发行的 Index Medicus 和中国医学期刊索引中所列的主题词(MeSH),以便论文能被国内外文献检索系统收录,提高论文的引用率。关键词之间可用空格或分号隔开,但最后一个词词末不加标点。

5. **正文**

(1)前言:主要阐明综述的意义和目的,以引出正文。前言要在既往研究文献的基础上,简要说明所综述问题的历史、现状和发展动态,有关概念和定义,选择这一专题的目的,应用价值和实践意义。如果属于争论性课题,要指明文献中争论的焦点所在。前言应简明扼要,一般 200~300 字,避免描述与本文无关的内容。

(2)主体:是综述的主要部分,围绕提纲中设定的小标题通过提出问题、分析问题和解决问题,比较各种观点的异同点及其理论根据,结合作者自己的经验和现点,从不同角度来阐明有关问题的历史背景、现状、争论焦点或存在的问题、发展方向和干预方法等。

主体部分无固定的写作格式。可按照问题的发展年代顺序写,即纵向写法,从历史背景、目前状况和发展趋势 3 个方面加以阐述;也可以围绕某一问题的国内外研究现状,通过横向对比,分析各种观点、见解、方法、成果的优劣利弊,即横向写法;也可将纵向和横向写法结合,如历史背景采用纵向写法,现状采用横向写法。总之,主体部分的格式取决于作者对文献资料的整理和归类的思路,在写作过程中要注意整篇文章的完整连贯,确保段落之间的过渡自然、语意流畅。

(3)小结:应与前言部分相呼应,即小结对前言部分提出的问题应给予一个较明确的答案或回答。小结可概括性地总结综述主体部分提出的各种观点,研究结果、结论,并加以比较,从而指出未来的发展趋势和研究方向。

6. **参考文献**　参考文献是论文中的重要组成部分之一,是在论文中引用过的文献清单。由于综述的写作内容由文献而来。因此,综述的参考文献数量比研究性论文要多。参考文献的数量和质量在一定程度上反映了综述的广度和深度,也是吸引读者阅读的因素之一。很多读者阅读综述的目的在于按图索骥,在综述所列的参考文献指引下去查找原文,以便做进一步研究。如果参考文献标注不规范或有缺项,就会造成查找困难。

（1）引用参考文献的要求

1）只列出公开发表的文献：论文中可引用的文献来源包括期刊论文、专著、官方网站公布的信息、学位论文、会议论文等。未发表的论文、内部资料、普通网站上的信息一般不列入参考文献。

2）文献引用准确：参考文献应是作者直接阅读过并在正文中直接标引了其内容的文献，引用的数据或观点应准确无误，避免断章取义或歪曲作者的原意，避免转引。

3）引用最新和权威的文献：参考文献最好以近5年的文献为主，在本领域有开创性贡献的旧文献也可适当引用，不要遗漏本领域权威作者和权威期刊发表的文献。

4）文献标注格式规范：参考文献应采用统一的书写格式和标注方法。在正文中，应按参考文献在文内首次出现的先后顺序，以阿拉伯数字在引用处的右上角标注文献序号，序号外加方括号。

（2）参考文献的著录格式：各个学术期刊对于参考文献的著录格式有明确规定。我国国家标准GB/T 7714—2015《文后参考文献著录规则》中推荐了顺序编码体系（也称为温哥华格式）和著者－出版年体系（也称哈佛格式）。目前国内医学期刊通常采用国际上生物医学期刊广泛接受的温哥华格式。尽管如此，各刊的格式仍有细微差别，投稿前作者应注意杂志稿约中的有关规定，以了解其参考文献的著录格式。下面以《中华护理杂志》的文献著录格式为例进行介绍。

1）期刊论文的著录格式：［序号］主要作者．文题［文献类型标志］．刊名，出版年份，卷次（期号）：起止页码．

作者列出前3位姓名，无论中外文姓名均为姓在前、名在后，外文姓名姓用全称、每个字母大写，名用大写首字母简称，每个人名之间用逗号隔开，3人以上用"等（中文）"或"et al（外文）"表示。在国家标准GB/T 7714—2015中，建议作者姓均用大写字母。刊名中文期刊用全称，外文期刊采用缩写名（参照Index Medicus的缩写法）。文献类型标志中期刊用［J］，专著用［M］。期号如为增刊，则在卷后圆括号里标注"（增刊）"或"（Suppl）"字样，并标注增刊号码。

例1：

［1］翟聪利，孙慧娜，毛竹香，等．母婴皮肤接触持续时间对新生儿影响的研究［J］．中华护理杂志，2018，53（12）：1419-1423．

［2］Righard L，Alade M O．Effect of delivery room routines on success of first breast-feed［J］．Lancet，1990，336（8723）：1105-1107．

2）专著及专著中析出文献的著录格式：［序号］专著主要编者．专著题名［文献类型标志］．版次（第一版可省略）．出版地：出版者，出版年份：起止页码．

很多情况下，专著是由一组人集体完成的，参考的内容可能是专著中析出的文献，章节的作者和主要编者并不相同，可以首先列出析出文献的作者和析出文献题名。

例2：

［1］丁涵章．现代医院管理全书［M］．杭州：杭州出版社，1999：185-186．

［2］吕爱莉．科研论文撰写［M］//胡雁．护理研究［M］．第4版．北京：人民卫生出版社，2012：202-211．

［3］Nuovo J．Overview of Chronic Disease Management［M］．Chronic Disease Management，2007：46-50．

（三）撰写综述的注意事项

1. 搜集文献应尽量全面　掌握全面、大量的文献资料是写好综述的前提，否则随便搜集点资料就动手撰写是不可能写出好的综述，甚至写出的文章根本不能称之为综述。

2. 选题要新颖　研究者书写综述的目的一方面是为自己的科研课题做准备，同时也希望能够予以发表，使得综述的信息能与其他同行人员共享。因此，在投稿时，综述的选题必须是欲投稿的期刊近期未曾刊载过的。

3. 注意引用文献的代表性、可靠性和科学性　在搜集到的文献中可能出现观点雷同、内容重复的文献，或者有的文献在可靠性及科学性方面存在差异。因此在引用文献时应注意选用代表性、可靠性和科学性较好的文献。

4. 引用文献要忠于文献内容　由于文献综述有作者自己的评论分析，因此在撰写时应分清作者的观点和文献的内容，不能篡改文献的内容。说理必须有充分的资料，处处以事实为依据，不能异想天开地臆造结论，将自己的推测作为结论进行书写。

5. 应使用新近的文献　由于现在的综述多为"现状综述"，所以在引用文献中，70% 的文献应为近 3 年内的文献。总之，一篇好的文献综述应有较完整的文献资料，有评论分析，并能准确地反映主体内容。

三、统计学基础知识

统计学是一门运用概率论和数理统计的基本原理研究数据收集、整理和分析的方法学，医学统计学是统计学原理在医学领域的应用，是医学研究和疾病防治工作中十分重要的工具学科，是医护工作者必须掌握的方法学。

（一）医学统计学基本概念

1. 变量和变量值　观察单位（observed unit）是统计研究中最基本的单位，它可以是一个人、一个样品、一个细胞等，亦习惯称个体（individual）。变量（variable）是指研究对象中每一个观察单位的某项特征，可以是定性的，也可以是定量的。统计学上按其取值的特点不同可分为离散变量与连续变量。离散变量是指仅能表现为整体取值的指标；连续变量是指可以出现小数的指标。定性资料属离散型，而一个定量变量要么是离散的，要么是连续的。对变量的观测结果称为变量值（value of variable）或观察值（observed value）。

2. 同质和变异　同质（homogeneity）是指观察单位或观察指标受共同因素制约的部分。根据研究目的所确定的研究对象是有共性的，即研究对象中的每个观察单位都必须满足一定的条件。例如，研究某地、某年 7 岁健康男童的身高，就规定了研究对象中的每一个体在地区、年份、年龄、性别及健康状况上是一致的，这就是所谓同质。在同地区、同年份、同年龄、健康男童的同质基础上，测量得到个体的身高值却大小不一，参差不齐，这种同质个体间的差异称为变异（variation）。这些变异源于一些已知的、有些是很难控制的因素，或是未知的因素所导致的随机误差。对于个体而言，变异是随机的；而对于总体而言，变异是有规律的。

3. 总体和样本

（1）总体（population）：是指根据研究目的所确定的同质观察单位的全体，更确切地说，是同质的所有观察单位某项观察值的集合。例如，研究某地 2011 年正常成人白细胞数，观察对象是该地 2011 年全部正常成人,观察单位是每个人,观察值是每人测得的白细胞数,则该地 2011 年全部正常成人的白细胞数就构成了一个总体。总体若受一定的时间和空间限制,其观察单位数是有限的(如上例),称为有限总体(finite population)。在实际研究中,通常假设总体不受时间和空间限制。例如,研究用某药对高血压患者的疗效,其总体为设想用该药治疗的所有高血压患者(包括过去、现在和将来发生的患者)的治疗结果,理论上其观察单位数是无法穷尽的,这样的总体称无限总体(infinite population)。

(2)样本(sample):是指从总体中随机抽取部分观察单位其某项观察值的集合。样本中的观察单位个数称为样本含量(number of sample),又称样本例数,用"n"表示。从上述的某地 2011 年正常成人中随机抽取 200 人,这 200 个正常成人的白细胞数就构成了样本,其样本含量为 200。医学研究的总体多为无限总体,要直接研究总体是不可能的,即使是有限总体,若包含观察单位太多,要花费大量的人力和物力,也是没有必要的。通常采用抽样研究的方法,利用样本的信息推论总体的特征来达到研究目的。从总体中抽取部分个体的过程称为抽样(sampling)。抽样必须遵循随机化原则,即总体中每一个体都有同等的机会被抽取到。随机化是样本推论总体的前提。

4. **参数与统计量** 描述总体特征的量,称为参数(parameter)它是根据总体全部个体值计算得出。参数一般是未知或假设的,但可通过样本指标进行估计。参数用希腊字母表示,如总体均数"μ"、总体标准差"σ"等。根据样本个体值计算得到的描述样本特征的量称为统计量(statistic)。统计量用拉丁字母或英文字母表示,如样本均数"$\bar{x}$"、样本标准差"s"等。总体参数是常数,而样本统计量可随样本不同而变化。

5. **误差(error)** 泛指观测值与真值之差,主要有以下几种:

(1)随机误差:随机误差(random error)是指一类不恒定、随机变化的误差,由多种尚无法控制的因素所引起。在随机误差中最重要的是抽样误差(sampling error)。抽样误差是抽样引起的样本统计量与总体参数之间的差异。这是因为总体中各个体存在着变异,样本是由总体中部分个体所组成,故所得的样本统计量与总体参数之间存在差异。即使从同一总体中抽取若干个样本含量相同的样本,各样本统计量也很可能不同。因而只要存在个体变异,做抽样研究时,抽样误差就不可避免。但抽样误差的大小是有规律可循的,同时,可用统计学方法估计其大小。一般而言,样本含量越大,抽样误差越小;个体间的变异程度越大,抽样误差越大。

(2)系统误差:在实际观测过程中,由于仪器未校正、测量者感官的某种倾向、研究者掌握的标准偏高或偏低等原因,使观察值不是随机分散在真值两侧,而是有方向性、系统性或周期性地偏离真值,这类误差称系统误差(systematic error)。系统误差可以通过实验设计和技术措施来消除或控制。

(3)过失误差:过失误差(gross error)是指各种失误所导致的误差。如数据记录错误、仪器失灵等。这类误差应通过认真核查等措施予以避免。

6. **概率** 在一定条件下可能发生也可能不发生的某事件称随机事件。概率(probability)是反映某一随机事件发生可能性大小的指标,用符号"P"表示。若已知某药对某病的治愈概率为 80%,则可预测每一位接受该药治疗的患者有 80% 的可能性痊愈。概率的取值范围在 0~1。概率越接近于 1,表明事件发生的可能性越大;概率越接近 0,表明事件发生的可能性越小。统计学上一般把 $P \leqslant 0.05$ 的事件称为小概率事件,表示某事件发生的可能性很小,在实际的一次抽样中可认为不会发生。在实际应用中,要注意概率与频率的区别和联系,概率是常数,频率是变量,大样本的频率可作为概率的估计值。

（二）统计资料的类型

观察单位的某个特征称为变量。如人的年龄、体重、身高等。变量的观察结果或测定值称为变量值,由变量值构成了资料（data）。按变量值是定量还是定性的,可将变量分为数值变量和分类变量。不同类型的变量,其统计分析方法也不相同。

1. **数值变量资料**　数值变量（numerical variable）又称定量变量。其值是用定量方法测得的,有大小之分,一般有度量衡单位。如调查7岁男童生长发育状况时,每个人的身高（cm）、体重（kg）等都是数值变量,所得的资料也称为计量资料。

2. **分类变量资料**　分类变量（categorical variable）又称为定性变量,即通常将观察单位按某种属性或特征分类,然后汇总各类的个数所得到的结果。根据类别是否有程度上的差别,它又可分为无序分类变量（unordered categorical variable）与有序分类变量（ordinal categorical variable）两种类型。

（1）无序分类变量:指各类别之间有性质上的不同,但无程度上的差别。有以下两种情况。①二项分类变量:只包含两个相互对立的类别,如发病与未发病、治愈与未愈、阳性与阴性等。②多项分类变量:包含多个互不相容的类别,如测量某人群的血型,结果分为A型、B型、AB型、O型。无序分类变量构成的资料称为计数资料。

（2）有序分类变量:指各类别之间有程度上的差别,且排列有序,有半定量的含义,故又称为半定量变量。例如:临床疗效按治愈、显效、好转和无效分为四级;病情分为轻、中、重三级。每个级别之间有程度上差异,所得的资料称为等级资料。

3. **资料的转化**　在实际工作中,根据统计分析的具体要求和研究目的,资料可以转化,转化方向为数值变量可以转化为有序分类变量,有序分类变量可以转化为无序分类变量,但不能做相反方向的转化。如观察某人群成年女子的血红蛋白量（g/L）,属数值变量;若按血红蛋白正常与异常分两类,则转化为二项分类变量;若按血红蛋白量的多少分5个等级:重度贫血、中度贫血、轻度贫血、正常、血红蛋白增高,则转化为有序分类变量。分类变量输入计算机可采用数值代码,如二项分类的治疗结果（治愈和未愈）用"1""0"表示;有序分类的临床疗效（无效、好转、显效、治愈）用"0""1""2""3"表示。

（三）医学统计工作的基本步骤

医学统计工作是医学科研的重要组成部分,按医学统计工作的基本程序可将其分为四个步骤。

1. **设计**　医学科研设计（design）包括专业设计和统计设计两方面的内容。这里的设计指统计设计,它是医学统计工作的首要环节。统计设计是在事前对研究过程中统计学方面的内容做出周密、高效的安排。其主要内容包括统计研究方法的选择、样本含量的估计、随机抽样和随机分配方案的制订、偏倚的控制以及如何进行资料的收集、整理和分析等。统计设计着重于保证按研究目的要求,获得可靠的研究结果。

2. **收集资料**　收集资料（datas collection）是通过合理、可靠的手段或渠道获得研究所需的原始资料,这是统计分析的基础。医学统计资料的来源是多方面的,主要如下。①统计报表和报告卡:国家有一套统计报表制度,由医疗卫生机构定期逐级上报医疗卫生工作中发生的情况,如法定传染病报表、职业病报表、医院工作报表等。在基层单位也保存有如出生和死亡报告卡、传染病报告卡、职业病报告卡等资料。②日常医疗卫生工作记录：如门诊病历、住院病历、健康检查记录等。③专题调查或实验研究：这是医学科研工作的主要资料来源。前两类资料由于影响因素难以严格控制，其结果有较大的局限性，如欲进行深入分析，常需要专题调查或实验研究所得的资料。资料收集要遵循准确、完整、及时的原则。

3. **整理资料** 整理资料（data sorting）是对收集到的原始资料去伪存真、分类汇总的过程。资料整理过程如下。①对原始数据进行核对和检查：在收集实验和调查数据以及计算机录入过程中，都有可能发生错误。可通过逻辑检查和统计检查来查找差错值，否则有理由怀疑其值的正确性，并进一步予以核查。同质变量值中出现极端值也要进行分析，有足够理由时，可予以纠正。②根据研究目的要求将原始数据合理分组：分组有两种，一是质量分组，将观察单位按其属性或类别（如性别、职业、疾病分类等）归类分组；二是数量分组，将观察单位按数值大小（如年龄大小、血压高低等）分组。实际工作中两种分组常结合使用，一般是在质量分组基础上进行数量分组。如先按性别分组、再按体重的数值大小分组。③按分组要求设计整理表，汇总资料：在数据量较大时，常先在计算机上对数据建立数据库，然后用统计软件进行整理汇总。

4. **分析资料** 统计分析（statistical analysis）是根据研究目的、资料的类型和分布特征，选择合适的统计方法进行分析处理。统计分析包括统计描述和统计推断。统计描述是通过计算有关的统计指标（如平均数、标准差、率、构成比等）或绘制适当的统计图表，来描述事物的基本特征及规律。统计推断是在一定的可信度下由样本信息推断总体的特征，包括参数估计和假设检验。如用样本的指标估计总体均数的可信区同或用样本的信息推断两个总体均数是否相等。

（蒙莉萍）

第二节　产科护理科研实践

学习目标

完成本内容学习后，学生将能：

1. 复述循证护理实践的概念，循证问题的基本要素。
2. 列出助产临床实践中存在的主要循证问题。
3. 描述科研设计的常见方法。
4. 能够发现目前助产领域存在的循证问题，开展科学研究。

一、循证护理的临床应用

循证护理实践（evidence-based nursing practice）是循证医学的重要组成部分，引导护理人员如何在临床实践中查询、评价以及运用研究证据,为护理实践中的决策提供可靠的科研依据。主要包括 3 个阶段:证据综合,证据传播,以及证据应用。具体过程包括 8 个步骤:①明确问题。②系统的文献检索。③严格评价证据。④通过系统评价汇总证据。⑤传播证据。⑥引入证据。⑦应用证据。⑧评价证据应用后的效果。循证护理要求任何护理策略均应根据当前最佳证据,结合护理临床工作经验、能力与患者的个人意愿来制订。

（一）明确循证问题,进行系统的文献查询

可根据"PICO"原则将具体的临床问题分解为具体的可检索的循证问题,P（Patient/population）即患者的临床特征,临床诊断;I（intervention）即临床处理措施,通常是指试验组的措施,或暴露因素（如是否吸烟,是否人工破膜,是否会阴侧切等）;C（Comparison）即对照组的措施,如果是关于疾病诊断的,通常指诊断的金标准;O（Outcome）即测量的指标,结果标准。

循证问题示例:

1. 晚断脐对改善早产儿生存质量是否有效

P:孕 28 周至 37 周出生的新生儿。

I:试验组,实施了晚断脐,等待脐带搏动消失后再切断脐带（按个体情况）。

C:常规时间断脐,1min 内切断脐带。

O:①出生时新生儿评分（为主要指标）。②颅内出血发生率（为主要指标）。③6 月龄血红蛋白和血清铁水平。④1 周岁时神经精神综合评分。

2. 妊娠合并肝炎孕产妇是否可以进行母乳喂养

P:妊娠合并肝炎的产妇分娩的新生儿。

I:试验组,实施了早接触,母婴同室,母乳喂养。

C:隔离母亲与新生儿,奶粉喂养。

O:①出生后 6 月新生儿乙肝病毒检出阳性率（为主要指标）。②新生儿体重身高发育（为主要指标）。③1 周岁时神经精神综合评分。④5 岁内新生儿健康存活率。

3. 分娩减痛方式对新生儿健康的影响

P:产妇分娩的新生儿。

I:试验组,实施硬膜外麻醉分娩镇痛。

C:非药物镇痛方法,如导乐陪伴,呼吸调节。

O:①出生后新生儿评分（为主要指标）。②生后 2h 内新生儿自主寻乳成功率（为主要指标）。③1 周岁时神经精神综合评分。④5 岁内新生儿健康存活率。

4. 对老年尿失禁患者常规留置尿管的安全性问题

P:患尿失禁的超过 60 岁的老年人。

I:试验组,间断性导尿,诱导排尿。

C:常规留置尿管。

O:①尿路感染发生率（为主要指标）。②压疮发生率（为主要指标）。③全身营养状态神经精神综合评分。

5. 新生儿黄疸蓝光治疗效果评价

P:因病理性黄疸需要蓝光治疗的新生儿。

I:试验组,应用蓝 - 绿光联合照射护理。

C：常规住院蓝光治疗。

O：①核黄疸发生率（为主要指标）。②42d 存活率（为主要指标）。③1 岁时全身营养状态神经精神综合评分。

（二）评价证据

研究证据及其质量评价是循证护理工作的重要环节，证据的等级评价是证据评价的主要内容。关于证据等级分级方法很多，2002 年牛津循证医学中心制订了证据水平评价标准，得到世界循证医学领域的广泛认可和使用。2004 年包括 WHO 在内的 19 个国家和国际组织推出 GRADE 证据分级标准，被包括 Cochrane 协作网在内 28 个国际组织、协会采纳。目前可获得的最好证据为一级证据，最差为三级；但必须明确的是，即使是最佳的证据也存在缺陷，要不断地观察与理评估实际效果，以保证提供有科学依据的护理实践。

1. Ⅰ级证据　自至少一个设计良好的随机对照临床试验中获得的证据。

2. Ⅱ级证据

1）Ⅱ-1 级证据：自设计良好的非随机对照试验中获得的证据。

2）Ⅱ-2 级证据：来自设计良好的队列研究或病例对照研究（最好是多中心研究）的证据.

3）Ⅱ-3 级证据：自多个带有或不带有干预的时间序列研究得出的证据。非对照试验中得出的差异极为明显的结果有时也可作为这一等级的证据。

3. Ⅲ级证据　来自临床经验、描述性研究或专家委员会报告的权威意见。

二、护理科研选题与设计

选题是科研的起点。体现科研设计和实施的指导思想，影响临床科研工作的全过程，在科研过程中自始至终处于主导地位。选题就是要正确地发现和提出问题。这些问题有的来自临床实践，有的来自文献资料。

所谓正确就是这些提出的问题要符合科学的认识规律。提出新问题、新假设比完成一项科研工作更难。从这个角度来说，选题比科研方法更重要。

（一）科研选题的原则

1. 有意义　首先是研究的问题要涉及我国的常见病、多发病、危害人民健康较严重的疾病。

2. 创造性和先进性　所选的课题要有所创新，提出新的解决方案和思路。选题必须具有科学性。所提出的新问题、新假设、新思路必须要符合客观规律。

3. 可行性　指研究课题主要技术指标实现的可能性。

（二）科研目的

护理科研的总目标是要解决人民的健康问题，保存生命，减轻疼痛，减少医疗消耗。着眼于实现人人享有基本医疗卫生服务的目标，解决人民最关心最直接最现实的利益问题，坚持公共医疗卫生的公益性质，完善国民健康政策，健全制度体系，加强监督管理，建设覆盖城乡居民的基本医疗卫生制度，把基本医疗卫生制度作为公共产品向全民提供，不断提高全民健康水平。

（三）护理研究问题示例

1. 正常分娩服务中的科研问题 正常分娩是母婴服务的核心内容,近年来,随着助产专业的不断发展,国际交流日益增多,产科服务模式逐渐与国际标准接轨,许多传统意义上的常规被证明是无效或有害的,针对这些措施的实施与改进,对新旧措施的效果进行比较,就是临床实践中的科研问题。如原有的平卧位接产与自由体位的对照、常规侧切与新式保护会阴方法的对照,实施晚断脐对儿童体质发育的影响,非药物镇痛与药物镇痛的远期效果观察等。原来要求产妇入院时要常规进行骨盆测量,新标准要求不进行骨盆测量,在有异常时进行评估。这都可以作为科研问题立题,进行对照,比较是否会影响到分娩方式和母儿的结局。见表 13-1。

表 13-1 正常分娩管理中的新旧标准对比

第一产程的措施	新的标准	传统标准
潜伏期的定义	规律宫缩直到宫口开大 5cm	自规律宫缩到宫口开大 3cm
潜伏期的时间	个体差异大,没有限制具体时间标准,强调评估母婴状况	初产妇 8h,超过 16h 为潜伏期延长,报告医师进行处理
活跃期定义	从宫口开大 5cm 到宫口开全	自宫口开大 3cm 到宫口开全
活跃期的时间	通常初产妇不超过 12h,经产妇不超过 10h	初产妇 4h,超过 8h 为活跃期延长
入院时骨盆测量	不做骨盆测量,在有异常时进行评估	常规进行骨盆测量
入院时处理	清洁外阴、自主排便,产房内有产妇专用的厕所卫生间	常规剔除阴毛,灌肠,没有卫生间
产程中胎心观察	间断性的评估(用多普勒或胎心听诊仪)	持续性胎心监护
产程中阴道检查	每 4 小时检查评估 1 次	每小时 1 次
放松技术减轻产痛的方法	非药物方法如深度肌肉放松,呼吸调节、听音乐、冥想和其他放松技术,按产妇的选择	常规平卧位,通常有静脉输液或持续胎监,不能自由活动
产程中饮食	鼓励经口进食	常规静脉补液,限制进食
产妇体位与活动	鼓励产妇自由体位、活动	平卧,限制活动
第二产程的措施	新的标准	传统标准
定义	通常第二产程初产妇需要 3h,经产妇需要 2h	初产妇 2h,经产妇 1h
没有接受麻醉的产妇	鼓励自由体位、直立体位,更换姿势,按自我选择	平卧、限制活动
接受麻醉的产妇	鼓励自由体位,按产妇的选择	平卧、限制活动
产妇用力方式	让产妇自发地想用力时,按自主的方式用力	不想用力时就开始指导用力
保护会阴的技术	可以应用外阴按摩、热敷、用手扶持保护会阴等技术,按照产妇的喜好和资源的可选择性	双手按压,机械或人工扩张牵拉外阴、阴道

第二产程的措施	新的标准	传统标准
胎肩的娩出	胎头娩出后,等待宫缩胎肩自然旋转娩出	胎头娩出后立即下压胎肩娩出
会阴侧切	有医学指征时才应用	几乎常规使用
腹部宫底加压(fundal pressure)	禁止使用腹部加压娩胎儿	在所谓应急的情况下应用,或几乎常规使用

第三产程的措施	有证据鼓励使用的措施	没有证据禁止使用的措施
迟脐带结扎(delayed umbilical cord clamping)	延迟脐带结扎,至少不能早于60s,等待脐带搏动消失后断脐(阴道分娩、剖宫产,足月儿、早产)	早于60s脐带还在搏动时就切断、夹闭脐带采集血气标本等
窒息儿抢救时的延迟断脐	保留脐带不切断直接产床上复苏,特别是1min内	切断脐带到复苏台上复苏
常规的口鼻吸引	不推荐	所有新生儿均进行口鼻吸引分泌物
母子皮肤早接触[skin-to-skin contact(SSC)]	无并发症的母子产后持续的肌肤接触90min	无指征的母婴分离
母乳喂养	全部新生儿,包括那些低出生体重儿生命体征稳定、有吸吮能力者,都应当及时给予母乳喂养	低出生体重儿常规送NICU,母婴分离
维生素K$_1$	1mg肌内注射	5mg或更大剂量注射
沐浴	延迟到24h后,至少延迟到6h后	早于6h给予沐浴
母婴同室	24h母婴同室	无指征的母婴分离
脐带护理	无菌断脐,末端暴露,清洁干燥不涂消毒剂,不包扎	无菌断脐,消毒包扎,每日消毒脐周

2. 其他常见循证问题　在医学科学研究中,区分什么是正常生理状态,什么是病理状态是非常重要的。过度的诊断会导致不必要的治疗,对母儿健康造成危险。这是常见的一些循证问题。见表13-2。

表13-2　临床常见的循证问题

循证问题	有证据鼓励使用的措施	没有证据禁止使用的措施	备注
孕早期无症状,少量阴道分泌物	大多数是正常现象,孕卵着床出血	常规黄体酮保胎	
宫颈糜烂	正常宫颈柱状上皮外移,不需要处理	癌前病变,理疗,锥切,活检	
41周	正常妊娠时间,自37周评估后,如果41周还没有分娩,再次评估	开始引产催生,促成熟	
糖尿病管理	控制良好,等待自然发动,阴道分娩	早于39周引产,或剖宫产	增加新生儿肺透明膜病的危险

续表

循证问题	有证据鼓励 使用的措施	没有证据禁止 使用的措施	备注
糖尿病新生儿	血糖水平大于2.2mmol/L者,正常母乳喂养	常规加滴糖水	
妊娠期高血压疾病	推荐阴道分娩	常规剖宫产	剖宫产不改善分娩结局
妊娠合并肝炎	推荐阴道分娩	常规剖宫产	剖宫产增加母婴垂直传播机会
妊娠合并肝炎新生儿	推荐常规联合疫苗接种,推荐母乳喂养	奶粉喂养	大三阳、小三阳都可以直接母乳喂养
胎膜早破体位管理	评估胎头与宫颈良好衔接,自由体位活动	平卧,臀部抬高	限制活动会妨碍产程进展,不能预防脐带脱出
胎膜早破的评估	阴道窥器评估检查	阴道指检	增加感染
早产儿分娩	提倡自然阴道分娩	常规剖宫产	剖宫产不改善分娩结局
早产儿分娩	自然娩出	常规会阴侧切	常规侧切不能改善新生儿结局
轻型患儿的观察	母婴同室观察	均转新生儿科	设立轻度疾病母婴同室观察室
瘢痕子宫再次阴道分娩	严密临床评估	要求子宫下段厚度大于3mm	瘢痕厚度没有指导意义
米索前列醇	不用于活胎引产 不用于大于26周瘢痕子宫引产	用于足月活胎,阴道用药,促宫颈成熟	增加子宫破裂、胎盘早剥风险,增加胎儿缺氧风险
会阴伤口护理	12h伤口闭合后清水清洁	碘伏或其他消毒剂	过多的消毒并不能预防感染发生

（四）护理科研设计

根据问题的性质,选择适当的方法进行科研设计。

1. 调查研究　调查设计是调查研究工作的先导和依据,也是调查结果准确可靠的保证。如进行的助产士人力资源配置的调查设计,为制订助产培养方案提供了客观依据。重点是设计调查表、分析表与抽样方法设计。

例1:孕妇分娩方式认知、分娩意愿及相关因素的调查分析

【目的】

了解孕妇对不同分娩方式的认知、分娩方式的选择意愿及其影响因素等,为医护人员指导孕妇选择合适的分娩方式提供参考。

【方法】

采用便利抽样的方法,选择3所医院产科门诊420名孕妇进行问卷调查。

【结果】

大部分孕妇对剖宫产及阴道分娩的相关知识了解程度不够,其信息来源主要为父母或亲朋好友;选择阴道分娩的孕妇占60.8%,选择剖宫产的占18.0%,选择两者均可的占

21.2%；不同居住地对孕妇分娩方式的选择意愿差异有统计学意义，而年龄、职业、学历、家庭经济收入、医疗费用支付方式等对孕妇分娩方式的选择意愿无显著影响。

【结论】

需要加强孕产妇分娩方式相关知识的宣教，有助于孕妇选择合理的分娩方式，降低社会因素剖宫产。

例2：某省正常分娩服务方式现状分析

【目的】

了解某省正常分娩助产服务现状，了解与国际先进标准之间的差距，为改善助产质量提供资料。

【方法】

对全省县级以上医院按3∶1进行抽样问卷调查，了解其目前的临床服务方式，并与WHO分娩指导进行对比，发现两者的差距。

【结果】

目前临床助产服务方式与国际标准相差较大，突出体现在产程中支持性护理不足，全部医院（100%）实行平卧位分娩、指导下的用力，常规的会阴侧切率为70.054%，有29家（70.731%）医院在第二产程不同时期进行不同形式的加腹压（双人、单手、应用布单等）操作，这是WHO明令禁止的操作。

【结论】

目前某省助产服务与国际标准相差较大，突出体现在产程中的支持性护理不足、第二产程平卧位接产、指导下用力、过高的侧切率、早断脐、分娩时加腹压的行为。要加强助产专业化培训，促使自然正常分娩。

2. 前瞻性临床试验（randomized controlled trial，RCT） 是应用最广泛的一类研究，研究对象为人，将若干随机抽取的实验对象随机分配到试验组与对照组，观察比较不同处理因素的效应。

例1：俯卧位与平卧位分娩对母儿结局的影响

【目的】

比较俯卧位分娩与传统平卧位分娩对母儿结局的影响。

【方法】

前瞻性临床对照研究，111例产妇分为两组，试验组（51例）取俯卧位分娩接产，对照组（60例）取传统平卧位接产，比较两组产程时间、产后出血、新生儿评分和会阴裂伤等母儿结局。

【结果】

俯卧位比平卧位组，第二产程时间短，有更少的会阴侧切（$P<0.05$）；两组新生儿窒息发生率差异无统计学意义（$P>0.05$）；俯卧位比平卧位产后出血增多，但仍在生理范围内。

【结论】

俯卧位缩短第二产程，不增加新生儿窒息发生率，降低会阴损伤率，是值得推荐应用的分娩体位。

例2：晚断脐对早产儿结局的影响

【目的】

探析晚断脐对早产儿结局的影响。

【方法】

选择 2013 年 3 月 ~2014 年 9 月本院妇产科 94 例早产儿作为研究对象,分为两组。对照组采取常规断脐法,观察组实行晚断脐,比较两组早产儿娩出 1min、5min 时 Apgar 评分,出生 24h 后血红蛋白水平及合并症发生率。

【结果】

两组娩出后 1min、5min 时 Apgar 评分比较,差异无统计学意义;观察组早产儿出生 24h 后毛细血管血红蛋白水平为(181.9 ± 15.6)g/L,显著高于对照组,差异有统计学意义($P<0.05$);观察组早产儿出现 1 例颅内出血、1 例新生儿窒息、1 例呼吸窘迫综合征、1 例高胆红素血症、2 例缺氧缺血性脑病,发生率为 12.8%(6/47),显著低于对照组 29.8%(14/47),差异有统计学意义(χ^2=4.065, P=0.044)。

【结论】

与早断脐相比,早产儿采取晚断脐可获得更多血供及铁储备,进而增强早产儿心肺系统顺应性及机体免疫力,减少各种合并症,改善早产儿结局,具有较大的临床参考价值。

3. 社区类试验　以整体的社区服务人群为研究对象的干预性研究,多用于人群中比较多见问题的研究,如骨质疏松的预防、乳腺癌的干预等。

例 1:中医治未病保健干预对社区 3~6 岁儿童生长发育的影响

【目的】

探讨中医治未病保健干预对社区 3~6 岁儿童生长发育的影响。

【方法】

110 例社区 3~6 岁儿童随机分为观察组(55 例)和对照组(55 例),观察组给予中医治未病保健干预,对照组给予常规保健干预。干预结束时和结束后 6 个月,比较两组儿童生长发育情况及消化系统、呼吸系统疾病的发病情况。

【结果】

观察组儿童消化系统、呼吸系统疾病总发病率均明显低于对照组,胸围、身高、体质量增长均高于对照组,组间比较差异具有统计学意义($P<0.05$)。

【结论】

中医治未病保健干预能有效改善 3~6 岁儿童的体质,降低常见疾病的发病率,有效促进儿童生长发育。

例 2:社区早期康复护理干预对语言发育迟缓儿童的影响观察

【目的】

探讨社区早期康复护理干预对语言发育迟缓儿童的影响。

【方法】

选择在本院就诊的 80 例语言发育迟缓患儿,随机分为观察组和对照组各 40 例,对照组行常规护理,观察组在对照组的基础上行社区早期康复护理。对 2 组患儿发育情况进行比较。

【结果】

观察组在适应能力、语言和社交行为方面提高的程度明显高于对照组,组间差异有统计学意义($P<0.05$)。

【结论】

社区早期康复护理干预对语言发育迟缓儿童能够产生良好的影响。

4. 实验研究　以动物或其他实验对象如水、空气、环境等为研究对象,可采用比较严格的随机分组,取得较客观的结果。缺点是研究结果不能直接应用于临床,如在老鼠身上进行的药物实验,在进入临床应用前,还要进行临床准入试验。助产学的实验性研究较少,研究基础比较薄弱,需要加强。

例1:分娩启动中 NF-κB 与 AP-1 易位及 NMB 对其的影响

【目的】

(1)探讨 NMB 介导的 NF-κB 及 AP-1 的表达量变化和相关性与分娩启动的关系。

(2)研究子宫下段平滑肌细胞中 NMB 介导的 NF-κB 及 AP-1 发生细胞内易位与分娩启动的关系。

【方法】

组织块贴壁法原代培养人妊娠晚期子宫下段平滑肌细胞,采用免疫细胞化学方法进行鉴定。临产前后子宫下段平滑肌组织采用石蜡包埋固定,采用苏木精–伊红染色方法进行切片质量检测。采用免疫组织化学方法对自然临产前后子宫下段平滑肌细胞中 NF-κB 及 AP-1 表达进行测定等。

【结果】

(1)组织块贴壁法培养的是表达 NMBR 的子宫平滑肌细胞。

(2)组织经石蜡包埋固定,子宫下段平滑肌细胞结构清晰。

(3)自然临产前后子宫下段平滑肌细胞中 p65、c-Jun 定位:未临产组 p65 与 c-Jun 主要位于细胞质,临产组 p65 与 c-Jun 主要位于细胞核,并且临产组与未临产组 p65、c-Jun 表达量存在差异,临产组 p65 及 c-Jun 表达量高于未临产组,差异具有统计学意义($P<0.05$)。

【结论】

(1)分娩启动前,NF-κB 及 AP-1 定位于细胞质,分娩启动后 NF-κB 及 AP-1 迁移进入细胞核。

(2)NMB 可同时诱导 NF-κB 及 AP-1 易位,二者定位及迁移方向呈同步变化,表达量同时增高,推测 NF-κB 与 AP-1 可能存在协同作用。

5. 回顾性队列研究(case report study) 回顾性队列研究先回顾样本人群有无暴露于某种因素,分组的依据是是否暴露于某种因素(而不是是否发病),就是用统计学的方法分析对比暴露组与非暴露组之间的发病率差异有无统计学意义。

例:母乳喂养与婴幼儿智力发育水平关联的队列研究

【目的】

探讨喂养方式、母乳喂养持续时间与婴幼儿智力发育水平的关联,为促进母乳喂养及最佳持续时间提供科学依据。

【方法】

采用自编问卷收集喂养模式信息,使用《0~6 岁小儿神经心理发育检查表》对婴幼儿进行智力测试,应用 Logistic 回归模型分析喂养方式及母乳喂养持续时间对婴幼儿智力发育的影响。

【结果】

调整了多种混杂因素后,与人工喂养(MF)相比,纯母乳喂养(EBF)可增加婴幼儿获得更高总发育商数(DQ)、大运动发育商数的可能性,几乎纯母乳喂养(AEBF)可增加婴幼儿获得更高精细动作发育商数的可能性。

【结论】

选择母乳喂养尤其是母乳喂养时间达到 5~6 个月及以上时将有益于婴幼儿的智力发育。

6. **病例对照研究（Cohort study）** 病例对照研究是选择患有和未患有某特定疾病的人群分别作为病例组和对照组，调查各组人群过去暴露于某种或某些可疑危险因素的比例或水平，通过比较各组之间暴露比例或水平的差异，判断暴露因素是否与研究的疾病有关联及其关联程度大小的一种观察性研究方法。病例对照研究对照组划分的依据是有无发病，目的在于用统计学的方法分析病例组与对照组之间的暴露率有无统计学差异。

例：分娩过程中母亲用药可能与胎儿成年后药物成瘾有关联

Nyberg，Karin 等在 2000 年发表的一项病例对照研究，69 例药物成瘾者和 33 例她们的兄弟姐妹非药物成瘾者作为对照组进行比较，调查她们在分娩中应用麻醉镇静药物和其他产科的指标。结果发现，药物成瘾者在分娩中应用了更多的超过三次剂量的阿片药物或巴比妥类（opiates or barbiturates），OR4.7（95%CI=1.0~44.1）。两组在新生儿窒息率，羊水污染，产程时间大于 12h、小于 12h，产次、胎次，及出生体重等方面都没有差别。研究结果提示，在分娩过程中接触更多的镇静麻醉药物与胎儿成年后药物成瘾有关联性，增加 4.7 倍风险。

7. **系统性评价（systematic review）或荟萃分析（meta-analysis）\传统的综述** 系统评价是一种按照既定纳入标准广泛收集某医疗卫生问题的相关研究，严格评价其质量，并进行定量合并分析或定性分析，得出综合结论的研究方法。Meta 分析用于比较和综合针对同一科学问题研究结果的统计学方法，其结论是否有意义取决于纳入研究的质量。传统综述是一种定性描述的研究方法，回顾分析评估总结该领域某段时期的研究文献，为将来的研究方向提出建议。系统评价、Meta（荟萃）分析及传统综述三者都属于观察性研究。

（五）护理科研中的伦理原则

1. **无伤害原则** 避免应用有害的措施。已经有明确的证据证实有害的措施，不能作为研究的试验因素，不能为了研究目的，人为地应用对母儿安全构成安全的措施，例如：不能进行第二产程腹部加压的研究；不能人为地过早断脐（早于 60s）；不能为了采集血气标本或其他操作过早夹闭脐带；不能人为地制造母婴分离，例如，不能把新生儿人为地分在奶粉喂养组来比较母乳与奶粉的差别等。

2. **知情同意原则**，尊重产妇的选择权利。

3. **真实记录结果**，客观中立地反映事实，正确对待阴性结果，没有统计学差异，不等于没有临床意义。避免造假行为。

三、护理开题报告的撰写

护理科研的开题报告，是针对护理问题进行科研设计，就是一个科研的计划书。首先要提出发现的问题，针对问题选择恰当的科研方法，进行科研设计。

（一）项目内容和意义摘要

开门见山，提出研究问题，这通常是用摘要的形式，要求 400 字左右。举例如下。

题目：《剖宫产术后早接触、早吸吮代替宫底加沙袋和子宫按摩预防产后出血》。目前临床上剖宫产术后常规护理是，剖宫取出胎儿后即断脐交台下，术后用沙袋压迫宫底直至 24h 后取下，每天三次评估查房时要按摩宫底排出积血。通常是在产后 3d 后才开始吸吮，很少会做到母子早接触和早吸吮。术后沙袋压迫的效果存有争议，而子宫按摩给剖宫产术后患者带来疼痛，难以忍受（问题及意义）。本研究拟在剖宫产术中取出胎儿后即放置于母亲胸前早接触，并在回病区后继续置新生儿横放于胸前，适时开始早吸吮。不加沙袋压迫，产后每日评估时也不再按摩子宫而改让婴儿吸吮（试验组的措施）。对照组按常规操作，术后压沙袋并每日按摩子宫排血。两组其他护理措施相同。比较两组的产后 2h、24h 失血量，刀口愈合情况，母乳喂养成功率（测量指标）。因晚断脐有充分循证依据，国内常规也做了修订，因此两组均为晚断脐，等待脐带搏动消失后断脐（伦理问题）。

（二）立项依据

立项依据包括项目的研究意义、国内外研究现状分析和主要参考文献。如上例中，分以下几个方面阐述：

1. 早吸吮、母子皮肤早接触是防止产后出血尤其是早期 2h 内出血的关键，但是剖宫产术后，产妇常常会害怕疼痛，不能完成操作。

2. **术后沙袋压迫的合理性**　用沙袋压迫宫底的做法存有争议，有研究支持剖宫产术后予沙袋压迫切口，认为这样做能有效促进切口的愈合，但也有切口加压致压疮形成的报道。杨艳芳等认为，剖宫产术后宫底不压沙袋能使产妇尽早翻身，可促进排气及提高母乳喂养率。李静等人研究结果表明，宫底沙袋加压并不能减少产后出血，并且影响了产妇活动，增加了产妇的不适感。产后子宫收缩引起的宫缩痛、手术切口疼痛，如在宫底部再压 1.5kg 的沙袋，产妇往往感觉心悸、气短、疼痛难忍，撤除后大多数产妇自诉不适感减轻或消失。因此，有必要进行宫底压沙袋与不压的对比研究，得到充分的数据来决定是否需要压沙袋。

3. **用新生儿吸吮代替子宫按摩的可行性**　产后子宫按摩是妇产科常规操作，能够促进子宫收缩。但在剖宫产患者，容易引发刀口疼痛，前期调查发现产妇非常害怕产后的子宫按摩，疼得全身是汗。而新生儿早接触和早吸吮是世界卫生组织爱婴医院倡导的标准化操作，可促进母子感情建立，促进内源性缩宫素释放，从而促进宫缩。国内也有较多研究表明，剖宫产术后乳头刺激早吸吮可明显减少产后出血，并增加泌乳。前期观察发现，在新生儿吸吮的时候，较多妈妈可感觉到子宫的收缩，同时有暗红积血排出，实施 6 个月来，未发生宫内大量积血（超过 300ml）的现象，无严重产后出血发生（预试验 pilot study）。因此，本研究将把日常每日护理评估时，用新生儿的吸吮来代替常规的子宫按摩，作为试验组的措施。

4. **参考文献**　按规范格式。

例如：

［1］汪华，王秀华，李频，等.早吸吮、母子皮肤早接触对预防产后出血 374 例观察［J］.大理医学院学报，2001，10：43-45.

［2］王智杰.剖宫产后母乳喂养指导与护理方法的探讨［J］.沈阳医学院学报，2005，7（4）：246-247.

［3］王耕.剖宫产新生儿早吸吮与母亲乳汁分泌研究［J］.中国妇幼保健，2008，23：1820-1821.

（三）研究方案

1. 研究目标

（1）确定剖宫产术后不压沙袋，改用早接触、早吸吮来代替的安全性和可行性，对产后出血的影响，和对刀口愈合的影响。

（2）确定剖宫产术后不常规按摩子宫，应用新生儿吸吮来代替按摩的可行性和安全性，及其对产后出血及母亲的满意度的影响。

（3）确定在剖宫产中，实施晚断脐对母儿结局的影响，进行前后资料的对比。

2. **研究内容**　试验组常规早接触、早吸吮，产后不用沙袋压迫宫底，每日评估时也不再给予常规的子宫按摩,让新生儿吸吮代替。对照组按常规操作,术后压沙袋,24h后取下,常规每日按摩子宫排积血3次。观察两组的产后2h、24h出血量及母乳喂养的成功率,母亲的反应。

两组均实施晚断脐带,在产后脐带搏动消失后断脐。与历史资料前一年的剖宫产资料进行比较,分析晚断脐对产后出血和新生儿窒息、入NICU率的影响。

3. 研究对象

(1)纳入标准:初产妇,剖宫产术后,36~42周妊娠之间,单胎,包括头位及臀位,母亲无内外科合并症,无严重妊娠合并症,新生儿体重2 500~3 500g,出生后情况良好,手术过程小于2h,术中出血小于500ml,产妇及家人同意参加研究。研究报医院伦理委员会批准通过。

(2)剔除标准:经产妇,小于36^{+5}周妊娠,双胎,母亲有内外科疾病,或合并妊娠并发症者,早产儿或胎儿有其他问题,新生儿窒息或其他异常,手术过程大于2h,术中出血大于500ml,或需要切除子宫等抢救措施者。产妇及家人拒绝参加研究。

4. 研究设计 临床随机对照研究。同意入组且符合条件的产妇随机分为二组。按随机数字表分配,号码放入信封内,在手术前由负责准备的护士打开,通知手术医生该产妇属于哪一组。

5. 研究路线 明确临床对照研究分组及主要的测量指标(图13-4)。

6. 本项目的特色与创新之处

(1)首次在海南省实施应用早接触、早吸吮代替沙袋压迫和子宫按摩,预防产后出血,减少产妇疼痛,增加泌乳,促进母乳喂养。

(2)国内领先实施剖宫产术后晚断脐,保障新生儿健康,减少产后出血。

7. 科研计划与各节点的主要任务 按具体计划时间进行。需要强调的是,一定要按照临床实际工作合理安排计划,保证科研安全顺利地进行。

试验设计图示:

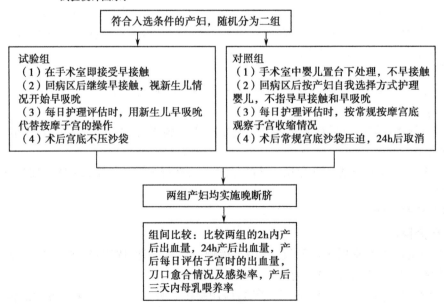

图13-4 试验设计图示

(张宏玉)

\ 附 录 》

附录 1 新生儿床旁护理记录单

床号		姓名		出生时间			住院号	
出生当日	0:00~ 6:00	6:00~ 9:00	9:00~ 12:00	12:00~ 14:00	14:00~ 16:00	16:00~ 18:00	18:00~ 21:00	21:00~ 0:00
体温 /℃								
母乳 / 次								
配方奶 /ml								
水 /ml								
大便颜色及次数								
小便 / 次								
体重 /g								
月　日第一天								
体温 /℃								
母乳 / 次								
配方奶 /ml								
水 /ml								
大便颜色及次数								
小便 / 次								
体重 /g								
月　日第二天								
体温 /℃								
母乳 / 次								
配方奶 /ml								
水 /ml								
大便颜色及次数								
小便 / 次								
体重 /g								
月　日第三天								
体温 /℃								
母乳 / 次								
配方奶 /ml								
水 /ml								
大便颜色及次数								
小便 / 次								
体重 /g								

附录2　产后晕厥护理评估表

病区　　　床号　　　姓名　　　住院号　　　　分娩时间　年　　月　　日　　时　　分

项目	评估内容		评估日期及时间		
	0分	1分			
进食	进糖水>300ml及巧克力45~50g、面包或蛋糕或米饭、面条150g	未进食、进食量<150g			
血红蛋白	≥90g/L	<90g/L			
产时出血	<400ml	≥400ml			
总产程	<8h	≥8h			
体位	缓慢变换体位无不适或稍有不适,休息1~2min好转	缓慢改变体位有面色苍白、头晕、恶心或经休息2min以上不缓解			
行为能力	身体无残缺,活动稳定性好,能移动行走	有残缺,无法稳定行走			
主诉	无不适主诉	有不适主诉(除伤口疼痛外)			
家属陪伴	有(年龄<55岁,体质好)	无或老年人			
难产	无	有			
总分					
签名	护士:　　　　　　　　　　　家属:				

若分数≥4分,要给予以下措施

措施内容	日期及执行情况	
床头置防跌倒标志,并做好交班		
护士协助产妇下床排尿及活动		
必要时建议在床上排尿或遵医嘱留置导尿管		
如无特殊病情鼓励产妇多吃高营养、高热量食物,以补充体力		

中英文名词对照索引 》

75g 葡萄糖耐量试验（oral glucose tolerance test，OGTT） 106

A

爱丁堡产后抑郁量表（Edinburgh postnatal depression scale，EPDS） 21

B

边缘性前置胎盘（marginal placenta previa） 63

便秘（constipation） 218

病例对照研究（Cohort study） 420

部分性前置胎盘（partial placenta previa） 63

C

产后出血（postpartum hemorrhage） 167

产后抑郁（postpartum depression） 19

产后抑郁症（postpartum depression） 200

产后郁闷（postpartum blues） 19

产褥病率（puerperal morbidity） 184

产褥感染（puerperal infection） 184

产褥期（puerperium） 172

产褥中暑（puerperal heat stroke） 178

超低出生体重儿（extremely low birth weight，ELBW） 204

持续气道正压通气（continuous positive pressure，CPAP） 209

处女膜（hymen） 4

穿透性胎盘植入（placenta percreta） 65

催乳素抑制因子（prolactin inhibiting factor，PIF） 173

D

大阴唇（labium majus） 4

大于胎龄儿（large for gestational age，LGA） 205

低出生体重儿（low birth weight，LBW） 204

低置胎盘（low lying placenta） 63

E

F

G

H

J

X

Y

Z

参 考 文 献

［1］丁焱,李笑天.实用助产学.北京:人民卫生出版社,2018.

［2］丁炎明,刘军,汪京萍.妇产科护理工作指南.北京:人民卫生出版社,2016.

［3］王卫平,孙锟,常立文.儿科学.9版.北京:人民卫生出版社,2018.

［4］刘兴会,贺晶,漆洪波.助产.北京:人民卫生出版社,2018.

［5］任钰雯,高海凤.母乳喂养理论与实践.北京:人民卫生出版社,2018.

［6］余艳红,陈叙.助产学.北京:人民卫生出版社,2017.

［7］安力彬,陆虹.妇产科护理学.6版.北京:人民卫生出版社,2017.

［8］李小寒,尚少梅.基础护理学.6版.北京:人民卫生出版社,2017.

［9］李乐之,路潜.外科护理学.6版.北京:人民卫生出版社,2017.

［10］苏秋梅.母乳喂养 乳房护理 催乳按摩全图解.广州:广东科学技术出版社,2017.

［11］陈孝平,汪建平,赵继宗.外科学.9版.北京:人民卫生出版社,2018.

［12］李勇文.医学文献查询与利用.成都:四川大学出版社,2017.

［13］杨慧霞.妊娠合并糖尿病实用手册.2版.北京:人民卫生出版社,2018.

［14］姜梅,庞汝彦.助产士规范化培训教材.北京:人民卫生出版社,2017.

［15］姜梅,卢契.中华护理学会专科护士培训教材—助产士专科培训.北京:人民卫生出版社,2019.

［16］罗碧如,李宁.健康评估.北京:人民卫生出版社,2017.

［17］崔焱,仰曙芬.儿科护理学.6版.北京:人民卫生出版社,2016.

［18］童笑梅,封志纯.早产儿母乳喂养.北京:人民卫生出版社,2017.

［19］桑未心,杨娟.妇产科护理(临床案例版).武汉:华中科技大学出版社,2016.

［20］谢幸,孔兆华,段涛.妇产科学.9版.北京:人民卫生出版社,2018.

［21］潘旋,张晶,张邢炜.国外集中群组孕期保健模式的应用研究进展.中华护理杂志,2016,51(8):988-991.

［22］顾春怡,张铮,朱春香,等.孕妇分娩计划的实施效果评价.中华护理杂志,2016,51(12):1461-1465.

［23］吴向伟,刘兴会.凶险性前置胎盘球囊阻断术的应用与副损伤.中国实用妇科与产科杂志,2019,35(02):162-167.

［24］白伶俐,呼改琴.不同疗程药物保守治疗产后胎盘植入残留宫内的临床效果比较.中国妇幼保健,2019,34(03):525-527.

［25］肖景华,李亚妮,徐叶红.胎盘早剥早期筛查诊断的研究.中国妇幼健康研究,2019,30(01):37-41.

［26］中华医学会感染病学分会肝衰竭与人工肝学组,中华医学会肝病学分会重型肝病与人工肝学组.肝衰竭诊治指南(2018年版).现代医药卫生,2018,34(24):3879-3904.

［27］中华医学会感染病学分会. 中国乙型肝炎病毒母婴传播防治指南（2019年版）. 中华传染病杂志，2019，37（7）：388-396.

［28］中华医学会肝病学分会，中华医学会感染病学分会. 丙型肝炎防治指南（2019年版）. 临床肝胆病杂，2019，35（12）：2670-2686.

［29］柏雪. 产科危重症患者病情评估及序贯性救治措施在其安全转运与急救中的应用. 中国妇幼保健，2019，34（20）：4601-4603.

［30］阎萍，董晓静，胡丽娜，等. 危急重症孕产妇诊断标准及研究现状. 中国实用妇科与产科杂志，2017，33（10）：1088-1090.

［31］胡丽娜. 二孩政策下高危孕产妇风险预警体系构建的思考. 中国实用妇科与产科杂志，2017，33（01）：52-54.

［32］沈秀敏，韩冬梅. 我国护理学科的发展历程研究. 继续医学教育，2019，33（7）：28-29.

［33］邵燕，孙志琴，丁彩艳. 专科护士的培养和使用现状. 全科护理，2020，18（10）：1183-1185.

［34］郭羽，廖春丽，张静，等. 产科护士核心能力评价指标体系的构建及信效度检验. 解放军护理杂志，2020，37（1）：43-46.

［35］杨雪娇，吴为，刘义兰，等. 护理人文关怀标准化建设的思考. 护理研究，2017，31（28）：3509-3511.

［36］王丹华. 推进爱婴医院行动，促进母乳喂养. 中华围产医学杂志，2017，20（7）：481-483.

［37］沈艳艳. 产后2小时定时按摩子宫预防产后出血的效果观察. 中国妇幼健康研究. 2017，28（医学荟萃2）：495-7.

［38］AKCA A, CORBACIOGLU ESMER A, OZYUREK ES, et al. The influence of the systematic birth preparation program on childbirth satisfaction. Arch Gynecol Obstet, 2017, 295（5）：1127-1133.

［39］UMAR A, AMEH CA, MURIITHI F, et al. Early warning systems in obstetrics: A systematic literature review. PLoS One, 2019, 14（5）：e0217864.

［40］EBENER S, STENBERG K, BRUN M, MONET JP. Proposing standardised geographical indicators of physical access to emergency obstetric and newborn care in low-income and middle-income countries. BMJ global health, 2019, 4（5）：778-789.

［41］GÖZEN D, ÇAKA SY, BEŞIRIK SA, PERK Y. First bathing time of newborn infants after birth: A comparative analysis. J Spec Pediatr Nurs. 2019 Mar 19.

［42］LIU J, GHAZIANI TT, WOLF JL. Acute Fatty Liver Disease of Pregnancy: Updates in Pathogenesis, Diagnosis, and Management. Am J Gastroenterol. 2017, 112（6）：838-846.

［43］JUNG EJ, CHO HJ, BYUN JM, et al. Placental pathologic changes and perinatal outcomes in placenta previa. Placenta, 2017: S0143400417312389.

［44］MOGHADDAMHOSSEINI V, NAZARZADEH M, JAHANFAR S. Interventions for reducing fear of childbirth: A systematic review and meta-analysis of clinical trials. Women Birth, 2018（31）：254-262.

［45］BROWN MA, MAGEE LA, KENNY LC, et al. The hypertensive disorders of pregnancy:

ISSHP classification, diagnosis & management recommendations for international practice. Pregnancy Hypertension, 2018, 72 (1): 24-43.

[46] SARKA L, GIULIA MM, JAYSON P, et al. Association between pregnancy body mass index and severe maternal morbidity. JAMA, 2017, 318 (18): 1777-1786.

[47] YASSER YE, ANN EB. Emergent therapy for acute-onset, severe hypertension during pregnancy and the postpartum period. Obstet Gynecol, 2017, 129 (4): e90-e95.